皮肤疾病超声诊断学
临床诊断、超声图像与病理对照

Dermatologic Ultrasound with Clinical
and Histologic Correlations

（中文翻译版）

原著者　Ximena Wortsman

　　　　Gregor B.E. Jemec

主　译　卢　漫　邹先彪

副主译　戴九龙　陶轶妮

译　者　（按姓氏笔画排序）

仇　萌　成雪晴　全杰荣　李　娟　李　蕾

李炳旻　李婷婷　杨宇光　杨旭芳　吴　平

吴晓波　吴艳艳　张振奇　陈虹霞　周沁田

胡紫玥　彭晓春　蒋真京　曾　宸　谭　丽

科学出版社

北　京

图字:01-2018-2378

内 容 简 介

本书是由 Ximena Wortsman 和 Gregor B.E. Jemec 教授主编的皮肤超声专著。其内容主要介绍了皮肤、皮肤附属器及相邻结构的正常解剖和相应的超声表现;先天性皮肤病、炎症性皮肤病、血管性和非血管性皮肤肿瘤、血管瘤和血管畸形、皮肤鳞状细胞癌、皮肤淋巴瘤、基底细胞癌、黑色素瘤、红斑狼疮、银屑病等皮肤病变的病理及超声表现;难以进行良恶性判断的皮肤肿瘤如何通过超声进行鉴别;皮肤超声在整形美容术中的应用;皮肤病学分类;如何开展皮肤、甲和毛发的超声;皮肤病灶边界的术前超声评估等。书中配以大量超声图像和与之相对应的病理图片,以便于读者理解各种皮肤病的超声表现和病理改变之间的关系。将皮肤病理诊断与超声诊断相结合介绍临床良恶性皮肤疾病是本书的特点,为临床医师诊断、治疗,以及改进外科手术计划、美容预后、疾病复发风险评估等提供帮助。

本书论述详尽,内容丰富,极具参考价值,是皮肤、病理、超声交叉学科领域难得的优秀参考书,特别适于超声科医师、皮肤科医师、外科医师、整形美容医师学习参考。

图书在版编目(CIP)数据

皮肤疾病超声诊断学:临床诊断、超声图像与病理对照/(智)西蒙娜·沃茨曼(Ximena Wortsman),(丹)格雷戈尔·B.E.耶梅茨(Gregor B.E. Jemec)著;卢漫,邹先彪主译.--北京:科学出版社,2020.1
书名原文:Dermatologic Ultrasound with Clinical and Histologic Correlations
ISBN 978-7-03-064235-6

Ⅰ.①皮⋯ Ⅱ①西⋯ ②格⋯ ③卢⋯ ④邹⋯ Ⅲ①皮肤病-超声波诊断 Ⅳ① R751.04

中国版本图书馆 CIP 数据核字(2020)第 018541 号

责任编辑:郭 颖 郭 威/责任校对:郭瑞芝
责任印制:李 彤/封面设计:龙 岩

科学出版社 出版
北京东黄城根北街 16 号
邮政编码:100717
http://www.sciencep.com

北京捷迅佳彩印刷有限公司 印刷

科学出版社发行 各地新华书店经销

*

2020 年 1 月第 一 版 开本:889×1194 1/16
2023 年 6 月第三次印刷 印张:25 3/4
字数:910 000

定价:298.00 元
(如有印装质量问题,我社负责调换)

译者前言

　　自 20 世纪 70 年代超声成像技术应用于皮肤疾病的诊断和研究以来，其发展至今已经历了 40 余年。在这期间，有关皮肤疾病的基础研究和临床研究不断有新的发现，但迄今为止国内尚无一本关于皮肤疾病超声诊断的著作或译著问世。本书的出现，填补了国内在该领域上的空白。

　　超声检查最初主要用于测量皮肤厚度，随着高频超声探头分辨率的提高，超声检查在皮肤疾病中的应用范围不断得到拓展，并凭借其无创性、实时性、动态性和高性价比等优势而日益受到临床医师的青睐。不论炎症或是肿瘤，亦不论疾病位于表皮、真皮、皮下或是甲下，许多常见皮肤疾病均为皮肤超声检查的适应证。译者从事皮肤超声诊断工作 10 余年，在皮肤及其附属器疾病的超声诊断和鉴别诊断方面积累了较丰富的经验，但深感国内尚缺少一本能够系统介绍皮肤疾病的超声诊断著作，借以对临床实践及教学工作进行规范和指导。由 Ximena Wortsman 和 Gregor B.E. Jemec 教授主编的这本皮肤超声专著包含了皮肤、指甲、毛发等正常解剖结构及相应的超声表现，对好发于皮肤及其附属器的疾病如表皮囊肿、基底细胞癌、黑色素瘤等超声图像进行了详细讲述，对难以进行良恶性判断的皮肤肿瘤，通过超声造影进行鉴别。本书还介绍了红斑狼疮、银屑病等皮肤病变在超声上的表现，结合病理图片，从宏观和微观两个角度对整个疾病的发生、发展做了具体论述。其他还包括皮肤超声在整形美容术中的应用，如假体置入、脂肪抽吸术，并配以大量超声图像及对应的病理图片，以便读者理解各疾病的超声表现与其病理改变之间的关系，对于初学者和有一定临床经验的医师都非常实用。

　　在皮肤疾病发病复杂、多样的情况下和医疗美容事业蓬勃发展的时代，皮肤超声领域亟待一本相关书籍来深化大家对皮肤及浅表超声的认知，指导和规范超声医师的日常临床工作。根据我们多年的皮肤超声工作经验以及与各级超声科医师和皮肤科医师之间的交流，译者发现，超声已经广泛用于皮肤疾病的诊断，但为临床提供的价值仍然是有限的，究其根本在于超声科医师对皮肤疾病的认知有限，对各类型皮肤疾病的病理了解不够深入。换言之，多而不精、广而不专是目前皮肤超声领域的现状，而皮肤科医师对超声在皮肤疾病的应用了解也不多，对如何解读皮肤超声图像知之甚少，同时皮肤超声诊断尚没有相应的指南和规范来指导临床工作。因此我们决定翻译本书，将其介绍给国内读者，希望能将原著中的精髓完美无误地呈现给大家，供国内超声同行及相关临床科室医师学习和参考。历经一年多时间，我们终于将这本译著交付出版。在此，我们要感谢两个主译团队中超声科和皮肤科同仁精益求精的严谨学风、孜孜不倦的努力和充满热情的勤奋精神。同时感谢科学出版社的编辑老师对本书翻译、审校工作的严谨指导和在出版过程中的热情帮助。

尽管译者对译稿进行了反复的审校，多次修改，希望将原著内容完整而准确地呈现给国内广大同仁，但由于学识和能力所限，译著中仍会有不足之处，恳请广大读者不吝指正。

电子科技大学医学院附属肿瘤医院

四川省肿瘤医院超声医学中心

卢漫   教授

解放军总医院第四医学中心   皮肤科

郭光辉   教授

2019 年 11 月

原书序

　　我非常荣幸能够受邀为《皮肤疾病超声诊断学》一书作序。此书的编著者均是世界范围内浅表超声诊断领域的专家，经过他们的通力合作，完成了一部如此优秀的著作。高频超声能够清楚地显示皮肤与皮下组织的病理变化特点。超声已逐步成为诊断皮肤相关疾病的重要检查方式，但从该专业长足良好发展的角度来看，仍然需要对超声医师及技师进行继续教育培训，而此书的出版则会填充此项空白。我认为它将会是世界范围内超声科医师不可或缺的教育资源。

美国宾夕法尼亚州费城

托马斯杰斐逊大学医院放射科

Levon Nazarian 医学博士

原书前言

《皮肤疾病超声诊断学》一书是对过去 10 年以来皮肤疾病超声领域实践经验的汇总。在这段时间里，超声新技术的发展与运用，使我们可以通过调节超声波的频率来对皮肤进行动态扫查，从而发现许多以前不能看到的细节信息，这是目前其他任何技术无法比拟的。

本书为有志于从事皮肤超声检查的医师提供一个良好的开端，为一些常见皮肤疾病的诊断提供基本思路，还包括常见皮肤疾病的超声表现及病理间相关性的研究结果。我们相信，这种在不同个体表现的相关性不仅能够提高对皮肤疾病超声表现的认识，而且能进一步提高对皮肤疾病病理生理学的深入理解。书中的病例都经过了仔细挑选，力求收集各种类型的皮肤疾病。另外，通过临床概述、技巧和误区三个部分的叙述来对病理及超声操作技巧进行更详细的阐述。

本书由三部分构成。第一部分简要介绍了皮肤彩色多普勒超声所需要的技术要点，以及皮肤及其附属结构和相邻组织的正常解剖结构。第二部分重点论述了一系列运用超声检查诊断的皮肤疾病和类皮肤病。第三部分包括皮肤病学专业术语表、皮肤病分类、处理常见皮肤疾病的基本准则，以及术前评估皮损边缘情况。

皮肤超声需要超声医师同时了解皮肤疾病及超声相关知识，而这两者都有一定的难度。尽管如此，当我们充分掌握了各个概念并将这两种知识融会贯通后，超声在皮肤疾病中的应用范围会越来越广泛。因此，我们相信，皮肤超声会显著优化皮肤疾病的临床诊疗过程，并为超声检查提供一个更为广阔的前景。我们希望这本书能有助于您和您的团队，并让皮肤超声技术发展得更加完美。

智利圣地亚哥

Ximena Wortsman 医学博士

丹麦罗斯基尔德

Gregor B.E. Jemec 医学博士

原书著者

Fernando Alfageme, MD, PhD Department of Dermatology, Hospital Puerta
de Hierro Majadahonda, Universidad Autonoma de Madrid, Madrid, Spain

Ligia Aranibar, MD Department of Dermatology, Hospital Clínico Universidad de Chile,
Faculty of Medicine, University of Chile, Santiago, Chile

Patricio Azocar, MD Department of Radiology, Hospital del Trabajador, Santiago, Chile

Robert Baran, MD Nail Diseases Center, Cannes, France

Department of Dermatology, Gustave Roussy Cancer Institute, Villejuif, France

Robert L. Bard, MD Department of Radiology, New York Medical College, New York,
NY, USA

Marcio Bouer, MD Research Unit, Department of Radiology, University of São Paulo
Medical School, São Paulo, São Paulo, Brazil

Department of Radiology, Fleury Laboratory, São Paulo, São Paulo, Brazil

Instituto de Radiologia, Hospital das Clínicas Da Universidade de São Paulo,
São Paulo, São Paulo, Brazil

Jose Antonio Bouffard, MD Department of Orthopaedic Surgery and Sports Medicine,
Sports Medicine Ultrasound, Detroit Medical Center, Sports Medicine Institute,
Detroit, MI, USA

Perla E. Calderon, MD Department of Dermatology, Hospital Clínico Universidad de
Chile, Faculty of Medicine, University of Chile, Santiago, Chile

Laura Carreño, MD Department of Pathology, Dermopathology Section,
Hospital Clinico Universidad de Chile, Faculty of Medicine,
University of Chile, Santiago, Chile

Orlando Catalano, MD First Department of Radiology, National Cancer Institute
"Fondazione G. Pascale", Naples, Italy

Chih-Yen Chen, PhD Division of Applied Optics, Instrument Technology Research Center,
National Applied Research Laboratories, Hsinchu, Taiwan

Huihua Kenny Chiang, PhD Institute of Biomedical Engineering,
and Institute of Biophotonics Engineering, National Yang-Ming University,
Beitou District, Taipei, Taiwan

Hong-Jen Chiou, MD Division of Musculoskeletal Radiology, Taipei Veterans General
Hospital and School of Medicine, National Yang-Ming University, Taipei, Taiwan

Yi-Hong Chou, MD Division of Ultrasound and Breast Imaging, Taipei Veterans General
Hospital and School of Medicine, National Yang-Ming University, Taipei, Taiwan

Maria Francisca Daza, MD Department of Dermatology,
Clinica Alemana de Santiago, Santiago, Chile

Diana Gaitini, MD Unit of Ultrasound, Department of Medical Imaging,

Rambam Health Care Campus, Haifa, Israel

Ruth and Bruce Rappaport, Faculty of Medicine, Technion – Israel Institute of Technology, Haifa, Israel

Gregor B.E. Jemec, MD, DMSci Department of Dermatology, Health Sciences Faculty, Roskilde Hospital, University of Copenhagen, Roskilde, Denmark

Claudia Morales, MD Department of Pathology, Dermopathology Section, Hospital Clinico Universidad de Chile, Faculty of Medicine, University of Chile, Santiago, Chile

Siegfried Peer, MD, PhD Department of Radiology, CTI GesmbH Innsbruck, Innsbruck, Tirol, Austria

Ivo Sazunic, MD Dermopathology Section, Faculty of Medicine, Histodiagnostico Malaga, University of Chile, Santiago, Chile

Fernando A. Valenzuela, MD Department of Dermatology, Hospital Clínico Universidad de Chile, Faculty of Medicine, University of Chile, Santiago, Chile

Christiane Voit, MD, PhD Department of Dermatology, Skin Cancer Center, Charité – University Medicine Berlin, Berlin, Germany

Jacobo Wortsman, MD Department of Medicine, Southern Illinois University School of Medicine, Springfield, IL, USA

Ximena Wortsman, MD Department of Radiology and Dermatology, Institute for Diagnostic Imaging and Research of the Skin and Soft Tissues, Clinica Servet, Faculty of Medicine, University of Chile, Santiago, Chile

目　录

下篇　术语、分类和方案

扫二维码可参阅参考文献

上篇
超声基础

第1章
皮肤彩色多普勒超声概述

一、简介

　　超声已成为检查皮肤疾病的一种独特的医学影像学工具。通过提供实时高分辨率灰阶图像和血流信息，超声可以获得皮肤病变及深层软组织在解剖结构和病理改变上的详细数据。超声可以提供的诊断信息包括病灶位置、形态、大小（长、宽、高）、内部结构（实性、囊性或囊实混合性）、均匀性、钙化灶和坏死灶及病变的浸润深度等。研究表明，通过实时描述血流分布，彩色多普勒和频谱多普勒有助于对皮肤局灶性病变进行诊断。肿瘤活检、积液引流、异物取出及穿刺针定位等一系列介入操作均可在超声引导下安全实施。超声提供的详细解剖信息有助于制订手术计划。磁共振成像（MRI）尽管需要使用静脉内造影剂，且对直径小于3mm的肿瘤检出率较低，但仍为皮肤疾病术前评估的首选检查方法。超声作为一种无创、无辐射的检查方式，可用于病灶的随访观察，无潜在的辐射危害。操作者的经验技巧、对临床情况的知悉程度及与患者的沟通交流，对于准确利用超声诊断皮肤疾病非常重要。

二、技术分析

　　现代数字超声系统配置了宽频探头，成为目前可用于实时、清晰地显示皮肤层次、深层组织结构及血流分布模式的可变频高频超声（high variable-frequency ultrasound，HVFUS）。频率可在6 ~ 18MHz变化，且其多普勒检测频率可在7 ~ 14MHz变化（图1-1）。得益于频率可调的宽晶阵及可调聚焦，不同深度的声源均可被准确识别。7~15 MHz的小脚板线阵探头呈紧凑的"曲棍球棒"形，具有体积小、重量轻的特点（图1-2），可与皮肤表面完全贴合，减少散射伪影。"曲棍球棒"形探头能更好地检查活动性结构，如舌或小的结构（如儿童的手指）。固定频率（不可变频）的高频超声探头仅在同时限定了分辨率和穿透深度的单一操作频率上启动，例如，20MHz时穿透深度为6~7mm，75MHz时穿

透深度为3mm。皮肤超声检测的病灶也包括低频超声无法显示的表皮下结构。

　　此外，固定频率的高频超声探头所形成的图像像素更高，但不能显示皮下深层组织，亦难以获得彩色血流及血管模式的实时数据。另一种成像技术是体外共聚焦激光显微镜，仅有0.5mm的穿透深度，使它的应用范围限于表皮和真皮乳头层病变。其他成像技术如MRI或正电子发射型计算机断层扫描/计算机断层扫描（PET-CT）空间分辨率有限，只能用于诊断直径大于5mm的皮肤病变。MRI和PET-CT需要静脉注射造影剂，价格昂贵，且这些设备也并非唾手可得。相比之下，HVFUS可以诊断亚毫米级别（0.1mm）的病变。使用可变频率范围在7~15MHz的单一探头能够探测到深达60mm的病灶。15MHz或更高频率的超声探头能清晰分辨皮肤层的形态学表现，包括表皮的厚度改变。目前超声还不能发现仅限于表皮的病灶，也不能更细致入微地显示小于0.1mm的病变。在声波能量损失最少的情况下，在选定的深度和频率上调节焦点，可提供皮肤和深层结构（肌肉、肌腱、骨）的完整显示。高频率（14~15 MHz）用于皮肤层，低频率（7~13 MHz）用于深层组织，由此产生的复合成像使频率特异性组织的反射和全视野自动扫描的结果成为整体。所获取的实时图像清晰，且能提供血流的定量评估。综合而言，在所有可用的影像学技术中，HVFUS在空间分辨率、深度、最佳图像质量（皮肤层、肌肉、肌腱、神经）及费用之间达到了最佳平衡（图1-3）。超声检查很依赖操作者，所得诊断信息的质量主要取决于操作者的经验和技巧。每次超声扫描都需要对技术参数进行调整，力图达到最佳。建议在皮肤上涂抹大量耦合剂来避免近场伪影（图1-4），由于可能导致病灶消失或产生假性病灶厚度，操作者应避免探头加压。

　　先进的超声成像设备软件包括谐波成像（harmonic imaging）、复合成像（compound image）、宽景成像（EFOV）和三维成像。组织谐波成像减少了由声束与浅表结构的相互作用及声束轮廓边缘偏差产生的伪影。产生伪影的信号

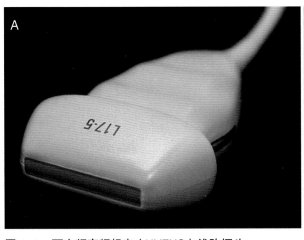
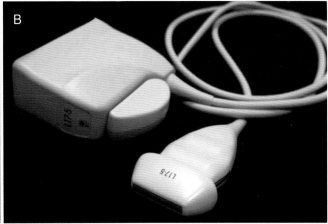

图 1-1　可变频高频超声（HVFUS）线阵探头

高分辨率探头（5~17 MHz）用于小器官、乳腺、表浅血管、肌骨和皮肤（A、B 图）

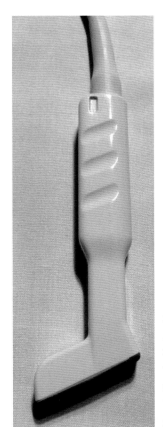

图 1-2　可变频高频超声（HVFUS）线阵"曲棍球棒"形探头

多功能多频（最高 15 MHz）"曲棍球棒"形探头具有多普勒频谱和彩色血流高敏感性。"曲棍球棒"形使之可以与皮肤表面完全贴合，减少散射伪影，适用于浅表组织和血管成像

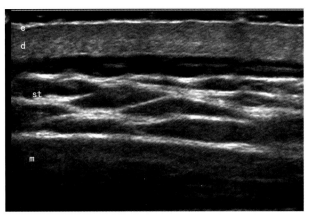

图 1-3　皮肤及深层结构的可变频高频超声图像

在选定的深度调节聚焦及选择探头的发射频率获得了皮肤及深层结构的完整图像。高频区间（14~15MHz）用于显示皮肤层，低频区间（7~13MHz）用于显示深层组织。缩写：e.表皮；d.真皮；st.皮下组织；m.肌层

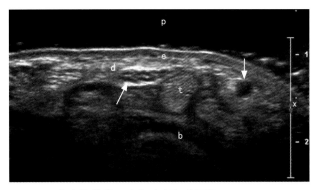

图 1-4　浅表结构的可变频高频超声图像

腕关节水平横切面扫查。可变频率在空间分辨率、深度（本次扫查的穿透深度为 20mm）和产生皮肤层（缩写：e.表皮；d.真皮；t.肌腱；b.骨）高质量图像间找到了最佳平衡点。皮下动、静脉表现为管状无回声（向上箭头所示尺动脉），神经表现为高回声组织包绕的低回声筛网状结构（向下箭头所示正中神经）。探头和皮肤间放置耦合剂垫（p）以减少近场伪影

能量较低，不足以产生谐波频率。谐波成像可以降低噪声和提高空间分辨率（图 1-5）。空间复合成像通过减少微小组织反射体（斑点）对超声散射产生的伪影而显著提高信噪比（图 1-6）。宽景成像使得采集和显示具有完整解剖结构而又不损失分辨率的宽景图像成为可能（图 1-7，图 1-8）。三维（3D）成像可以让容积数据在多个平面显示，并可准确地测量病灶体积。

　　高分辨率超声可以清晰显示正常皮肤的分层结构。表皮在超声图像上为细线状高回声。在手掌和足底区，表皮较厚且为双层结构。真皮层在声像图上显示为厚度

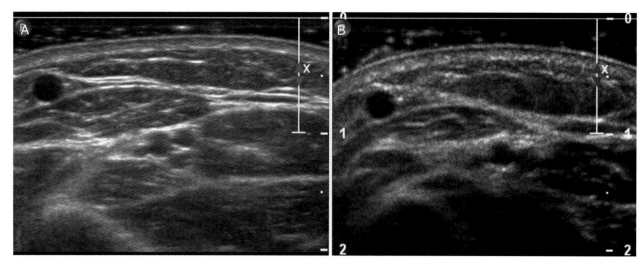

图 1-5　组织谐波成像

同一解剖区域分别成像（A. 复合扫查；B. 谐波成像）。谐波成像减少了超声束与浅表结构的相互作用引起的近场伪影，产生的图像噪声更低，空间分辨率更高

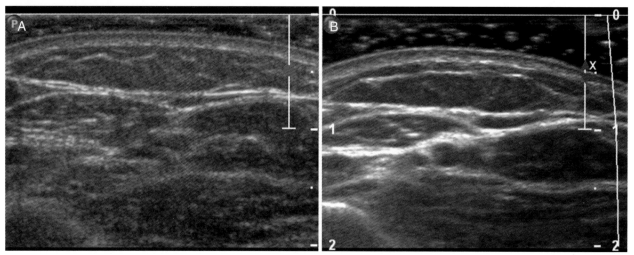

图 1-6　空间复合成像

同一解剖区域分别成像（A. 基础扫查；B. 复合成像）。空间复合成像通过减少微小组织反射体（斑点）对超声散射产生的伪影，显著提高了信噪比

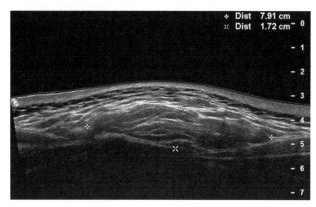

图 1-7　宽景成像（一）

宽景成像又称全景成像，在不损失分辨率的情况下，清晰显示大病灶和周围组织关系。本例为皮下组织内椭圆形病灶，长79mm，为皮下脂肪瘤

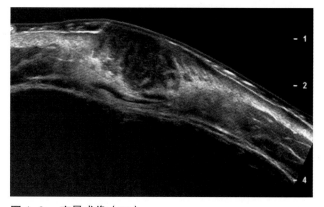

图 1-8　宽景成像（二）

本例为恶性皮肤病灶（皮肤纤维肉瘤）。肿瘤呈低回声，边界不清。宽景成像显示病灶累及表皮、真皮和皮下脂肪层

不一的强回声带，前臂真皮层较薄，腰部真皮层由于胶原蛋白含量高而较厚。皮下组织呈低回声，主要结构是脂肪小叶，被高回声的纤维间隔所包绕。皮下静脉和动脉血管表现为纤细的无回声管道。骨边缘显示为清晰的强回声线（图 1-9）。甲板显示为两条平行的高回声线。相对于上方的真皮层，甲床（the nail bed）与甲母质为低回声，甲母质回声又比近端甲床略低（图 1-10）。对健康人群的超声检查显示，因角蛋白含量高，表皮呈高回声，平均厚度为 0.6mm（s 0.1～0.8mm）；正常足底真皮层因胶原蛋白含量更高而表现为强回声带，平均厚度为 1.1mm。皮下组织因脂肪小叶而呈低回声，由纤维间隔隔开。超声上显示的皮下组织血流多来自纤细（< 1mm）且易被压瘪的静脉血管，健康受试者真皮层内未检测到明显的动脉血管。

随着多普勒超声技术的发展，超声显示和识别极小的形态学特征的能力也日益增强。多普勒超声可以显示血流，检测血流方向、特征和速度。从固定目标反射回来的超声波与探头发射的超声波具有相同频率；相反，从运动目标反射回来的超声波与探头发射的超声波频率不同。多普勒效应反映了频率的变化，这一变化与运动目标的速度成正比。准确测量运动目标的速度需要精确计算多普勒频移并严格控制入射声束与运动目标的夹角。多普勒测量时的血流 - 声束角必须小于或等于 $60°$。在较大角度时余弦快速变化，在 $90°$ 时不存在目标朝向或背离探头的相对运动，因此在这种情况下检测不到多普勒频移。当多普勒频移落在可听声范围内，听到的信号可以提供血流特征的信息。多普勒频移可表示为图表模式（多普勒频谱）和彩色图像（彩色血流模式及能量模式），见图 1-11。多普勒频谱通过基线上下的波形在垂直方向的偏离来显示血流速度和方向的变化。多普勒参数如收缩期峰值流速、舒张末期流速、平均血流速度、搏动指数及阻力指数可通过计算获得（图 1-12）。彩色血流成像用彩色显示血流信号，实时叠加在灰阶图像上。彩色血流能够提供血流方向（红色朝向探头，蓝色背离探头）和相对速度信息（较浅的色调对应更高的速度）。能量模式使用单一的颜色来显示多普勒信号的能量或幅度，它增加了血流检测灵敏度，但缺乏血流方向和速度信息。

能量多普勒可以更好地显示皮肤内的低速血流及乏血供病灶的血流，彩色多普勒则更适用于显示高速血流及富血供病灶的血流，描述其血流方向和相对血流速度。在彩色多普勒模式下，可以通过优化彩色多普勒增益来将彩色伪影减至最低，直到只剩下有规律地脉动的彩色像素。病灶乏血管可以通过增加多普勒增益得到证实，提高增益直到病灶周围出现许多彩色伪影。频谱多普勒

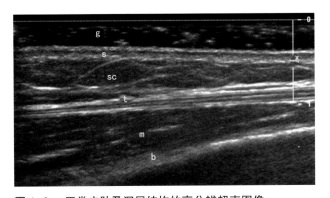

图 1-9　正常皮肤及深层结构的高分辨超声图像

可见清晰分隔开的皮肤层（s）。表皮是一条细的高回声线。真皮为高回声带，厚度不定，由于胶原蛋白含量不同，前臂薄，腰部厚。皮下组织（sc）呈低回声，由脂肪小叶组成，被高回声的纤维间隔包绕。肌腱（t）表现为高回声伴平行的线状低回声。肌层（m）呈低回声，伴平行的等回声线。骨边缘（b）表现为清晰的线状高回声。焦点（图像右侧的竖线）调在浅层以更好地显示皮肤。皮肤上涂抹大量耦合剂（g）以避免近场伪影

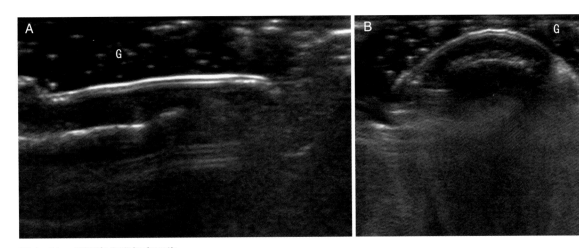

图 1-10　指甲高分辨超声图像

A. 纵切面；B. 横切面。甲板显示为两条平行的线状高回声。甲床与甲母质位于甲板下，呈低回声。缩写：G. 指甲上的耦合剂

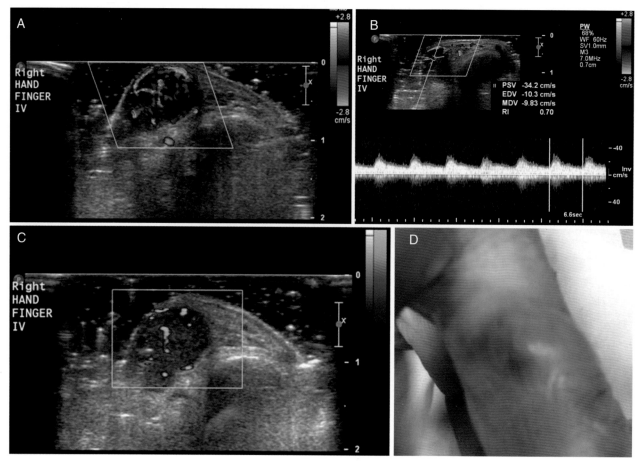

图1-11　多普勒超声获得的血流信息

A. 彩色多普勒血流。右手第4指基底部富血供病灶，与血管畸形相符合。血流用彩色图显示，实时叠加在灰阶图像上。可显示血流方向：红色朝向探头，蓝色背离探头（见图像右侧彩色柱）和相对速度信息（较浅的色调对应更高的速度）。B. 多普勒频谱，通过频谱在基线上下垂直方向的偏离显示出血流流速和方向的变化。多普勒参数计算：收缩期峰值流速34.2cm/s，舒张末期流速10.3cm/s，平均血流速度9.8cm/s，阻力指数0.7。C. 能量多普勒模式。能量模式使用单一的颜色来显示多普勒信号的幅度，增加了对低速血流的检测灵敏度，但缺乏血流方向和速度的信息。D. 皮损照片。第4指骨近端见一皮肤结节，局部皮肤发红

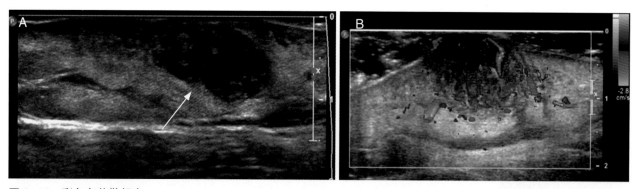

图1-12　彩色多普勒超声

大腿中段皮肤层富血供病灶，经组织学证实为皮肤纤维肉瘤。A. 灰阶超声图像上，肿瘤（箭头）呈极低回声，边界不清，肿瘤周围回声增强的组织代表皮下脂肪层的水肿；B. 彩色多普勒显示病灶富血供

可以显示静脉和动脉血流之间的差异，可以获得流速和血流特征（图 1–13）。灰阶超声与彩色多普勒超声相结合可以获得相应皮肤疾病的确切特征，包括内部回声、大小、形状、边缘、累及的皮肤分层和血流情况(图 1–14)。超声在区分炎症、血管病变和肿瘤方面有价值。真皮层增厚［$m±s$，（3.3±1.0）mm 相对于正常的（1.4±0.3）mm］可以识别亚临床病变和临床上皮肤视诊正常病变的范围。

现代高分辨率设备采用高频探头和高敏感能量多普勒技术，既能清晰显示皮下和肌层的层次结构，也能清晰显示皮肤和指甲病变的血管情况。Wortsman 等借助 7~15 MHz 的小型线阵探头，利用高分辨率彩色多普勒超声描述了指甲血管球瘤，肿瘤为甲床内富血供的低回声结节，其下方骨质发生了重塑。直径为 0.9mm 的小肿瘤可被识别且所有肿瘤均可探及动脉血流，具有不同的收缩期峰值速度，平均（11.3±9.1）cm/s（范围：3.7 ~ 26.1cm/s）。特征性的超声图像可以在银屑病、囊肿、血管异常和其他甲性疾病中看到。Giovagnorio 等描述了 68 个可疑皮肤转移病变的超声特征，根据基本声像图参数（直径、形状、边界、回声质地和均匀性）和彩色多普勒超声检查（有无血流及血供模式的评估）将每个结节分类。在 68 个结节中，23 个为恶性（21 个

转移，2 个 B 细胞淋巴瘤），45 个为良性（22 个皮脂腺囊肿，18 个不同来源的肉芽肿，3 个纤维瘤，2 个神经纤维瘤）。结节位于皮下，边界清楚，呈低回声，以圆形或椭圆形为主，但 7 个转移性结节呈不规则的多环状结构。在彩色多普勒上，良性结节和 B 细胞淋巴瘤未见血管分布，而转移结节均有血供。21 个转移结节均有一支或多支周边血管，其中 11 个结节有内部血管。多环状形态、血供丰富、有多支周边血管和内部血管是转移的结节最可疑征象。在既往文献中，彩色多普勒超声对 71 例可视可触的皮肤及皮下组织结节进行了分类描述，结节被归为无血供（Ⅰ 型）、少血供或仅单一血供（Ⅱ 型）、结节周围富血供（Ⅲ 型）和结节内部富血供（Ⅳ 型）四类血供模式。32 例恶性结节中，9% 为 Ⅰ 型模式，50% 为 Ⅲ 型模式，41% 为 Ⅳ 型模式；39 例良性结节中，86% 为 Ⅰ 型模式，14% 为 Ⅱ 型模式。恶性病变富血供的敏感度和特异度分别为 90% 和 100%；良性病变乏血供的敏感度和特异度分别为 100% 和 90%。笔者得出结论：彩色多普勒超声能增加皮肤结节性病变超声评估的特异性。

良性肿瘤与血管充血和扩张有关，但与新血管生成无关。现已充分证明，许多不同类型的恶性肿瘤都伴有血管生成。这种血管化是患者疾病发展和预后的重要

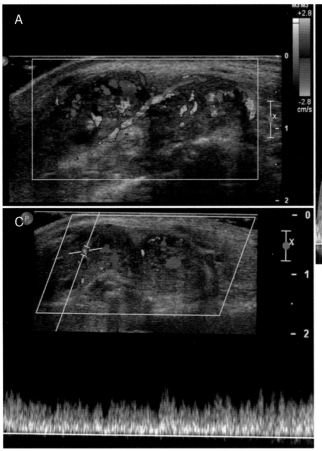

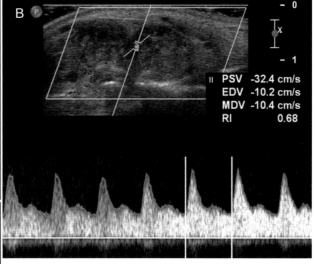

图 1–13　彩色和频谱多普勒超声
左侧足背浅表处富血供病灶。A. 彩色多普勒超声显示血管和血流方向；B. 频谱多普勒显示动脉血流，对一个心动周期内（频谱显示为两条竖线间）收缩期、舒张期和平均血流速度进行了测量，并计算阻力指数；C. 频谱多普勒显示血流。值得注意的是，静脉内血流方向朝向探头，所以频谱位于基线上方而血流显示为红色。频谱多普勒可基于血流特征和测量参数区分动静脉

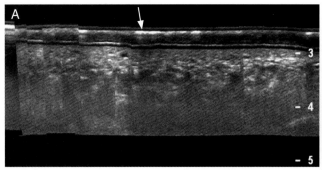
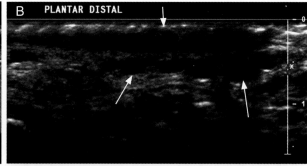
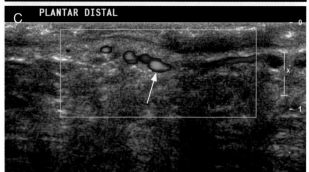

图 1-14　灰阶和彩色多普勒超声
先天性甲肥厚，一种罕见的常染色体显性皮肤异常疾病，表现为手足角化过度。A. 足底宽景成像，表皮层可见点线状高回声（白色），代表角化过度（箭头），表皮和真皮层间的无回声区是水疱的超声表现；B. 高回声表皮（垂直短箭头）和真皮层内充血曲张的静脉呈无回声（黑）点（斜长箭头）；C. 能量多普勒超声显示静脉内血流（箭头）

指标。多普勒信号的检测是分析这种血管化的一个简单、无创的方法。对肿瘤内部血管情况的评估可影响其治疗方案、涉及病变的切除范围等。尽管原发肿瘤内新生血管分布广泛是影响预后的一个不利因素，提示肿瘤可能发生早期转移，但同时又是预估化疗效果的一个有利因素。

在皮肤病变的彩色多普勒超声检查中，血供丰富的情况既见于炎症，也见于恶性肿瘤，导致两者鉴别困难。超声造影（CEUS）的引入（图 1-15）重新定义了超声在解决血管评估问题中的作用。超声造影可显示小血管结构（直径 0.1 ~ 0.3mm），增强低速、小流量血流的多普勒信号。Schroder 等报道了应用超声造影剂的增强多普勒超声来对良恶性皮肤肿瘤的血供特征进行分析。首先，普通灰阶超声对肿瘤的一些参数如直径、边缘和回声进行评估。以多普勒频谱证实彩色多普勒模式下有节奏搏动的彩色像素对应于动脉血管，然后在保持参数设置不变的情况下转换为能量多普勒模式。在大多数情况下，为避免彩色区域融合应将增益调低。常规探查后，静脉注射超声造影剂。判断良恶性的主要标准是肿瘤血管面积在病变中所占百分比（p.v.a.）。p.v.a. 定义为肿瘤血管"彩色区域"与肿瘤其余"灰色部分"的比例。良恶性肿瘤在血管程度上有显著的差异（$P = 0.01$）；恶性肿瘤平均 p.v.a. 值在造影前为 9.6%，造影后为 18.8%。良性肿瘤平均 p.v.a. 值在造影前为 1.1%，造影后为 3.3%。普通灰阶参数如回声强弱、均匀性、边界清晰度和多普勒频谱测值无助于肿瘤的良恶性鉴别。利用注射信号增强剂（造影剂）后的 p.v.a. 值来分析肿瘤血

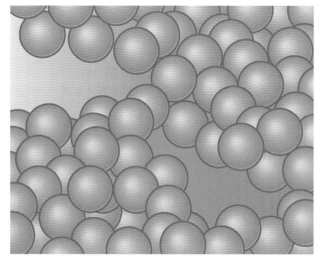

图 1-15　用于超声造影（CEUS）的微泡
由小于红细胞的气体微泡封装组成，是可自由循环的血管内造影剂（血池造影剂），可帮助显示小血管结构（直径 0.1 ~ 0.3mm）和增强低速、小流量血流的多普勒信号

管情况，其鉴别肿瘤良恶性的价值要优于 B 超、频谱多普勒超声和血流指数。

近 10 年来，无创的临床前影像学技术被应用到人类正常发育和人类疾病小动物模型的纵向研究中。高频"微超声"在后基因组时代稳步发展。线阵探头和相控阵探头的频率上限已从约 20MHz 提高到了 50MHz，进而拓宽了其应用范围。可用成像方式包括血管和血流灌注定量的非线性造影剂成像（图 1-16）、解剖和血管的可视化三维成像（结合能量多普勒或造影成像）及体积

和血管定量（图 1-17）。微超声在临床前研究工作中扮演着越来越重要的角色，也已经开始应用于临床如前列腺、新生儿、眼和皮肤的成像。

三、技巧及教学要点

1. 可变频高频超声（HVFUS），6~18MHz，具有多普勒功能，能清晰分辨皮肤及深层结构，并可显示血管模式和血流速度。

2. 尽管穿透深度减小（20MHz，6mm），高频探头分辨率更好（可达 0.1mm）。

3. 能量多普勒对低速血流更敏感，可以更好地检查乏血供或具有低速血流的皮肤病变，但无法提供血流方向和速度信息。

4. 超声检查对操作者的技巧和经验依赖性强。建议皮肤用大量的耦合剂并且避免探头加压。进行检查时必须优化调整二维灰阶模式和多普勒参数设置。

四、结论

高分辨率灰阶超声、彩色多普勒及频谱多普勒超声是一种实时无创成像技术，可用来作为临床评估皮肤和甲病变的辅助手段。浅表异物和毛发片段很容易识别。该过程无须使用静脉造影剂，能提供关于病灶特点、血流及周围结构受累情况的丰富信息。术前影像学检查可以识别肿瘤新生物的解剖位置、生长范围及亚临床型卫星病灶，从而帮助制订手术计划。受累层次和血管模式可以用无创方式识别。超声图像上的测值与病理学结果有良好的相关性。超声可以监测药物治疗后病情的变化，以此客观地验证和评判疗效，临床亦可据此在必要时对治疗方案进行调整。超声可在皮肤病变手术治疗的评估中发挥作用，亦可用于监测疗效，特别适用于那些疑似

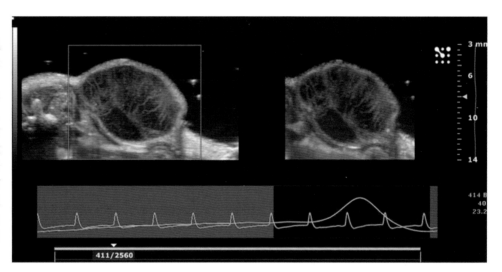

图 1-16　增强微超声成像
一个小鼠肿瘤的血管化。成像采用配备 18MHz 非线性造影模式的 Vevo 2100 仪器。尾静脉团注后观察微泡造影剂（Vevo 微标记）进入过程。超声造影剂由脂质或聚合物包裹的直径小于 5μm 的微泡组成。图片底部可见信号获取时的呼吸门控。肿瘤信号通过非线性过程抑制，仅留下肿瘤轮廓。可见肿瘤内血管的分支模式，呈不均匀分布

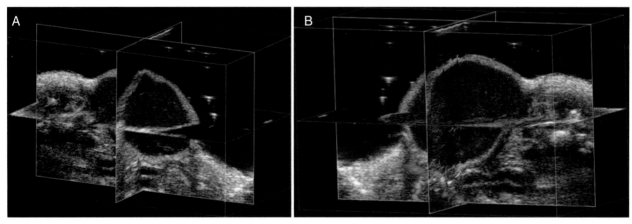

图 1-17　三维成像
A、B. 采用高频高分辨（分辨率 30μm）线阵探头进行小鼠肿瘤三维成像（仪器 Vevo 2100 成像系统，Visual Sonics，多伦多）。插入平面可为任意方向。图像也可以由分开的平面显示。三维成像可以联合 B 模式、能量多普勒模式或非线性造影成像，可以对清晰的解剖结构内的体积和血供进行量化

复发及有顽固性疼痛的病例。在过去 10 年里，微超声已发展成为临床前研究的一种有用手段，其在皮肤成像等方面已进入临床应用。

超声设备广为配置，超声技术安全无创，可用于皮肤病变的纵向研究。

超声技术也存在一定局限性。尽管可检测到表皮增厚，尤其是在炎症或感染如跖疣的检查中能明确地发现这一改变，但超声对位于表皮的病变或极小（< 0.1mm）的病变敏感性低，包括葡萄酒样毛细血管畸形（鲜红斑痣）和色素沉积症（黑色素沉积）等。

超声检查结果的准确性很大程度上取决于操作者的经验和技巧。进行皮肤超声检查时必须优化调整二维模式和多普勒参数设置。

五、常用词汇

1. 探头　是将一种形式的能量转换成另一种形式的能量的装置。在超声设备中，是由转换器将发射装置提供的电能转换为机械能（声脉冲），反之亦然，将回声转换成电信号。超声探头是由薄的压电材料膨胀和收缩产生声振动（频率）。

2. 分辨率　是区分超声束路径上两个物体的最小距离的能力。轴向分辨率是可分辨的最小厚度，横向分辨率是可分辨的最小宽度。超声频率越高，空间分辨率越高，组织穿透深度越低。

3. 伪影　指虚假成像。表明实际不存在结构的反射、折射和侧方伪影。反射伪影是超声波在靠近探头的高反射界面上重复反射的结果。折射伪影是由声束弯曲引起的，它使不位于探头轴线方向上的目标出现在错误的位置。侧方伪影是由非平面强反射体产生的复杂回声。伪影导致图像模糊的一个例子是后方声影，这种伪影因强反射界面对超声波全反射而产生，导致界面后方的深层组织无法显示。

4. 谐波　声脉冲在组织内传播时产生的频率为基波频率倍数的声波。

5. 复合　是指从不同扫描角度获得的超声图像叠加后得到的图像。

6. 宽景成像（EFOV）　是指在探头阵列方向手动实时探查生成的宽景图像。利用图像处理技术，对照连续图像来评估探头的平移和旋转，将多幅图像融合后制成宽景图像。

7. 三维超声　使用三维探头进行扫查，通过探头的高密度二维晶阵和机器的图像处理软件的协同作用，获取组织的三维立体图像。

8. 低回声　是指由低强度或幅度的反射信号（回波）产生的不同灰阶的低亮度图像。低回声的实质器官包括肾实质和肌肉等。

9. 高回声　是指由高强度或幅度的反射信号（回波）产生的高亮度（白色）图像。高回声的组织包括脂肪、纤维组织和骨等。异物、结石是高回声结构的代表。

10. 无回声　是指因反射信号（回声）缺失而产生的黑色图像。无回声组织包括正常的血管腔、胆囊腔、膀胱腔和囊肿等。

11. 多普勒效应　是声波遇到运动目标时发生频率改变所产生的结果。多普勒频移用多普勒方程描述为：$\triangle F=(FR-FT)=(2\ FT\ v/c)\cos\theta$。

式中　F：多普勒频移。

FR：运动目标反射的声波频率。

FT：探头发出的声波频率。

v：运动目标的速度。

c：介质中的声波速度。

θ：血流 - 声束夹角，此角度必须 $\leqslant 60°$。

12. 搏动指数（PI）　定义为每个完整的心动周期中组织对血流的阻力。计算公式：PI =（PSV-EDV）/ 平均速度。

13. 阻力指数（RI）　定义为收缩期和舒张期组织对血流的阻力。计算公式：RI=（PSV-EDV）/PSV。

14. 超声造影（CEUS）　使用被包裹的气体微泡作为血管内（血池）造影剂，该微泡小于红细胞，可自由循环。CEUS靠增强移动红细胞的背向散射来提高回声幅度，同时增加静止组织的衰减。

第 2 章
皮肤、皮肤附属器和相邻结构的解剖声像图

一、简介

皮肤是人体最表浅、面积最大的器官，易行超声检查。同时，皮肤也是一个复杂的器官，虽然位置表浅，易于视诊、触诊，但由于其组织结构及功能的复杂性所引发的特定疾病则须通过超声检查来确诊。

皮肤有一系列主动和被动的生理功能，其主要功能是作为人体的保护层使人体具有免受物理伤害的作用，同时它还是骨骼维持生理功能不可或缺因素——维生素 D_3 光合作用的场所。此外，皮肤通过汗腺直接蒸发水分或通过脂肪组织的隔热性能来调节体温。作为一个偶联器官，皮肤可以通过各式各样的神经感受器连接内部和外部环境，而这些神经感受器不仅可以定位机体和周围环境的关系，它们之间亦可互相交流。如此多的功能，正是因为皮肤层内充满大量不同类型的组织和细胞才得以实现。

皮肤病通常表现为具有高度特异性的分布模式，这种模式反映了血液和神经供应的区域不均衡性、表面抗体 / 抗原表达的免疫变应性和（或）免疫细胞的分布差异。偶尔原发于其他浅表结构如肌腱、韧带、肌肉、淋巴结或骨皮质的疾病也可产生与皮肤疾病类似的病理表现；反之，这些组织也可被原发于皮肤的疾病累及。因此，在进行皮肤的影像学检查和进行某种皮肤疾病的鉴别诊断时，必须对皮肤和邻近器官的形态进行正确识别。

二、技术分析

合格的皮肤超声检查需要专用设备，要求操作者接受过全面的培训。早期的重要数据都来自于有固定高频的探头所施行的皮肤超声检查，而超声技术的发展使采集更多、更全面的皮肤和毗邻结构的图像成为可能，为诊断分析提供了综合的、翔实的资料。现在可以使用具有可调（可变）频率（≥ 15MHz）和轻巧探头的多通道超声设备，一气呵成地完成皮肤和皮下组织的检查。此外，小巧轻便型探头（"曲棍球棒"状或"脚板"样）

的出现，意味着如今可以将人体更多区域纳入检查范围，因为这些探头能更好地贴合那些形态不规则的皮肤表面。其他附加功能，如敏感彩色或能量多普勒检测、宽景成像技术和三维重建技术也十分实用。

对从事皮肤超声检查的操作者的资质要求，一是熟悉超声影像学，二是具备一定的皮肤学知识。将超声图像与临床表现进行融会贯通的能力很重要。检查者应能对检查结果中包含的诊断信息进行及时可信的解读，并迅速作出关键性的判断，决定是否需行临床原本未考虑的进一步检查。

超声检查无不良反应，患者也无须为检查做很多准备工作，但在对年龄小于 4 岁的儿童行超声检查时，推荐常规使用镇静药，以防由于哭闹或焦虑造成运动伪影而影响血流频谱的显示。彩色多普勒超声检查要求为患儿、家长 / 监护人和操作人员提供一个安静舒适的环境。在家长或监护人签下知情同意书后，患儿口服水合氯醛（剂量为 50mg/kg），约 30min 后可接受检查。这种方法通常可以获得良好的镇静效果。检查完成后，患儿通过 Aldrete 改良评分［即活动性、呼吸、循环（血压）、意识和氧饱和度的评价］进行监测，一般建议分值达到 9 分或更高时准予离院。

为了便于超声波聚焦到最表面的皮肤层，必须使用足量的耦合剂，使用前可对耦合剂进行加热以减少患者的不适感。进一步聚焦调整时没必要使用超声胶垫，也不建议使用。因为这些装置可能会压迫浅表血管，并干扰实际成像过程。同样，基础研究中也极少使用静脉造影剂。

三、皮肤层的超声诊断

与所有上皮组织一样，皮肤集合了主动及被动屏障功能、机械功能，以及其他一些由其所在解剖层次决定的功能。皮肤层，例如表皮、真皮和皮下组织，在声像图上也可以分为外层（对应于表皮）、中间层（真皮）和更深层（皮下组织），见图 2-1。虽然全身皮肤在组织结构上的基本构造基本恒定，但识别其在局部不同区

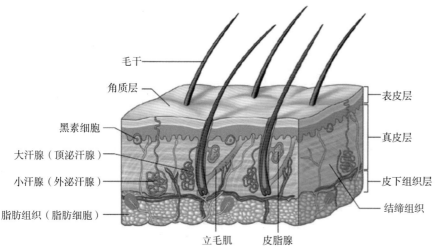

毛干

角质层

黑素细胞

大汗腺（顶泌汗腺）

小汗腺（外泌汗腺）

脂肪组织（脂肪细胞）

立毛肌　皮脂腺

表皮层

真皮层

皮下组织层

结缔组织

图 2-1　皮肤解剖
示意图中显示了皮肤的不同组成部分

域上的差异，却对正确分析超声检查结果至关重要。

不同部位的皮肤层厚度有显著差异。手掌和足掌的角质层（即表皮的最外层）较厚，眼皮的角质层则非常薄。表皮通常在前臂较薄，在足底或手掌区域较厚；真皮在腹侧前臂较薄而在背侧区域较厚；皮下组织在手指背侧较薄而在躯干较厚。

除了皮肤厚度（量）分布的差异性外，其"质"的分布也有区别。显然，皮肤附属器没有均匀地分布于人体。毛囊在头皮处十分密集，在足底却没有（即没有毛发，为无毛皮肤）。此外，皮肤不同位置黑色素细胞密度和血液供应也大不相同。

在描述皮肤病变造成的形态、厚度及结构改变时，必须考虑以上所有特征性质。这些特征性质也是不同皮肤成像形式的参考标准。

（一）表皮

1. 解剖学　表皮内无血管分布，它通过皮肤血液循环引起的扩散流动获得滋养。表皮内含有高度多效性的细胞成分。表皮的主要细胞是角质形成细胞、黑色素细胞和朗格汉斯细胞及少量其他细胞，包括梅克尔细胞（与感官功能相关联）。表皮毗邻附属器和特化的真皮结构，该结构靠近与上皮细胞并列的表皮，对分裂和分化有重要作用。皮肤附属器包括毛囊、甲及汗腺（包括大、小汗腺和大、小汗腺的变异体），常延伸至真皮层，因此这些结构也会在其他章节进行讨论。毛囊皮脂腺单位处表皮凹陷，包含毛囊（毛干和毛球的部分）、皮脂腺和立毛肌（平滑肌）。

皮肤由浅至深分别为角质层（无细胞层，含角蛋白和脂质）、颗粒层（含颗粒细胞）、棘层（含棘细胞）和基底层或生发层（含基底细胞）。在表皮与真皮的交界处有一个起伏的基底层，起黏着支撑作用，并分为透明层和致密层。透明层位于基底角质形成细胞表皮层之下，而较厚的致密层与下面的真皮层直接接触。这些结构易为免疫损伤靶点，可导致自身免疫性大疱性疾病（如大疱性类天疱疮）和异常的遗传结构紊乱（如大疱性表皮松解症）。

表皮 - 真皮交界处的表皮扩散流动既是营养供应也是代谢物迁移（包括维生素 D_3）的关键。皮肤附属器在真皮的部分通过结缔组织膜与血管、神经和细胞相分离。

2. 超声检查　回声强弱是由受检结构的主要成分或反射成分对超声波的反射能力所决定的。例如，表皮角蛋白表现为高回声，在过度角化区域如较厚的无毛皮肤（手掌和足掌）处，表皮显示为双层高回声结构；在轻度角化的有毛皮肤处，表皮显示为单一的高回声线，无法提供主要细节以供释读（图 2-2 至图 2-4）。

（二）真皮

1. 解剖学　真皮是一个支撑结构，组织学上主要由成纤维细胞分泌的胶原纤维组成，不仅为上皮提供支撑，也担负皮肤主要的机械功能。真皮层里还有血管、淋巴管、神经纤维及毛囊和汗腺的深部。

真皮由结缔组织（细胞、胶原和弹性纤维）组成，分为两层：浅部的乳头层和深部的网状层。乳头层是毛细血管和纤维（胶原蛋白含量少的弹性纤维和网状纤维）组成的疏松结缔组织。厚的网状层的结缔组织比较密集，较大的血管、弹性纤维、与皮肤表面平行的胶原纤维束、细胞（成纤维细胞、肥大细胞）、神经末梢、淋巴管及皮肤附属器等穿插其中。真皮的胶原蛋白主要是 I 型，其次是 III 型。真皮层内弹性纤维较少，却在抵抗外来牵引力上扮演着重要角色，可以防止皮肤下垂。所有真皮成分都由各种糖胺（主要是透明质酸，也有硫酸软骨素）和糖蛋白组成的一种凝胶状基质黏合在一起。

真皮具有复杂的血管系统：乳头层是由处在乳头层和网状层交界处的浅表血管丛，通过枝状烛台样分支的毛细管系统进行滋养；其他特化的真皮血管结构包括动

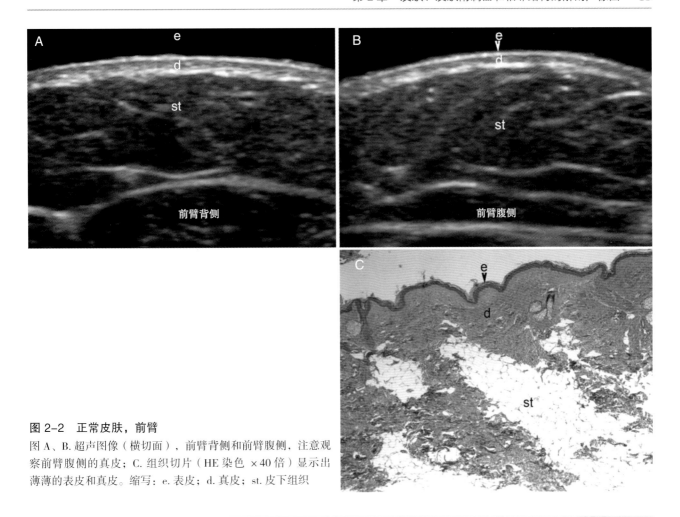

图 2-2 正常皮肤，前臂

图 A、B. 超声图像（横切面），前臂背侧和前臂腹侧，注意观察前臂腹侧的真皮；C. 组织切片（HE 染色 ×40 倍）显示出薄薄的表皮和真皮。缩写：e. 表皮；d. 真皮；st. 皮下组织

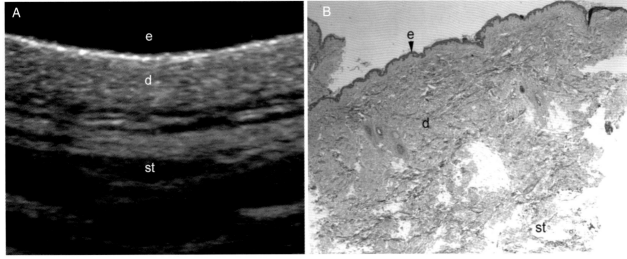

图 2-3 正常背侧皮肤

A. 超声图像（横切面），注意与图 2-2 比较真皮厚度的不同；B. 组织切片（HE 染色 ×40 倍），注意观察真皮层胶原蛋白密度和厚度。缩写：e. 表皮；d. 真皮；st. 皮下组织

静脉吻合和血管球。动静脉吻合是通过瓣膜让血液绕过上面的真皮毛细血管，而发现于指尖的血管球，有丰富的毛细血管丛和沿着真皮乳头的淋巴管，垂直于皮肤表面。真皮内的淋巴循环通过一个稀疏排列的网络来完成，走行于浅表和深部淋巴管丛。

2. 超声检查 真皮回声的强弱是由能产生强回声的胶原成分决定的，且会随着营养状况发生变化，如长期暴露在阳光下的年长者，其真皮回声反射从单一的均质反射变为更复杂的形式，带有附加的皮下低回声带（SLEB）。后者的病理基础是弹性组织变性，即弹性蛋白降解和局部糖胺聚糖沉积（图 2-2 至图 2-4）。用目前的超声仪器探查正常真皮，彩色多普勒很难检测到血流信号。

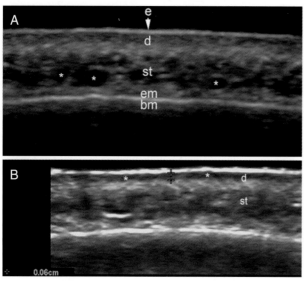

图 2-4　正常前额皮肤
A. 超声图像（横切面），注意观察突出的皮下静脉（*）；B. 注意观察表皮下低回声带（*，标号之间），有光老化超声迹象。缩写：e. 表皮；d. 真皮；st. 皮下组织；em. 颅顶肌；bm. 颅骨边缘

（三）皮下组织

1. 解剖学　皮下脂肪是一种组织间隔，被纤薄的纤维血管隔膜进一步分隔为富含脂肪细胞的小叶。隔膜由胶原蛋白、网状纤维、血管、淋巴管和皮肤神经组成。每个小叶由一条肌小动脉（直径 250 ~ 500μm）进行营养供给，肌小动脉从隔膜分支成小叶中央动脉（直径 100 ~ 300μm），在每个单独的脂肪细胞周围形成毛细管网；毛细血管后微静脉汇入沿隔膜分布的更大周围静脉。这种分布具有重要的临床意义，累及动脉供给的病变会导致弥漫性小叶内病变（脂膜炎，主要累及小叶），而静脉闭塞症表现在隔膜和间隔的变化（脂膜炎，主要累及隔膜）。值得注意的是，与真皮层内血管广泛连接相比，脂肪微小叶的血液供应属于终末供应，这意味着相邻微小叶之间或微小叶与真皮、皮下脂肪之间没有毛细血管连接。至于淋巴循环，皮下脂肪隔膜内含有密集的淋巴丛，穿行于皮下组织中。淋巴管首先平行于皮肤表面走行，然后垂直于皮肤表面走行，穿透深筋膜并汇入区域淋巴结。

2. 超声检查　含脂肪小叶的皮下组织表现为散在分布的高回声纤维隔的低回声结构。皮下组织的血液循环可以用彩色多普勒观察，通常显示为少血流模式，可检测到动脉和静脉血管（图 2-2 至图 2-6）。

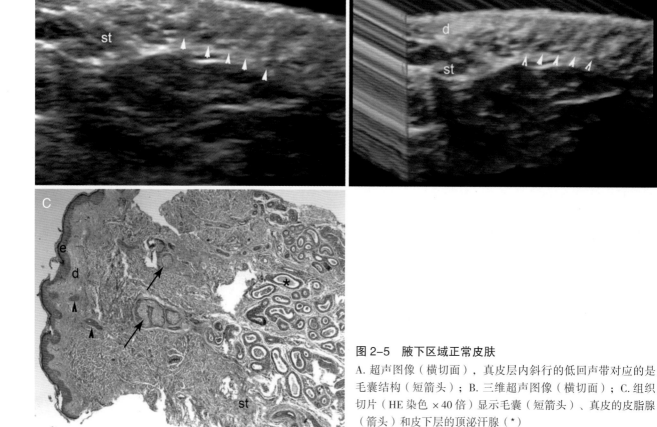

图 2-5　腋下区域正常皮肤
A. 超声图像（横切面），真皮层内斜行的低回声带对应的是毛囊结构（短箭头）；B. 三维超声图像（横切面）；C. 组织切片（HE 染色 ×40 倍）显示毛囊（短箭头）、真皮的皮脂腺（箭头）和皮下层的顶泌汗腺（*）

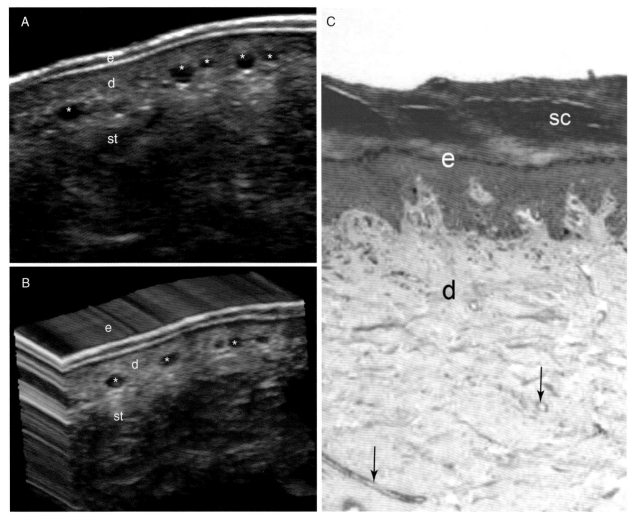

图 2-6 正常足底皮肤

A. 超声（横切面）显示出表皮的双层强回声图像，真皮静脉血管（*）十分明显；B. 三维超声图像；C. 组织切片（HE 染色 ×40 倍），显示出足底表皮层的角质层厚度、一些毛细血管（箭头）及无毛囊的特点。缩写：e. 表皮；d. 真皮；st. 皮下组织；sc. 角质层

四、皮肤附属器

（一）指（趾）甲

1. 解剖学 指甲结构复杂，涉及 3 个独立区域：甲板，主要成分为角蛋白；甲床，包括甲基质区域；甲周区域，包括近端和侧方的甲襞。甲板含有角化上皮细胞，横向和纵向均呈弯曲状，有利于附着在近端和侧方的甲襞。它由横向分布的背侧层和腹侧层及纵向分布的中央层组成，这可能有利于甲抵御外伤。甲床大多为一层薄薄的具有明显纵向分布特征的表皮层和没有皮脂腺、毛囊等附属器的真皮层。甲母质是生发层，提供构成甲板的角化细胞。它位于近端甲，处在甲半月深面，并向侧面延伸（也称为翼，紧密附着在指间关节末端的外侧韧带的末端部分）。甲母质下的真皮层富含胶原蛋白。甲周襞（侧方和近端）是甲板嵌入皮肤的部位。甲的血管

供应来自 4 条指动脉，指腹、指背各 2 条。手指主要由腹侧（即掌侧）动脉支供血，腹侧和背侧的动脉支在指端末梢的弓形部位相吻合。腹侧弓位于手指指腹最大的肉垫内；背侧弓远离指间关节，负责供应甲襞、伸肌腱附着端和甲母质。深、浅静脉在背侧区和腹侧区广泛交通，连成网状。血管球是被大量肌神经成分包围着的动静脉连接部形成的簇状结构，它也出现在甲床。据推测，这些血管球有助于毛细血管的调节，在极端寒冷条件下有利于周边血流的稳定。

2. 超声检查 甲的各部位具有其特征性的超声形态。甲板显示为强回声双层结构：两条平行线称为背侧板和腹侧板，其间是一个极低回声的空间，该空间在超高频（≥ 22MHz）的声像图上近乎消失。甲床显示为低回声，但近端甲母质下的甲床可能会变成略强回声。甲周皮肤（近端和侧方的甲襞）具有正常皮肤的超声形态，

除了几乎完全没有脂肪组织外，包括了相应的皮肤层。然而，在甲床（远端甲周组织）和手指的远端掌侧位置也存在脂肪小叶。在靠近指骨末端强回声骨质边缘的甲床处，常可检测到低流量模式的血管（动脉和静脉）（图2-7，图2-8）。

（二）毛发

1. 解剖学　毛发是哺乳动物独有的特征，在体温调节、身体保护、感官活动和社会交往等方面发挥着重要的作用。组织学上，毛发分成位于真皮层的毛囊和露出皮肤表面的毛干两部分。毛干是由毛囊产生的终末分化

的角质形成细胞构成，分为外层或类似于表皮的角质层、由硬角质构成的中间层或皮层和由柔软角质构成的内层或毛干髓质。毛囊分布在除了手掌、足掌、阴茎头、阴蒂、阴唇和皮肤－黏膜交汇处以外的全身体表皮肤上。皮脂腺和毛囊的复合体，与立毛肌组合成毛囊皮脂腺单元。在毛囊近端或其底部是毛球，位于真皮深层，在面部可深达皮下脂肪层。因为毛球含有干细胞，即使皮肤深部损伤，面部丰富的毛囊也可以迅速再上皮化。连接毛囊深部与真皮浅层的立毛肌在交感神经系统控制下收缩使毛囊呈垂直状（所谓"鸡皮疙瘩"）。头皮的毛发密度

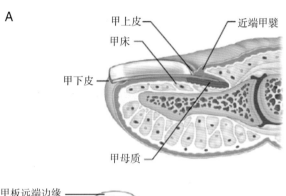

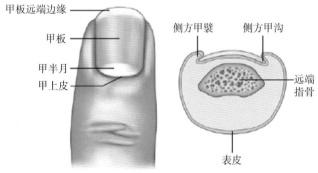

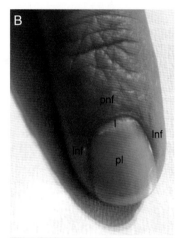

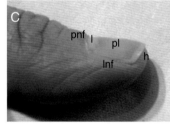

图2-7　指甲解剖
A. 指甲的图解；B. 指甲俯视图；C. 指甲侧视图。缩写：pl. 甲板；l. 甲半月；pnf. 近端甲襞；lnf. 侧方甲襞；h. 甲下皮

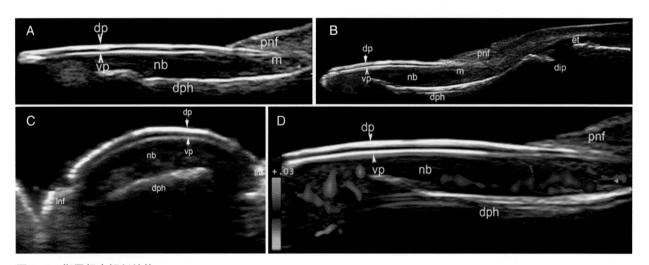

图2-8　指甲超声解剖结构
A. 指甲的超声图像（纵切面）；B. 指甲的超声图像（纵向宽景图），包括伸肌腱附着端和远端指间关节；C. 指甲的超声图像（横切面），注意观察侧方甲襞（lnf）；D. 彩色多普勒超声（纵切面）显示甲床内血流信号。缩写：nb. 甲床；dp. 背侧板；vp. 腹侧板；pnf. 近端甲襞；lnf. 侧方甲襞；dph. 远节指骨；dip. 远端指间关节；et. 伸肌腱附着端；m. 肌肉

最高，它的供给源自颈内动脉和颈外动脉分支形成的向心性血管网；血管穿过皮下组织，从头皮周围向中央分布，同时血管数量和管径也逐渐减小。出生以后，头发逐渐成熟，经历了毛囊固定在皮下组织时的快速生长，到以后的头发周期性脱落和再生，其周期包括生长期（毛发生长初期）、细胞凋亡驱动的衰退期（毛发生长中期）和静止期（毛发生长终期）几个阶段。高加索人的毛囊斜向皮肤表面，非洲裔的毛囊几乎与皮肤表面平行，而亚洲裔的毛囊与皮肤表面垂直，长出直立毛发。

2. 超声检查　毛囊表现为略斜的低回声带，通常底部稍宽，位于真皮层内，在成熟期可达真皮与皮下组织交界处。发干大多表现为三层强回声结构，外侧两层对应毛皮质与角质的复合物，内侧一层对应髓质。毫毛如睫毛可能缺乏中心物质（髓质），显示为一条单层强回声线。

使用超声可以辨别毛发生长周期的不同阶段，浅毛囊代表静止期（即毛囊位于真皮浅层），深毛囊代表生长期（即毛囊底部到达真皮和皮下组织间的边界），中间阶段表示衰退期。毛囊轴方向上的位置变化可以在影像学检查时记录下来，用来帮助预防头皮手术后的脱发（图 2-9，图 2-10）。

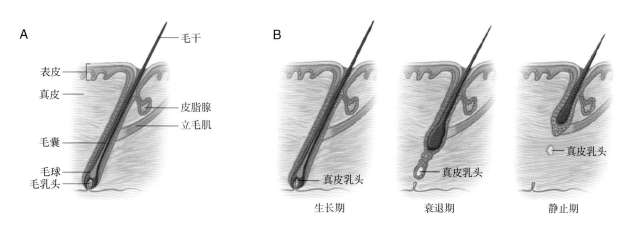

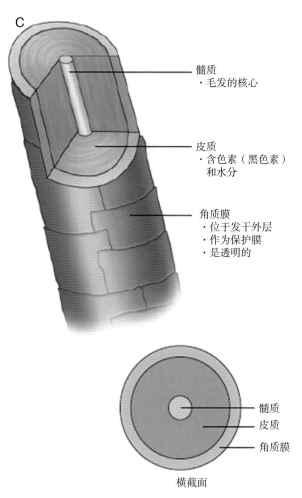

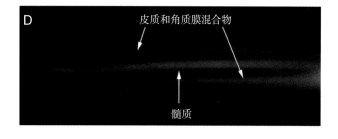

图 2-9　毛发

A. 毛囊结构；B. 毛发生长周期；C. 毛干的正常结构；D. 头皮毛干的超声图像

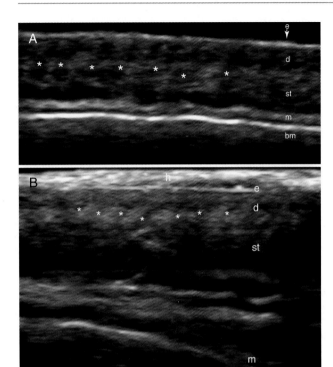

图 2-10 头皮的超声解剖结构（纵切面）
注意观察真皮中低回声、倾斜的毛囊（*）。A. 前头区域；B. 后头区域，注意观察皮下组织厚度的增加。缩写：h. 压缩的发根；e. 表皮；d. 真皮；st. 皮下组织；m. 颅顶肌；bm. 颅骨边缘

（三）皮脂腺

1. 解剖学　皮脂腺属于表皮附属器，是组成毛囊皮脂腺单元的重要部分。皮脂腺属于全浆分泌腺（细胞质即为分泌物），广泛分布于体表，但与毛发关系最为密切，因此在面部和头皮的分布密度最大。皮脂腺不存在于手掌、足底和足背。皮脂腺通常与毛囊相通，分泌物为皮脂，是三酰甘油、脂肪酸及其分解产物、蜡酯、角鲨烯、胆固醇和胆固醇酯的油状混合物。因为皮脂是脂质疏水混合物，它作为保护皮肤、减少摩擦的润滑剂，让皮肤更不透水。睑板腺和乳晕腺（蒙格马利腺）是没有与之相关毛发的皮脂腺。

2. 超声检查　正常皮脂腺在目前使用的超声仪器上无法单独识别，只能作为毛囊皮脂腺单元的一部分，和其他部分一起，整体在声像图上显示。

（四）外泌汗腺

1. 解剖学　外泌汗腺属于外分泌腺，分泌水样液体，分布广泛，于手掌、足底和腋窝等处最为集中。外泌汗腺不存在于唇部、外耳道、甲床、小阴唇、阴茎头和包皮内侧。外泌汗腺有一个真皮环绕的分泌部分和一条笔直的远端导管连接至表皮。外泌汗腺活动由下丘脑的体温调节中枢通过交感神经控制。出汗通过水分蒸发，引起热损失而对身体有降温作用。

2. 超声检查　当前的超声设备无法显示外泌汗腺。

（五）顶泌汗腺和乳腺

1. 解剖学　顶泌汗腺（又称大汗腺）见于腋窝、肛门生殖器区域，其分泌产物中包含细胞成分。修饰型顶泌汗腺常见于外耳道（以耵聍腺为代表）、眼睑（莫尔腺）和乳房（乳腺）。大多数顶泌汗腺直到青春期后才发挥作用，其分泌物往往有气味。乳腺是位于乳房皮肤内的一种变异型顶浆分泌腺，是由 15 ~ 20 个腺体组成的聚合腺体即为临床上所谓的乳房。乳房由分泌腺泡、乳管、起支持作用的结缔组织和脂肪组织构成。

2. 超声检查　超声检查不能显示顶泌汗腺。乳腺超声表现为强回声的纤维腺体组织和散在分布的低回声的脂肪小叶。乳房区域的皮下组织表现为厚度随年龄变化的脂肪成分，尤其在老年期明显。乳晕区域可探查到纤细的无回声导管，而低流量血管通常出现在普通实质内。

五、皮肤毗邻结构的解剖及其变异

（一）淋巴结

1. 解剖学　淋巴结属免疫系统器官，呈椭圆形，外覆被膜，内富细胞，并具有导管和髓窦结构的内髓区。除血管门区域外，淋巴结表面均由纤维组织被膜所包裹。B 细胞和 T 细胞、浆细胞、巨噬细胞及淋巴窦和导管组成的网状系统，都存在于淋巴结。淋巴结触诊是临床常规检查中的一部分，可以定位肿大淋巴结，而触诊的准确性依赖于操作医师的经验。通过触诊不仅可以定位肿大淋巴结，亦可得到其他信息，特别是发现异常淋巴结或可疑恶性淋巴结。

2. 超声检查　淋巴结呈椭圆形，结构中含低回声外周区（皮质）和强回声中央区（髓质）。通常，外周皮质区从各个角度观察均较薄且厚薄均匀。彩色多普勒超声常可在淋巴结的一侧显示居中的血管门结构，检测到低流量的动脉和静脉血管（图 2-11）。

（二）肌腱

1. 解剖学　肌腱由平行的胶原纤维束组成，而这些胶原纤维束是由蛋白多糖和结缔组织聚合而成的。滑膜鞘（保护层）或腱旁组织（疏松结缔组织）包绕肌腱，保护其免受摩擦或外伤。皮肤病很少直接累及浅表肌腱，但全身性疾病如贮积病和风湿性疾病，可能需要对肌腱和肌腱附着端进行详细的描述。

2. 超声检查　肌腱呈束状强回声，这反映了其高胶原蛋白含量及纤维的平行分布模式。除一些大型肌腱群如腕部普通伸肌腱的腱鞘外，一般腱鞘在超声上不能显示，正常跟腱或髌腱的腱鞘呈现为"腱旁组织"，通常用超声检测不出。腱鞘含有无回声、可压缩的薄层液体，围绕着肌腱起润滑作用。重要的是，肌腱可能会出现"各

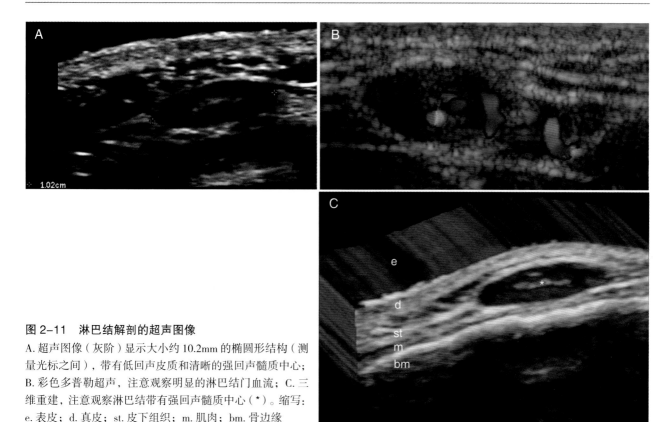

图 2-11　淋巴结解剖的超声图像

A. 超声图像（灰阶）显示大小约 10.2mm 的椭圆形结构（测量光标之间），带有低回声皮质和清晰的强回声髓质中心；B. 彩色多普勒超声，注意观察明显的淋巴结门血流；C. 三维重建，注意观察淋巴结带有强回声髓质中心（*）。缩写：e. 表皮；d. 真皮；st. 皮下组织；m. 肌肉；bm. 骨边缘

向异性"这种超声伪影（即超声波束与肌腱成 90° 时显示为强回声，而其他角度下显示为低回声）。各向异性偶尔也可作为定位肌腱结构的示踪回声，并且在鉴别肌腱内低回声病变如典型的肌腱断裂或肌腱变性时，也应考虑到各向异性的可能。超声图像上，副肌腱与肌腱的形态相似且同样表现为平行的条状强回声，一个常见的例子是腕部第一伸肌腱鞘内拇长展肌的副肌腱。如果存在腱鞘积液，便能更清楚地观察到副肌腱这一变异体。诊断存疑时，可以通过与对侧（健侧）相比较来判断。超声也可以对肌腱活动进行实时观察，有助于明确诊断（图 2-12）。

（三）肌

1. 解剖学　肌由肌细胞构成。肌原纤维组装成肌小节，排列形成肌纤维，其内含有收缩过程所需的蛋白质如肌动蛋白和肌球蛋白等。接着，由起自肌内膜（即肌纤维的被膜）延至肌外膜的结缔组织层包裹肌纤维，最后包裹整个肌肉。骨骼肌通常具有一个中央部（肌腹）和两条肌腱（远、近附着端），肌腹数量或形状的不同会造成单羽状、双羽状和（或）环羽状的肌外形。肌腹在腹直肌也可通过纤维交叉隔开，或作为单个肌腹，连接到多个起点，就像股四头肌。有几块肌肉紧贴皮肤（如当有炎症时需要评估的手部）。副肌多被认为是多余、异常或额外的结构，通常无临床症状，多于无意中发现，但有时也可能导致软组织肿胀，此时即有临床意义。

2. 超声检查　骨骼肌为低回声结构，由肌束组成，被强回声的脂肪纤维隔（肌束膜）分离，并被同样呈强回声的筋膜包围（图 2-13）。肌间脂肪沉积在超声上可被识别，为临床提供肌间分隔层的信息是有意义的。在超声上，动态观察肌的舒缩活动时，通常按功能来划分肌群，同一肌群内的肌肉呈同步变化。副肌的形态与正常肌肉类似（图 2-14）。超声短轴动态检查时可显示肌肉的收缩过程，可见同时出现肌腹的前后扩张和回声降低。上、下肢的常见副肌见表 2-1。诊断存疑时可与对侧进行比较。

（四）软骨

1. 解剖学　软骨由胶原纤维、黏多糖软骨素、硫酸角质素等亲水性基质和细胞（软骨细胞）构成，根据胶原蛋白含量的比例，分成纤维软骨（胶原蛋白含量高）和透明软骨（胶原蛋白含量较低）两类。软骨无血管，仅通过从滑膜或骨扩散而来的营养物质获得滋养，可在局部破坏过程中（如耳轮软骨皮炎）或发生全身性自身免疫性疾病时被累及。

2. 超声检查　关节透明软骨显示为边界清晰的低回声带，毗邻高回声的骨皮质边缘（图 2-15）。相比之下，纤维软骨如膝关节上的半月板或手腕上的三角纤维软骨的回声低于透明软骨，偶然出现的高回声区域反映的是钙质沉积。

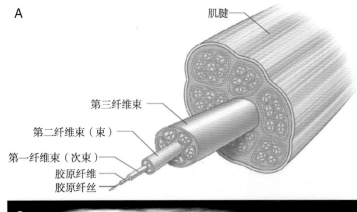

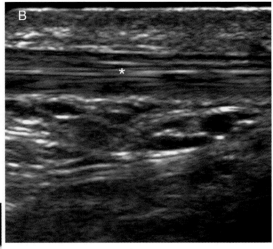

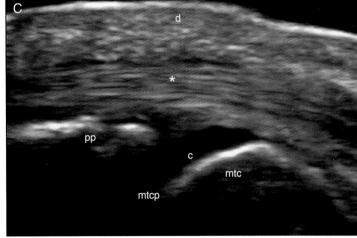

图 2-12 肌腱的解剖

A.肌腱结构的图解；B.胫前肌腱的超声图像（纵切面），注意观察强回声的纤维图像（*）；C.指屈肌腱的超声图像（*），位于手部的掌指处（纵切面）。缩写：d.真皮；pp.近节指骨；c.软骨；mtc.掌骨；mtcp.掌指关节

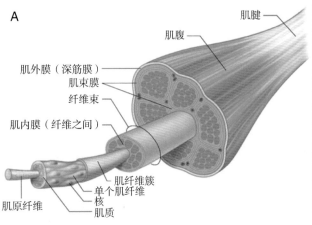

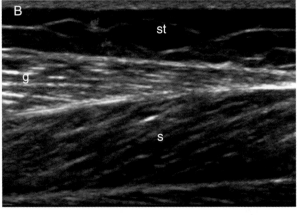

图 2-13 肌肉的解剖

A.肌肉的图解；B.小腿腓肠肌超声图像（纵切面）。缩写：st.皮下组织；g.腓肠肌；s.比目鱼肌

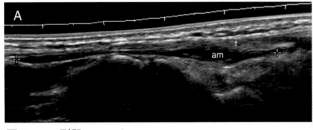

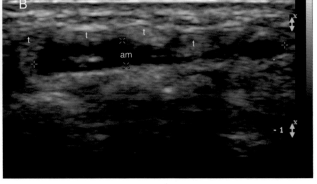

图 2-14 副肌

A.腕部及手背部的超声图像（纵向宽景视图），图中低回声结构（am）附着到伸肌腱（t），对应副肌（指短伸肌）；B.腕部及手背部的超声图像（横切面）

表 2-1　常见的肢体副肌

肌	位置
肱肌	手臂
肘肌	肘部
长掌肌	前臂
蚓状肌（源于近端）	腕部及手部
示指浅屈肌、指伸肌	腕部及手部
小指外展肌	腕部及手部
伸指短肌	腕部及手部
腓肠筋膜张肌	膝关节
副比目鱼肌	足踝
第 4 趾骨肌	足踝
副趾长屈肌	足踝

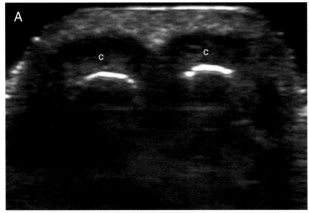

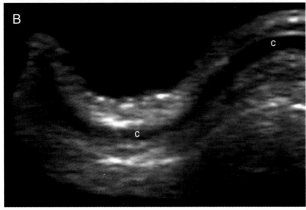

图 2-15　软骨解剖超声图像
A. 鼻尖的超声图像（横切面），注意观察低回声鼻软骨（c）；
B. 耳郭中间 1/3 的超声图像（横切面），注意观察弯曲的耳软骨低回声带

（五）滑囊

1. 解剖学　滑囊为含黏性液体的囊状结构，通过减少摩擦，有利于肌骨结构的活动。

滑囊既可位于皮下组织浅层，如肘部的鹰嘴滑囊和膝关节的髌前囊，也可位于深部，如肩部的肩峰下 – 三角肌下滑囊和腘窝的腓肠肌 – 半膜肌滑囊。滑囊可与关节相通，如髌上囊，也可不与关节相通，如髌下囊。对于蹬外翻或外生骨疣等病症，骨突起产生的摩擦或压力可导致滑囊反应性再生。在病理情况下，滑囊可出现明显肿胀，变成充满液体的大囊性结构（滑囊炎）。皮下滑囊炎的常见部位如表 2-2 所示。

2. 超声检查　滑囊炎常可在超声检查中发现，显示为无回声、充满液体的囊状结构，有时被厚厚的低回声边缘包绕。轻度炎症时，超声可能只会探查到一条低回声带（图 2-16）。

（六）血管

1. 解剖学　血管是循环系统管道的一部分，分为动脉、静脉和毛细血管网。与静脉相比，动脉有平滑肌层。主要血管的流动方向、循环特点在文献中已有充分描述。触诊是临床评估的手段之一，但很多血管疾病和血管异常需要使用超声检查才能获得更准确的诊断信息。

2. 超声检查　典型的管状无回声结构是血管在超声检查中的特征性表现。探头加压时，通常静脉壁会塌陷，管腔会闭合，而动脉则不然。动脉粥样硬化可使低回声的内膜层增厚，如发生钙化，则低回声可变为强回声，有时在强回声后方还会出现声影。静脉石是钙化物，呈强回声，常位于静脉腔内。用彩色多普勒频谱曲线分析很容易区分动脉和静脉，动脉频谱普遍具有收缩期和舒张期峰值，而静脉频谱呈连续性单相波形（图 2-17）。

3. 变异　恒径动脉（CPA）：是一种发育变异，是因动脉血管在穿过黏膜下层后管径没有相应地缩小而产

表 2-2　皮下滑囊位置

滑囊	解剖位置
鹰嘴滑囊	后肘部
Baastrup 滑囊	棘突
转子滑囊	臀部
髌前囊	膝关节前部
髌下囊	膝关节前部
胫骨粗隆滑囊	膝关节前部
跟骨滑囊	后足踝（跟腱）

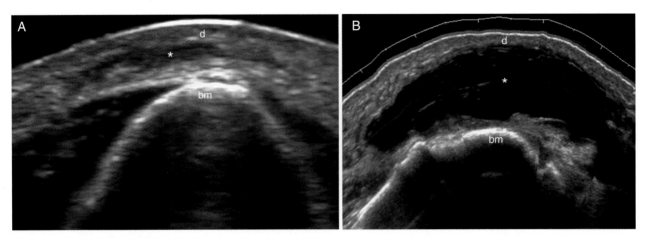

图 2-16　滑囊的解剖声像图

A.鹰嘴滑囊的超声图像（横切面），注意观察稍增厚的鹰嘴滑囊滑膜（＊）；B.肘后部的超声图像（横向宽景视图）显示鹰嘴滑囊增大，内有无回声液体（＊）。缩写：d.真皮；bm.鹰嘴滑囊的骨边缘

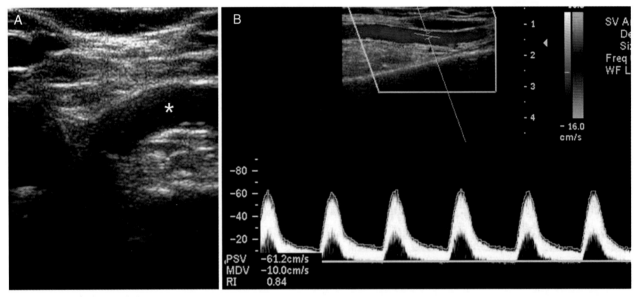

图 2-17　血管的解剖声像图

A.锁骨上区域的超声图像（横切面）显示管状无回声的结构对应的是锁骨下动脉（＊）；B.彩色多普勒超声及频谱曲线分析腋动脉的血流，收缩期峰值血流速度曲线如图 B 底部所示

生。这些异常动脉常见于下唇，表现为无症状丘疹，可能会被误诊为恶性皮肤肿瘤，也有可能在活检或手术过程中发生意想不到的出血。在超声上，CPA 表现为无回声且常常呈迂曲状的管状结构，在进入唇部真皮层后，管径恒定。彩色多普勒超声可显示异常血管内的动脉样血流（图 2-18）。

（七）神经

1. 解剖学　周围神经由轴突构成。纤薄的神经内膜（内层）将轴突结合在一起，聚集成神经束，外覆神经束膜。神经束聚集起来，被覆神经外膜（外层），即形成了神经。病变可直接累及神经，在行局部神经阻滞时，也可能用到影像学检查。

2. 超声检查　在超声上，神经显示为纤细束状低回声结构。在横切面（短轴切面）上，神经可能呈现卵巢样形状和回声，因为它们含有对应于束状结构的大量低回声圆点（图 2-19）。神经通常贴近血管结构走行，且易在特定解剖位置，通常是纤维骨性通道处受到卡压形成神经卡压综合征，例如，在腕管处或肘管处。

3. 变异：分叉正中神经和永存正中动脉　通常呈单束结构的神经偶尔可能出现两个独立的分支，这种情况称为分叉神经，但其超声表现仍类似于单一神经的束状回声。此类解剖变异最常见于正中神经，其在腕部分为2 支，通常伴发永存正中动脉，走行于两个分支之间。分叉神经在健康人群中的发生率是 15.4%，反之，在有

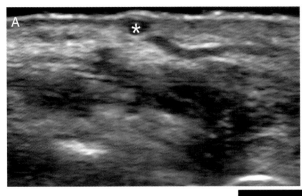

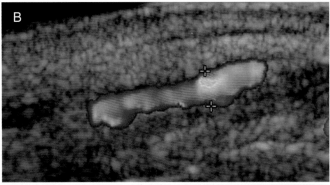

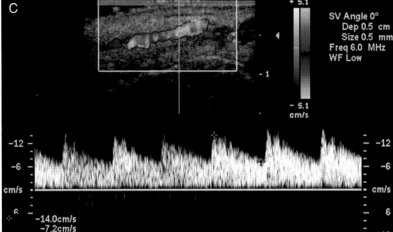

图 2-18　唇的恒径动脉
A. 超声（灰阶，横切面）显示无回声圆形小结节（*），位于真皮层，靠近一条无回声管状结构；B. 彩色多普勒超声（斜切面），与无回声圆形小结节相连的无回声管状结构内可见血流充盈，血流向浅表流至口轮匝肌层面；C. 彩色多普勒频谱曲线分析（斜切面）显示血管内为动脉血流

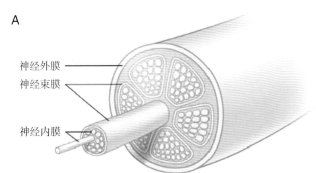

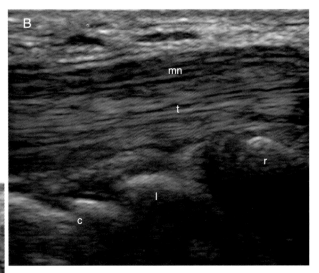

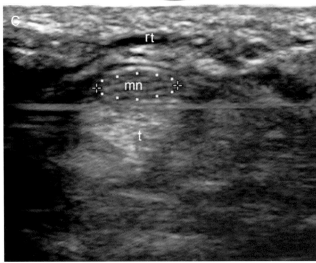

图 2-19　神经的正常解剖
A. 神经的图解；B. 腕部正中神经的超声图像（纵切面），低回声的神经很容易与高回声的肌腱（t）区分开来；C. 正中神经的超声（横切面）显示出特有的束状模式，带有低回声小圆点。缩写：mn. 正中神经；r. 桡骨；l. 月骨；c. 头状骨；rt. 屈肌支持带

永存正中动脉的人群中，高达63%的人存在分叉正中神经。正常人群中单侧永存正中动脉发生率为20%，双侧则为6%。永存正中动脉在超声上最常见的表现为低回声的、纤细的纤维残留，偶尔会在彩色多普勒上显示出血流，罕有管腔扩张甚或在管腔内出现低回声血栓。因为永存正中动脉行径表浅，靠近腕横韧带，有在无关手术中损伤的潜在风险，因而对其进行正确的术前诊断很有临床意义（图2-20）。

（八）唾液腺

1. 解剖学 唾液腺（又称涎腺）是负责分泌唾液的外分泌腺，它们接近面部，易行超声检查。唾液腺可分为大唾液腺（腮腺、下颌下腺）和小唾液腺（在口腔或唇区）两类。

2. 超声检查 腮腺位于健康人群耳前区，声像图上表现为特征性的实质性高回声，有时可见淋巴结显示其中。两个下颌下腺为高回声或稍低回声的椭圆形结构。

小唾液腺表现为圆形低回声结构（图2-21）。彩色多普勒可在大唾液腺检测到低速血流信号。

3. 变异：副唾液腺或异位唾液腺 副唾液腺或异位唾液腺位于其他部位，导管系统纤细。相比之下，异位腺体不在正常位置，其内发育不全的唾液腺组织仅存腺泡结构。副腮腺很常见，可出现在单侧或双侧，通常见于颊部，主要是在腮腺咬肌筋膜之间，正好位于腮腺导管上方，通过支线导管引流。尸检发现21%~56%的正常成年人存在这一结构。异位腮腺必须与腮腺的前延伸或称"面突"相鉴别，后者是腮腺的局部延伸或突起，是腮腺的一部分，与腮腺主体完全相连。副腮腺可能偶尔引起面部肿胀或不对称；在面部美容手术中，它可能成为并发症的源头；亦可受唾液腺肿瘤影响（多达8%的腮腺肿瘤发生于副腮腺）。如果只考虑恶性唾液腺肿瘤，有22.6%的恶性肿瘤发生于副唾液腺，仅次于腮腺（57.5%）。在声像图上，副腮腺回声与正常主腺类似，但尺寸小于主腺（图2-22）。

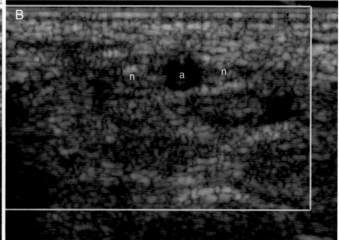

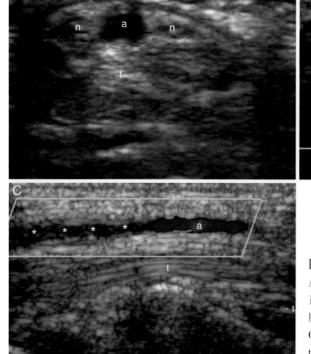

图 2-20 分叉正中神经和永存正中动脉

A.腕部超声图像（横切面），神经（n）的两个分支被扩张的永存正中动脉（a）分开；B.彩色多普勒超声图像（纵切面）显示血管腔内部分呈低回声且血流信号缺失，表示有动脉血栓形成（*）；C.近端动脉部分显示出彩色血流信号（*）。缩写：a.永存正中动脉；t.屈肌腱；r.屈肌支持带

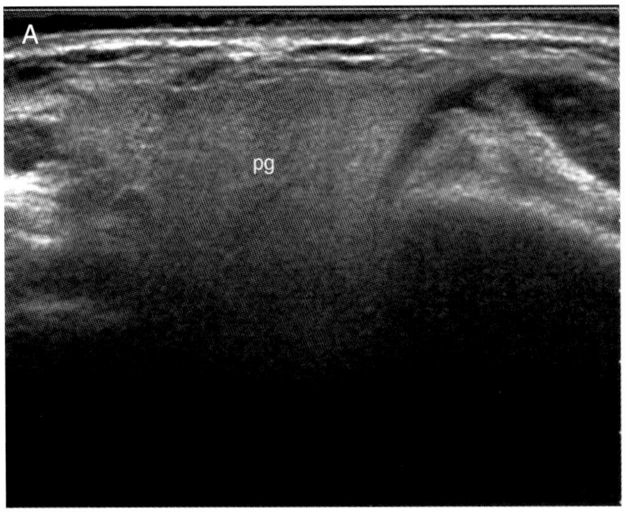

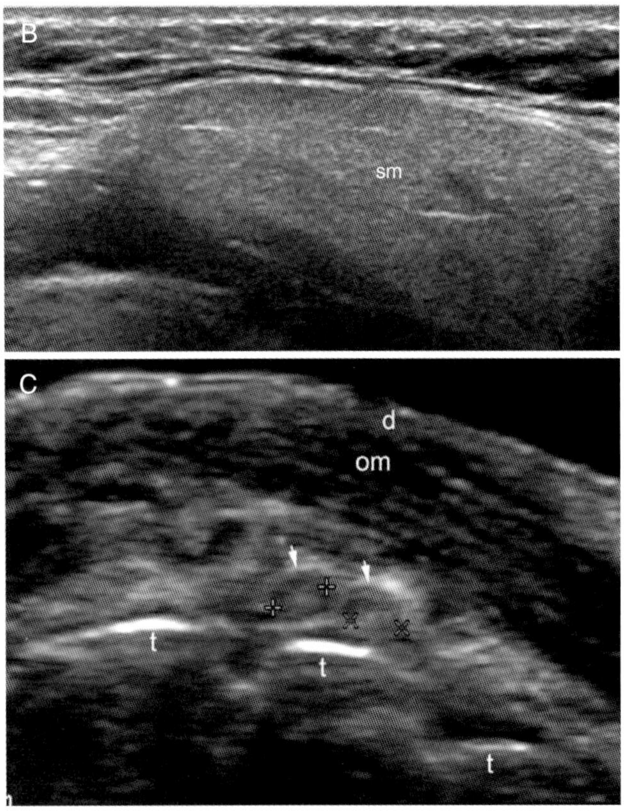

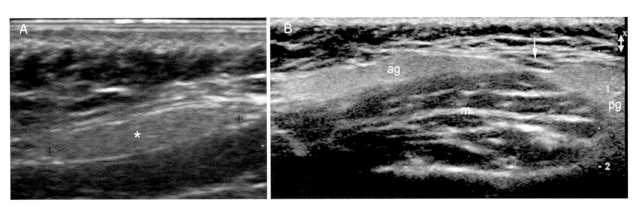

图 2-21　唾液腺解剖

A. 腮腺的超声图像（横切面），注意观察均匀的高回声结构；B. 下颌下腺的超声图像（横切面），呈椭圆形，回声均匀；C. 上唇的超声图像（横切面），小唾液腺为低回声圆形结构（箭头及标号之间）。缩写：d. 真皮；om. 口轮匝肌；t. 牙；pg. 腮腺；sm. 下颌下腺

图 2-22　副腮腺

A. 右面颊的超声图像（横切面）显示出清晰的强回声、椭圆形结构（*，标号之间）邻咬肌表面；B. 另一例的超声表现（横轴宽景扫查，左面颊），副腮腺（ag）邻咬肌（m），与主腮腺（pg）分离。白色箭头指示分离处

中篇
临床应用

第3章
先天性皮肤病

一、简介

皮肤及附属器的先天性疾病绝大多数为遗传性疾病且常常伴有真皮层外的损害，临床表现非常复杂，在新生儿或婴幼儿时期即可发病。一旦确定疾病的发生与特定的基因突变有关联，这种疾病即被归为"遗传性皮肤病"。进展中的皮肤改变具有鲜明的多态性，影响一个或多个身体部位，有些疾病还会表现出病损局限在皮节内的特征。由于常见多种结构受累且在临床影像学（放射学）研究中难以辨别，因而超声检查对其诊断和随访均可能具有至关重要的作用。

二、病理学

（一）凹陷、瘘管和窦道

此类头颈部先天性畸形的发生是因形成外耳道的第1鳃弓和第2鳃弓闭合失败所致。导致这一情况发生的遗传因素是常染色体表达不全，外显率低，变异性表达。鳃弓闭合不全导致单侧或双侧凹陷、窦道或耳郭前瘘管的形成，体积大小不等，从微凹（耳前凹）到大而深的病变（窦道或瘘管）均可出现。皮肤超声检查除了明确病灶与局部解剖标志（颞浅动脉、耳轮或耳屏前端）的关系外，还可通过勾画窦道来准确评估病灶范围。窦道通常呈低回声，其内偶可出现由沉积物产生的内部回声，有时可见病灶周围血管增多。在临床上，耳前凹以小坑的形态出现于耳轮（耳郭软骨）前缘的皮肤处，可能长期脱落带臭味的角质碎片。耳前瘘管或窦道比凹陷更深，被覆复层鳞状角质化上皮。它们可能因感染发作而反复出现肿胀和脓性分泌物。当耳前窦口被堵塞时，窦腔变大，形成囊肿。有 3% ~ 10% 的耳前窦道是复杂疾病的临床表现，尤其是耳聋和鳃-耳-肾综合征。因此，诊断时应考虑行听觉测试和肾脏超声。手术是首选治疗方式，未行术前超声检查的患者有 9% ~ 42% 的复发率，相较之下，术前进行了超声检查的患者尚未见有复发病例报道（图 3-1，图 3-2）。

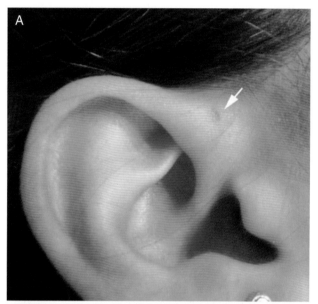
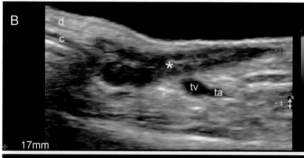
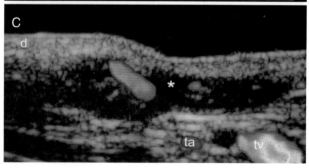

图 3-1 耳前窦道

A. 临床图片显示右侧耳前区有一小凹（箭头）；B. 超声图像（灰度，横切面）显示一长约 17mm 的低回声窦道（*），位于颞血管浅面，紧贴耳郭软骨前段；C. 彩色多普勒图像（横切面，更高层面）显示耳前窦道周缘的血管，亦为其附近的颞动、静脉。
缩写：d. 真皮；c. 软骨；ta. 颞动脉；tv. 颞静脉

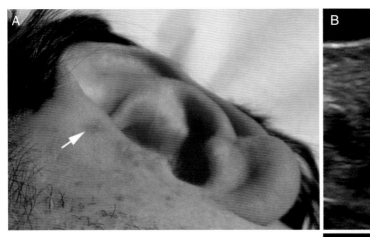
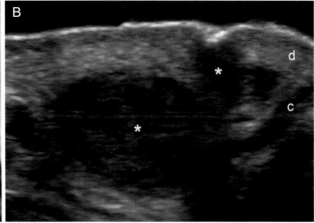
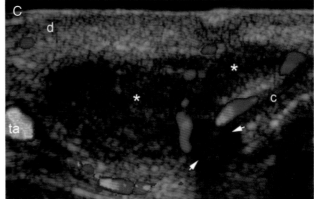

图 3-2　扩大的耳前窦道

A. 临床图片显示左耳前区域有一小凹（箭头）；B. 超声图像（灰度，横切面）显示一扩张的低回声窦道（*），紧贴耳郭软骨前缘；C. 彩色多普勒图像（横断面）显示窦道周边及局部受累的软骨区域（箭头所示回声中断处）血流增多。缩写：d. 真皮；c. 软骨；ta. 颞动脉

（二）囊肿

1. **鳃裂或囊肿**　鳃裂（brachial clefts）或囊肿（cysts）均是鳃弓闭合不当的结果，最易发生在第 2 鳃弓，表现为上颈部病灶，常沿胸锁乳突肌分布。形成囊肿时，囊液可向外引流或向内引流至咽部。大多数病灶表现为边界清晰的囊肿，有或薄或厚的壁，薄至几乎不可见，厚则极厚。最常见的囊肿是无回声单腔结构，也有呈低回声的囊肿或呈类实性高回声的囊肿见诸于报道，偶尔还可见伴分隔的多房囊肿。多达 70% 的病例可见囊肿后方回声增强这一典型表现。鳃裂或窦道通常表现为弯曲的条带状低回声，可能与伴或不伴组织碎片 / 分隔的囊肿相连（图 3-3）。

2. **甲状舌管囊肿或导管异常**　甲状舌管囊肿或导管异常（thyroglossal cyst or duct anomalies）是甲状腺组织从舌底部到颈前下段的迁移过程发生缺陷造成的，在儿童或年轻人中表现为局部肿大。囊肿位置可在上至舌和下颌骨水平，下至舌骨上区、舌骨或舌骨下区水平的范围内。在声像图上，甲状舌管囊肿为位于颈前区靠近中线处的局限性的圆形或椭圆形结构，绝大多数呈无回声，也可呈低回声甚至呈混合回声。大部分囊肿壁薄并伴后方回声增强，偶尔出现的碎屑状内容物是上皮层分泌的蛋白质（图 3-4）。

3. **支气管囊肿**　支气管囊肿（broncogenic cysts）是起源于呼吸道上皮的皮内隔离性病灶，多表现为无症状性孤立性结节。恶性变少见。有时囊肿与表皮间存在通道，可向外排泄黏液性分泌物。支气管囊肿通常位于胸骨上段区域，很少出现在颈侧或肩胛区。声像图上，病灶为厚壁圆形或椭圆形的无回声或低回声结构。炎症时，囊肿周边血流信号增多（图 3-5）。

4. **皮样囊肿**　颅骨融合线沿线（如前囟、侧额叶区、眉尾或下颌下区）是发现皮样囊肿（dermoid cysts）的典型部位。皮样囊肿常为无触痛的固定结节，有时覆盖于其上的皮肤呈浅蓝色改变。中线部位（鼻、枕区或脊椎）的皮样囊肿必须行影像学检查以排查囊肿与中枢神经系统之间是否有管道相连。声像图上，皮样囊肿呈圆形或椭圆形，无回声或低 - 无混合回声，有时囊壁较厚，在发生感染时，囊肿周围组织血流增多（图 3-6，图 3-7）。有时囊液中出现漂浮体，代表低回声的脂肪小叶，也被称为"大理石花纹样液囊"征。皮样囊肿中也可发现钙质沉积，呈强回声，加压时可出现流体运动。

（三）婴幼儿血管瘤和先天性血管瘤

婴幼儿血管瘤（hemangiomas of infancy）或普通血管瘤是婴幼儿最常见的肿瘤，于出生后不久出现，2 岁之前生长活跃，之后生长缓慢直至停滞。血管瘤由皮肤表层或深层的局限性的内皮细胞增殖形成，可以高度局限于皮节范围内，也可以在多处形成病灶。血管瘤有时

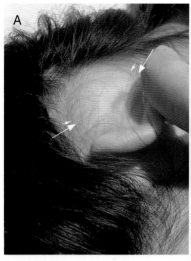

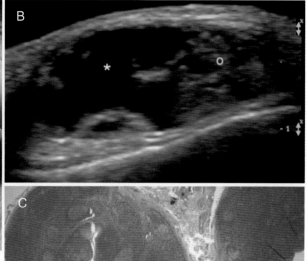

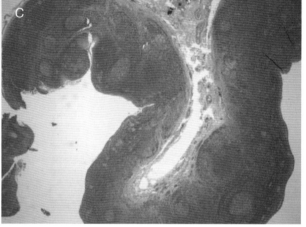

图 3-3 鳃裂囊肿

A. 临床图片显示右耳后区域一肿块（箭头）；B. 超声图像（灰度，纵切面）上可见一较大的无回声囊性结构（*）位于皮下，有较厚的壁（o）；C. 组织切片（HE 染色 ×40 倍，Dr Laura Carreño 惠赠）显示一个被上皮和间质包绕的囊腔，间质内富于淋巴细胞成分，淋巴细胞组成具有生发中心的淋巴滤泡

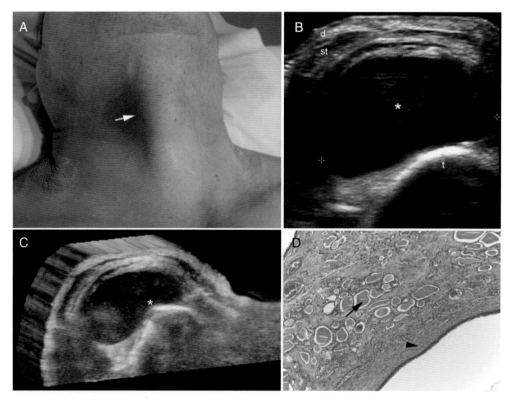

图 3-4 甲状舌管囊肿

A. 临床图片显示一银屑病患者颈前区包块（箭头）；B. 超声图像（灰度，横切面）显示在靠近中线处的气管前方有一边界清晰的椭圆形无回声结构（*，测量光标之间）；C. 同一病例（*）的三维超声图像（横切面）；D. 组织切片（HE 染色 ×100 倍，Dr Clandia Morales 惠赠）显示囊肿壁由一层柱状纤毛上皮细胞（箭头）、甲状腺滤泡（短箭头）和纤维间质组成。缩写：d. 真皮，st. 皮下组织，t. 气管

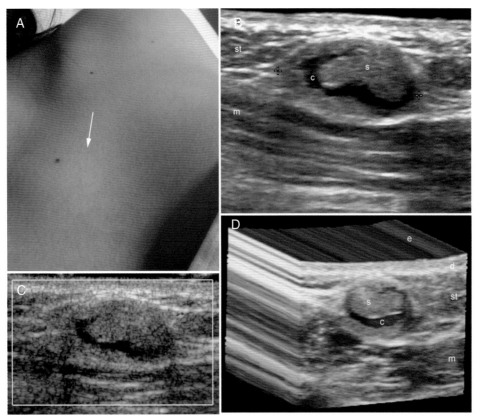

图 3-5　支气管囊肿

A. 临床图片显示患者胸骨区域有一可触及的包块（箭头）；B. 声像图（灰度，横切面）显示皮下组织内椭圆形的囊实混合性结构（*，测量光标之间），无回声区域代表囊性部分，低回声区域代表实性部分；C. 彩色多普勒图像（横切面）显示团块周边组织内可见微细血流，团块内未检测到血流信号；D. 支气管源性囊肿的三维重建超声图像（横切面）。缩写：e. 表皮；d. 真皮；st. 皮下组织；m. 肌肉；c. 囊肿；s. 固体

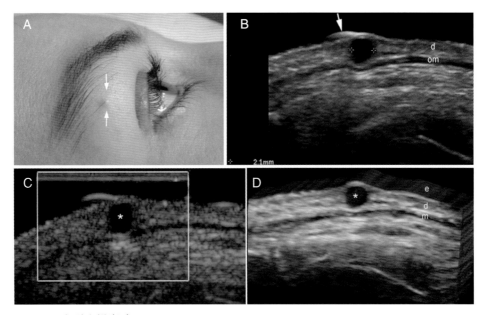

图 3-6　小型皮样囊肿

A. 临床图片显示右侧睫状肌区域小结节（两箭头之间）；B. 声像图（灰度，横切面）显示一直径 2.1mm 的边界清晰的圆形无回声囊肿（测量光标之间），囊肿上方高回声线（箭头）与视诊可见的毛干相对应；C. 彩色多普勒图像显示囊肿边缘有一条细小血管，囊肿内无血流信号（*）；D. 囊肿（*）的三维超声图像。缩写：e. 表皮；d. 真皮；om 和 m. 眼轮匝肌

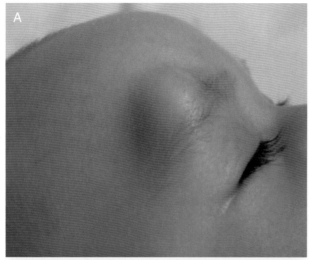

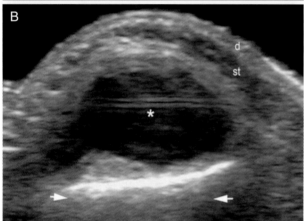

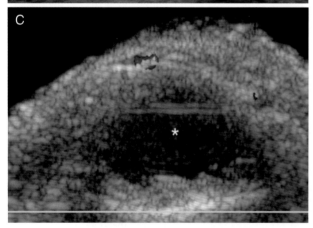

图 3-7　大型皮样囊肿

A. 临床图片显示右眉弓上方肿大；B. 声像图（灰度，横切面）显示边界清晰的圆形无回声囊性结构（*），伴后方回声增强（箭头）；C. 彩色多普勒图像显示囊肿内部无血流信号（*），周边少量血流信号

表现为同质异形，如 PHACES 综合征（颅后窝畸形、面颈部血管瘤、动脉异常、心脏异常、眼部异常及偶见的胸骨缺陷）。尽管血管瘤相关异常可影响所有脑动脉，PHACES 综合征最常见的脑部异常是 Dandy-Walker 畸形（可累及小脑蚓部致其部分或全部缺失）。大血管的横主动脉缩窄是最常见的血管异常，其他如先天性心脏病、视神经发育不全和视网膜血管异常也见诸多报道。婴幼儿血管瘤的并发症包括溃疡、出血、感染及瘢痕等。

"先天性血管瘤（congenital hemangioma）"这一术语专用于表示出生时尺寸即达到最大、之后不再进一步发育的其他少见类型的血管瘤。这类肿瘤根据出生后的进展情况分为快速消退型先天性血管瘤（RICH 型）和不消退型先天性血管瘤（NIGH 型）。RICH 型更常见，大多在 12 月龄前完全消失；NIGH 型随着患儿的体格发育而逐渐增大，需要手术切除。内皮组织标志物——葡萄糖转运蛋白 -1（GLUT-1）的测试实验，RICH 型和 NICH 型均为阴性，而同样的测试对婴幼儿普通型血管瘤则为阳性。RICH 型和 NICH 型在临床上常表现为头或四肢关节附近较大的包块，伴有紫红色斑、静脉血管突起和毛细血管扩张。在组织学上，RICH 型由没有梭形内皮细胞的、小不同的血管团组成，血管团包绕着中央引流静脉及其邻近的纤维化组织。NICH 型通常表现为由细小动静脉和梭形内皮细胞组成的大血管团，常伴内皮退行性变，如营养不良性钙化和纤维化。声像图上，婴儿血管瘤和先天性血管瘤都表现为边界不清的肿块，但先天性血管瘤通常为单一大病灶。婴儿血管瘤的声像图表现取决于活跃期：在生长活跃期，血管高度增殖的肿瘤区域呈低回声，消退期则变成混杂回声，最后绝大多数变成高回声的少血管或无血管结构（图 3-8 至图 3-11）。婴儿普通型血管瘤常可检测到动、静脉血流信号，但动静脉分流（动脉化静脉血流）则是增殖期的典型表现。在婴儿普通型血管瘤中少见的钙化灶（静脉石），在先天性血管瘤中则更常见。RICH 型和 NICH 型均可在彩色多普勒上显示突出的静脉血管，血管可延伸至肿胀和充血的局部肌肉内。肌肉肿胀充血可使血管瘤触诊质地变硬，有时和恶性肿瘤的触诊感觉相似（图 3-12，图 3-13）。因此，回声的变化、血管的类型及钙化灶（静脉石）的有无虽然微妙，但却有利于婴幼儿普通型血管瘤与 RICH/NICH 型之间的交界性病例的鉴别诊断。超声对更深层的结构如肌腱、肌肉、软骨和骨的受累情况的评估也很重要。

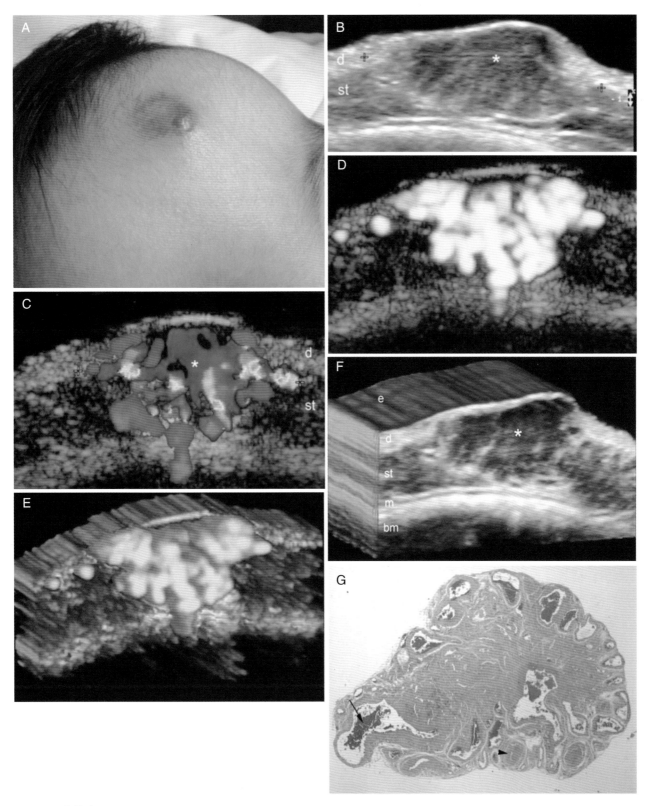

图 3-8　血管瘤

A. 临床图片显示前额血管瘤；B. 声像图（灰度，横切面）显示一边界不清的不均质低回声团块（*），累及真皮和皮下组织，回声最低区域对应血管瘤增殖最显著区域；C. 彩色多普勒图像（横切面）显示团块内血流信号丰富；D. 能量多普勒图像（横切面）上血流信号进一步增多，为低速血流；E. 能量多普勒三维重建显示瘤内血管；F. 三维重建的血管瘤（*）；G. 组织切片（HE 染色 ×20 倍，Dr. Laura Carreño 惠赠）显示显著增生的、不同壁厚的血管，含动脉（短箭头）、静脉（箭头）。缩写：e. 表皮；d. 真皮；st. 皮下组织；m. 颅顶肌；bm. 颅骨边缘

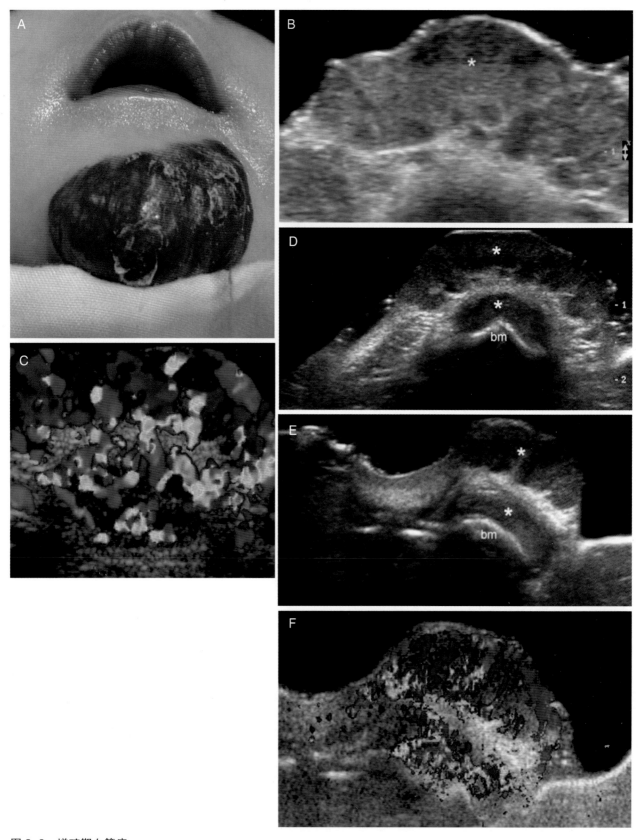

图 3-9 增殖期血管瘤

A. 临床图片显示下颌区血管瘤；B. 声像图（灰度，横切面）显示低回声团块（＊），累及真皮层及皮下组织；C. 彩色多普勒图像（横切面）显示团块内丰富血流信号；D. 声像图（灰度，横向宽景视图）显示真皮层和皮下组织内低回声团块，同时显示病灶向深部累及，于邻近下颌骨（bm）表面处呈低回声团块；E. 声像图（灰度，纵向宽景视图）显示其他轴向上的病灶切面（＊）；F. 彩色多普勒图像（纵向宽景视图）显示血管瘤深、浅两部分病灶，血流信号进一步增强

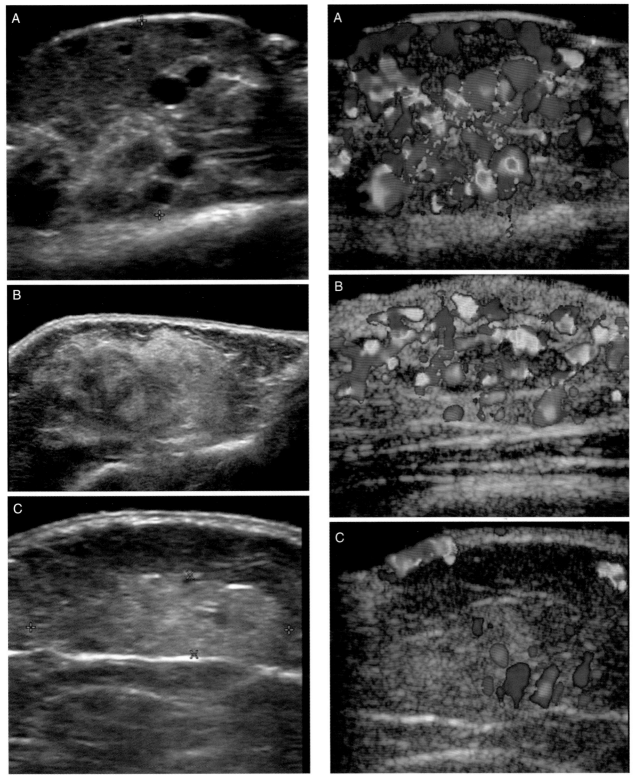

图 3-10　血管瘤不同阶段的灰阶超声分级
A. 增殖期；B. 部分消退期；C. 消退期

图 3-11　血管瘤不同阶段的彩色多普勒超声分级
A. 增殖期；B. 部分消退期；C. 消退期

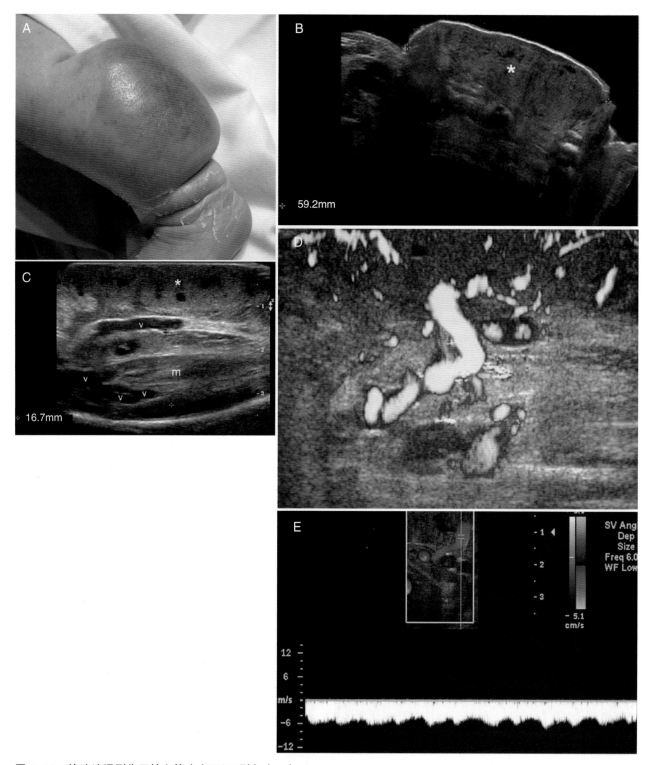

图 3-12　快速消退型先天性血管瘤（RICH 型）（一）

A.临床图片显示 1 周龄婴儿腿部血管瘤；B.声像图（灰度，纵切面）显示腿部皮肤层内长约 59mm 的低回声团块（*），其底部见迂曲静脉血管呈无回声；C.声像图（灰度，深聚焦纵切面）显示曲张的静脉血管累及腓肠肌侧部；D.能量多普勒图像上（纵切面），病灶内血流信号进一步增多；E.多普勒图像（纵切面）显示瘤内血管的静脉血流频谱。缩写：v.静脉血管；m.腓肠肌侧面

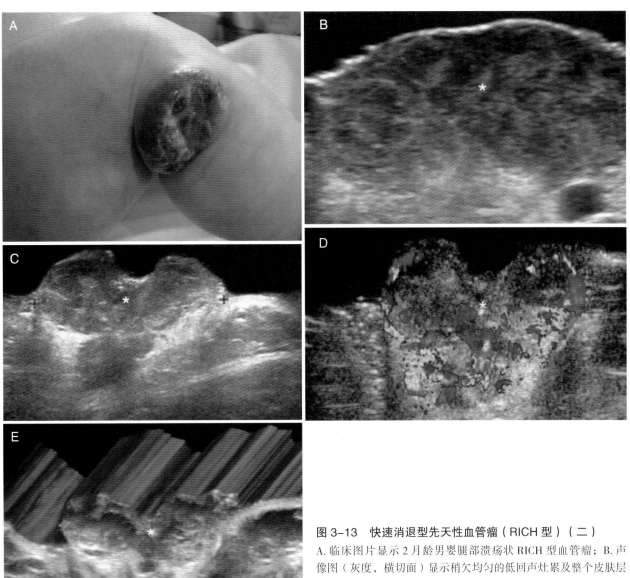

图 3-13　快速消退型先天性血管瘤（RICH 型）（二）
A. 临床图片显示 2 月龄男婴腿部溃疡状 RICH 型血管瘤；B. 声像图（灰度，横切面）显示稍欠均匀的低回声灶累及整个皮肤层（*），注意部分表皮回声增强，真皮和皮下组织回声减低；C. 声像图（灰度，宽景横切面）显示病灶呈分叶状，中央凹陷；D. 彩色多普勒图像（横切面）显示病灶血流信号丰富（*）；E. 三维重建

（四）血管畸形

　　血管畸形（vascular malformation，VM）反映了血管形态学发育缺陷导致的局限性或弥漫性异常，并非真正意义上的血管肿瘤。血管畸形总发病率为 1.5%，无性别和种族差异。约 2/3 为静脉畸形，1/3 为动脉、毛细血管、淋巴管或混合型畸形。根据血流速度，血管畸形可被划分为高速型（如动脉、动静脉畸形）和低速型（如静脉、淋巴管和毛细血管畸形）。

　　与血管瘤不同，血管畸形在出生后基本不发生变化，其特点是随着血管直径增加，血管结构进行性膨胀。静脉结构更易被复杂型先天性综合征选择性地累及，此类综合征包括 Sturge-Weber 综合征（脑面血管瘤）和 Cobb 综合征（节段性血管瘤病）及先天性毛细血管扩张性大理石样皮肤、蓝色橡皮疱样痣综合征、Parkes-Weber 综合征、Maffuci 综合征、Klippel-Trenaunay 综合征和 Proteus 综合征（表 3-1）。

　　血管畸形常起于基因的自然突变，例如 Klippel-Trenaunay 综合征，相关的基因缺陷是 t（8；14）（q22.3；q13）易位，Proteus 综合征则可能存在 AKT1 酶激活突变的镶嵌表达。血管畸形的组织学显示血管内皮正常，血管扩张与血管膨大相关，而和血管组织增生无关。

　　在彩色多普勒上，血管畸形为管状无回声结构（动脉、静脉或动静脉）、囊状无回声结构（动脉、静脉或淋巴）或无可辨血管（毛细管）结构的局灶性强回声区（图 3-14 至图 3-18）。扁平毛细血管畸形如葡萄酒色斑可表现为真皮层内低回声区或表皮层的局灶性高回声点，当病灶极为扁平和表浅时，则极有可能在超声上不能被探及。静脉石为钙化样的强回声斑块，通过频谱曲线分析（频谱多普勒）来了解其所在血管的血流频谱形态和流速可进一步支持其静脉起源。同样的，探头加压亦有助于鉴别易被压扁的静脉血管畸形。血管畸形偶尔也会因血栓变得复杂，血栓尤其易发生于静脉，超声可以探及，表现为血管腔内低回声，随之出现的声像图表现还包括探头加压管腔不闭合、频谱分析无血流。由于局部血流长期增多，血管畸形可能会导致皮下脂肪层肥厚或肌肉骨骼过度生长，极少数情况下可导致局部皮肤萎缩，此类继发性改变均可通过超声检测出来。

表 3-1   与血管畸形相关的先天性综合征

综合征	受累血管结构	综合征	受累血管结构
Sturge Weber	小静脉	蓝色橡皮样疱痣综合征	静脉
Cobb		Maffuci	
Sacral venular		Glomuvenous 畸形	
先天性毛细血管扩张性大理石样皮肤		Klippel–Trenaunay	小静脉 – 静脉 – 淋巴管混合
色素血管性斑痣性错构瘤病		Proteus	
Von Hippel–Lindau		Parkes–Weber	小静脉 – 静脉 – 动静脉瘘混合
		Rendu–Osler–Weber	动静脉
		Mafucci	静脉或静脉 – 淋巴管混合
		Gorham	

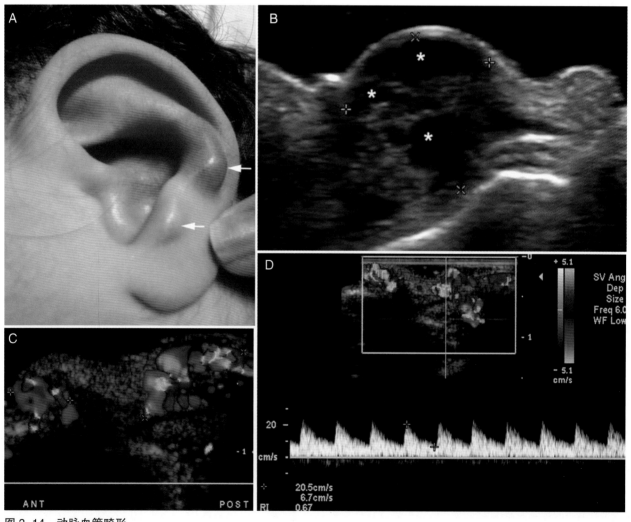

图 3-14   动脉血管畸形

A. 临床图片显示患者左耳郭上两个红色肿块（箭头）；B. 超声图像（灰度，横切面）显示外侧大肿块为低回声结节（*, 标示之间），内见管状及假囊性无回声区，局部累及软骨；C. 彩色多普勒超声图像（横切面宽景视图）显示两个病灶区血流信号丰富（标示之间）；D. 彩色多普勒频谱分析显示病灶内动脉血流，收缩期峰值流速 20.5cm/s

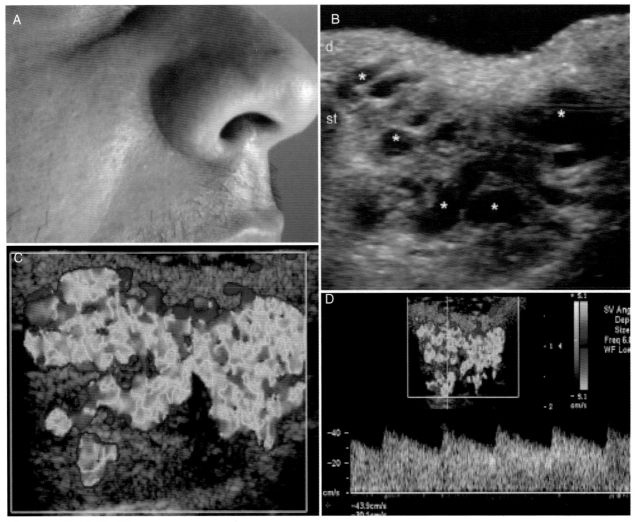

图 3-15　动脉血管畸形

A. 临床图片显示右鼻翼上红色肿块；B. 超声图像（灰度，横切面）显示皮下组织内多个无回声管道状和假囊性结构（*）；C. 彩色多普勒超声图像（横切面）显示无回声管状结构及假囊性区内湍流；D. 彩色多普勒频谱曲线分析显示血管巢内高速动脉血流（收缩期峰值流速 43.9cm/s）

（五）皮肤发育不全

顾名思义，皮肤发育不全（aplasia cutis，AC）的特点为出生时局部皮肤部分或整体缺失，较多出现于头皮尤其是顶部。70% 的患者为单一病灶，其余 30% 累及多个区域。累及中线的皮肤发育不全被认为是神经管融合不全的一个标志。临床上，皮肤发育不全常表现为表面有瘢痕的小圆形或星形糜烂或溃疡，或排泄浆液的水疱，或覆盖着纤薄透明膜的皮肤缺损或凹陷（膜状皮肤发育不全）。皮肤发育不全很少伴发病灶下方的骨发育缺陷，后者可能有增加并发症的潜在可能性。皮肤发育不全在超声检查中常表现为皮下组织萎缩、真皮层回声减低、有时还可见真皮层变薄（图 3-19）。虽不常见，但排除皮肤病灶下的骨发育缺陷非常重要，尤其是在头皮，由于脑膜层可直接接触真皮层，这可成为发生脑膜炎的潜在威胁。

（六）Buske-Ollendorf 病

Buske-Ollendorf 病也被称为豆状皮肤纤维瘤病，常染色体显性遗传，由 *LEMD* 基因（12q14）突变引起。临床表现以出现在手背、躯干、臀部和腰骶部区域的黄色丘疹为特征。此外，X 线显示孤立性骨凝结或骨硬化（全身脆性骨硬化症或播散性致密性骨病），最常见于长骨骨骺端或干骺端，或在腕骨和跗骨呈簇状分布。丘疹在超声上显示为真皮层增厚形成的局灶性低回声，在彩色多普勒上无血流信号（图 3-20）。

（七）类脂质蛋白沉积症

类脂质蛋白沉积症（lipoid proteinosis，lipoidoproteinosis，LP）也被称为 Urbach-Wiethe 病，是由位于 1q21 染色体上、编码细胞外基质蛋白 ECM1 的基因发生突变而引起的常染色体隐性遗传病。临床上表现为舌、唇和声带上出现白色或黄色的丘疹，导致声音嘶哑或叫

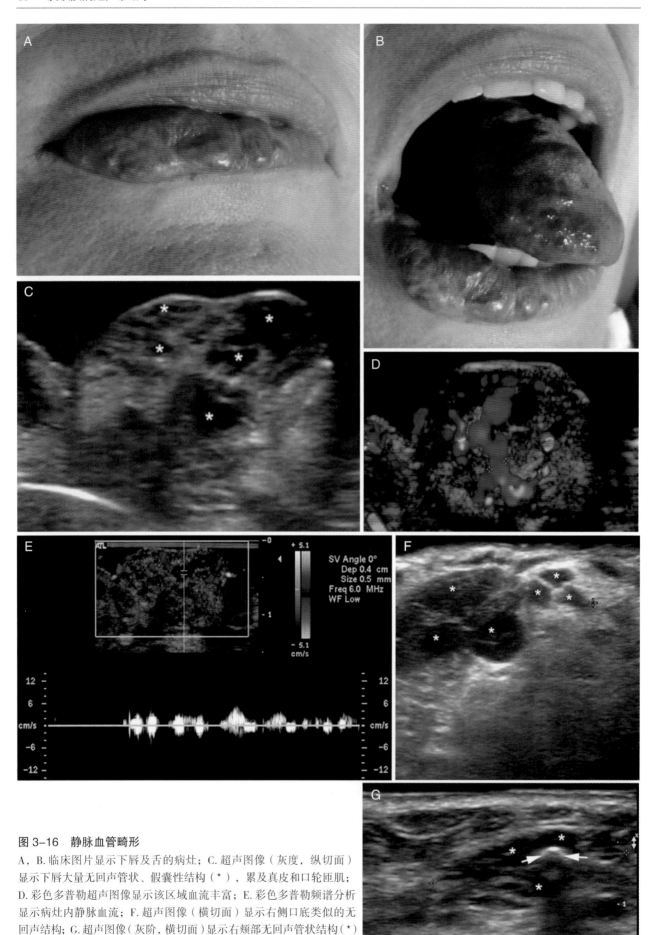

图 3-16　静脉血管畸形

A，B.临床图片显示下唇及舌的病灶；C.超声图像（灰度，纵切面）
显示下唇大量无回声管状、假囊性结构（＊），累及真皮和口轮匝肌；
D.彩色多普勒超声图像显示该区域血流丰富；E.彩色多普勒频谱分析
显示病灶内静脉血流；F.超声图像（横切面）显示右侧口底类似的无
回声结构；G.超声图像（灰阶，横切面）显示右颊部无回声管状结构（＊）
和静脉石回声（箭头）

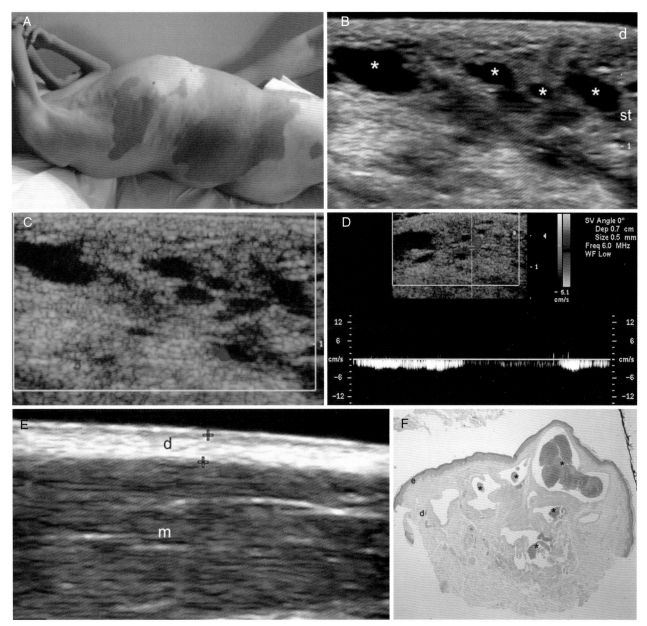

图 3-17　Proteous 综合征的静脉血管畸形

A. 临床图片显示 Proteous 综合征患者的病变；B. 超声图像（灰度，右胸区域横切面）显示皮下组织内大量无回声假囊性区（*）；C. 彩色多普勒超声图像（横切面，右胸区域）显示假囊性区乏血流；D. 彩色多普勒频谱分析显示部分结构中存在低速单向静脉血流；E. 超声图像（纵切面，左大腿）显示病灶周围缺乏皮下组织，真皮与肌间隙直接接触；F. 组织切片（HE 染色 ×20 倍，Dr.Laura Carreño 惠赠）显示大量增宽和扭曲的血管，壁薄，腔内充满血液（*）。缩写：e. 表皮；d. 真皮；st. 皮下组织；m. 肌肉

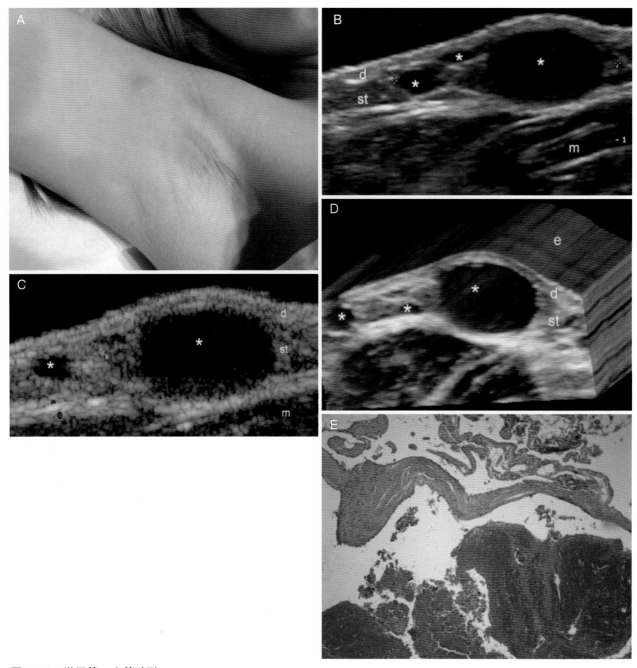

图 3-18   淋巴管 – 血管畸形

A. 临床图片显示右臂病灶，腋窝瘢痕为去除畸形血管的手术所留（无术前超声图像）；B. 超声图像（灰度，右臂区域横切面）显示皮下组织内多个圆形、椭圆形无回声结构（*）；C. 彩色多普勒超声图像（横切面）显示该结构中未检测到血流信号（*）；D. 病灶（*）三维超声图像（纵切面）；E. 组织切片（HE 染色 ×10 倍，Dr.Claudia Morales 惠赠）显示扩张的内皮间隙，无内容物和平滑肌细胞。缩写：e. 表皮；d. 真皮；st. 皮下组织；m. 肌肉

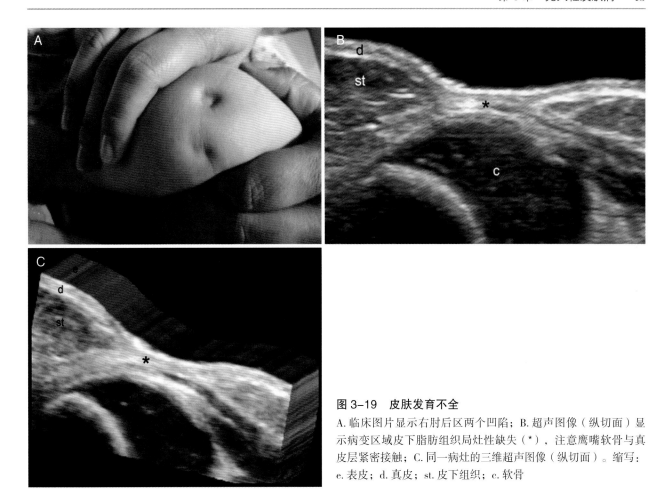

图 3-19　皮肤发育不全

A. 临床图片显示右肘后区两个凹陷；B. 超声图像（纵切面）显示病变区域皮下脂肪组织局灶性缺失（*），注意鹰嘴软骨与真皮层紧密接触；C. 同一病灶的三维超声图像（纵切面）。缩写：e. 表皮；d. 真皮；st. 皮下组织；c. 软骨

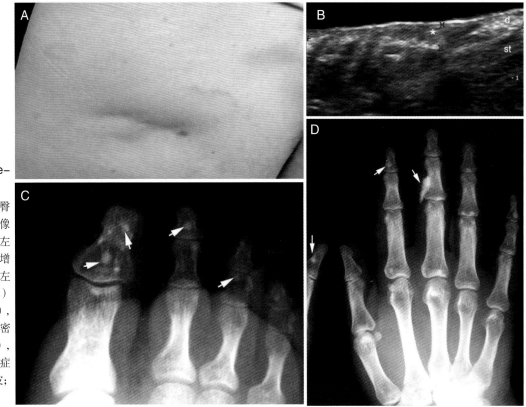

图 3-20　Bushke-Ollendorf 病

A. 临床图片显示左臀部病灶；B. 超声图像（灰度，纵切面，左臀部）显示低回声增厚真皮层（*）；C, D. 左足（C）和左手（D）的 X 线片（前后位），（D）显示多个高密度钙化沉积（箭头），与全身脆性骨硬化症相关。缩写：d. 真皮；st. 皮下组织

声微弱。该病在婴儿期以面颊、躯干、腋窝、腹股沟、肘部、手背、手掌和（或）足底和四肢等处的水疱和血痂为临床表现，愈合时可留下疣状瘢痕或黄色的角化斑块，发生在头皮则会导致瘢痕性脱发。类脂质蛋白沉积症可引起眼睑游离缘的丘疹融合（念珠状睑炎）。本病可因角膜、结膜和视网膜（布鲁赫膜）发生玻璃样沉积而出现临床表现，引起与小梁网状结构断裂有关的角膜混浊和继发性青光眼。咽、喉部的弥漫性损害可导致吞咽困难和呼吸功能不全。

丘疹在超声上表现为真皮层或黏膜下区局限性增厚，呈低回声。彩色多普勒超声显示病区血流增多，一般为低速血流。声带病区的高回声（脂蛋白沉积）可解释偶尔出现的发音困难（图 3-21）。颅骨 X 线片和 CT 可显示颞区的逗点状颅骨钙化。

（八）神经纤维瘤病

神经纤维瘤病（neurofibromatosis，NF）属于斑痣病（斑痣性错构瘤病），是外胚层的遗传性、进展性异常，是一种神经肿瘤，表现为在皮肤播散的错构瘤。基因突变导致神经纤维瘤病偶尔复发。本病为常染色体显性遗传，有多样化的基因插入突变。

目前已发现神经纤维瘤病的 8 种不同亚型，99% 的病例为 NF-1 和 NF-2 两种亚型。NF-1（von Recklinhausen 病）最常见的表现是特征性多发咖啡牛奶斑、外周神经纤维瘤和虹膜色素错构瘤（Lisch 结节）。NF-2 约占 10%，该病除了累及皮肤外还侵及中枢神经系统，引起包括双侧听神经瘤、脑膜瘤和脊髓肿瘤在内

的中枢神经系统病变。

形态学上，皮肤神经纤维瘤病有 3 种表型：局灶型、丛状型和弥漫型。在超声上，局灶型神经纤维瘤病为卵圆形或梭形低回声结节，尽管仅有 50% 的病例起源于神经束，在声像图上却有可能辨认这些病例中病灶的输入神经束和输出神经束，它们位于结节中央。这为与另一种神经源性肿瘤——神经鞘瘤（施万细胞瘤）的鉴别诊断提供了可能，后者以传入神经和传出神经呈偏心性分布为特征，可在超声上清晰显示。在彩色多普勒上，局灶型神经纤维瘤可表现为乏血流信号，亦可表现为富血流信号，程度不一。血流信号增多时，灰度超声上可见病灶内液性无回声区增多（图 3-22）。

由于丛状型神经纤维瘤病累及较长的神经节段和分支，其匍形结构用"蠕虫袋"一词来描绘很是形象。超声显示受影响的神经和分支为大量迂曲的低回声束支，通常血流信号稀疏（图 3-23）。

弥漫型神经纤维瘤病的特点是肿瘤在皮下和真皮组织内浸润性生长，并对正常穿行于该层次的固有结构产生压迫性损害。超声通常显示大量低回声管状或结节结构，有时可见其相互连接，周围包以高回声的斑块状结构。病灶组织内可见清晰的无回声管状结构。彩色多普勒可检测到由少到多的不同程度的血流信号（图 3-24）。

组织切片显示被肿瘤细胞和成纤维细胞浸润的黏液样间质，偶见突起的导管。弥漫型神经纤维瘤病可见不典型 Schwann 细胞，呈短梭形，穿插于纤维胶原蛋白组成的均匀基质中。

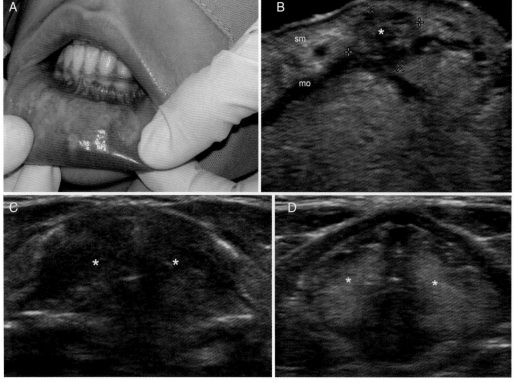

图 3-21 类脂质蛋白沉积症
A. 临床图片显示唇黏膜白色丘疹；B. 超声图像（灰度，横切面）显示下唇口轮匝肌浅面黏膜下层低回声脂蛋白沉积灶（*，标示之间）；C. 超声图像（灰度，横切面）显示正常声带回声（*）；D. 超声图像（灰度，横切面）显示有类脂质蛋白沉积症的声带，回声增强（*）。
缩写：sm. 黏膜下层；mo. 口轮匝肌

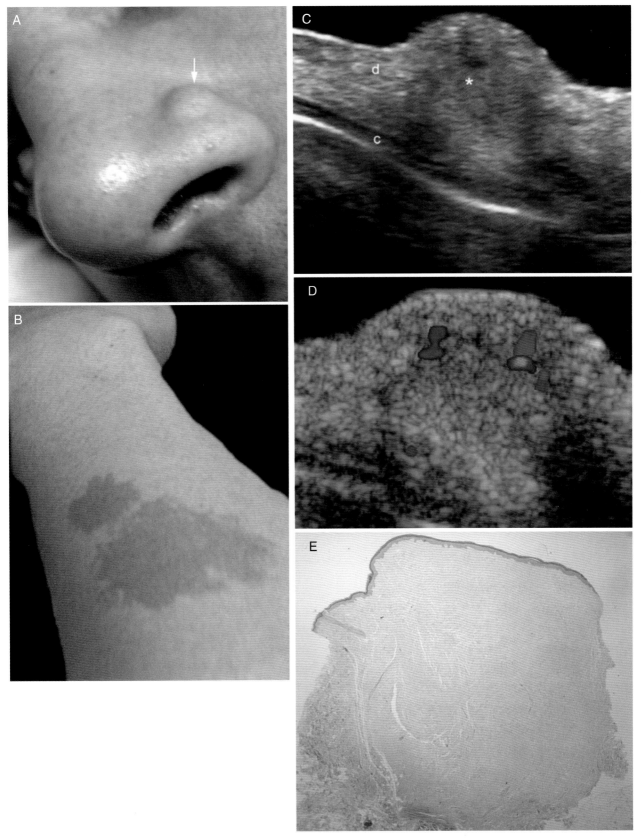

图 3-22　局灶型神经纤维瘤病

A. 临床图片显示左鼻翼肿胀（箭头）；B. 临床图片显示该患者左前臂咖啡牛奶斑；C. 超声图像（灰度，横切面）显示左鼻翼真皮层内低回声结节（*）；D. 彩色多普勒超声图像（横切面）显示结节内少量血流束；E. 组织切片（HE 染色 ×20 倍，Dr Laura Carreño 惠赠）显示无包膜的局限性结节，周围交织着细胞核为卵圆形 – 梭形的短梭形细胞及胶原纤维。缩写：d. 真皮；c. 鼻软骨

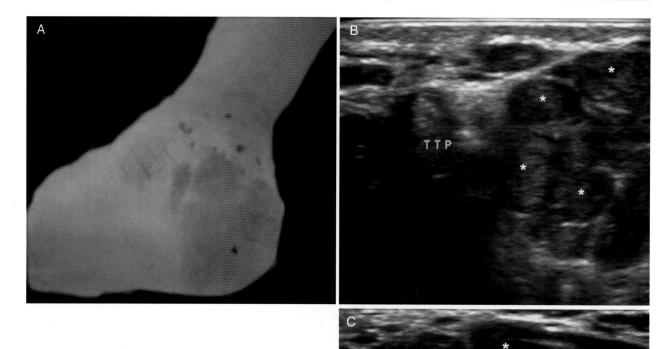

图 3-23 丛状型神经纤维瘤病
A. 临床图片显示患儿足踝中部咖啡牛奶斑，该患儿行走困难；
B. 超声图像（灰度，横切面，足踝中部）显示沿胫后神经及其
分支走行的大量低回声圆形结构（*）；C. 超声图像（灰度，
纵切面）显示厚的束支（*），外观呈"蠕虫袋"状

（九）神经纤维脂肪瘤病

神经纤维脂肪瘤病（neural fibrolipomatosis，NFL）被认为是一种继发于脂肪组织浸润的外周神经先天性肿瘤（错构瘤）。最常累及正中神经（85%），偶可累及听神经、肱神经、尺神经和桡神经或四肢神经的细小分支。临床上，神经纤维脂肪瘤常表现为受累神经毗邻组织的局限性或弥漫性肿大。这与一种因间充质组织局限性过度生长所致的脂肪营养异常性巨大发育综合征相关，可影响手指等结构，例如引起巨指症。

超声显示小的皮神经分支增粗，在真皮层和皮下组织内呈束支状低回声，通常无明显血流信号。较大的神经受累时也可探测到（图 3-25）。

（十）鱼鳞病

鱼鳞病（ichthyosis）是一组异质性的表皮角化异常，可为遗传性也可为获得性，均以全身皮肤角化过度和（或）皮肤鳞屑为临床表现。寻常性鱼鳞病是最常见的类型，亦是最轻型，其特点是间擦部位和面部皮肤出现轻微的鳞屑。鱼鳞病更严重的类型包括 X 染色体连锁的隐性遗传鱼鳞病、板层状鱼鳞病、大疱性红皮病型鱼鳞病和 Harlechin 型鱼鳞病，后者表现为不同程度的睑外翻、唇外翻及鼻软骨和耳郭软骨发育不全。皮肤受累的表现还包括头皮覆盖厚鳞屑、掌跖角化病（手掌和足底皮肤增厚）、指甲营养不良如甲弯曲（指甲增厚、曲度增加）、角化病（甲板增厚）及甲开裂或指甲出现沟槽。由于皮肤调节功能受损，排汗过程受到严重干扰，可致高温、低温或脱水。甚至在外用皮肤制剂时，其潜在的毒副作用可能会增加。超声可对鱼鳞病患者的皮肤表现进行测量和量化；因而超声可客观评价常用的系统和局部治疗的疗效。

先天性常染色体隐性遗传鱼鳞病（congenital autosomal recessive ichthyosis，CARI）或层状变异是至少三个染色体位点突变导致的结果。患者的生存年限与正常预期寿命无差异。患者具有典型的不正常表征，在出生时根据其特征性表现可进行诊断；CARI 患儿出生时有特征性的红皮，外覆火棉状膜，视诊如有一层额外皮肤，俗称"火棉胶婴儿"。此膜在 2 ~ 3 周后脱落，代之以暗棕色至

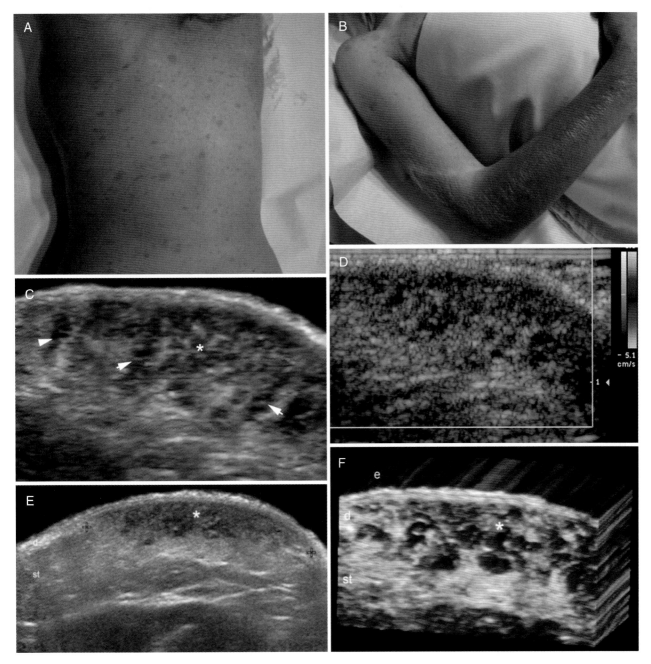

图 3-24 弥漫型神经纤维瘤病

A、B.临床图片显示患者背部（A）和右上肢（B）大量咖啡牛奶斑；C.超声图像（灰度，横切面，右臂）显示真皮层呈不均匀低回声，皮下组织可见斑片状低回声（*），伴多条低回声的迂曲条状结构（箭头所示）；D.彩色多普勒超声图像（横切面）显示病灶乏血流；E.超声图像（灰度宽景视图）显示病灶在真皮层及皮下组织内扩展延伸（标示之间）；F.病灶（*）的三维超声图像（横切面）。

缩写：e.表皮；d.真皮；st.皮下组织

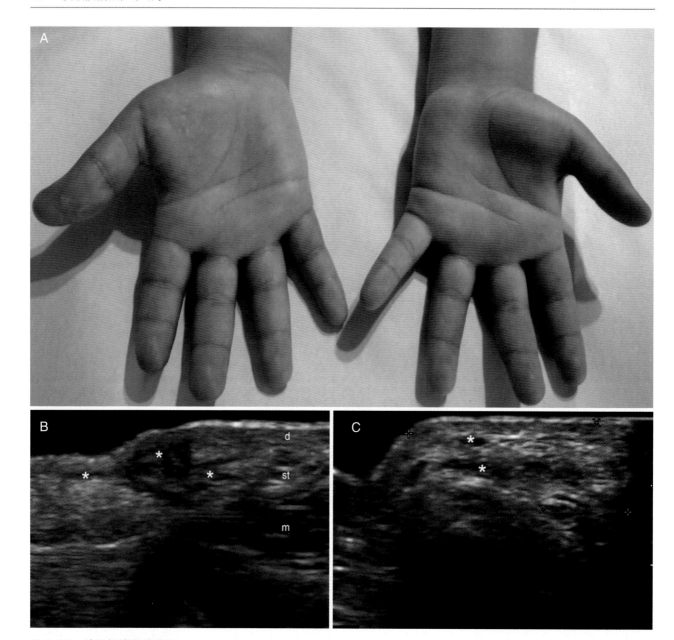

图 3-25　神经纤维脂肪瘤病

A. 临床图片显示患儿右手巨指；B. 超声图像（灰度，鱼际隆起处纵切面）显示真皮和皮下组织内边界不清的低回声假结节状和束支状结构（*）；C. 超声图像（灰度，横切面）显示低回声的迂曲束支状结构（*）及其周围的高回声组织。缩写：d. 真皮；st. 皮下组织；m. 肌肉

灰色的鳞屑。组织学显示表皮角化过度和增生，表皮颗粒层无炎症迹象。

　　临床上对胎儿鱼鳞病尤为感兴趣，因为胎儿在宫内时即可通过产前超声检查观察到胎儿"不平坦的皮肤"而进行诊断。产后皮肤超声检查可见表皮弥散性增厚，回声增高。所有指甲和趾甲的甲板均弥散性增厚，缺乏中间层（分开正常甲板背、腹两面的中间低回声层）。跖区表皮的双层结构消失，取而代之的是较厚的高回声单层结构。血流信号正常（图 3-26）。

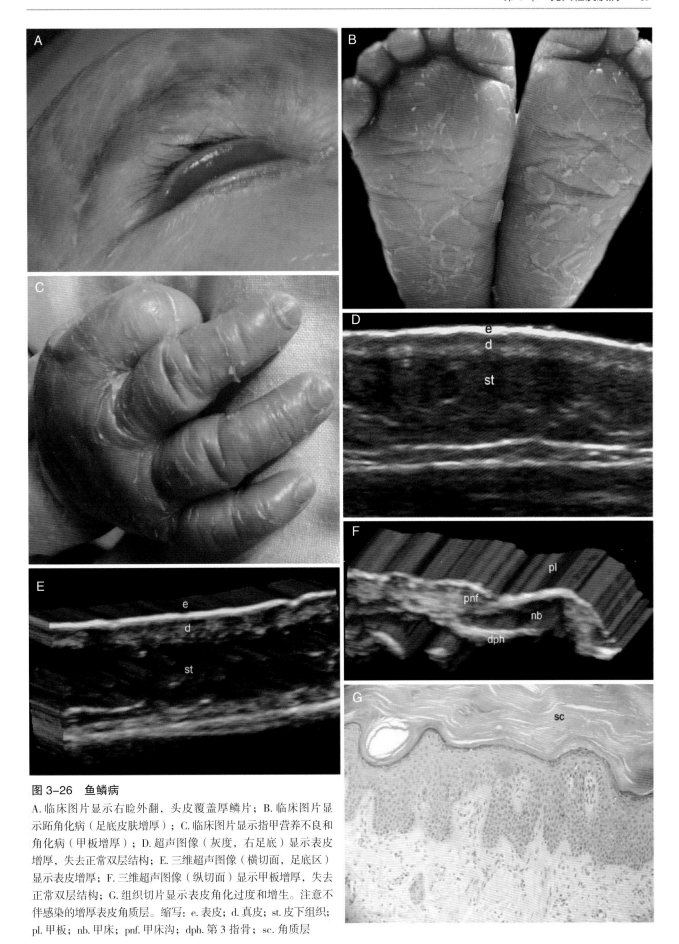

图 3-26　鱼鳞病

A. 临床图片显示右睑外翻，头皮覆盖厚鳞片；B. 临床图片显示跖角化病（足底皮肤增厚）；C. 临床图片显示指甲营养不良和角化病（甲板增厚）；D. 超声图像（灰度，右足底）显示表皮增厚，失去正常双层结构；E. 三维超声图像（横切面，足底区）显示表皮增厚；F. 三维超声图像（纵切面）显示甲板增厚，失去正常双层结构；G. 组织切片显示表皮角化过度和增生。注意不伴感染的增厚表皮角质层。缩写：e. 表皮；d. 真皮；st. 皮下组织；pl. 甲板；nb. 甲床；pnf. 甲床沟；dph. 第 3 指骨；sc. 角质层

第4章
炎症性皮肤病

一、简介

本章内容丰富，涵盖不同起源的多种疾病，如创伤、病毒感染、自身免疫性疾病等。超声被证明在揭示炎症阶段皮肤层及深层结构的解剖学改变方面，是十分有用的，它还可以区分病情的活跃程度，如活跃期、缓解期或萎缩期。在本章中，我们将回顾最常见且可能使用到超声检查的皮肤炎症性病变。

超声医师在对皮肤炎症分期的评估中发挥重要作用，有时需要扩大范围，对临床医师未要求的部位进行检查。因此，在应用超声检查皮肤炎症性病变时，可能需要检查单个部位，也可能需要检查多个部位，故而对某些炎症性疾病常累及的部位有基本认识，会对诊断有所裨益。此外还应注意细节问题，例如，在进行多部位检查时，可考虑有序调节检查室内的灯光，以便正确放置探头。

二、病理学

（一）血肿–血清肿

在软组织超声检查中，继发于外伤的积液是最常见的求检原因。血肿与血清肿的区别在于，血肿含有大量红细胞、血凝块及在急性期常见的炎症细胞、纤维蛋白、肉芽组织和后期的组织碎片。与此相反，血清肿（也称为淋巴囊肿）主要由淋巴网渗漏产生的清亮的浆液性淋巴液组成。血友病、Ehler-Danlos 综合征和镰状细胞贫血症患者容易发生软组织血肿。积血常见于皮肤层，依据其主要成分和所在阶段的不同，超声表现也有变化，而液化的出现会使其在超声上呈现混合模式。血肿在超声上常表现为无回声，在几天或几周内可转变为低回声或不均匀回声。由于主要为血浆成分，血清肿在超声上常表现为清亮无回声。早期，积液可被探头压缩，随着病情进展，在后期由于积液已被纤维组织和瘢痕成分所取代，则压缩困难。积液范围可在短期（几天）内变化，超声随访可以客观地评估血肿的消退情况。超声随访所

见的变化有利于在处理出血性软组织肿瘤时与之进行鉴别诊断，后者可以产生假性血肿，但通常不会在数日内出现明显消退。出血性肿瘤常表现为混合回声，有低-无回声区或不均匀回声区，探头加压时不被压缩或压缩程度较小。彩色多普勒在初期显示血肿周边血流信号多，而后期减少（图 4-1）。

（二）脓肿

脓肿（abscesses）意味着积液中存在感染和（或）脓液。这些积液的常见病因是血肿、破裂的表皮囊肿、炎性藏毛窦等。皮肤和软组织感染亦是注射吸毒者入院的最常见原因。脓肿在超声上常表现为扩张的无回声或不均匀回声的液性区，常有多种回声，或见组织碎片。它们有时表现为与表层（如表皮或表皮下）相通的无回声或与深层（如肌肉或关节）相通的无回声。彩色多普勒通常显示积液周围血流信号增加。超声引导下穿刺抽液可用于鉴别病原体，对非积液区进行超声引导下穿刺活检，再进行病原体培养，亦可取得较好结果（图 4-2，图 4-3）。

（三）水肿

创伤、炎症等各种病因均可引起皮肤层液体潴留。静脉和（或）淋巴系统通常无法排出潴留在皮下组织脂肪小叶内的多余液体。淋巴系统功能不全导致的水肿（edema）称为淋巴水肿，有别于脂肪肿。后者概念不同，意指脂肪在下肢分布和积累异常。有文献报道，超声可对血栓形成后综合征患者的皮肤厚度变化进行评估，并对慢性静脉疾病的加压治疗进行监测。皮肤微循环功能损害是慢性静脉功能不全（chronic venous insufficiency，CVI）患者发生炎症和溃疡的主要诱因。毛细血管滤过率增加导致水肿形成。局部淋巴水肿是慢性静脉功能不全的一种并发症，常常漏诊。在超声上，水肿通常显示为皮下组织小叶间的无回声区。发生淋巴水肿时，超声除了可见真皮和脂肪小叶间的无回声液体外，还可见皮肤全层增厚、真皮层回声减低、皮下组织回声增强（图 4-4，图 4-5）。

（四）慢性静脉功能不全—硬化性脂膜炎

本病由浅静脉主干及其属支损害所致微循环改变造成的静脉功能紊乱引起。静脉和毛细血管扩张、延

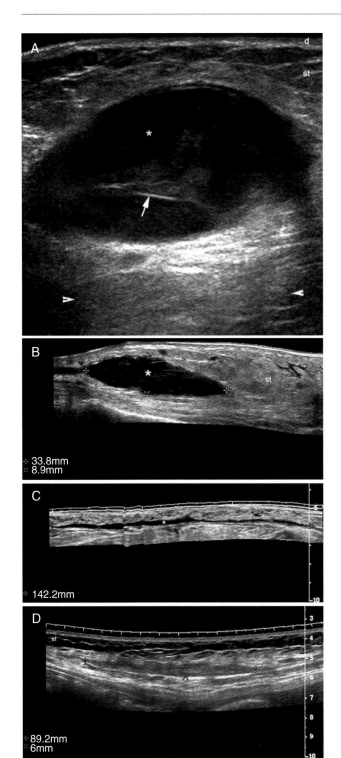

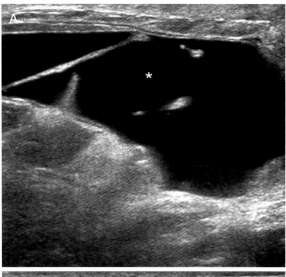

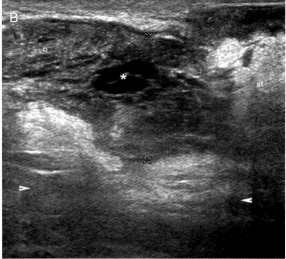

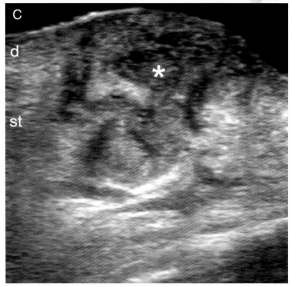

图 4-1 血肿

血性积液（ * 及标记之间）：大面积积液（ A，B ）和层状积液（ C，D ）。注意观察图 A 中后方回声增强（短箭头）和内部的分隔（箭头）。缩写：d. 真皮；st. 皮下组织

图 4-2 皮肤脓肿

A. 较大脓肿，呈无回声并可见明显分隔（ * ）；B. 不均匀回声（ o 和 * ，分别为低回声和无回声），伴后方回声增强（短箭头）；C. 真皮和皮下组织内边界不清的积液，大部呈低回声和不均匀回声。缩写：d. 真皮；st. 皮下组织

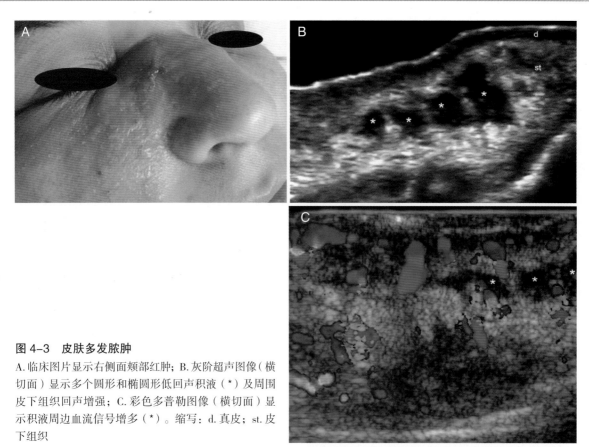

图4-3　皮肤多发脓肿

A.临床图片显示右侧面颊部红肿；B.灰阶超声图像（横切面）显示多个圆形和椭圆形低回声积液（*）及周围皮下组织回声增强；C.彩色多普勒图像（横切面）显示积液周边血流信号增多（*）。缩写：d.真皮；st.皮下组织

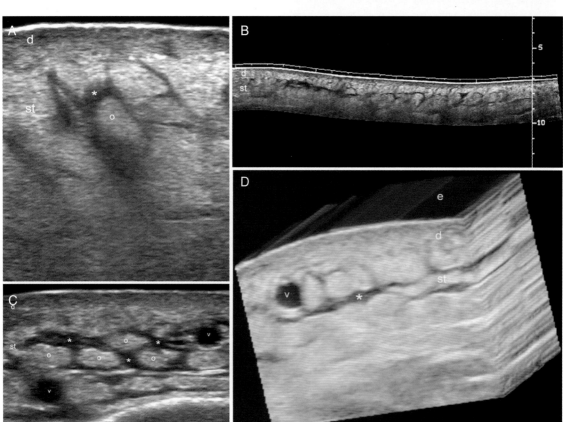

图4-4　皮肤水肿

A.可见真皮层增厚和回声减低、皮下组织脂肪小叶（o）回声增强。注意观察脂肪小叶间低回声或无回声的液体（*），可见脂肪小叶边界模糊；B.水肿的宽景成像；C.有液体围绕脂肪小叶，呈现"鹅卵石"图案；D.水肿三维图像（*）。缩写：e.表皮；d.真皮；st.皮下组织；v.静脉

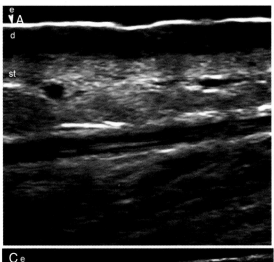
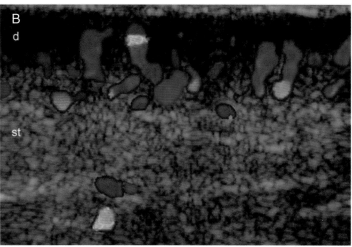
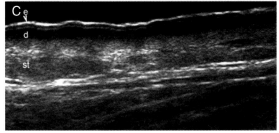

图 4-5　淋巴水肿
A. 灰阶超声图像显示真皮层呈明显的弥漫性低回声，皮下组织回声增强。注意表皮回声显著增强；B. 彩色多普勒图像显示真皮层血流信号增多；C. 灰度宽景成像显示淋巴水肿影响整个腿部皮肤层。注意观察表皮的双层结构，类似无毛皮肤的表现，真皮回声明显减低，皮下组织回声明显增强。缩写：e. 表皮；d. 真皮；st. 皮下组织

长、扭曲及内皮损伤使血管渗出增加，导致毛细血管周隙增宽、间质水肿及临床所见的肿胀。外漏至毛细血管周隙的红细胞上的血红蛋白被分解为含铁血黄素，产生色素沉着。毛细血管内的微血栓导致组织微梗死和微坏死。因此，微血管病变严重的皮肤区域，灌输营养物质的毛细血管数量大大减少。此外，皮肤深层增加的血流不向皮肤浅层提供营养。微血管缺血呈散在分布，可能是决定营养改变和静脉溃疡的主要因素。组织微梗死和微坏死出现后，继而有肉芽组织的形成、毛细血管和成纤维细胞的增殖，最终形成能导致微淋巴管网破坏的瘢痕组织来完成创口愈合。临床上这个过程导致硬化性脂膜炎和萎缩，前者也称为脂性硬化症（即硬结和色素沉着）。极端情况下可因代偿机制不能再发挥修复损伤的作用而出现溃疡。浅静脉系统功能不全会引起皮肤层肿胀和继发性水肿。最常受累的静脉是隐静脉系统（大隐静脉和小隐静脉）、穿通静脉（即穿过筋膜平面直接将浅静脉引流到深静脉的通道）和交通静脉（即连接相同筋膜平面 / 静脉系统的静脉）。功能不全的静脉血管及其反流可用超声检测，反流是静脉功能不全时彩色多普勒显像和频谱多普勒曲线分析的一个特征性指标，在做 Valsalva 动作时明显，尤其患者取立位接受检测时更加显著。临床上，皮肤可见静脉曲张（扩张、迂曲且可触及的静脉）、网状静脉（扩张但不可触及的静脉）和（或）毛细血管扩张（淡红色到紫色不可触及的扩张静脉）。有文献报道，超声在定位功能不全的静脉以及协助进行硬化治疗等方面颇有用处。硬化性脂膜炎继发于深静脉

功能不全，是发生下肢静脉性溃疡的危险因素。硬结和皮肤色素沉着是该病的特征，可累及一侧或双侧小腿，使小腿呈"倒香槟酒瓶"样外观。与静脉功能不全伴发的慢性硬化性脂膜炎最常见于中年女性。除了慢性临床表现，本病还可出现急性剧烈疼痛。在超声上，硬化性脂膜炎的主要表现是真皮层弥漫性增厚和回声减低，伴随着浅静脉功能不全的相关表现（图 4-6 至图 4-8）。

（五）脂膜炎

脂膜炎（pannicu litis）意味着炎症出现在皮下脂肪组织。它既可能与范围广泛的全身性疾病相关，也可能与外伤、冻伤等局灶性病变相关。

在临床上，脂膜炎的特点是出现红色、紫色或肤色肿块，但这些临床表现的特异性低，以致于很难通过查体来进行诊断。

脂膜炎通常不止累及一种结构，常同时累及脂肪小叶和小叶间分隔，但在组织学上，脂膜炎可根据其主要累及的结构成分分为两型，即间隔性脂膜炎和小叶性脂膜炎，然后根据血管炎的有无，再各自分出两个亚型。细分如下：①间隔性脂膜炎伴血管炎；②间隔性脂膜炎无血管炎；③小叶性脂膜炎伴血管炎；④小叶性脂膜炎无血管炎。

伴血管炎的间隔性脂膜炎包括：白细胞碎裂性血管炎，累及间隔上的小血管；浅表血栓性静脉炎，源自间隔大静脉的炎症和继发性血栓；皮肤结节性多动脉炎，为累及皮下脂肪分隔动脉的血管炎，很少或不出现全身性表现。通常情况下，不伴血管炎的间隔性脂膜炎常由

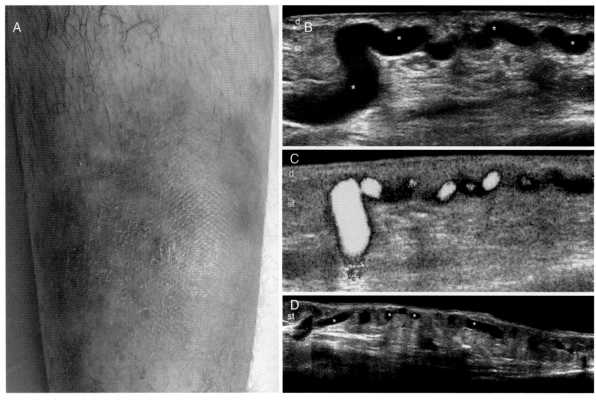

图 4-6　静脉功能不全

A. 临床图片显示小腿前部色素沉着及肿胀；B. 灰阶超声图像（纵切面）显示扩张、迂曲的穿通静脉（＊），其上方皮下组织大多受累；C. 彩色多普勒图像（纵切面）显示血管内血流信号；D. 灰阶超声图像（纵向宽景成像）在广视角上显示扩张静脉（＊）及下方皮下组织回声增强。缩写：d. 真皮；st. 皮下组织

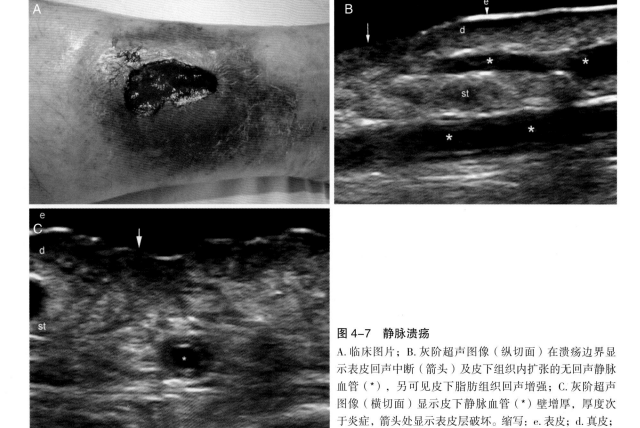

图 4-7　静脉溃疡

A. 临床图片；B. 灰阶超声图像（纵切面）在溃疡边界显示表皮回声中断（箭头）及皮下组织内扩张的无回声静脉血管（＊），另可见皮下脂肪组织回声增强；C. 灰阶超声图像（横切面）显示皮下静脉血管（＊）壁增厚，厚度次于炎症，箭头处显示表皮层破坏。缩写：e. 表皮；d. 真皮；st. 皮下组织

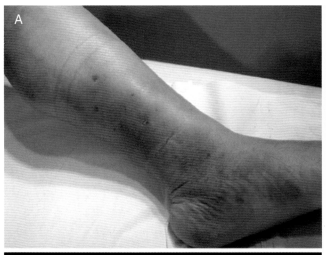

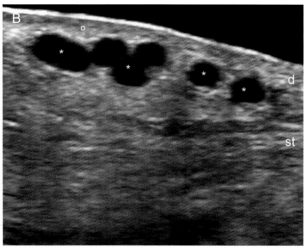

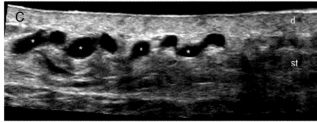

图 4-8　慢性静脉功能不全

A. 临床图片显示小腿中部轻微色素沉着和肿胀；B. 灰阶超声图像（纵切面）显示扩张迂曲的无回声静脉血管（*），位于皮下组织上层；真皮层（*，d）回声减低，皮下组织回声增强；C. 灰阶超声图像（纵向宽景视图）显示曲张皮下静脉（*）的宽景图。缩写：d. 真皮；st. 皮下组织

真皮炎症，如类脂质渐进性坏死、皮下型环状肉芽肿、硬皮病、类风湿结节和渐进坏死型黄色肉芽肿等病扩散至皮下脂肪引起。但在其他情况下，例如，最常见的不伴血管炎的间隔性脂膜炎 - 结节性红斑，炎症过程最初即发生于皮下组织的纤维分隔而不累及其上方（浅面）的真皮层。发展完全的结节性红斑病灶在组织病理学上很有特点，分隔上可见特征性的 Miescher 放射状肉芽肿。间隔性脂膜炎（septal panniculitis，SP）在超声上表现为间隔明显增厚、回声减低，脂肪组织的回声增强。与此相反，小叶性脂膜炎首先累及皮下组织脂肪小叶，这可以在多种疾病中观察到，例如，Bazin 硬结性红斑（结节性血管炎），是伴有血管炎的小叶性脂膜炎最常见的变异型或继发于慢性下肢静脉功能不全的硬化性脂膜炎、引起血管壁钙化的钙过敏症和草酸盐沉积症、新生儿硬肿症（引起脂肪细胞结晶形成、新生儿皮下脂肪坏死的一种炎症）及使用类固醇后引起的脂膜炎等。小叶性脂膜炎也可以是感染、创伤或人为因素损及皮下脂肪层时的一种表现。脂肪营养障碍是脂膜炎的常见后遗症，可根据脂肪含量的增减分为肥大和萎缩两种情况。尽管小叶性脂膜炎也可观察到一定程度的间隔增厚和回声减低，但不如间隔型脂膜炎显著。出现脂肪坏死时，有文献报道，无回声或低回声的圆形假性囊肿是脂肪液化的结果。尽管超声检查中皮下组织乏血管的情况不能降低血管炎存在的可能性，在彩色多普勒上，脂膜炎病灶的血流可多可少。因此，超声检查可直接评估脂膜炎是否存在，并可鉴别诊断大部分间隔性脂膜炎或小叶性脂膜炎（图 4-9 至图 4-13）。

（六）牙源性瘘管

这些瘘管通常起源于引流至软组织、开放到表皮或表皮下区的口腔炎症和感染，一般位于面部的上颌区或下颌区。临床上，这些牙源性瘘管（odontogenic fistula）可能类似于某些皮肤病，表现为红斑或蓝色丘疹，可以排出黏稠液体。这些病变也可类似于临床上的恶性皮肤肿瘤。

在超声上，瘘管通常显示为低回声，有时可呈轻度不均匀回声带。超声常用于评估瘘管在上颌骨或下颌骨边缘间的关系，通常在骨边缘可以发现侵蚀点。彩色多普勒上，瘘管周边可见丰富血流信号（图 4-14，图 4-15）。

（七）蒙道尔病

蒙道尔病（Mondor's disease）是一种浅静脉血栓，通常位于皮下组织。临床体征是可触及的条索状结构，随着时间推移趋于消失。在超声上，受累静脉表现为与条索状结构走行一致的管状低回声，偶可见其周围的皮下组织回声增强。急性期，在彩色多普勒上，管腔内无血流信号显示。数周后管腔再通，相应的，在彩色多普勒上出现血流信号，触诊所及的条索状结构也消失。重要的是，超声可以鉴别蒙道尔病与线状硬皮病（图 4-16）。

（八）疣

疣（warts）是人乳头状瘤病毒（HPV）感染引起的一种常见皮肤赘生物，可以产生疼痛。疣常出现在足底，也可以影响手等身体其他部位，临床上，跖疣可能被误诊为异物或莫顿神经瘤。查体时，疣表现为有触痛的角

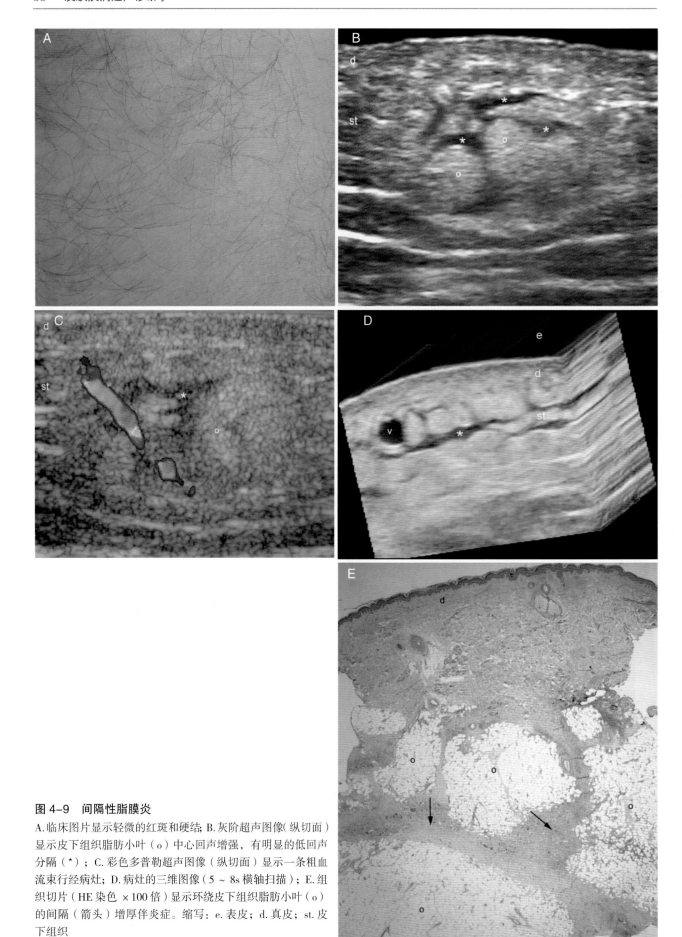

图 4-9 间隔性脂膜炎

A.临床图片显示轻微的红斑和硬结；B.灰阶超声图像（纵切面）显示皮下组织脂肪小叶（o）中心回声增强，有明显的低回声分隔（*）；C.彩色多普勒超声图像（纵切面）显示一条粗血流束行经病灶；D.病灶的三维图像（5～8s 横轴扫描）；E.组织切片（HE 染色 ×100 倍）显示环绕皮下组织脂肪小叶（o）的间隔（箭头）增厚伴炎症。缩写：e.表皮；d.真皮；st.皮下组织

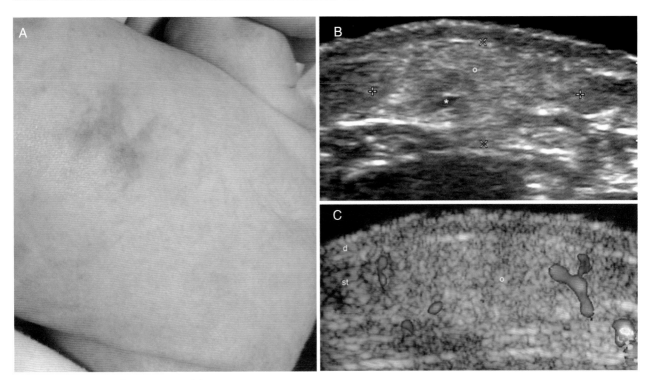

图 4-10　小叶性脂膜炎，婴儿脂肪坏死

A.临床图片显示新生儿腰背部红斑和肿胀；B.灰阶超声图像（横切面）显示皮下组织脂肪小叶回声增强，伴有小叶（o）边界模糊，脂肪组织间有一小的类圆形假囊性低回声结构（*），对应脂肪液化区；C.彩色多普勒图像（横切面）显示病灶周边血流信号增多，而在病变区域（o）血流信号很少。缩写：d.真皮；st.皮下组织

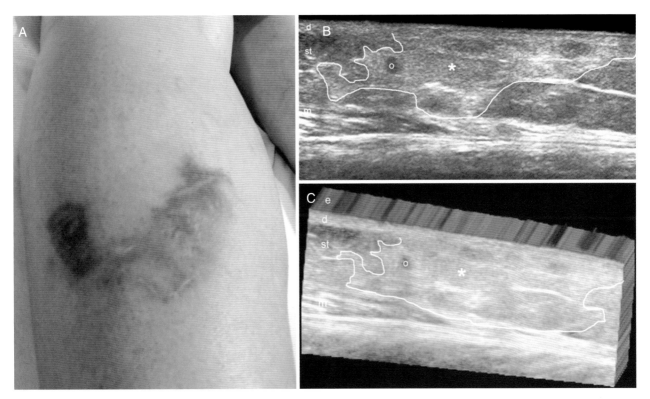

图 4-11　继发于犬咬伤的小叶性脂膜炎

A.犬咬伤小腿 8 个月后，临床图片显示一瘢痕，皮肤肿胀伴色素沉着；B.灰阶超声图像（纵切面）显示皮下组织（* 及勾勒区）脂肪小叶回声增强、边界模糊，其中可见一类圆形的假囊性低回声结构（o），对应脂肪液化（脂肪坏死）区域；C.病灶的三维图像（5 ~ 8s 扫描）。缩写：e.表皮；d.真皮；st.皮下组织；m.腓肠肌中部

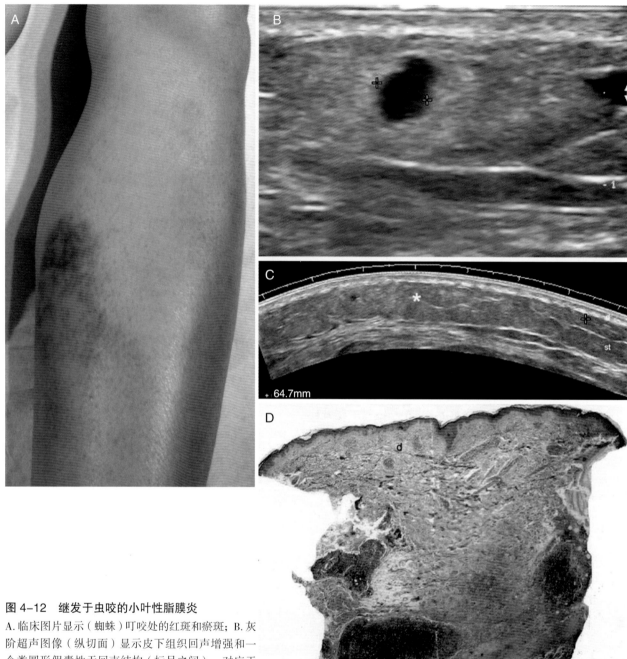

图 4-12　继发于虫咬的小叶性脂膜炎

A. 临床图片显示（蜘蛛）叮咬处的红斑和瘀斑；B. 灰阶超声图像（纵切面）显示皮下组织回声增强和一个类圆形假囊性无回声结构（标号之间），对应于脂肪液化（坏死）；C. 灰阶超声图像（横向宽景成像）显示范围约 64.7mm 区域内的皮下组织回声增强。注意观察模糊的小叶边界及病变区域的组织间隙；D. 组织切片（HE 染色 ×20 倍）显示炎症侵及（箭头）皮下组织脂肪小叶（o）。缩写：d. 真皮

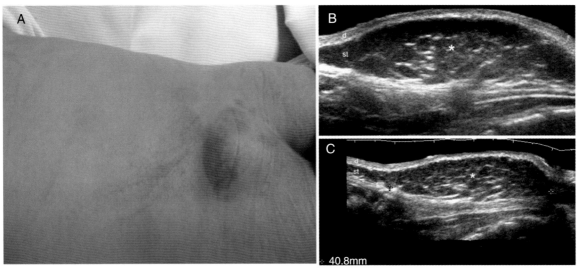

图 4-13　肥厚性脂肪代谢障碍（先天性）

A. 临床图片显示腰骶区肿胀和红斑；B. 灰阶超声图像（横切面）显示皮下组织厚度增加，未探及边界清楚的结节或囊性结构（*）；C. 灰阶超声图像（纵切面）显示长 40.8mm 的病变组织（*，标号之间），伴随皮下组织厚度的增加。注意皮下组织或真皮层在回声结构上并无异常。缩写：d. 真皮；st. 皮下组织

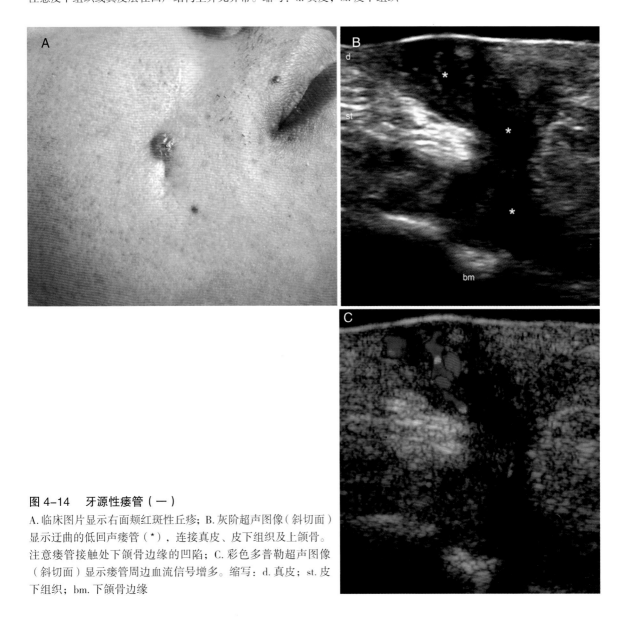

图 4-14　牙源性瘘管（一）

A. 临床图片显示右面颊红斑性丘疹；B. 灰阶超声图像（斜切面）显示迂曲的低回声瘘管（*），连接真皮、皮下组织及上颌骨。注意瘘管接触处下颌骨边缘的凹陷；C. 彩色多普勒超声图像（斜切面）显示瘘管周边血流信号增多。缩写：d. 真皮；st. 皮下组织；bm. 下颌骨边缘

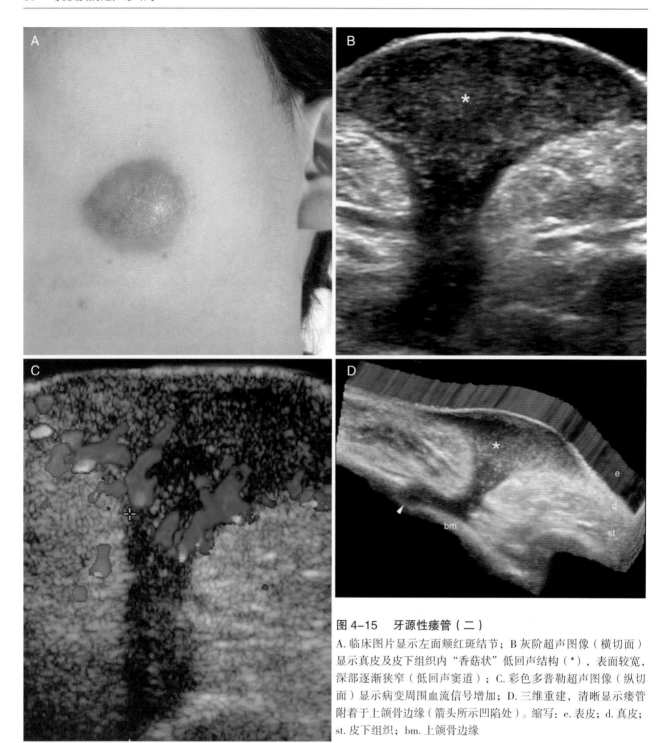

图 4-15　牙源性瘘管（二）
A. 临床图片显示左面颊红斑结节；B 灰阶超声图像（横切面）显示真皮及皮下组织内"香菇状"低回声结构（*），表面较宽，深部逐渐狭窄（低回声窦道）；C. 彩色多普勒超声图像（纵切面）显示病变周围血流信号增加；D. 三维重建，清晰显示瘘管附着于上颌骨边缘（箭头所示凹陷处）。缩写：e. 表皮；d. 真皮；st. 皮下组织；bm. 上颌骨边缘

化过度病灶。人乳头状瘤病毒引起内向性增生，在超声上通常显示为梭形低回声结构，累及表皮和真皮。病灶下方真皮层血流情况多样化，从乏血供到富血供均可存在。疣周组织的炎症反应常累及足底滑囊，超声探查时可能见到相关征象。有症状的疣即痛性疣通常血供丰富且伴发滑囊炎（图 4-17 至图 4-21）。

（九）银屑病

银屑病（psoriasis）是自身免疫性炎症，可累及皮肤、指甲、附着点和关节。在临床上，典型银屑病斑块的特征是红斑、瘙痒，斑块伴有鳞屑。通常患者可意识到皮肤损伤区会出现新病灶（同形反应，又称 Koebner 现象）。斑块通常累及伸侧和头皮，但也有其他形式的表现，可累及屈侧和褶皱区域（即腋部、腹股沟、脐区、乳房下皱襞）且少有或完全没有鳞屑。滴状银屑病是一种少见类型，通常急性发作于上呼吸道感染后的儿童，特点是呈滴状橙红色或粉红色丘疹，伴细小鳞屑。局灶性或全

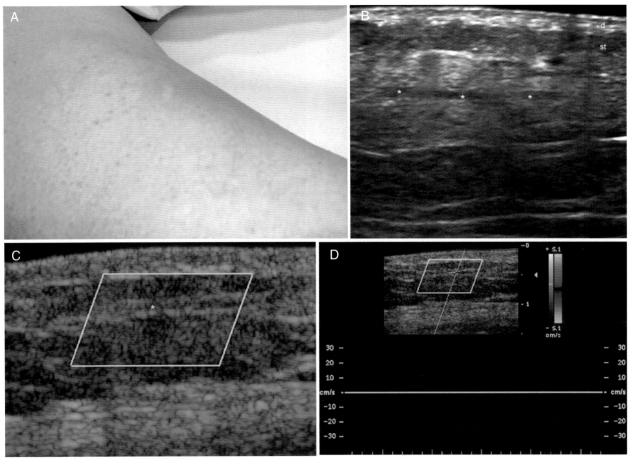

图 4-16 蒙道尔病

A. 临床图片显示右大腿内侧红斑，并可触及条索状结构；B. 灰阶超声图像（纵切面）显示皮下组织扩张的血管内充填低回声血栓（*），周围皮下组织回声增强；C. 彩色多普勒超声图像（纵切面）显示管腔（*）内无血流信号；D. 多普勒频谱曲线分析证实无血流。缩写：d. 真皮；st. 皮下组织

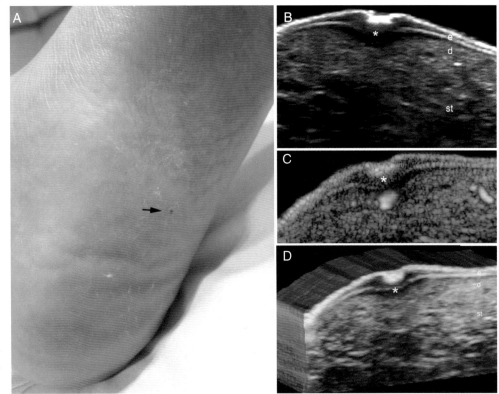

图 4-17 跖疣

A. 临床图片显示左足底角化过度病灶（箭头）；B. 灰阶超声图像（横切面）显示梭形低回声结构（*），累及表皮和真皮，中央强回声的表皮凹陷，对应视诊所见结痂；C. 彩色多普勒能量图（横切面）显示病灶下血流信号增多；D. 病灶三维图像（*，5 ~ 8s 重建）。缩写：e. 表皮；d. 真皮；st. 皮下组织

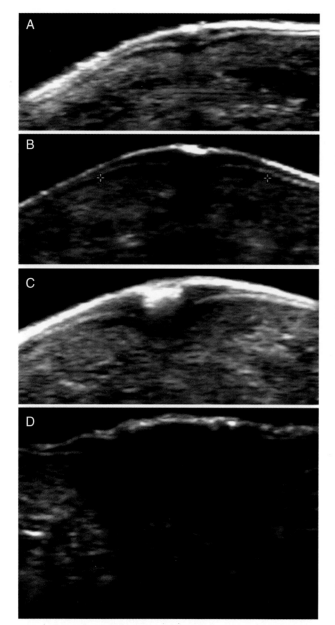

图 4-18 跖疣累及的深度等级，从浅（A）到深（D）。注意疣侵及的结构

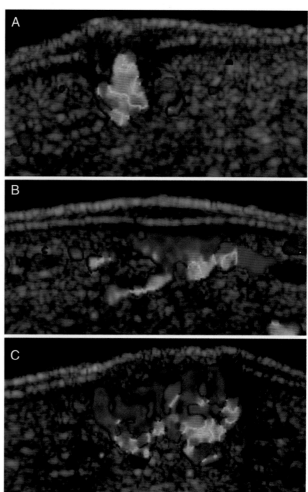

图 4-19 跖疣的血流分布，从少量血流（A）到丰富血流（C）

身性脓疱性银屑病亦属少见类型，表现为持续性、针头大小的角层下无菌脓疱，手足（局灶性）或全身皮肤持续性的脓疱发作。脓疱增大融合，可继发细菌感染。后一种情况也可累及口腔黏膜和唇。红皮病性银屑病是另一种少见类型，亦是重症类型，泛发的炎症和红皮病损（即剥脱性皮炎），可累及整个体表，并伴有剧烈瘙痒、肿胀和疼痛。

银屑病累及指甲者极为常见，约50%的患者会出现这种情况。仅有指甲受累而无皮肤病灶的情况低于5%。10%～20%的银屑病患者患有银屑病关节炎（psoriatic arthritis，PsA），而PsA患者中，80%存在指甲银屑病。

指甲银屑病的临床表现是凹点、变色、甲剥离（即甲板从甲床分离）、甲下组织角化过度及甲板脱落和碎裂出血。

银屑病的炎症反应累及其他脏器，如关节、附着点及肠道时，还有其他形式的表现。PsA是与银屑病相关的慢性炎症关节病变，属于血清阴性脊柱关节病。皮肤银屑病的存在对于PsA的早期正确诊断至关重要，因为皮肤病灶通常早于关节损害的出现。

在组织学上，银屑病斑块显示棘层肥厚（表皮突和相应真皮乳头的延长）、角化不全（角质层存在核幼稚角化细胞）、正角化（角质层增厚）、颗粒细胞层缺失、海绵状脓疱、真皮单核细胞浸润、角化不全性微脓疡。甲板有过度角化，关节区域有滑膜增生。

在超声上，银屑病斑块处表皮增厚，真皮浅层增厚、回声减低。偶尔可以检测到表皮的起伏。彩色多普勒成像通常可见病灶处真皮层血流信号增多。指甲的超声表现随着疾病不同阶段的活跃度而变化，从疾病早期到晚

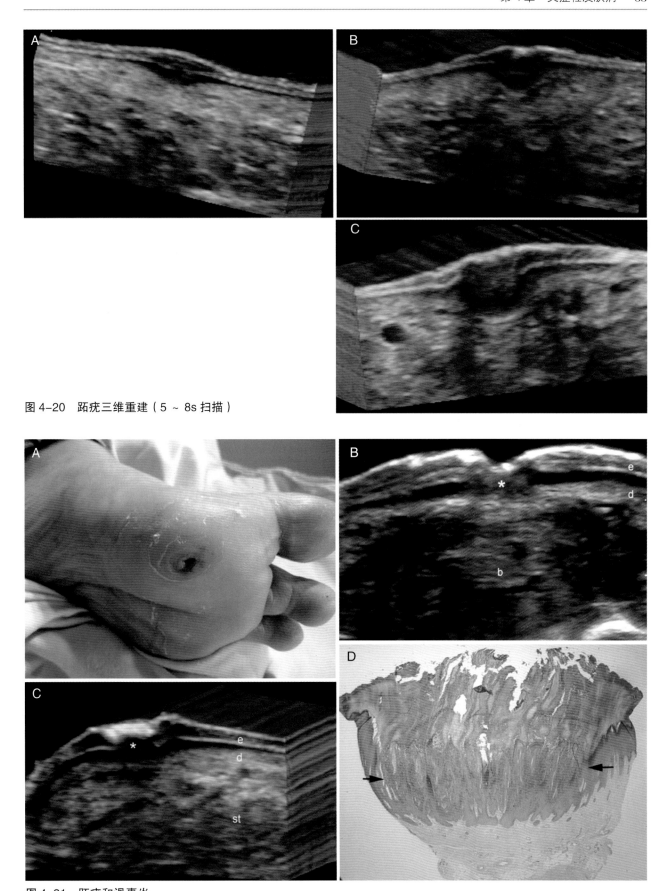

图 4-20　跖疣三维重建（5 ~ 8s 扫描）

图 4-21　跖疣和滑囊炎

A. 临床图片显示溃疡和过度角化灶；B. 灰阶超声图像（横切面）显示累及表皮和真皮的梭形低回声（ * ），病灶下方的滑囊有扩张和滑液增多；C. 病灶区（ * ）三维重建（5 ~ 8s 扫描）；D. 组织切片（HE 染色 ×20 倍）显示病毒浸润（箭头之间）与过度角化、棘层肥厚、颗粒层增厚、乳头状瘤病及真皮乳头静脉扩张。缩写：e. 表皮；d. 真皮；st. 皮下组织

期声像表现如下：甲床增厚，回声减低，腹侧板中央出现点状高回声，双侧（腹侧、背侧）板增厚并呈波浪状改变。常见近端甲床血流信号增加，一般为低速动脉血流，特别是在疾病活动期明显。指间关节处可见滑膜增厚、滑囊积液及关节周围侵蚀的征象。肌腱病变常在腱骨附着端表现为低回声或不均匀回声，有研究表明，甚至亚临床阶段的患者也可出现上述超声表现。在活动期，滑膜处血流信号增多。最近，有报道超声诊断可用于银屑病的疗效监测（图4-22）。

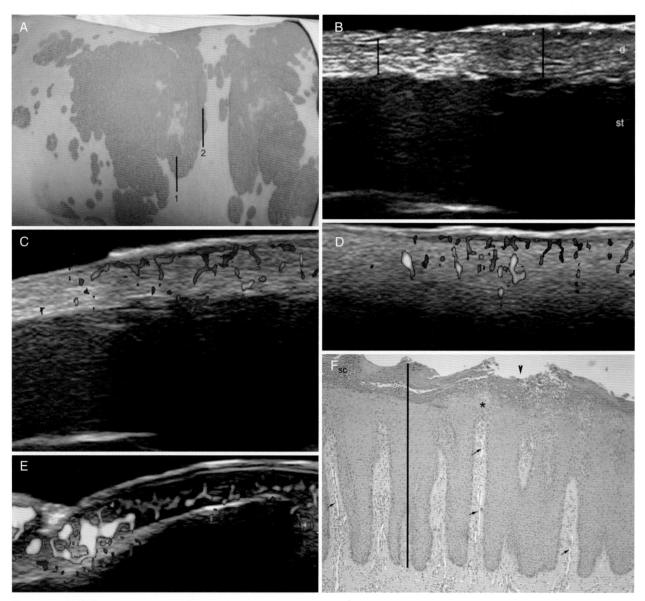

图4-22　银屑病

A. 临床图片显示腰背部多发红斑性银屑病斑块，黑线1、2表示超声的扫查方位；B. 灰阶超声图像（横切面，方位1）显示表皮和真皮增厚，真皮浅层有一低回声带（＊），垂直的黑线说明异常皮肤（斑块，右侧）和正常皮肤（左侧）的厚度不同；C. 能量多普勒超声图像（横切面，方位1）显示斑块真皮浅层血流信号增加；D. 能量多普勒超声图像（横切面，方位2）显示银屑病斑块（右侧）的血管过度增生与正常皮肤（左侧）的形态类似；E. 能量多普勒显示同一患者左手指甲（纵切面），拇指甲床上血管增生；F. 组织切片（HE染色 ×100倍）显示角化过度、棘层肥厚、颗粒细胞缺失（黑线）和乳头上方表皮变薄（＊），角质层有一小脓疱（短箭头）。血管增生明显（箭头）。缩写：e. 表皮；d. 真皮；st. 皮下组织；sc. 角质层

（十）硬斑病（局限性硬皮病）

硬斑病（morphea）亦称局限性硬皮病，是皮肤和皮下组织的异常纤维化。硬斑病不同于系统性硬皮病，没有指端硬化、雷诺现象及甲襞毛细血管变化，但硬斑病患者通常有全身症状如不适、疲乏、关节痛和肌痛等，血清学检测自身抗体呈阳性。硬斑病常局限于中胚层分化而来的组织。目前尚不清楚硬斑病的发病机制，但其发病最终是因为胶原蛋白的产生和破坏失衡。早期硬斑病的病灶为红色到紫色的硬结，随着病情发展转变为硬化、萎缩、无毛的斑块，伴有不同程度的炎症后色素沉着。硬斑病有多种临床亚型，其中最常见的是斑块型，亦称局限性硬斑病，表现为少于 3 个的散在硬化斑块。浅表型更为常见，一般局限在表皮和真皮。斑块型硬斑病较深的变异型也称为皮下型或深在型。硬斑病可以影响到皮下组织、筋膜和肌层。斑状硬斑病还有一些变异型，包括滴状硬斑病、Pasini-Pierini 萎缩性皮肤病、瘢痕疙瘩样皮肤萎缩和萎缩硬化性苔藓。泛发性硬斑病定义为：超过 4 个大于 3cm 的硬结斑块和（或）累及两个或两个以上部位，但不累及面部和手部。线状硬斑病是儿童最常见的亚型，可表现为"刀砍状"（en coup de sabre，ECDS），进行性面偏侧萎缩症（parry-romberg syndrome，PRS），或肢体线状病损。这 3 种亚型，病变迅速进展，引起皮肤萎缩。ECDS 可影响眼和中枢神经系统，通常出现在前额旁正中。深在型硬斑病累及皮肤和更深层次，如肌或骨。这种类型包括累及皮下组织

的深部硬皮病及它的一种变异型——累及筋膜层的嗜酸细胞性筋膜炎，还包括累及表皮、真皮、皮下组织、肌肉、骨等多种结构、造成圆周状损害的盘状硬化型硬斑病。后一亚型会引起肌肉萎缩、关节挛缩和不能愈合的溃疡。有报道，患有盘状硬斑病伴慢性损伤的患者皮肤鳞状细胞癌的风险增高。还有由 2 个或 2 个以上亚型组成的混合型硬斑病。从组织学上看，硬斑病的镜下表现与其病程阶段有关。在早期，镜下可见皮肤胶原纤维束增厚，血管周围炎性浸润，炎症细胞主要由淋巴细胞、浆细胞和嗜酸性粒细胞组成。在晚期，炎症消退，真皮胶原纤维束增厚和嗜酸性更为明显，汗腺、脉管和皮下脂肪萎缩。

超声可用于监测疾病的活跃程度，因而，声像图上可见活动期真皮层增厚、回声减低伴皮下组织回声增强到萎缩期真皮层和皮下组织变薄的这一变化过程。在终末（萎缩）期，由于皮下脂肪萎缩，可见到皮肤和肌肉层之间直接接触。在彩色多普勒超声上，活动期常见皮肤层血流信号增加，而在病变终末期，血流信号减少。可以用超声检测病灶全层或部分厚度，并观察不同时期的病灶表现（即处于不同阶段的多个病灶）。检测病灶活跃程度最敏感的超声征象是皮肤血流增多和皮下组织回声增强（敏感度和特异度均为 100%）。在发生 PRS（进行性面偏侧萎缩症）的患者，同侧腮腺受累，有炎症改变（图 4-23 至图 4-29）。

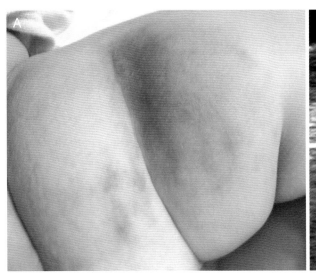

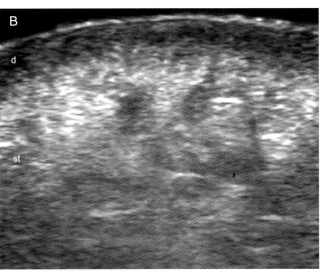

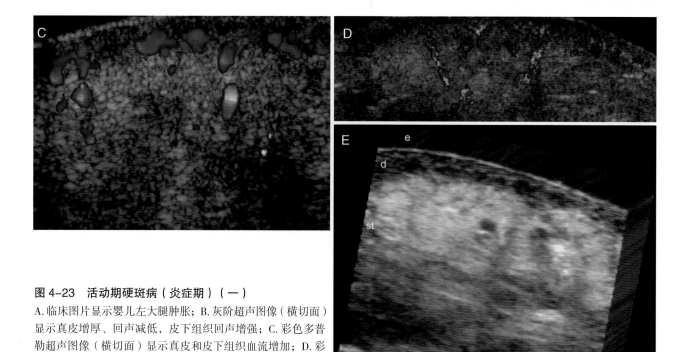

图 4-23 活动期硬斑病（炎症期）（一）

A. 临床图片显示婴儿左大腿肿胀；B. 灰阶超声图像（横切面）显示真皮增厚、回声减低，皮下组织回声增强；C. 彩色多普勒超声图像（横切面）显示真皮和皮下组织血流增加；D. 彩色多普勒宽景成像；E. 三维重建（5~8s扫描）。缩写：e. 表皮；d. 真皮；st. 皮下组织

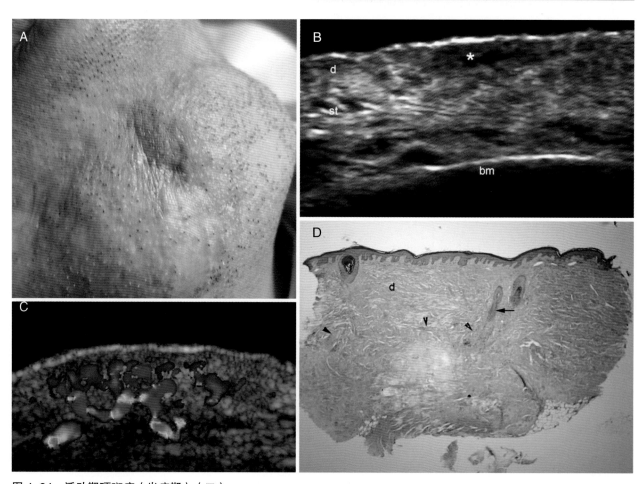

图 4-24 活动期硬斑病（炎症期）（二）

A. 临床图片显示下颌处红斑、肿胀和萎缩；B. 灰阶超声图像（横切面）显示真皮（＊）增厚、回声减低，皮下组织回声增强；C. 彩色多普勒超声图像（横切面）显示真皮和皮下组织血流信号增加；D. 组织切片（HE 染色 ×20 倍）显示真皮层胶原纤维增厚（d）和炎症浸润（短箭头），皮肤附属器结构萎缩（箭头，毛囊和毛囊周围腺）。缩写：d. 真皮；st. 皮下组织，bm. 下颌骨边缘

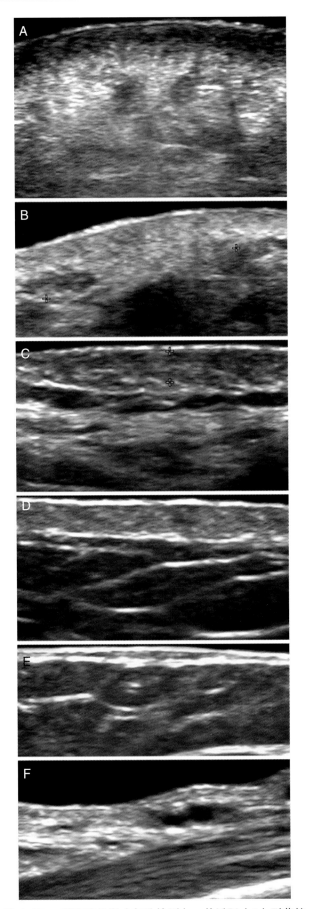

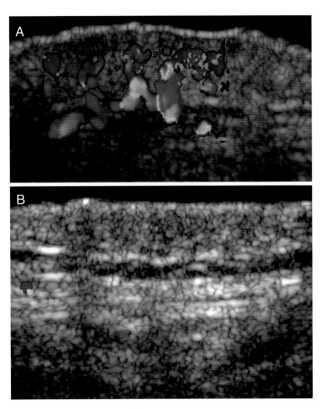

图 4-26　硬斑病分期（彩色多普勒检测），从活跃（A 图，血流信号增多）到萎缩（B 图，血流信号减少）阶段

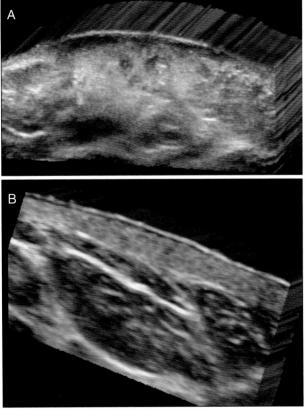

图 4-25　硬斑病分期（灰阶检测），从活跃（A）到萎缩（F）阶段

图 4-27　硬斑病分期（三维图像），从活跃（A）到萎缩（B）阶段

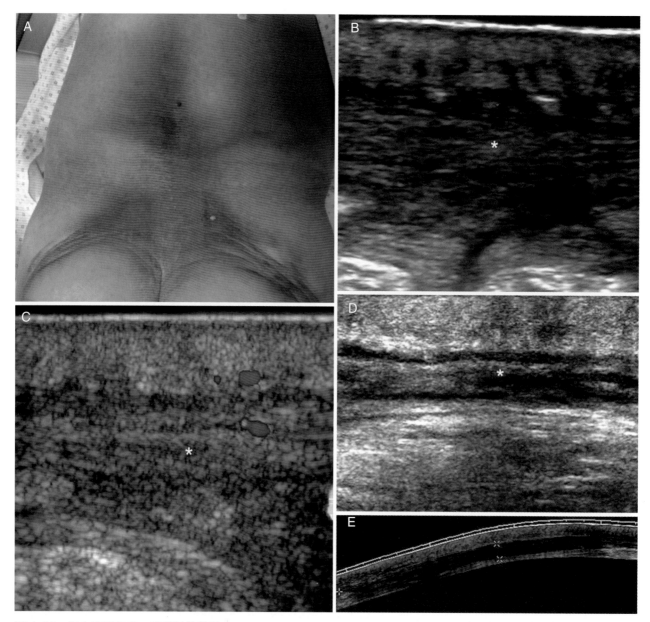

图 4-28 深在型硬斑病 – 嗜酸性筋膜炎

A.临床图片显示腰臀区伴色素沉着的斑块硬结；B.灰阶超声图像（横切面）显示筋膜层（*）和真皮层均增厚、回声减低；C.彩色多普勒超声图像（横切面）显示真皮深层和筋膜层（*）血流信号增多；D.灰阶超声图像（横切面）显示筋膜（*）增厚、回声减低；E.灰阶宽景成像（横轴）从广角度显示病变范围，标记间为受累筋膜层

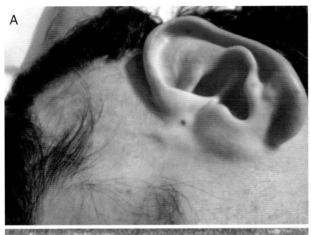

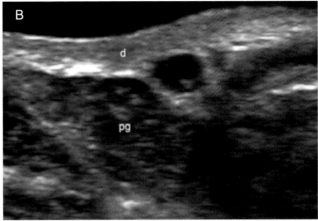

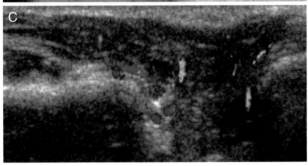

图 4-29　硬斑病萎缩期（帕里 - 伯格综合征）

A.临床图片显示左面部萎缩和局部脱发；B.灰阶超声图像（左面颊横切面）显示皮下组织缺乏脂肪，真皮回声减低，下方腮腺呈低回声；C.彩色多普勒超声图像（横切面）显示左腮腺低回声，血流信号增多。缩写：d.真皮；pg.腮腺

（十一）皮肤红斑狼疮

皮肤红斑狼疮（cutaneous lupus erythematosus，CLE）是红斑狼疮（lupus erythematosus，LE）的皮肤形式，可能先于全身症状出现。皮肤红斑狼疮（CLE）包括几个相关的自身免疫性皮肤病症，被定义为狼疮的特异性皮肤症状。皮肤红斑狼疮的临床表现较广，从轻度红斑到弥漫性瘢痕性皮肤病变，都是光敏性皮肤病。根据疾病的活动度和临床表现，皮肤红斑狼疮有 3 种形式：急性皮肤红斑狼疮 [典型的面颊部蝶形红斑和（或）泛发的红色斑丘疹]、亚急性皮肤红斑狼疮（无瘢痕、无萎缩产生）和慢性（盘状）皮肤红斑狼疮（瘢痕、萎缩产生）。非特异性皮肤病灶如泛发性或局限性（即外周部位如四肢、手指或耳）血管炎、网状青斑和脱发等也常见于皮肤红斑狼疮患者。其他典型的皮肤红斑狼疮表现，如深在型红斑狼疮、脂膜炎、肿胀性狼疮、荨麻疹性血管炎、增殖性狼疮、大疱性狼疮，为相当罕见的变异。蝶形红斑是系统性红斑狼疮（systemic lupus erythematosus，SLE）的特征性表现，而在皮肤红斑狼疮中比较罕见。红斑或肿胀是狼疮在皮肤上的局灶性特征性表现形式，晚期可演变为萎缩性或褪色性斑块。从组织学上看，狼疮在疾病的不同阶段有黏蛋白沉积、胶原纤维增厚和炎症细胞浸润等表现。

活动期皮肤红斑狼疮在超声上表现为真皮增厚呈低回声、皮下组织回声增强。真皮的低回声往往呈梭形。疾病活动期，病灶血流信号增多；终末期（盘状狼疮），常见皮肤萎缩和血流信号减少。超声可以了解受累血管如指动脉的情况。这些受累血管内可出现血栓或发生血管炎，使红斑狼疮的治疗和预后复杂化。血栓在超声图像上表现为充填在血管腔内的低回声，该处血流信号消失（图 4-30 至图 4-34）。

（十二）皮肌炎

皮肌炎（dermatomyositis）是系统性自身免疫性疾病，最初累及骨骼肌、皮肤和肺。这种疾病罕见，患病率为（1 ~ 10）/100 万（成人）、（1 ~ 3.2）/100 万（儿童），及早认识和治疗是减少全身并发症发生率的重要途径。皮肌炎的特征是自身抗体，组织炎症，实质细胞损伤、死亡和血管病变。临床上，这些患者表现为"Gottron 丘疹"（通常为对称分布在掌部和掌指关节处的角化的红色斑疹，类似银屑病）、"向阳性皮疹"（位于上睑的紫罗兰色皮疹，极少数可位于下睑）、"披肩"样斑疹（红斑呈"披肩"样分布于肩膀、手臂和上背部）、V 形斑疹（红斑呈 V 形分布于颈前和胸部）及甲周毛细血管扩张。尽管钙沉积较多时可触及硬结且可导致色素沉着，钙质沉积症是亚临床的。上、下肢或躯干近端肌肉疼痛、无力及血清肌酸激酶或醛缩酶水平升高常见。需行组织学检查以明确诊断，组织学上显示混合 B 淋巴细胞和 T 淋巴细胞的血管周围炎症浸润及肌纤维萎缩。

超声检查可见水肿引起的肌肉回声增强。有文献报道，超声造影可评估血流灌注情况，对诊断急性炎症和皮肌炎有所裨益。钙化也可用超声检测，表现为伴后方声影的强回声斑块 / 点。亦有报道，发生脂膜炎时皮下组织回声增强（图 4-35，图 4-36）。

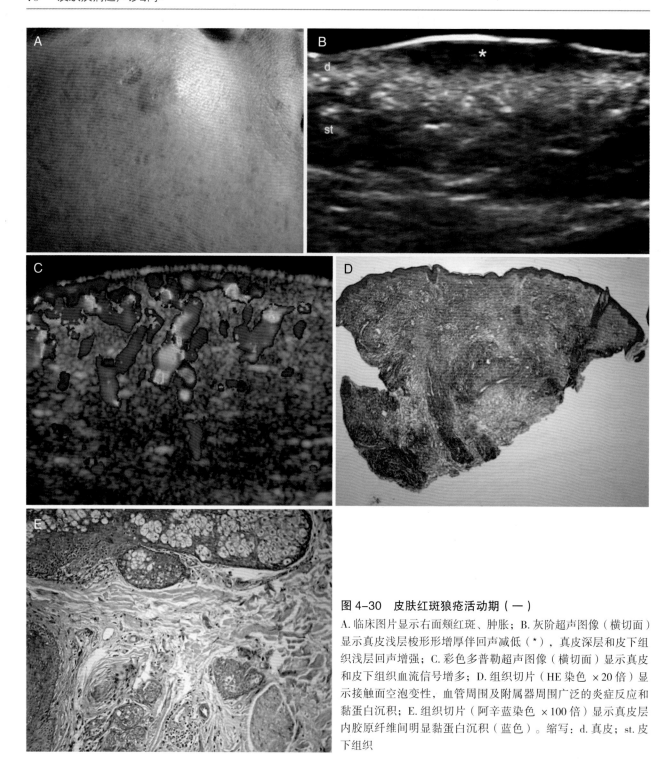

图 4-30　皮肤红斑狼疮活动期（一）

A. 临床图片显示右面颊红斑、肿胀；B. 灰阶超声图像（横切面）显示真皮浅层梭形形增厚伴回声减低（＊），真皮深层和皮下组织浅层回声增强；C. 彩色多普勒超声图像（横切面）显示真皮和皮下组织血流信号增多；D. 组织切片（HE 染色 ×20 倍）显示接触面空泡变性，血管周围及附属器周围广泛的炎症反应和黏蛋白沉积；E. 组织切片（阿辛蓝染色 ×100 倍）显示真皮层内胶原纤维间明显黏蛋白沉积（蓝色）。缩写：d. 真皮；st. 皮下组织

（十三）化脓性汗腺炎

化脓性汗腺炎（hidradenitis suppurativa，HS）也称为反向型痤疮，是一种慢性复发性炎症性皮肤疾病，主要影响毛囊和汗腺密集区域的皮肤。确切病因目前尚存争议，也可能是一种自身免疫性疾病。在临床上，化脓性汗腺炎表现为腋窝或腹股沟处深在的疼痛性炎性病灶，有结节、窦道、脓肿、瘢痕和炎症。少数情况下本病也可发生于臀部、外阴或乳房下方区域。疾病的严重程度可以通过临床评估，运用 Hurley 分级划分为 3 度：Ⅰ级轻度、Ⅱ级中度和Ⅲ级重度。组织学主要表现为毛囊闭塞和顶泌腺炎症，毛囊周围有密集的淋巴细胞浸润，顶泌腺周围分布有急性和慢性炎症细胞。发炎的窦道经

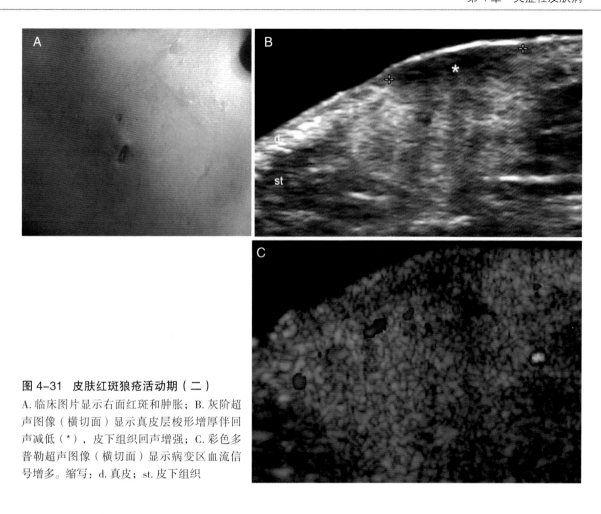

图 4-31 皮肤红斑狼疮活动期（二）
A. 临床图片显示右面红斑和肿胀；B. 灰阶超声图像（横切面）显示真皮层梭形增厚伴回声减低（*），皮下组织回声增强；C. 彩色多普勒超声图像（横切面）显示病变区血流信号增多。缩写：d. 真皮；st. 皮下组织

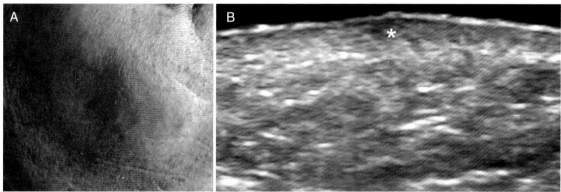

图 4-32 皮肤红斑狼疮活动期（三）
A. 临床图片显示右面颊红斑和肿胀；B. 灰阶超声图像（横切面）显示真皮增厚和回声减低（*），皮下组织回声增强

常含有脱落的角质、组织细胞、巨细胞和致密纤维化中的毛干。通常可见真皮中覆有鳞状上皮的囊肿或窦道，其内均可见角蛋白和毛干片段。超声检查可见无回声的积液内带强回声反射（碎片）及毛干片段；真皮和皮下组织中有管状低回声结构；真皮增厚呈低回声；毛囊变大。积液周边的血流信号增多。淋巴结虽然在炎症阶段可能有皮质增厚，但大小无明显变化。此外，无回声或低回声的假囊肿亚临床病灶也可在真皮中见到。超声诊断有助于评估这种周期性疾病的严重程度（图 4-37 至图 4-44）。

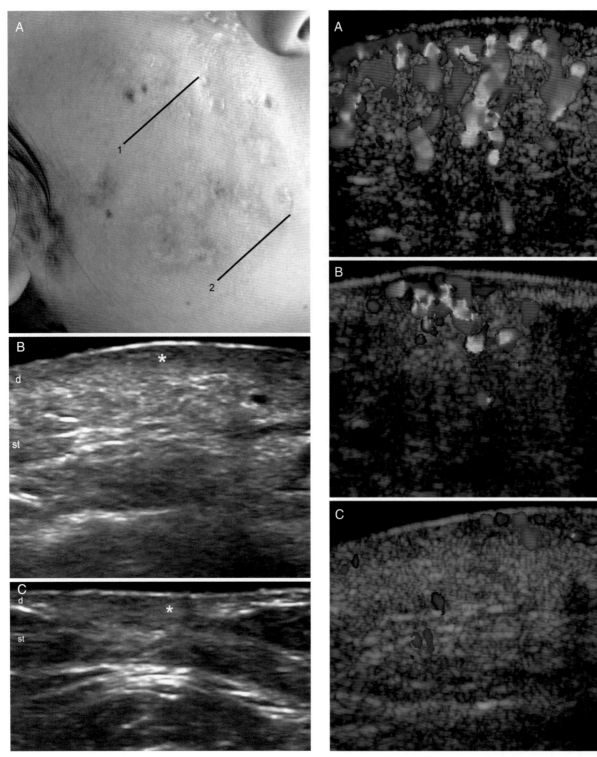

图 4-33 盘状红斑狼疮

A. 临床图片显示右面颊盘状红斑和瘢痕，黑线 1、2 表示超声扫查方位；B. 灰阶超声图像（横切面，方位 1）显示真皮浅层（＊）回声减弱，真皮深层及皮下组织回声增强；C. 灰阶超声图像（横切面，方位 2）显示真皮（＊）增厚和回声减低，皮下组织回声增强，缺少脂肪小叶

图 4-34 皮肤红斑狼疮的血管分级：从富血供（A）到乏血供（C）

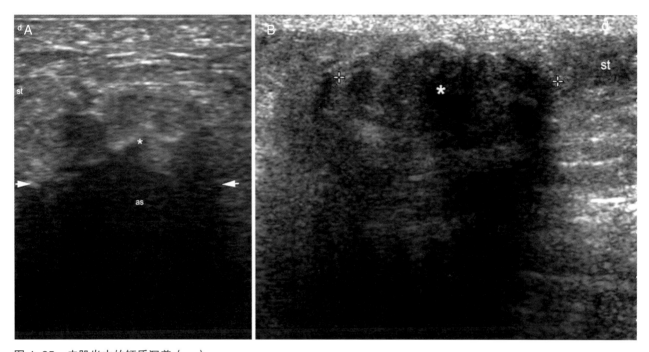

图 4-35　皮肌炎中的钙质沉着（一）

灰阶超声图像显示皮下组织后方有声影（A.横切面，左臀区；B.纵切面，左臀区）显示皮下组织内钙质沉积（＊），呈强回声并伴明显声影（图 A 中的箭头和图 B 中的标记）。缩写：d.真皮；st.皮下组织；as.声影

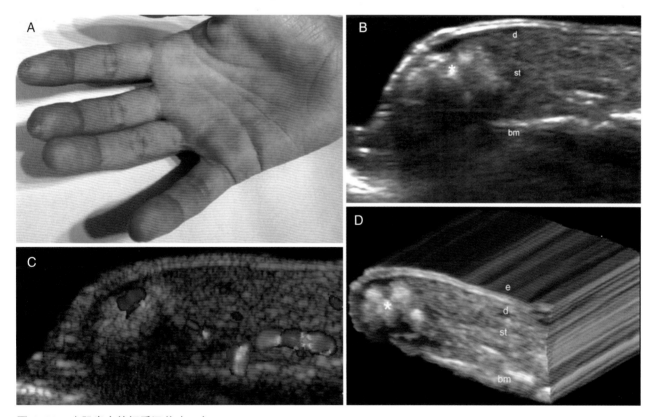

图 4-36　皮肌炎中的钙质沉着（二）

A.临床图片显示右手示指和中指指尖肿块；B.灰阶超声图像（纵切面，示指）显示真皮和皮下组织钙质沉积（＊），呈强回声，伴声影；C.彩色多普勒超声图像（纵切面，示指）显示钙质沉积的周边血流信号增多；D.钙质沉积三维图像（＊）（5～8s，纵向重建）。缩写：e.表皮；d.真皮；st.皮下组织；bm.下颌骨边缘

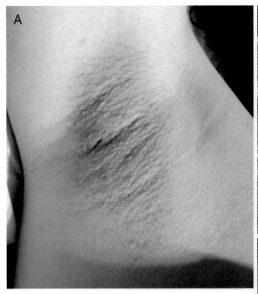

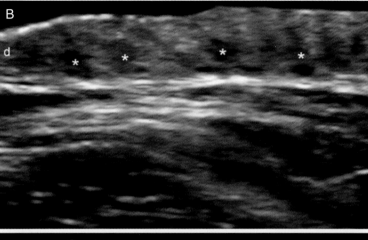

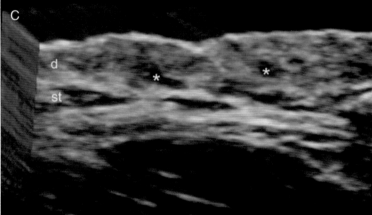

图 4-37   化脓性汗腺炎（一）

A. 临床图片显示右腋下红斑（Hurley I 级）；B. 灰阶超声图像（横切面）显示毛囊（＊）底部扩大，真皮增厚伴回声减低；C. 病灶三维图像（＊，横向视图，5～8s 重建）。缩写：d. 真皮；st. 皮下组织

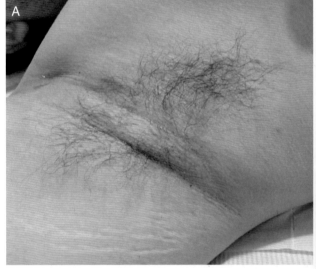

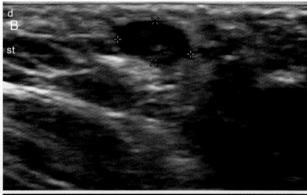

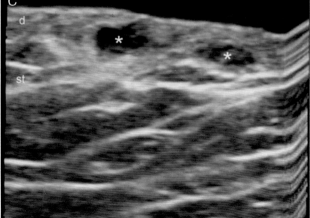

图 4-38   化脓性汗腺炎（二）

A. 临床图片显示右腋窝红斑（Hurley I 级）；B. 灰阶超声图像（横切面）显示真皮和皮下组织内卵圆形低回声假性囊肿（标记之间）；C. 三维重建（5～8s 重建，横轴）显示真皮层内两个圆形低回声假性囊肿（＊）。缩写：d. 真皮；st. 皮下组织

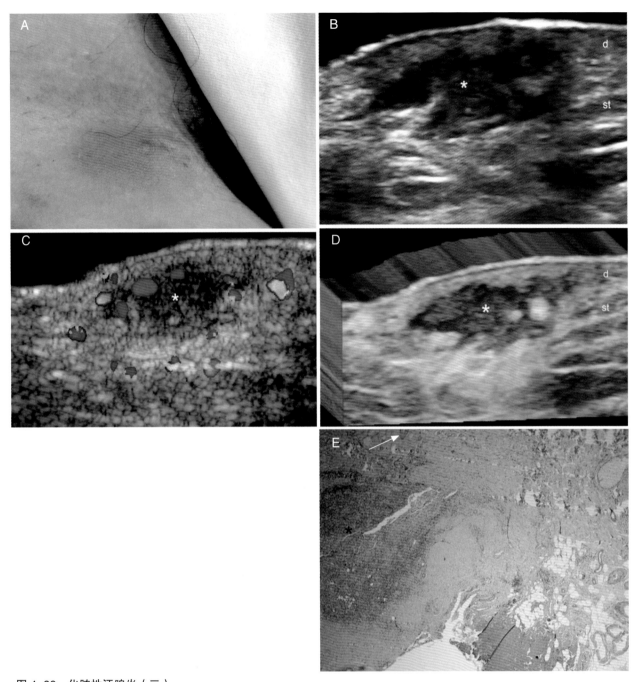

图 4-39　化脓性汗腺炎（三）

A.临床图片显示右腹股沟区红肿（Hurley Ⅱ级）；B.灰阶超声图像（横切面）显示伴碎片回声的低回声积液（＊）及其不规则的边缘，以及连接到毛囊底部的皮下组织，真皮增厚伴回声减低；C.彩色多普勒超声图像（横切面）显示低回声区（＊）周边血流信号增多；D.三维图像（＊），（5～8s横扫重建）；E.组织切片（HE 染色×100倍）显示伴有多核细胞和纤维化的化脓性炎症反应（＊），图片上方可见一毛囊的基底部（箭头），图片右下方可见脂肪细胞和顶泌腺。缩写：d.真皮；st.皮下组织

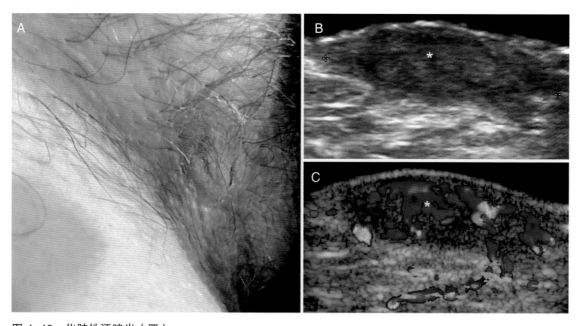

图 4-40　化脓性汗腺炎（四）

A. 临床图片显示右侧腹股沟红肿（Hurley Ⅰ级）；B. 灰阶超声图像（横切面）显示真皮和皮下组织浅层的低回声积液及碎片、炎性／肉芽组织的回声（*，标记之间）；C. 彩色多普勒超声图像（横切面）显示病灶血流信号丰富

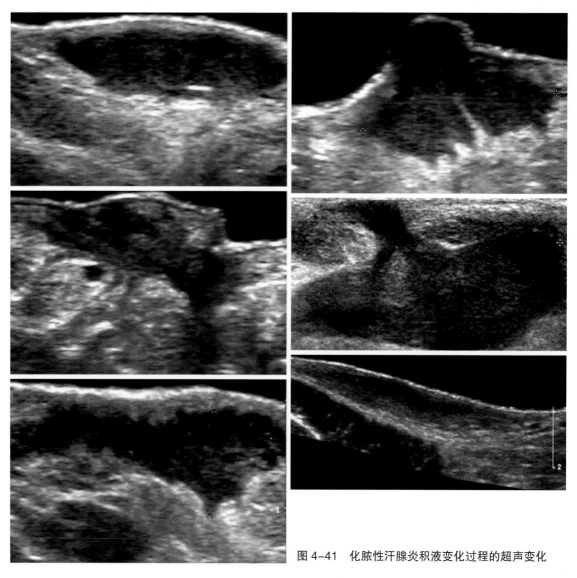

图 4-41　化脓性汗腺炎积液变化过程的超声变化

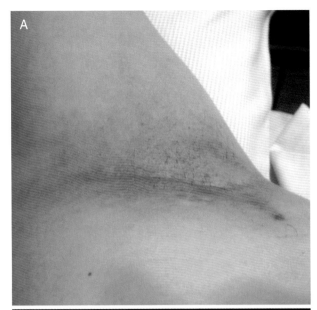

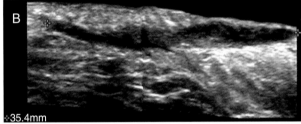

图 4-42　化脓性汗腺炎（五）
A. 临床图片显示左腋下轻微回缩的红斑（Hurley Ⅰ级）；
B. 灰阶超声图像（纵切面）显示真皮层和皮下组织浅层间长约
35.4mm 的低回声瘘管（标记之间）

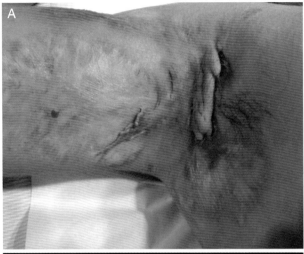

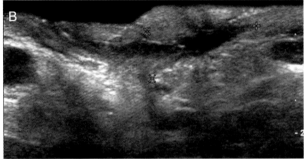

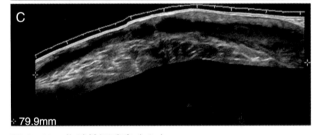

图 4-43　化脓性汗腺炎（六）
A. 临床图片显示右腋窝广泛的瘢痕（Hurley Ⅲ级）；B. 灰阶
超声图像（横切面）显示数个低回声瘘管之一（标记之间）；
C. 灰阶宽景（纵切面）显示同一患者位于真皮和皮下组织间长
约 79.9mm 的低回声瘘管（标记之间）

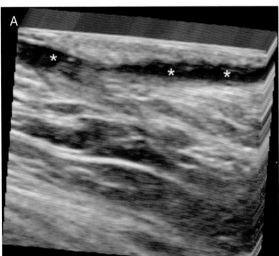

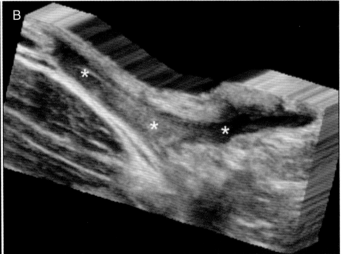

图 4-44　化脓性汗腺炎瘘管（*）的三维图像（5 ～ 8s 纵向视图重建）

（十四）异物

异物即外源性成分，可因各种因素留存在于皮肤内，多与外伤有关。有时患者并未意识到异物的存在，但临床上有硬结、红斑和瘢痕等表现。根据来源可将异物分为两种主要类型：①来自活物的有机物，如木材碎片或玫瑰刺；②惰性材料，如玻璃或金属碎屑。

组织学检查，镜下可见巨细胞、巨噬细胞和炎症细胞。一些异物如木材、缝合材料或玻璃，具有双折射属性，可使用偏振光来识别。

异物在超声上表现为线形或带状强回声结构。惰性材料如玻璃或金属，常有后方多重反射伪影。通常在异物周围有低回声的肉芽肿。异物附近的积液如血肿、脓肿及被累及的深层结构，均可在超声上显示。有时异物出现迁移，远离刺入伤口处，因此，建议扩大扫查范围。超声检查可以证实异物的存在，评估其确切位置、轴向并测量其大小，引导异物移除。在急性期，操作者应注意避免耦合剂污染开放性伤口，因此推荐使用无菌耦合剂。存在软组织气肿时，从侧面探查或水洗伤口消除积气（当病灶位于肢体远端时）有助于显像（图4-45至图4-47）。

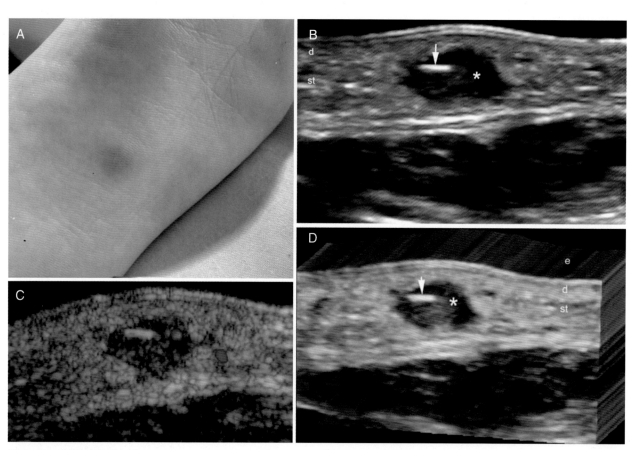

图4-45　有机异物（一）

A. 临床图片显示左足底内侧红色肿块；B. 灰阶超声图像（纵切面）显示皮下组织内木材碎片的强回声线（箭头），低回声肉芽肿组织（＊）围绕异物，注意足底表皮的两层结构外观正常；C. 彩色多普勒超声图像（横切面）显示低回声肉芽肿组织，其内血流信号丰富；D. 异物（箭头）的宽景三维图像（＊，横向扫描5～8s）。缩写：e. 表皮；d. 真皮；st. 皮下组织

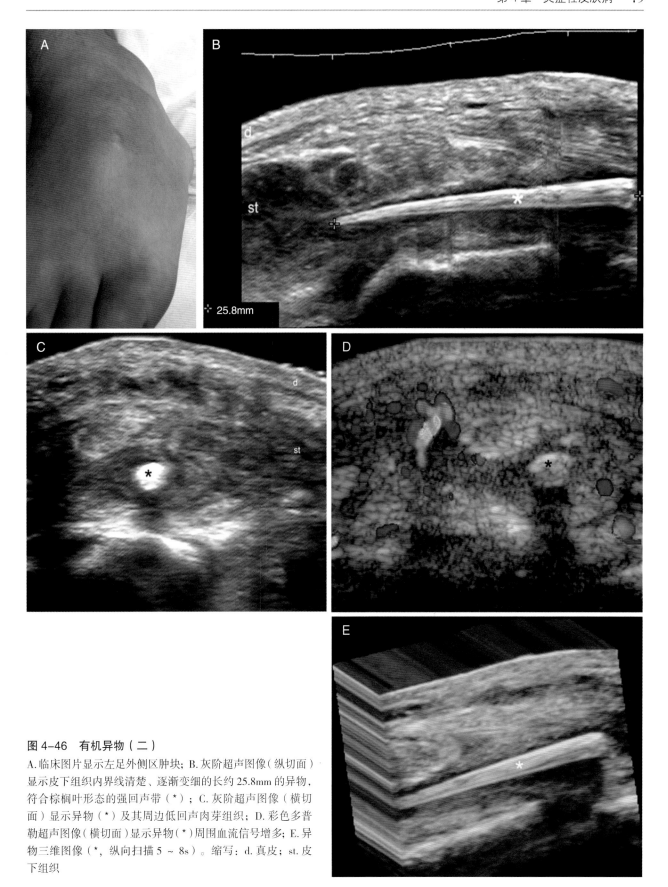

图 4-46 有机异物（二）

A. 临床图片显示左足外侧区肿块；B. 灰阶超声图像（纵切面）显示皮下组织内界线清楚、逐渐变细的长约 25.8mm 的异物，符合棕榈叶形态的强回声带（＊）；C. 灰阶超声图像（横切面）显示异物（＊）及其周边低回声肉芽组织；D. 彩色多普勒超声图像（横切面）显示异物（＊）周围血流信号增多；E. 异物三维图像（＊，纵向扫描 5～8s）。缩写：d. 真皮；st. 皮下组织

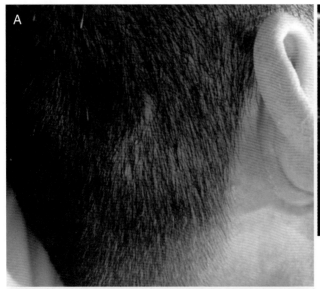

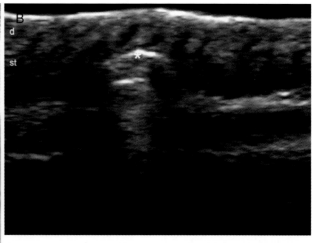

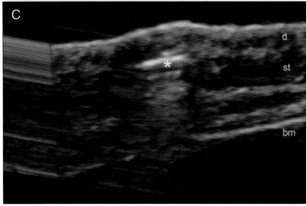

图 4-47　玻璃碎片

A. 临床图片显示右枕部点状光秃和红斑；B. 灰阶超声图像（纵切面）显示皮下组织内强回声异物（*），为一块玻璃碎片，注意由异物导致的表浅毛囊扩大或缩小；C. 异物的三维图像（*，5～8s 纵轴重建）。缩写：d. 真皮；st. 皮下组织；bm. 骨边缘

第5章
常见的良性非血管性皮肤肿瘤

一、简介

研究表明，超声对常见良性皮肤肿瘤的诊断非常有价值，为那些临床体征不明显的肿瘤患者提供了一种有效的评估手段。超声检查的目的是为临床上那些受过良好训练、经验丰富的临床医师即使通过视、触诊等常规手段都难以进行诊断的疾病，提供额外信息。这些信息内容包括：病变性质（实性或囊性）、范围、解剖定位、血供情况等。这些详细信息有助于制订手术计划，也可改善患者的短期预后。

对任何类型的皮肤病变行超声检查前，都应先对病变进行视诊，然后将探头放在恰当位置，结合临床进行检查和诊断。

本章主要讨论超声在常见的良性非血管性皮肤肿瘤的诊断方面的应用和技巧，同时通过一些病例和图片，让读者更直观理解相关内容。

皮肤良性肿瘤是超声检查的适应证。根据病变的性质可分为囊性肿瘤和实性肿瘤。

二、囊性肿瘤

（一）表皮囊肿

表皮囊肿（epidermal cyst）是因表皮成分植入真皮和皮下组织所致。常见病因包括先天性因素和创伤性因素，或者与既往手术有关。组织学上，表皮囊肿由复层鳞状上皮及颗粒细胞层组成，没有皮脂腺成分，因此，将术语"皮脂腺囊肿"用于本病属于误称，容易产生解剖学上的混淆。临床上，表皮囊肿表现为可触及的和（或）红斑性结节，可以排出油性碎片。声像图上，根据表皮囊肿囊壁的完整性与否，其声像图表现不同（图5-1）。如果囊壁是完整的，真皮和皮下组织内可以查见圆形的无回声结构，声像图上常可表现为通向表皮的一个管状

无回声或低回声，通常也称"细孔"。有时巨大的表皮囊肿可以呈"假睾丸"征（即内部高回声伴细条状无回声区），因为其内有紧密沉积的角质、胆固醇结晶，偶尔还有营养不良性钙质沉着。存在炎症或囊壁破裂时，囊肿外观不规则，边界模糊，混合了角蛋白和炎性成分的囊肿内容物可扩散到周围组织，引起异物样反应，在声像图上呈低回声。后方回声增强伪影是囊性结构的典型征象，即使囊肿破裂，仍保留这一特征，可借此与真正的异物反应进行鉴别。出现炎症或囊壁破裂时，彩色多普勒超声可见囊肿周边血流信号增多。使用超声来了解囊肿的完整性，亦帮助选择手术方式，如是使用摘除术，还是使用扩大切除术。超声提供的信息，亦可帮助临床医师决定是否使用抗生素治疗来减轻炎症反应（图5-1至图5-8）。

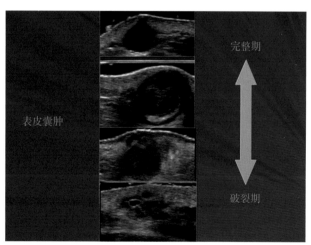

图 5-1　表皮囊肿从完整期（顶部）到完全破裂期（底部）声像模式

中间两图显示炎症和部分破裂阶段。当囊肿壁完整时表现为一个边界清晰的圆形无回声结构。炎症时，囊肿扩大且充满致密的角蛋白和炎性成分。部分破裂时，角蛋白释放到周围组织引起附近的异物样反应。终末期（完全破裂），囊肿变为不规则低回声，即便如此，后方回声增强的特征仍存在

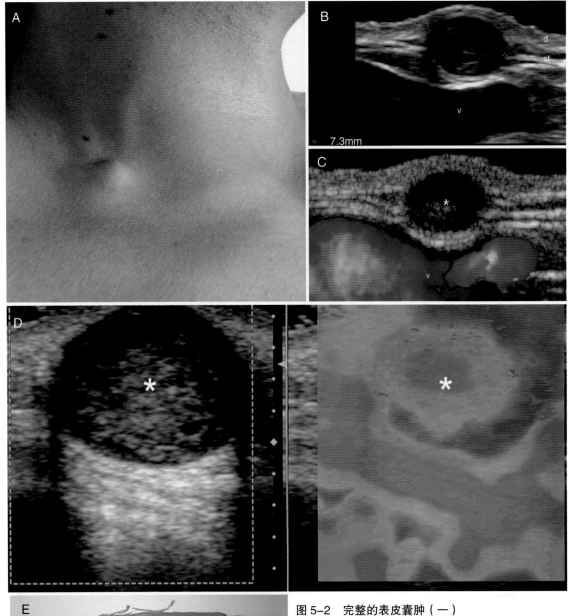

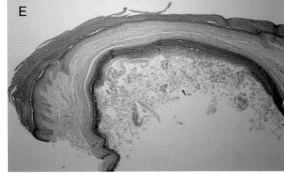

图 5-2 完整的表皮囊肿（一）

A. 临床图片显示右锁骨上区无肤色改变的肿块；B. 灰阶超声图像（横切面）显示直径约 7.3mm 的边界清晰的圆形无回声结构，位于真皮和皮下组织，锁骨下静脉走行于囊肿后方；C. 彩色多普勒超声图像（横切面）显示囊肿（*）无血流信号，锁骨下静脉内血流充填（彩色）；D. 超声弹性成像（横切面，与灰阶图像比较）显示囊肿（*）硬度较小；E. 组织切片（HE 染色 ×20 倍）显示囊壁由鳞状上皮和颗粒层构成，内含脱落的角质。缩写: d. 真皮，st. 皮下组织，v. 锁骨下静脉

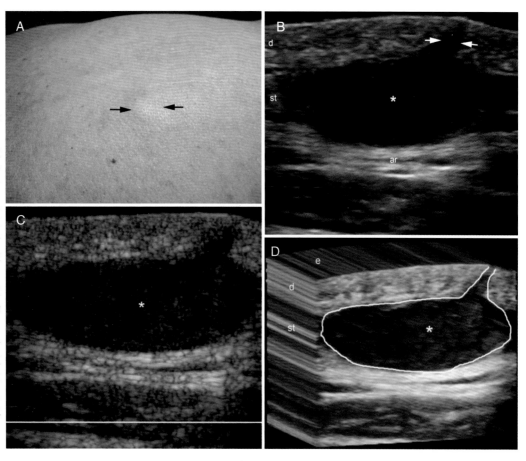

图 5-3　完整的表皮囊肿（二）

A. 临床图片显示左背部肤色肿块（箭头）；B. 灰阶超声图像（横切面）显示边界清晰的椭圆形无回声结构（*），位于真皮和皮下组织。注意通道亦即"细孔"（箭头），通向表皮下；C. 彩色多普勒超声图像（横切面）显示病灶无血流信号（*）；D. 病变的三维重建图像（*，横向视图，5～8s 扫查）。缩写：e. 表皮；d. 真皮；st. 皮下组织

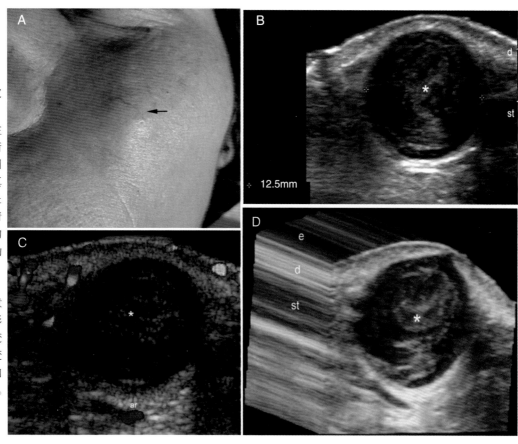

图 5-4　炎性表皮囊肿

A. 临床图片显示左面颊部红斑肿胀（箭头）；B. 灰阶超声图像（横切面）显示真皮和皮下组织内一长约 12.5mm 的边界清晰的圆形低回声结构（*）；C. 彩色多普勒超声图像（横切面）显示该结构周围（*）血流信号增多。注意后方回声增强伪影（ar），为囊性病变的典型特征；D. 病变的三维图像（*，横向视图，5～8s 扫查）。缩写：e. 表皮；d. 真皮；st. 皮下组织

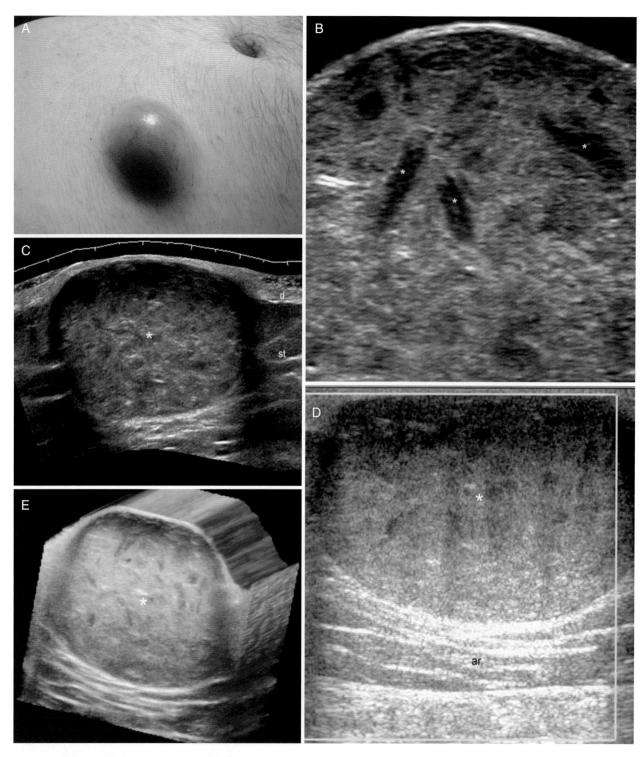

图 5-5　呈现"假睾丸"声像表现的表皮囊肿

A. 临床图片显示右腹壁红色肿块；B. 灰阶超声图像（横切面）显示囊肿上部位于真皮及皮下组织，囊内回声对应致密角质，带状低回声（*）代表胆固醇沉积；C. 囊肿的灰阶宽景成像显示位于真皮和皮下组织不均匀低回声结构（*），边界清晰，内伴低回声带；D. 彩色多普勒超声图像（横切面）显示病灶乏血供的特征（*），注意后方回声增强伪影（ar）；E. 病变的三维图像（*，横向视图，5 ~ 8s 扫查）。缩写：d. 真皮；st. 皮下组织

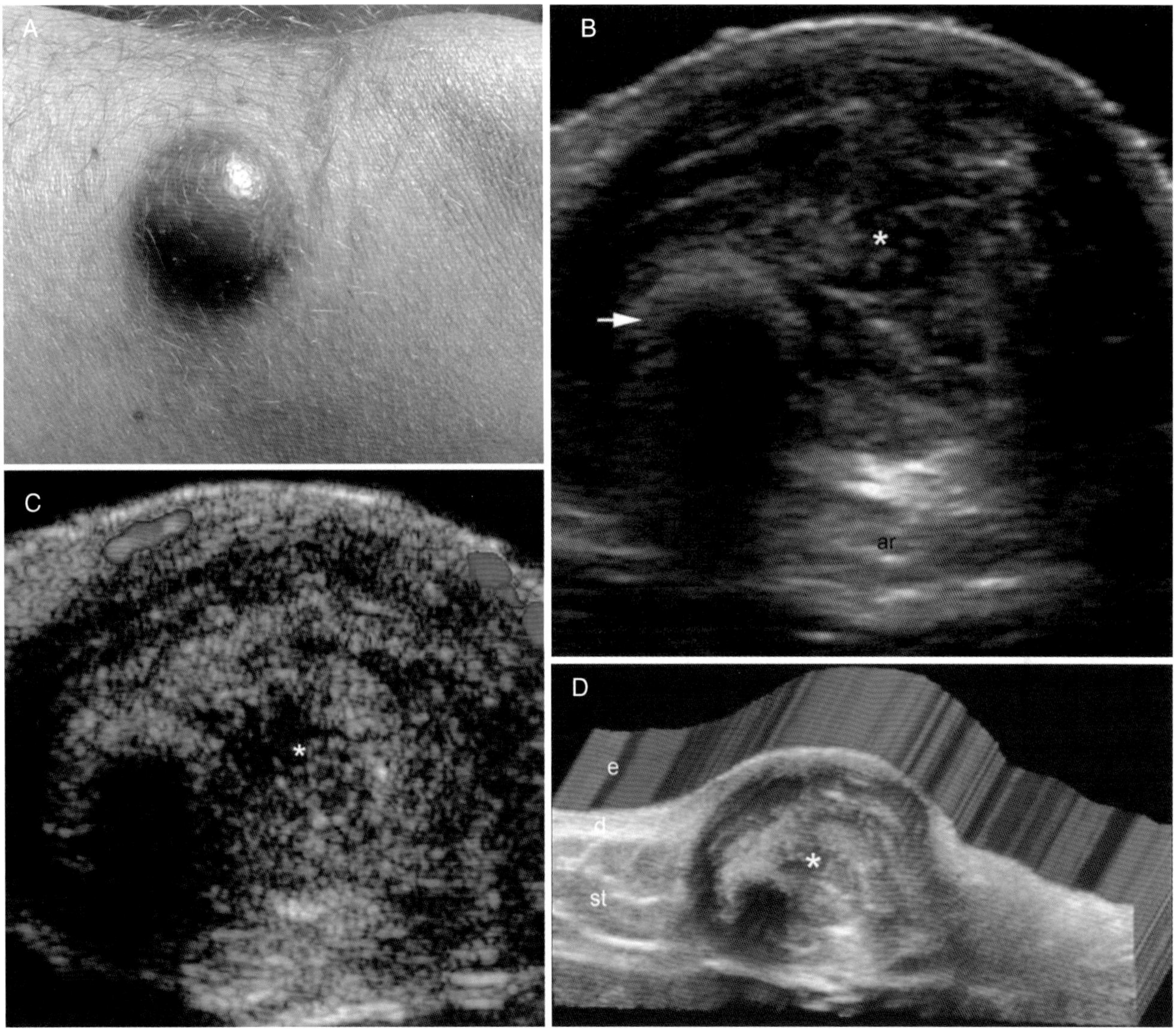

图 5-6　巨大炎性表皮囊肿

A. 临床图片显示右大腿红色肿块；B. 灰阶超声图像（纵切面）显示一边界清晰的椭圆形低回声结构（＊），位于真皮和皮下组织，图左强回声斑块（箭头）对应囊肿内钙质沉积，注意后方回声增强伪影（ar）；C. 彩色多普勒超声图像（纵切面）显示囊肿（＊）周边血流信号稍有增多；D. 病变的三维图像（＊，纵向视图，5～8s）。缩写：e. 表皮；d. 真皮；st. 皮下组织

（二）多发性脂囊瘤

多发性脂囊瘤（steatocystoma multiplex，SM）是毛囊-皮脂腺单位的一种少见疾病，以真皮皮脂囊肿的发展为特点。囊肿由复层鳞状上皮衬里，囊肿壁可见扁平的皮脂腺细胞。囊肿大小不一，通常位于腋窝、上肢、颈部、躯干，极少位于头皮。这些囊肿可能通过一个细小的连接管道将黏厚物质排向体表。囊肿多发意味着可能存在常染色体显性遗传病。在声像图上，大多数囊肿为圆形或椭圆形的低回声或无回声结构，部分呈分叶状，囊肿位于真皮和皮下组织，边界清晰，后方回声增强。有时还可检测到钙质沉积、分隔和小囊腔形成（图 5-9）。

（三）毛鞘囊肿（毛外根鞘囊肿）

毛鞘囊肿（trichilemmal cyst）也被称为毛发囊肿，

起源于毛囊的外根鞘，多发生于头皮。在组织学上，毛鞘囊肿内衬立方上皮细胞，与表皮囊肿相比，无颗粒层。囊肿内容物是不定形的或致密的含油性物质的角质，有时易钙化。临床表现为单个或多个可触及的结节，发生在头皮区域时可能导致局部脱发。它们通常没有连接到皮肤表面的通道。非头皮部的毛鞘囊肿如近期生长迅速，或尺寸大于 50mm 时，需排除恶变或增生性转化可能。在声像图上，病灶通常表现为真皮和皮下组织内无回声或低回声囊性结构，含内部回声或碎片。囊肿内高回声的点线状沉积对应钙化和（或）被压实的毛束沉积物，其他影像学检查如计算机断层扫描（CT）也报道了病灶的钙化现象（图 5-10 至图 5-12）。

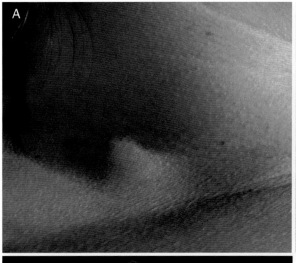

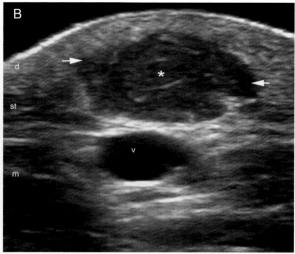

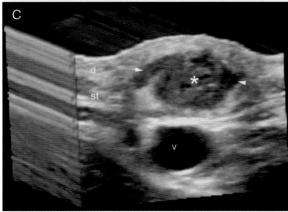

图5-7　部分破裂的表皮囊肿

A. 临床图片显示右颈部红色肿块；B. 灰阶超声图像（横切面）显示一边缘不整（箭头）的分叶状低回声病灶（*），位于真皮和皮下组织，边缘不整处对应破裂位置（箭头），颈外静脉（v）紧邻囊肿深面；C. 囊肿的三维图像（箭头和*，5～8s扫描重建）。缩写：d. 真皮；st. 皮下组织；m. 肌肉

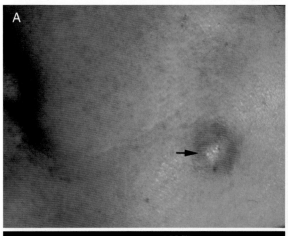

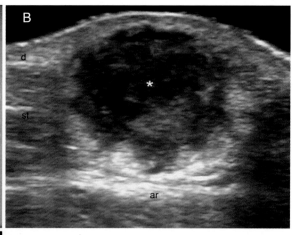

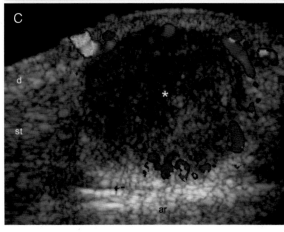

图5-8　完全破裂的表皮囊肿

A. 临床图片显示左面颊部红色肿块（箭头）；B. 灰阶超声图像（横切面）显示真皮和皮下组织内边缘不整的低回声结构（*），注意后方回声增强伪影（ar）；C. 彩色多普勒超声图像（横切面）显示病变周边血流信号增多（*）。缩写：d. 真皮；st. 皮下组织；ar. 后方回声增强

> **要点：** 在观察表皮囊肿时要注意寻找是否有后方回声增强。
>
> **难点：** 破裂的表皮囊肿边缘不整，可能形似其他软组织肿瘤。探查时使用以上提示并注意寻找连接囊肿与表皮的"细孔"，有助鉴别。

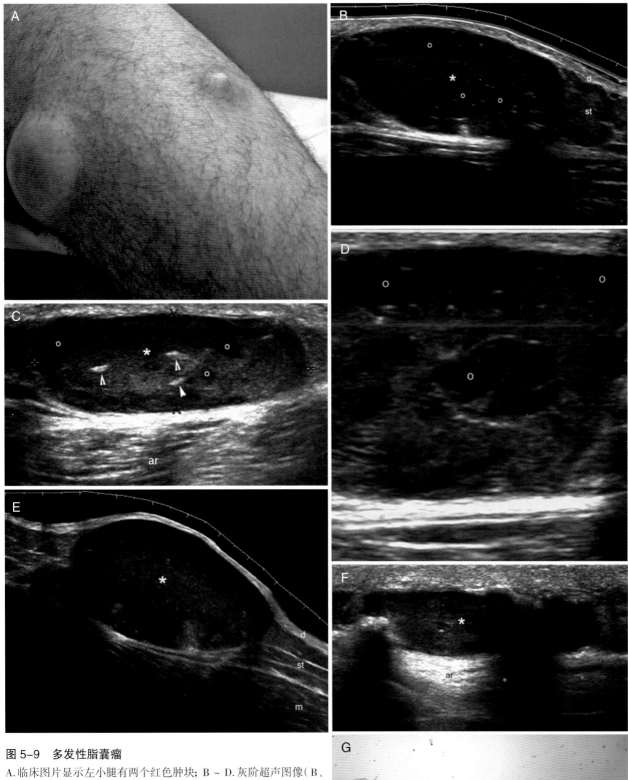

图 5-9　多发性脂囊瘤

A.临床图片显示左小腿有两个红色肿块；B ~ D.灰阶超声图像（B、C 为纵切面，D 为浅部放大图）显示皮下组织内边界清晰的椭圆形低回声结构（*），囊肿内见椭圆形和圆形无回声区域（o），部分呈分隔状和小囊腔状，注意图 C 中细条状强回声（短箭头）和后方回声增强伪影（ar）；E.另一囊肿，椭圆形、边界清晰，呈低回声；F.另一囊肿，呈分叶状、低回声。声像图右侧强回声带对应钙质沉积；G.组织切片（HE 染色 ×20 倍）显示单房囊性病灶内衬鳞状上皮与波纹状的嗜酸性角质层，无颗粒层。缩写：d.真皮；st.皮下组织；ar.回声增强；m.肌层

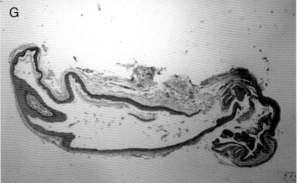

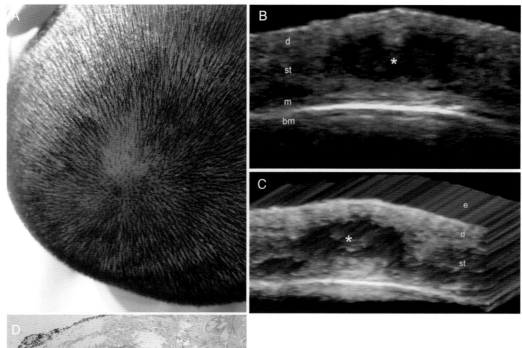

图 5-10 毛鞘囊肿（一）

A.临床图片显示头皮局灶性脱发；B.灰阶超声图像（横切面）显示一边界清晰的椭圆形无回声结构（＊），位于皮下组织，凸向真皮层；C.病变（＊）的三维图像（5 ~ 8s 扫描重建，横向视图）；D.组织切片（HE 染色 ×20倍）显示单房囊肿壁由鳞状上皮覆盖，伴角化，无颗粒层。缩写：e.表皮；d.真皮；st.皮下组织；m.颅顶肌；bm.颅骨边缘

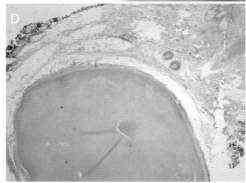

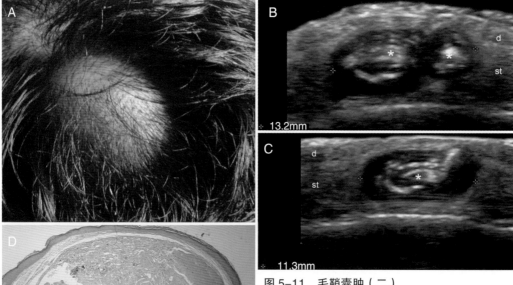

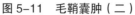

图 5-11 毛鞘囊肿（二）

A.临床图片显示头皮局灶性脱发和肿胀；B.灰阶超声图像（横切面）显示两个相邻的边界清晰的椭圆形、圆形结构（＊），病灶周边呈低回声，中部呈高回声，内见强回声线状沉积；C.灰阶超声图像（纵切面），囊肿直径约11.3mm，回声与图 B 类似；D.组织切片（HE 染色 ×20倍）显示单房囊肿内衬鳞状上皮伴角化，中央有钙质沉积，无颗粒层。缩写：d.真皮；st.皮下组织

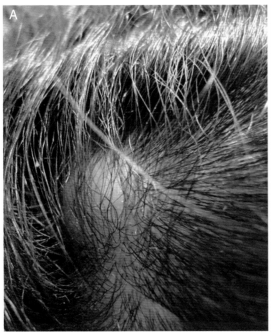
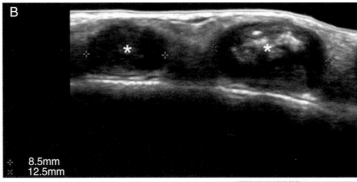
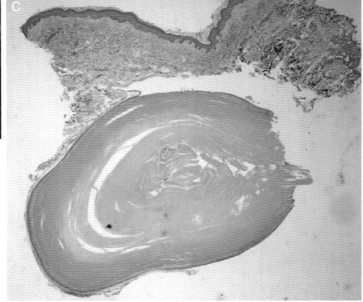

图 5-12　毛鞘囊肿（三）
A. 临床图片显示头皮局部脱发和红肿；B. 灰阶超声图像（横切面）显示皮下组织内 2 个相邻的椭圆形结构（*），图左显示直径为 8.5mm 的均质低回声囊肿，图右显示直径为 12.5mm 的混合回声囊肿，周边呈低回声，中部因钙质沉积呈高回声，还可探及发束片段；C. 组织切片（HE 染色 ×20 倍）显示单房囊肿覆盖鳞状上皮伴角化，无颗粒层

要点： 毛鞘囊肿通常位于头皮，在头皮发现囊性病变时应将其纳入考虑范围。

难点： 毛鞘囊肿可出现营养不良性钙化和压实的发束，表现为病灶中部线状高回声，可能与其他肿瘤如毛母质瘤混淆，尤其是当囊肿内有稠厚液体（通常是被包裹的角质）时。囊性结构的后方回声增强是其典型特征。病变中心的声像表现也同样值得关注，线状高回声通常出现于毛鞘囊肿，点状高回声则多见于毛母质瘤。

（四）皮样囊肿

皮样囊肿（dermoid cyst，DC）是由沿着胚胎闭合线分布的残余皮肤组织构成的。临床上，DC 表现为位于一侧上睑或眉区的单发无触痛肿块。其他次常见部位有颈中部、鼻根部、前额、乳头区、头皮和躯干。DC 常见于儿童或青年。在组织学上，DC 含有复层鳞状上皮、毛囊和皮脂腺，也可存在外泌汗腺和顶泌汗腺。平滑肌也常见，但与良性囊性畸胎瘤相比，软骨和骨通常不存在。声像图上，DC 显示为位于真皮和皮下组织内的无回声圆形或椭圆形囊性结构，囊肿内偶尔可出现回声或碎片。DC 可有或薄或厚的囊壁，偶尔还可在囊肿周边出现线状高回声，是毛发片段。DC 内少有纤维分隔或钙化，彩色多普勒超声图像上也不显示血流信号。同时可以观测到后方弧形的骨性边界（图 5-13 至图 5-15）。

（五）藏毛囊肿

藏毛囊肿（pilonidal cyst，PC）也称藏毛窦或"jeep病"，是一种假囊性结构，内有含毛发束和角质的巢。藏毛囊肿通常位于臀间，是因为患者自身的毛发直接穿透皮肤或经扩张的滤泡口进入皮肤而形成。最常见的危险因素是会有慢性局部创伤伴随持续摩擦和（或）患者体毛过多、肥胖、出汗或所从事的职业需要坐着。主要发生于青年男性，最常见部位是骶尾部。通常，藏毛囊肿会发炎，变成反复发作的藏毛脓肿。声像图上，藏毛囊肿表现为真皮和皮下组织内椭圆形的无回声或低回声窦道样结构，其内可见线状高回声，对应毛发束。声像图上还可见与局部毛囊基底部相连的低回声带和囊肿的低回声分支。彩色多普勒超声图像上，囊肿周边血流信号丰富。超声可以探测到囊肿及其分支的方向，从而有助于改进外科手术计划、美容预后并降低复发风险（图 5-16 至图 5-18）。

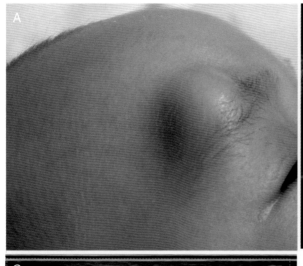

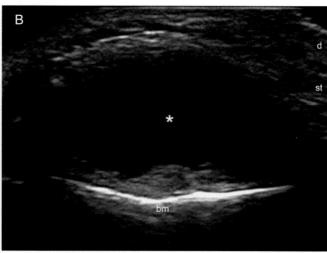

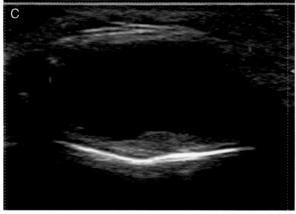

图 5-13　皮样囊肿（一）

A. 临床图片显示右眉区不伴肤色改变的肿块；B. 灰阶超声图像（横切面）显示皮下组织深层一边界清晰的椭圆形无回声结构（＊），后壁较厚，呈低回声，此外，还可探测到后方回声增强效应和扇形的额骨骨边缘；C. 彩色多普勒超声图像（横切面）显示囊肿内无血流信号。缩写：d. 真皮；st. 皮下组织；bm. 骨边缘

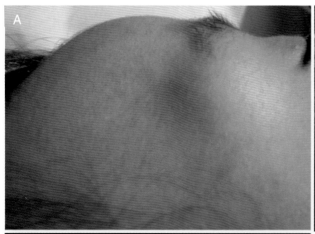

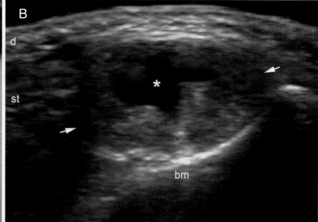

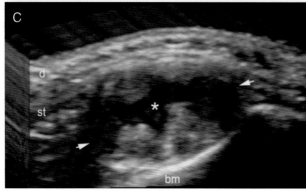

图 5-14　皮样囊肿（二）

A. 临床图片显示右眉区不伴肤色改变的肿块；B. 灰阶超声图像（横切面）显示皮下组织一边界清晰的无回声结构（＊），厚壁，低回声（箭头），其后方可见回声增强效应和扇形骨性边缘；C. 三维图像（5～8s，横断面扫描重建）。缩写：d. 真皮；st. 皮下组织；bm. 骨边缘

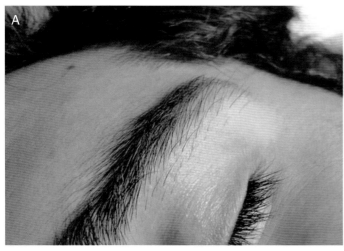
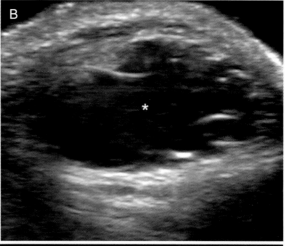
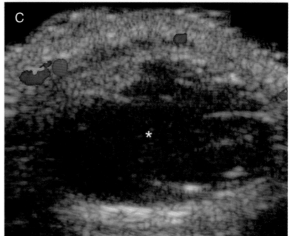

图 5-15　皮样囊肿（三）
A. 临床图片显示左眉外侧端肤色肿块；B. 灰阶超声图像（横切面）显示皮下组织内一边界清晰的椭圆形无回声结构（＊），囊肿内周边探查到线状高回声，对应毛发片段，囊肿后方回声增强；C. 彩色多普勒超声图像（横切面）显示囊肿周围有血流信号而内部无血流信号（＊）

要点： 上眼睑或眉毛区是皮样囊肿的高发区域。

（六）滑膜囊肿

滑膜囊肿（synovial cyst）有滑膜衬里，通常靠近关节或腱鞘，最常见于手和足。滑膜囊肿含有黏液样物质，因此也称为黏液囊肿。滑膜囊肿的另一个常见位置是甲周区域，囊肿可以压迫甲母质，从而导致甲板的继发性营养不良改变。这些囊肿起源于深层组织，可以膨胀突向皮肤。声像图上，滑膜囊肿表现为真皮和皮下组织内边界清晰的圆形 / 椭圆形无回声结构，与邻近关节之间有一个管状的无回声或低回声连接。这些连接囊肿与关节的管道通常横贯指（趾）间关节（图 5-19 至图 5-21）。

三、实性肿瘤

（一）脂肪组织肿瘤

脂肪组织肿瘤（lipomatous tumors）是由成熟脂肪细胞与不同含量的纤维成分、毛细血管成分组成，根据成分比例不同又分别称为纤维脂肪瘤和血管脂肪瘤。脂肪瘤是最常见的软组织肿瘤，通常单发，也可多发。临床上，脂肪组织肿瘤表现为皮下无痛性的肿块、结节或可触及的结节，然而，当结节压迫附近的神经结构时也可产生

疼痛。当脂肪瘤生长在高危解剖区域如颈部、腘部或其他一些毗邻大血管结构的区域时，便有重要的临床意义。在声像图上，脂肪瘤表现为边界清晰的椭圆形 / 圆形结构，平行于皮肤生长。纤维脂肪瘤往往表现为低回声而血管脂肪瘤常表现为高回声或不均质回声。肿瘤中常可见到高回声的纤维分隔。在彩色多普勒超声图像上，脂肪瘤通常无血流信号，当瘤内检测到丰富血流信号时，需排除非典型增生或恶变的可能（图 5-22 至图 5-24）。

（二）纤维性肿瘤

纤维性肿瘤（fibromatous tumors）有多种类型，均可以累及皮肤及皮下组织。

1. 皮肤纤维瘤　皮肤纤维瘤（dermatofibromas），亦称纤维组织细胞瘤或表皮组织细胞瘤，最常发生在下肢或躯干，以中年女性多见。临床上，病灶通常表现为质地坚硬的红色 / 棕色无痛结节。病因不明确，是机体对创伤（如昆虫叮咬）的反应还是肿瘤新生物，尚存争议。皮肤纤维瘤生长缓慢，没有随时间推移而自行消退的趋势。在组织学上，病灶由梭形细胞嵌入透明胶原基质组成。此外，病灶内还可发现散在的载脂细胞、多核巨细胞及含铁血黄素沉积。在声像图上，病灶表现为边界模

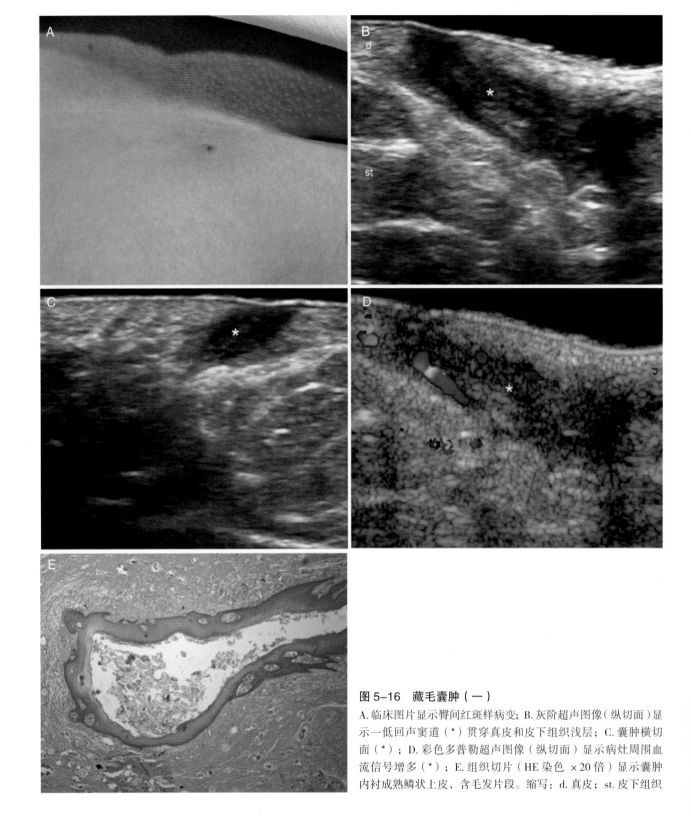

图 5-16　藏毛囊肿（一）

A.临床图片显示臀间红斑样病变；B.灰阶超声图像（纵切面）显示一低回声窦道（*）贯穿真皮和皮下组织浅层；C.囊肿横切面（*）；D.彩色多普勒超声图像（纵切面）显示病灶周围血流信号增多（*）；E.组织切片（HE 染色 ×20 倍）显示囊肿内衬成熟鳞状上皮，含毛发片段。缩写：d.真皮；st.皮下组织

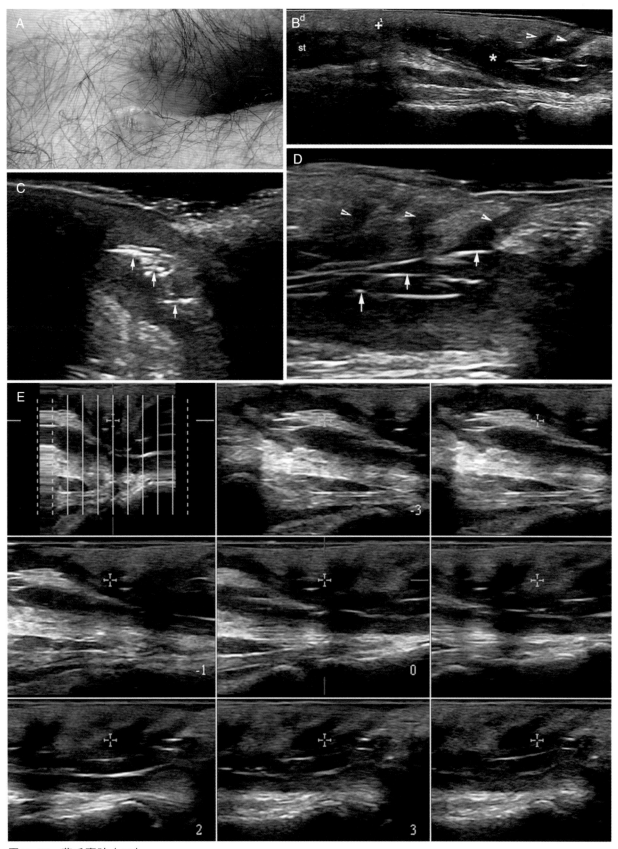

图 5-17　藏毛囊肿（二）

A.临床图片显示臀间红肿病变；B.灰阶超声图像（纵切面）显示一边界清晰的椭圆形低 – 无回声结构（ * ），位于真皮和皮下组织浅层。内部线状高回声对应发束片段，注意囊肿的低回声分支与毛囊底部（短箭头）相通；C.灰阶超声图像（局部放大，横切面）显示低回声窦道伴线状高回声（箭头，对应毛束片段）；D.灰阶超声图像（局部放大，纵切面）显示连接至毛囊底部的低回声分支（短箭头），囊肿内见高回声的毛发束（箭头）；E.囊肿长轴方向上不同部位的系列图像。缩写：d. 真皮；st. 皮下组织

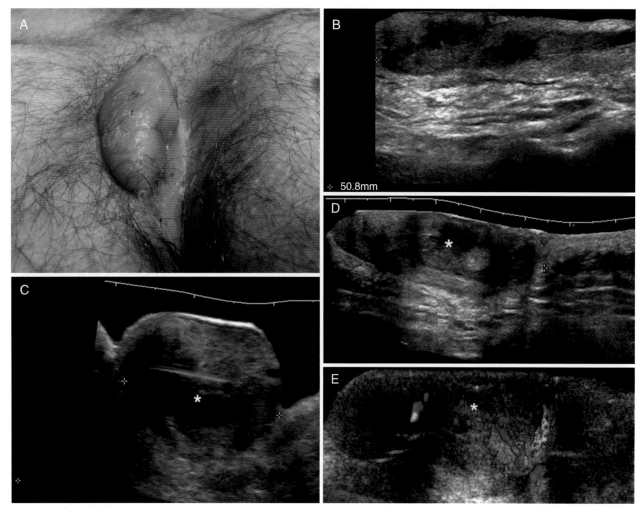

图5-18　伴有瘢痕的藏毛囊肿

A.临床图片显示臀间红色肿块；B.灰阶超声图像（纵切面）显示真皮和皮下组织内一长约50.8mm的低回声窦道；C.灰阶超声图像（横切面）显示一长约19.9mm的低回声窦道（*），凸向真皮和皮下组织；D.灰阶超声图像（纵切面）聚焦病灶的上部，显示病灶内的低回声（*）；E.彩色多普勒超声图像（纵切面），病灶内外均可显示血流信号，病灶周围血流信号较多

要求：检查藏毛囊肿时，需行广泛扫描，以全面了解病变的走向和分支等形态学与解剖学方面的信息。病变的走行分布可以是向上、向下、倾斜、横向或纵向的。

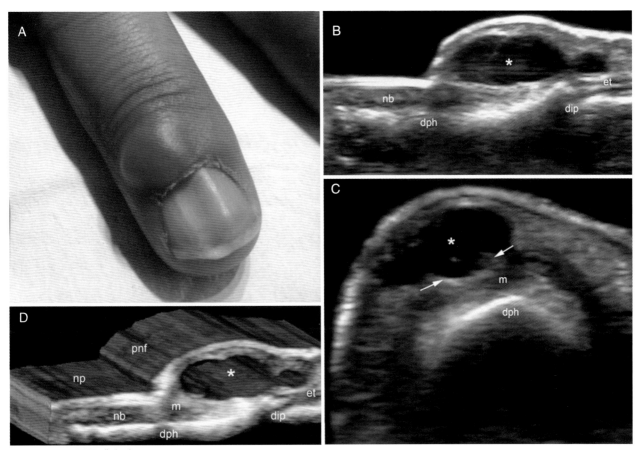

图 5-19　甲周滑膜囊肿

A. 临床图片显示邻近甲襞处出现肿块，甲板发生营养不良性凹陷；B. 灰阶超声图像（纵切面）显示一边界清晰的椭圆形无回声囊性结构（＊），位于皮下组织；C. 灰阶超声图像（横切面）显示囊肿对甲母质（＊）产生外压作用（箭头）；D. 囊肿（＊）的三维图像（5～8s 的扫描重建）。缩写：nb. 甲床；m. 甲母质；np. 甲板；pnf. 近端甲襞；dip. 远端指间关节；et. 伸肌腱；dph. 远节指骨

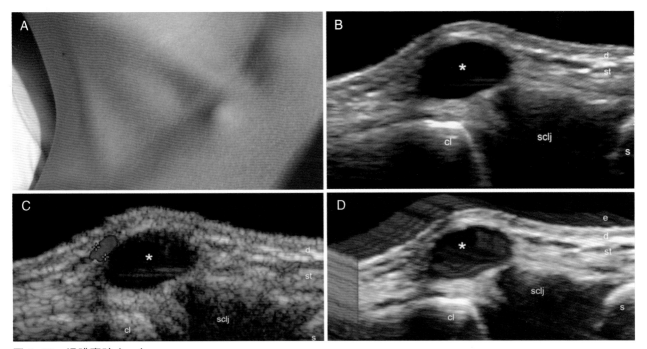

图 5-20　滑膜囊肿（一）

A. 临床图片显示胸骨右上方肤色肿块；B. 灰阶超声图像（横切面）显示一边界清晰的椭圆形无回声结构（＊），位于邻近胸锁关节的皮下组织内；C. 彩色多普勒超声图像（横切面）显示囊肿内无血流信号（＊），囊肿旁有一小血管；D. 囊肿（＊）的三维图像（5～8s 的重建扫描）。缩写：e. 表皮；d. 真皮；st. 皮下组织；cl. 锁骨；sclj. 胸锁关节；s. 胸骨

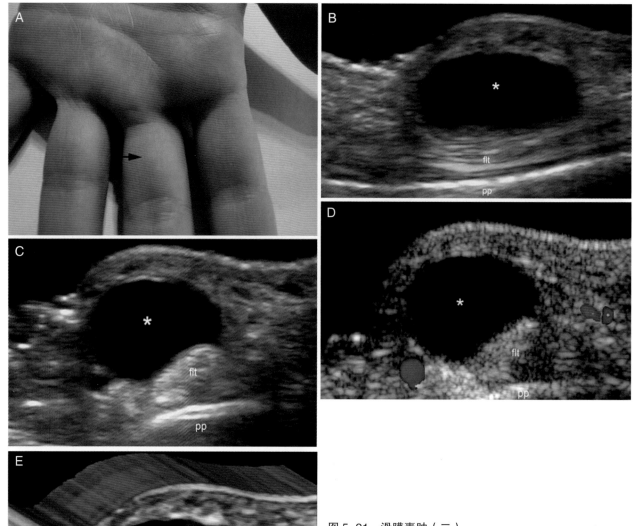

图 5-21　滑膜囊肿（二）

A. 临床图片显示中指近端指节肤色肿块（箭头）；B、C. 灰阶超声图像（B. 纵切面，C. 横切面）显示一边界清晰的椭圆形囊性结构（＊），附着于屈肌腱鞘；D. 彩色多普勒超声图像（横切面）显示囊肿（＊）无血流信号；E. 囊肿（＊）的三维图像（5～8s扫描重建，纵向视图）。缩写：flt. 屈指肌腱；pp. 近端指骨

要点： 检查滑膜囊肿时应注意与关节或滑囊相通的部位。

难点： 甲床常发生黏液囊肿，可能刺激该处产生滑膜囊肿。黏液囊肿通常是由于胶原蛋白退变引起的，因而不与关节腔相通（见第18章）。

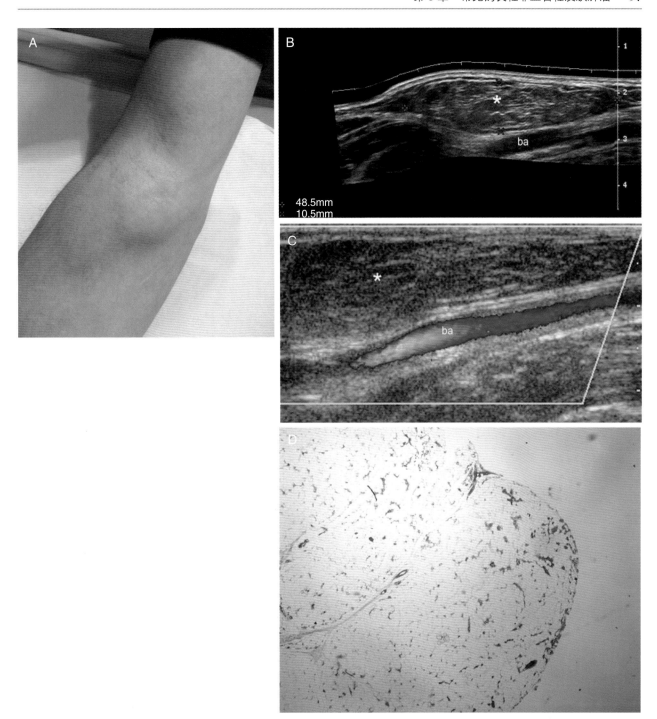

图 5-22 左前臂脂肪瘤

A.临床图片显示左前臂肤色肿块；B.灰阶超声图像（纵切面）显示一大小约 48.5mm×10.5mm、边界清晰的椭圆形低回声结构（*），位于皮下组织，肱动脉（ba）走行在肿块深部；C.彩色多普勒超声图像（纵切面）显示肿块后方肱动脉内血流（*）；D.组织切片（HE 染色 ×20 倍）显示示成熟脂肪细胞内伴小的偏心性细胞核

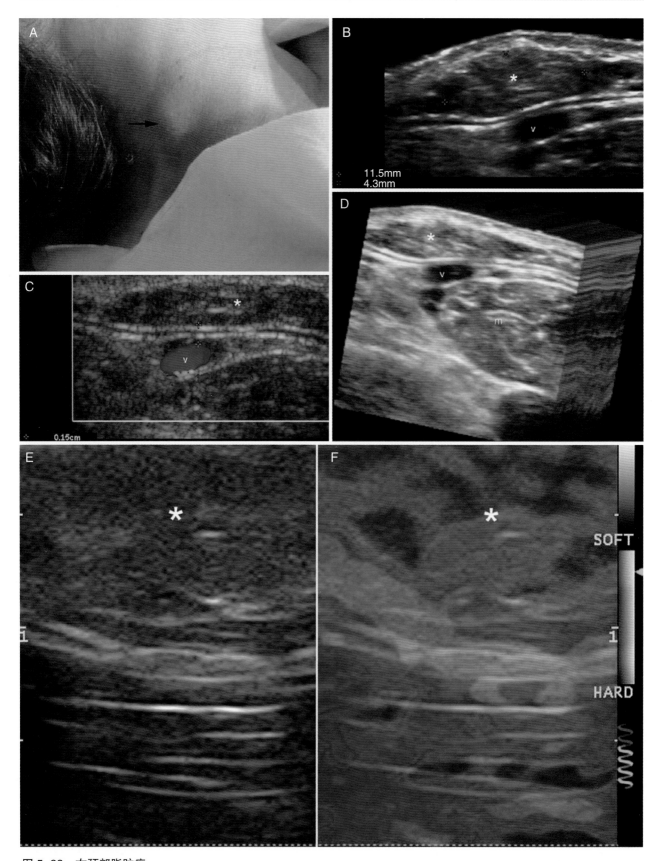

图 5-23 右颈部脂肪瘤

A. 临床图片显示右颈部一肤色肿块（箭头）；B. 灰阶超声图像（横切面）显示一大小约 11.5mm×4.3mm、边界清晰的椭圆形低回声肿块（*，标记间），位于皮下组织，与皮肤平行，颈外静脉（v）位于肿块深部；C. 彩色多普勒超声图像（横切面）显示颈外静脉内血流信号（*），肿块与静脉间距离约 1.5mm；D. 肿块（*）的三维图像（5 ~ 8s 重建，横切面）；E、F. 另一病例的超声弹性成像（对照显示，纵切面）表明脂肪瘤（*）硬度较小

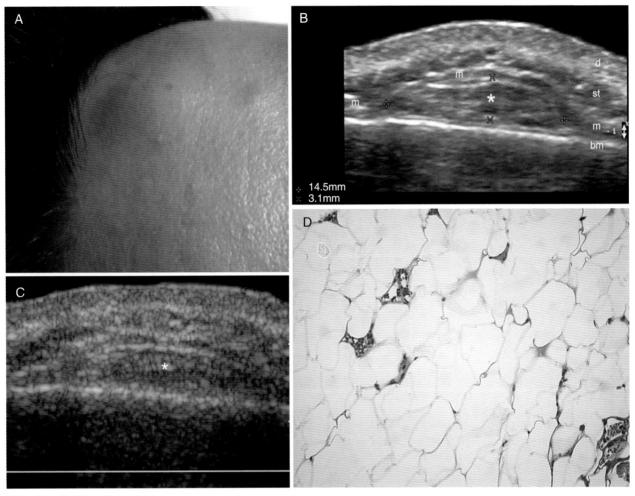

图 5-24　帽状腱膜下脂肪瘤
A. 临床图片显示前额肤色肿块；B. 灰阶超声图像（横切面）显示一大小约 14.5mm×3.1mm、边界清晰的椭圆形低回声结节（＊），位于颅顶肌与颅骨的骨边缘之间，注意肌肉被顶起向上移位；C. 彩色多普勒超声图像（横向）显示结节（＊）内未探测到血流信号；D. 组织切片（HE 染色 ×100 倍）显示成熟的脂肪细胞增生，大而清晰的胞质内有一小的偏心性细胞核。缩写：d. 真皮；st. 皮下组织；m. 颅顶肌；bm. 颅骨的骨边缘

> **要点：** 危险部位的脂肪瘤，相应皮肤层薄，相关的重要解剖结构显得更为浅表。如颞部（颞动脉）、颈部（颈动脉和颈静脉）和前臂前侧面（肱动脉）等部位。
> 报告中需描述脂肪瘤附近相关的解剖结构，如较大的血管（动脉或静脉）、神经、肌腱或肌肉。
> **难点：** 椭圆形的低回声或不均质回声结构，与皮肤不平行者通常不符合脂肪瘤的特征。

糊的低回声区，通常回声不均，主要累及真皮层，有时累及皮下组织浅层。皮肤纤维瘤可使局部毛囊区变形或扩大。在彩色多普勒超声图像上通常无血流显示，但也偶可出现较丰富的低速动、静脉血流（图 5-25，图 5-26）。

2. 结节性筋膜炎　结节性筋膜炎（nodular fasciitis, NF）亦称假肉瘤性纤维瘤病，被认为是一种病因不明的反应性增生。本病多见于中青年妇女，主要发生在四肢，尤其是前臂，也可出现在躯干。NF 往往生长迅速，因此在临床上可能误认为是肉瘤。病灶质地较硬，触诊时可触及结节，有时伴疼痛。10% ~ 15% 的病例可追溯到创伤史。组织学上，NF 由梭形细胞和松散的黏液样胶原基质组成，呈典型的羽状、微囊状外观。病灶内可以发现许多薄壁的血管，内衬放射状排列的内皮细胞。同时，还经常可以观察到多发点状出血、散在的慢性炎性浸润和大量有丝分裂象，慢性炎性浸润时，淋巴细胞、组织细胞和多核巨细胞出现在有大量梭形纤维原细胞排列的黏液基质中。声像图上，病灶位于皮下组织，为边界清晰的结节，大多呈圆形或椭圆形，有时呈分叶状。结节可呈低回声，也可呈不均质回声，有时可见多发点状回声。少数情况下，由于水肿，结节周围组织回声增强。

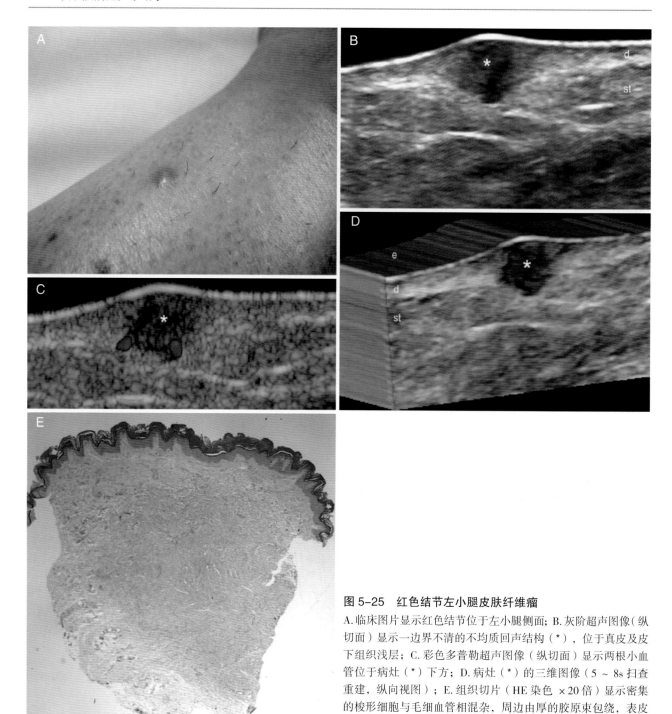

图 5-25　红色结节左小腿皮肤纤维瘤

A.临床图片显示红色结节位于左小腿侧面；B.灰阶超声图像（纵切面）显示一边界不清的不均质回声结构（＊），位于真皮及皮下组织浅层；C.彩色多普勒超声图像（纵切面）显示两根小血管位于病灶（＊）下方；D.病灶（＊）的三维图像（5～8s 扫查重建，纵向视图）；E.组织切片（HE 染色 ×20 倍）显示密集的梭形细胞与毛细血管相混杂，周边由厚的胶原束包绕，表皮出现棘层肥厚。缩写：e.表皮；d.真皮；st.皮下组织

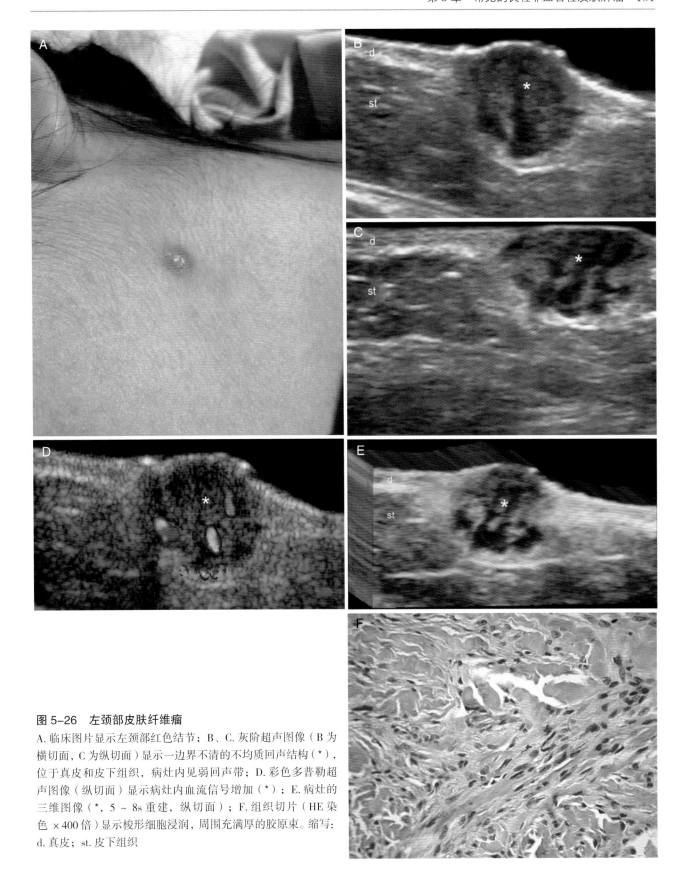

图 5-26　左颈部皮肤纤维瘤

A. 临床图片显示左颈部红色结节；B、C. 灰阶超声图像（B 为横切面，C 为纵切面）显示一边界不清的不均质回声结构（*），位于真皮和皮下组织，病灶内见弱回声带；D. 彩色多普勒超声图像（纵切面）显示病灶内血流信号增加（*）；E. 病灶的三维图像（*，5 ～ 8s 重建，纵切面）；F. 组织切片（HE 染色 ×400 倍）显示梭形细胞浸润，周围充满厚的胶原束。缩写：d. 真皮；st. 皮下组织

病变处的血流灌注也呈多样性，可表现为无血流到血流丰富不等，如有血流，一般为低速动脉血流（图 5-27）。

3. 背部弹力蛋白纤维瘤　背部弹力蛋白纤维瘤（elastofibroma dorsi，ED）是一种罕见的、生长缓慢的反应性结缔组织假性肿瘤。通常位于肩胛下区（约占所有病例的 93%），其中 54% 为双侧发生。ED 的常见生长部位是菱形肌和背阔肌的下方，毗邻肩胛下角。据报道，ED 常见于 40 岁以上尤其是老年人，女性多见。较大的肿瘤可引起疼痛，为其最常见症状。虽然有观点认为 ED 是对反复创伤或肩胛骨与其下方的胸壁之间的摩擦所产生的反应性病变，但这一观点尚未得到证实，尤其是对位于肩胛区域以外的 ED 而言，这一观点缺乏说服力。组

织学上，它是边界不清的肿块，没有包膜，与相邻结缔组织融合，其间有密集的少泡状的胶原蛋白，夹杂成熟脂肪细胞及粗弹性纤维。声像图上，病变边界不清，大多为椭圆形、多层状肿块，固定于深部的肋骨平面，但相对于肩胛骨是活动的。为了使病灶更易于观察，可将上肢外展，把肿块推离肩胛骨，在此过程中行动态扫查。ED 最常见的声像表现是一个不均质的束状肿块，夹杂高回声的纤维和低回声的脂肪束。根据弹性纤维（高回声）和脂肪成分（低回声）在肿块内所占的比例，ED 也可表现为从低回声到高回声不等的声像图类型（图 5-28）。

（三）神经源性肿瘤

临床上，神经源性肿瘤通常表现为触诊可及的无痛

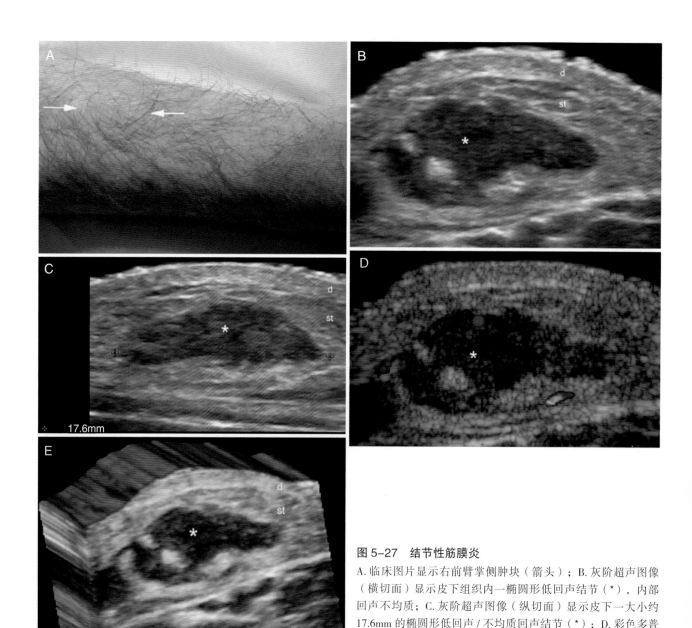

图 5-27　结节性筋膜炎

A. 临床图片显示右前臂掌侧肿块（箭头）；B. 灰阶超声图像（横切面）显示皮下组织内一椭圆形低回声结节（*），内部回声不均质；C. 灰阶超声图像（纵切面）显示皮下一大小约 17.6mm 的椭圆形低回声 / 不均质回声结节（*）；D. 彩色多普勒（横切面）显示结节（*）周边有少许小血管；E. 结节的三维图像（*，5 ～ 8s 扫查，横切面）。缩写：d. 真皮；st. 皮下组织

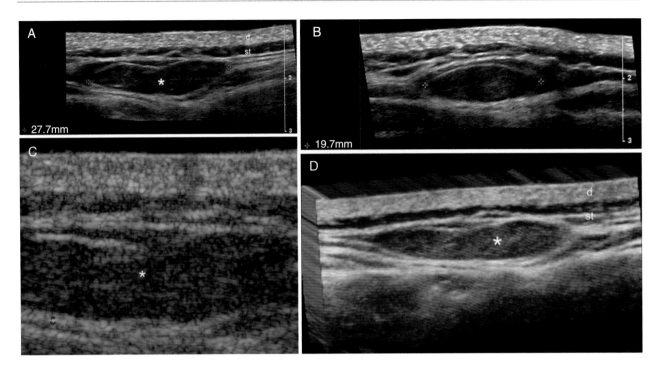

图 5-28　背部弹力蛋白纤维瘤

A、B. 灰阶超声图像（A. 纵切面；B. 横切面）显示一大小约 27.7mm×19.7mm 的边界清晰的椭圆形低回声实性结节，位于左肩胛部皮下组织，略呈分叶状；C. 彩色多普勒（横切面）显示结节内无血流信号；D. 肿块的三维图像（*，5～8s 重建扫查，纵切面）。缩写：d. 真皮；st. 皮下组织

提示：肩胛区或肩胛下区这一解剖定位是诊断此肿瘤的关键。注意行动态扫查。

性肿块。神经源性肿瘤的类型较多，现将较常见的叙述如下。

1. **施万细胞瘤**　施万细胞瘤（Schwannomas）也称神经鞘瘤，为神经来源的实体肿瘤。临床上表现为生长缓慢的无痛性肿块，大小不一，最常位于四肢，头部和颈部次之，通常单发，也可多发。组织学上，肿瘤由施万细胞组成，形似挤压的梭形细胞，有逐渐变细、延长的波浪状细胞核。肿瘤细胞明显呈栅栏状排列，梭形胞或星状细胞分散在丰富的疏松黏液基质中。慢性炎性细胞和透明化壁的小血管常见，有时也可以检测到微囊性变或大囊性变、出血、钙化、含铁血黄素沉积等。免疫组化通常显示 S-100 蛋白阳性。

在声像图上，病灶往往表现为边界清晰的圆形 / 卵圆形实性低回声或不均质回声结节，位于皮下组织内。少数情况下，肿瘤发生囊变（囊性退行性变）可使其内部出现无回声区。此外，神经鞘瘤可发生囊性变异，使肿瘤内出现明显的无回声区。有时在肿块内部可以发现钙化产生的点状强回声。少数病例可显示肿瘤两端的传入神经和传出神经，呈束状低回声，这一发现可以支持诊断。彩色多普勒超声影像图上，神经鞘瘤通常无血流

信号，但也可显示少许血流信号（图 5-29，图 5-30）。

2. **神经纤维瘤**　神经纤维瘤起源于神经鞘，通常单发，多发时则可与 von Recklinghausen 病（神经纤维瘤病 I 型）联系起来。在后一种情况下，患者除了有常见的肿块、肿胀或皮肤软性丘疹外，还可能显示牛奶咖啡（浅褐色）斑。

在组织学上，神经纤维瘤由多个小神经纤维组成，与细胞质稀疏、浅淡且细胞核延长成波浪状的梭形细胞排列在一起，这些梭形细胞分布在纤毛状的胶原蛋白性基质中或纤维性基质中。很少看到炎性成分，内部主要由肥大细胞、基质胶原蛋白、黏蛋白和透明胶原蛋白组成。免疫组化显示 S-100 蛋白在 30%~50% 的细胞和变异 CD34 中呈阳性。

神经纤维瘤病分为以下 3 种类型：局灶型、丛状型和弥漫型（参见第 3 章）。

局灶型：神经纤维瘤在声像图上表现为圆形、卵圆形或梭形低回声结节。可以发现呈中心性分布的传入神经和传出神经，呈束支状低回声，当神经纤维瘤位于皮下组织时易发现此征象。与此相对的是，神经鞘瘤的传入神经和传出神经呈偏心性分布。不过后者不易发现，

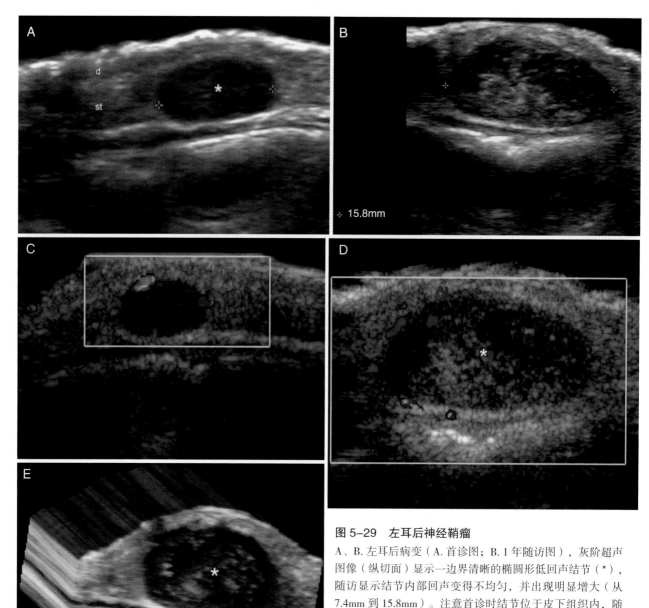

图 5-29　左耳后神经鞘瘤

A、B. 左耳后病变（A. 首诊图；B. 1 年随访图），灰阶超声图像（纵切面）显示一边界清晰的椭圆形低回声结节（*），随访显示结节内部回声变得不均匀，并出现明显增大（从 7.4mm 到 15.8mm）。注意首诊时结节位于皮下组织内，随访复查时结节增大并凸向真皮层。C、D. 彩色多普勒（纵切面，C. 首诊，D. 随访）显示复查时肿块（*）周边血流信号增多。E. 结节的三维图像（*，5 ~ 8s 扫查，纵切面重建）。缩写：d. 真皮；st. 皮下组织

而且对于超声检测神经鞘瘤传入神经和传出神经束征象的敏感性在文献报道中尚存争议。在彩色多普勒上，局灶型神经纤维瘤可无血流信号，亦可有程度不等的血流信号。神经纤维瘤也可出现瘤内出血。

丛状型：神经纤维瘤累及神经分支，通常呈蛇形蜿蜒状，也称为"蠕虫袋"状。组织学上除了典型的神经纤维瘤背景，肿瘤还由增粗的神经或神经纤维组成，伴有显著的黏液样改变。超声可以检测到沿神经分支走行的多个曲折的低回声束，彩色多普勒上这些束支往往无血流信号。

弥漫型：神经纤维瘤的特点是在真皮和皮下组织的胶原基质中，肿瘤呈广泛性弥漫性生长。在超声上，病灶表现为边界不清的斑块状混合回声（高回声和低回声区域兼有），有时伴随多个管状和迂曲状低回声束或低回声结节。彩色多普勒上，病灶血流可为乏血流到富血流两者之间的某种类型（图 5-31 至图 5-36）。

3. 神经瘤　神经瘤（neuroma）并非真正的神经源性肿瘤，一般是由继发于创伤（急性或慢性）或手术的神经纤维反应性增生、肥大引起的，比如可继发于截肢术或部分横断术。神经瘤通常位于下肢，其次是头颈部。发生于拔牙后的口腔内的神经瘤也很常见。其他部位如桡神经和臂丛神经亦可发生。临床上，病灶可能产生剧

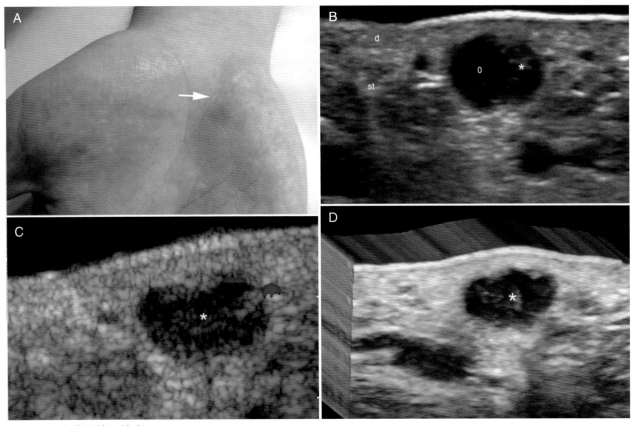

图 5-30　右掌侧神经鞘瘤

A.临床图片显示右掌侧肤色肿块（箭头）；B.灰阶超声图像（横切面）显示一边界清晰的结节，位于皮下组织，呈混合回声（*低回声，o 无回声）；C.彩色多普勒超声图像（横切面）显示结节周围微小血管（*）；D.结节的三维图像（*，5 ~ 8s 扫查，横向视图）。缩写：d. 真皮；st. 皮下组织

要点：注意施万细胞瘤内的无回声区代表囊变区域。施万细胞瘤通常没有连接到表皮下的通道。

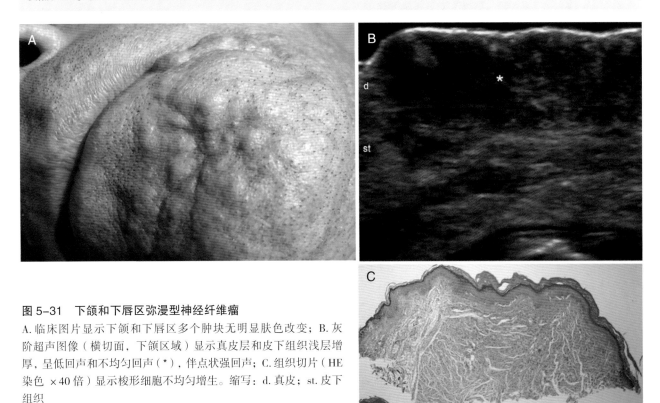

图 5-31　下颌和下唇区弥漫型神经纤维瘤

A.临床图片显示下颌和下唇区多个肿块无明显肤色改变；B.灰阶超声图像（横切面，下颌区域）显示真皮层和皮下组织浅层增厚，呈低回声和不均匀回声（*），伴点状强回声；C.组织切片（HE 染色 ×40 倍）显示梭形细胞不均匀增生。缩写：d. 真皮；st. 皮下组织

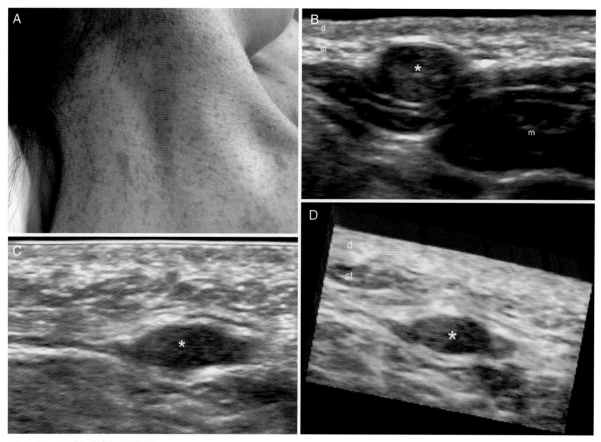

图 5-32 局灶型神经纤维瘤

A.临床图片显示颈部多个咖啡牛奶斑；B.灰阶超声图像（横切面，右侧颈部）显示一边界清晰的圆形结节（*），位于皮下组织；C.灰阶超声图像（纵切面，同一患者右臀部内侧）显示一边界清晰的椭圆形低回声结节（*），结节左侧检测到低回声传入神经束；D.右臀部区域病变的三维图像（*，纵切面）。缩写：d.真皮；st.皮下组织；m.肌肉

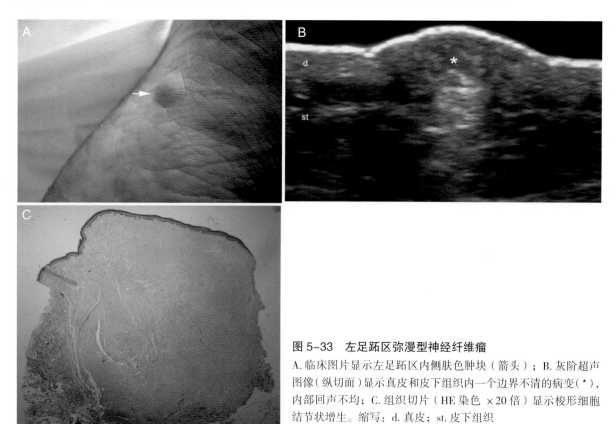

图 5-33 左足跖区弥漫型神经纤维瘤

A.临床图片显示左足跖区内侧肤色肿块（箭头）；B.灰阶超声图像（纵切面）显示真皮和皮下组织内一个边界不清的病变（*），内部回声不均；C.组织切片（HE 染色 ×20 倍）显示梭形细胞结节状增生。缩写：d.真皮；st.皮下组织

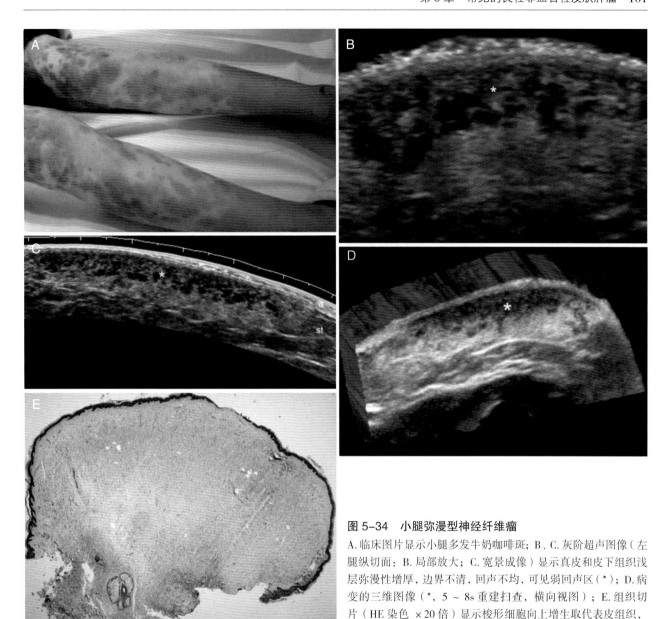

图 5-34　小腿弥漫型神经纤维瘤
A. 临床图片显示小腿多发牛奶咖啡斑；B、C. 灰阶超声图像（左腿纵切面；B. 局部放大；C. 宽景成像）显示真皮和皮下组织浅层弥漫性增厚，边界不清，回声不均，可见弱回声区（*）；D. 病变的三维图像（*，5 ~ 8s 重建扫查，横向视图）；E. 组织切片（HE 染色 ×20 倍）显示梭形细胞向上增生取代表皮组织，呈边界不清生长。缩写：d. 真皮；st. 皮下组织

烈疼痛、麻木、不适、刺痛感及电击样症状。

　　在组织学上，神经瘤由多个无包膜的轴突、施万细胞、神经内膜细胞和周围神经细胞组成，周边明显包绕着含有致密胶原蛋白的瘢痕组织。营养不良性钙化在病变区域很少见到。

　　在声像图上，神经瘤通常位于皮下组织。由截肢引起的创伤性神经瘤往往表现为与神经束残端相延续的球根状低回声。如果损伤是由摩擦、刺激等慢性损伤引起，则神经瘤通常表现为局灶性、边界不清的结构，有时呈梭形。彩色多普勒超声图像上，神经瘤常表现为乏血供。

　　莫顿神经瘤（Morton's neuroma）表现为跖趾神经周围纤维化。莫顿神经瘤最常发生在第 3、4 跖骨之间，也可发生于其他跖骨区域。超声检查时可能需要采用动态扫查方法，即超声医师用手指向相邻跖骨中间区域（足背侧或掌侧）施加压力。探头应置于检查者手指的对侧。在声像图上，莫顿神经瘤表现多样，可以是边界清晰的圆形 / 卵圆形低回声病灶，也可以是边界不清的低回声结构。声像图的变化是由受累跖趾神经周围纤维化的程度决定的（图 5-37）。

（四）毛囊皮脂腺单位肿瘤

　　1. 毛母质瘤　毛母质瘤（pilomatrixoma）也称为毛基质瘤、Malherbe 钙化上皮瘤。肿瘤起源于毛基质，临床表现为生长缓慢的硬结，最常见于头部、颈部和四肢。毛母质瘤通常发生于儿童和年轻人，典型的毛母质瘤外观呈肤色，但也可呈红斑状或浅蓝色。常为单发，偶尔也可多发。文献报道本病的临床误诊率高达 56%，在体格检查中这些良性肿瘤很容易被误诊为其他常见的良性病变，如表皮囊肿。组织学上，毛母质瘤是由基底样细胞、

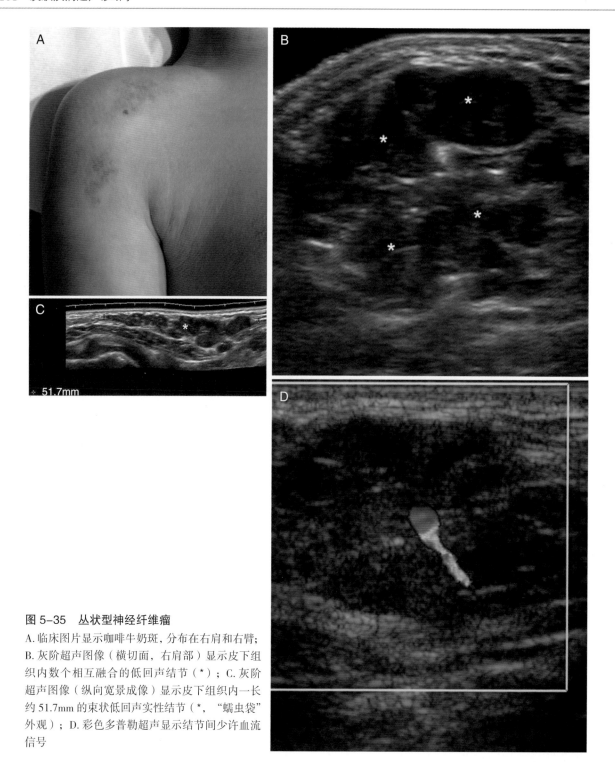

图 5-35　丛状型神经纤维瘤

A.临床图片显示咖啡牛奶斑，分布在右肩和右臂；
B.灰阶超声图像（横切面，右肩部）显示皮下组
织内数个相互融合的低回声结节（*）；C.灰阶
超声图像（纵向宽景成像）显示皮下组织内一长
约 51.7mm 的束状低回声实性结节（*，"蠕虫袋"
外观）；D.彩色多普勒超声显示结节间少许血流
信号

血影细胞、嗜酸性角质碎片及钙化灶等成分组成的小叶
构成，小叶周围常有致密结缔组织组成纤维假包膜。

　　毛母质瘤的典型声像特征：位于真皮和皮下组织的
圆形和（或）分叶状结节，其边缘有低回声带环绕，中
央区呈高回声。通常情况下，中央高回声对应钙质沉积。
毛母质瘤内钙化程度不一，可以是少许钙化，也可以是
完全钙化，而钙化的存在是超声诊断毛母质瘤的主要特
征，据报道，在 68%~80% 的病例中有钙化出现。此外，

毛母质瘤可发生囊变，出血是其常见原因，使瘤体内出
现液性无回声区和分隔。

　　在彩色多普勒上，毛母质瘤血流信号多寡不一。当
肿瘤有丰富的血管时，临床上可能出现一些令人混淆的
体征，导致其被误诊为血管瘤，而超声可能有助于对这
些肿块进行鉴别诊断（图 5-38 至图 5-42）。

　　2.毛发上皮瘤　毛发上皮瘤（tricoepithelioma）实
质是错构瘤，来源于毛基质成分，在临床上表现为多发

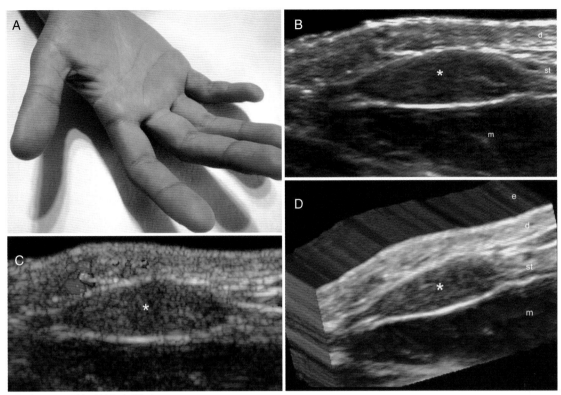

图 5-36　鱼际处局灶型神经纤维瘤

A. 临床图片显示患者右侧鱼际处可触及肿块；B. 灰阶超声图像（横切面）显示边界清晰的椭圆形低回声结节（*），位于皮下组织，结节左侧检测到低回声传入神经束；C. 彩色多普勒超声图像（横切面）显示结节内无血流（*），在真皮和皮下组织浅层检测到少量小血管；D. 结节的三维图像（*，5～8s扫查重建，横向视图）。缩写：e. 表皮；d. 真皮；st. 皮下组织；m. 肌肉

> **要点：** 在局灶型神经纤维瘤中寻找传入神经束和传出神经束，对诊断有提示作用。
> "蠕虫袋"外观是丛状神经纤维瘤的一个经典的超声表现，位于神经束的走行路径上。
> 注意观察患者皮肤有无牛奶咖啡斑。

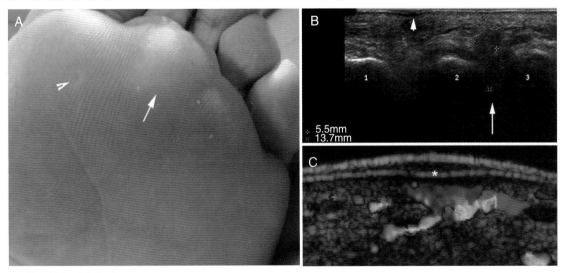

图 5-37　莫顿神经瘤和跖疣

A. 临床图片显示左足底一过度角化病变（短箭头，患者临床表现为第2跖骨中间区域的剧烈疼痛（箭头，第2、3跖骨之间）；B. 灰阶超声图像（横切面，跖骨水平）显示一 5.5mm×13.7mm 的低回声肿块（短箭头），位于第2跖骨间隙。注意位于第1跖骨间隙表皮和真皮内的梭形低回声结构，是伴发的跖疣（箭头）；C. 彩色多普勒（横切面）显示跖疣内皮肤层血流信号增多

> **要点：** 创伤性神经瘤常伴剧痛，检查时应避免长时间加压探头，可使用比平常更多的耦合剂，令患者感觉舒适。
> 莫顿神经瘤在静态扫查时可能不易被发现。动态扫查对寻找病灶非常重要。
> 怀疑莫顿神经瘤时，需与跖疣、异物等相鉴别。

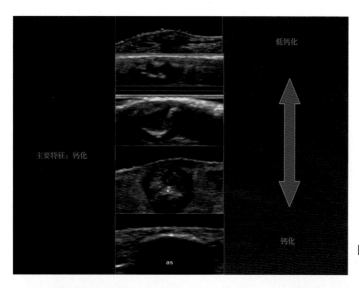

图 5-38　毛母质瘤不同的声像外观，从少量钙质沉积（上部）到完全钙化（底部）

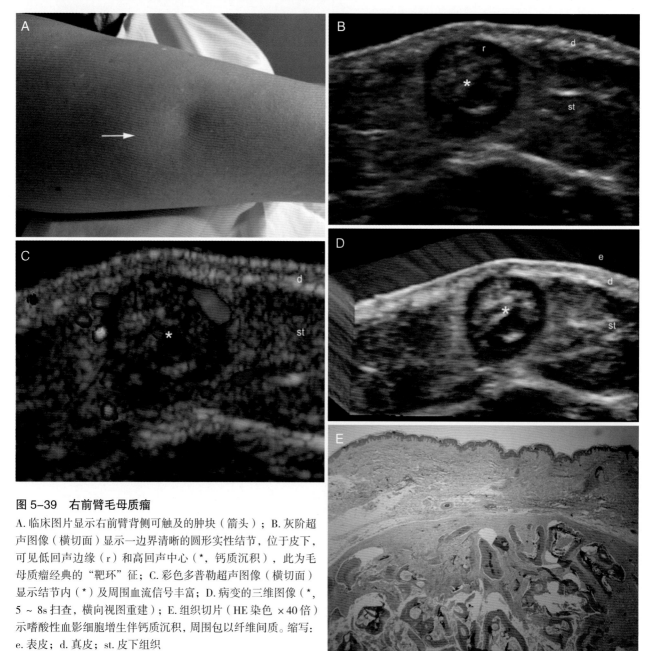

图 5-39　右前臂毛母质瘤

A. 临床图片显示右前臂背侧可触及的肿块（箭头）；B. 灰阶超声图像（横切面）显示一边界清晰的圆形实性结节，位于皮下，可见低回声边缘（r）和高回声中心（*，钙质沉积），此为毛母质瘤经典的"靶环"征；C. 彩色多普勒超声图像（横切面）显示结节内（*）及周围血流信号丰富；D. 病变的三维图像（*，5～8s 扫查，横向视图重建）；E. 组织切片（HE 染色 ×40 倍）示嗜酸性血影细胞增生伴钙质沉积，周围包以纤维间质。缩写：e. 表皮；d. 真皮；st. 皮下组织

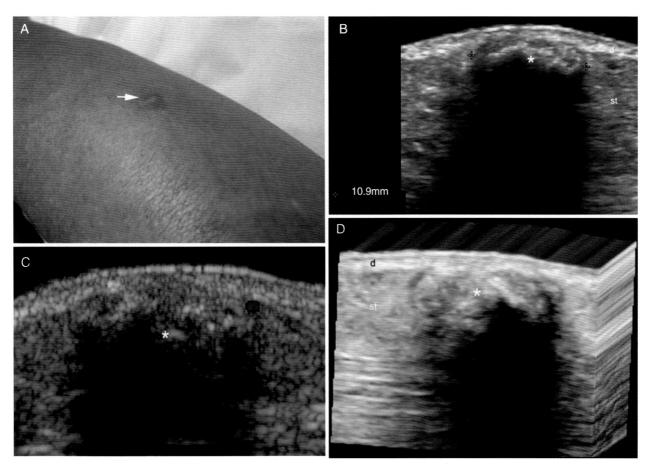

图 5-40　小腿毛母质瘤
A. 临床图片显示左小腿外侧肤色肿块（箭头）；B. 灰阶超声图像（横切面）显示一直径约 10.9mm 的"靶环状结节"（＊），位于皮下组织，周缘呈低回声，中心呈强回声，稍向真皮凸出，钙化灶后方有回声衰减；C. 彩色超声图像（横切面）显示病灶周围小血管（＊）；D. 结节三维图像（＊，5 ～ 8s 扫查重建，横向视图）。缩写：d. 真皮；st. 皮下组织

无痛肉色或红色斑块，对称分布于面部。在发生毛发上皮瘤的家族中发现了圆柱瘤基因的种系突变。Brooke-Spiegler 综合征具有常染色体显性遗传趋势，引起皮肤附属器新生物，包括毛发上皮瘤、圆柱瘤、汗腺腺瘤等。组织学上，毛发上皮瘤显示致密结缔组织中散在基底样细胞和角化囊肿，还可能观察到原始毛球。

在声像图上，本病的良性特征表现为真皮层弥漫性、低回声、斑块状的增厚，伴多量细小点状高回声。彩色多普勒上，本病具有乏血流的特点（图 5-43）。

（五）其他来源的肿瘤

1. 肥大细胞瘤　肥大细胞瘤（mastocytoma）由肥大细胞构成，多见于幼儿。本病占肥大细胞增生性疾病的10%，后者还包括色素性荨麻疹、弥漫性皮肤肥大细胞增多症和系统性肥大细胞增多症。本病在临床上表现为孤立的赤褐色、粉红色、黄色结节或斑块，常出现在四肢或躯干，也可累及头部。本病常会发生自发性退化，通常与系统性受累无关。

在组织学上，真皮中能检测到富含嗜酸性胞质的肥大细胞和嗜酸性粒细胞，还可能发现皮下囊泡形成和真皮乳头水肿。

在声像图上，孤立的肥大细胞瘤表现为真皮层内带状、椭圆形或梭形低回声病灶，通常与皮肤层平行。彩色多普勒上，病灶的血流多寡不一，可为乏血流，也可为富血流（图 5-44）。

2. 皮肤淋巴样增生　皮肤淋巴样增生（cutaneous lymphoid hyperplasia，CLH），亦称假性淋巴瘤、施皮格勒 – 芬特假性淋巴瘤（pseudolymphoma of spiegler and Fendt）、施皮格勒 – 芬特结节病、包氏淋巴细胞瘤、皮肤良性淋巴组织增生病、皮肤淋巴细胞瘤等。CLH 由良性增生性多克隆淋巴细胞组成。因此，CLH 与反应性炎症应答有关，常见于昆虫叮咬或创伤后。查体见病灶为紫红色或淡蓝色结节 / 斑块，主要分布在颜面、耳垂、胸部和四肢等处。通常单发，儿童最易受累。组织学上，CLH 显示密集的淋巴细胞浸润，伴有显著的生发中心。在声像图上，病灶位于真皮层，呈椭圆形或梭形低回声。彩色多普勒上，CLH 可有乏血供到富血供的不同血流模式（图 5-45，图 5-46）。

3. 瘢痕疙瘩　瘢痕疙瘩（keloid）是一种假性肿瘤，

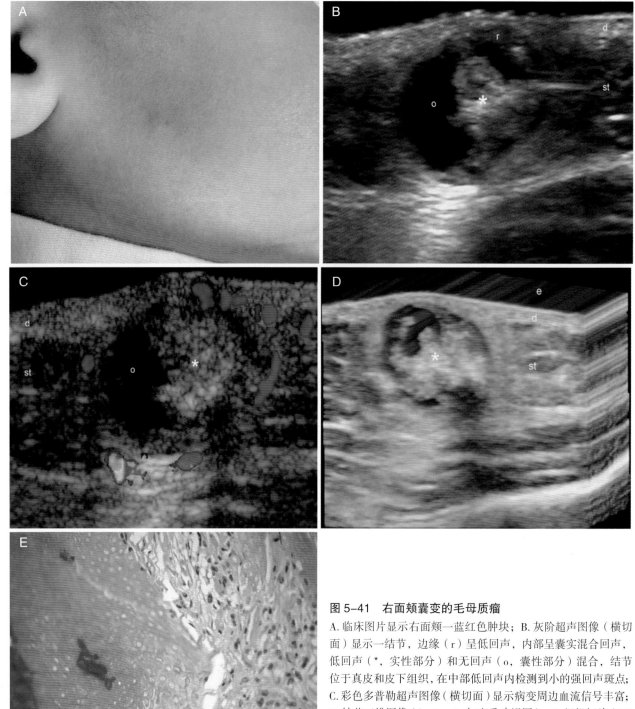

图 5-41　右面颊囊变的毛母质瘤

A. 临床图片显示右面颊一蓝红色肿块；B. 灰阶超声图像（横切面）显示一结节，边缘（r）呈低回声，内部呈囊实混合回声，低回声（*，实性部分）和无回声（o，囊性部分）混合，结节位于真皮和皮下组织，在中部低回声内检测到小的强回声斑点；C. 彩色多普勒超声图像（横切面）显示病变周边血流信号丰富；D. 结节三维图像（*，5 ~ 8s 扫查重建视图）；E. 组织切片（HE 染色 ×400 倍，Dr. Laura Carreño 惠赠）显示嗜酸性血影细胞增生伴钙质沉积，周边由纤维间质包绕。缩写：e. 上皮；d. 真皮；st. 皮下组织

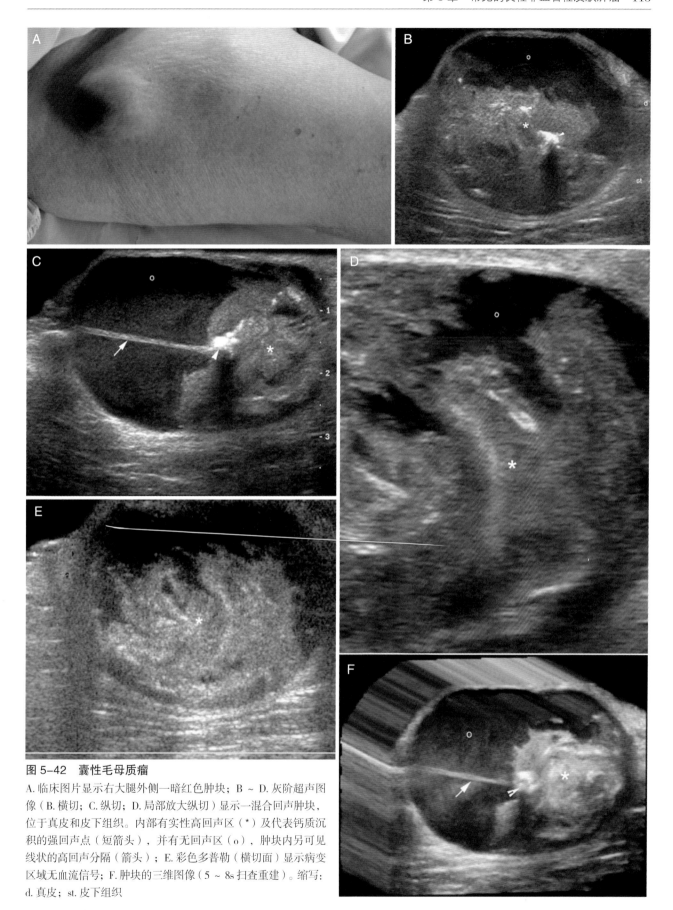

图 5-42　囊性毛母质瘤

A. 临床图片显示右大腿外侧一暗红色肿块；B ~ D. 灰阶超声图像（B. 横切；C. 纵切；D. 局部放大纵切）显示一混合回声肿块，位于真皮和皮下组织。内部有实性高回声区（＊）及代表钙质沉积的强回声点（短箭头），并有无回声区（o），肿块内另可见线状的高回声分隔（箭头）；E. 彩色多普勒（横切面）显示病变区域无血流信号；F. 肿块的三维图像（5 ~ 8s 扫查重建）。缩写：d. 真皮；st. 皮下组织

要点：结节中心强回声点反映钙质沉积，钙化现象是诊断毛母质瘤的关键因素。

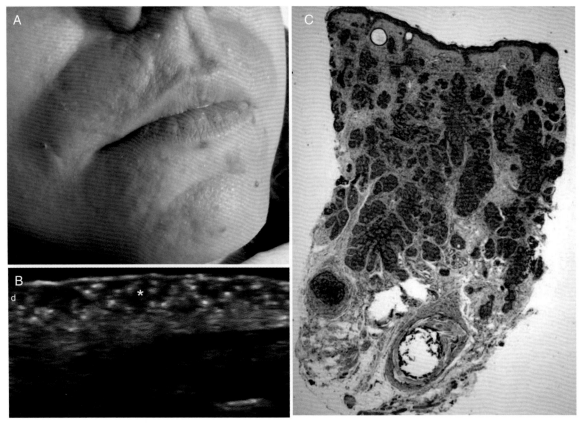

图 5-43 面部毛发上皮瘤

A. 临床图片显示下面部肿胀及丘疹；B. 灰阶超声图像（右侧鼻翼与上唇间，横切面）显示真皮层增厚，呈斑片状低回声（*），伴多发点状高回声；C. 组织切片（HE 染色 ×20 倍）：真皮层内见巢状基底样细胞、钙化、乳头状结构

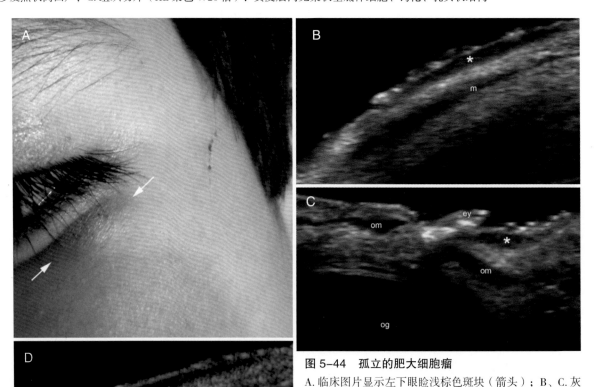

图 5-44 孤立的肥大细胞瘤

A. 临床图片显示左下眼睑浅棕色斑块（箭头）；B、C. 灰阶超声图像（B. 横切面；C. 纵切面）显示低回声的真皮层斑块（*），平行于皮肤；D. 彩色多普勒超声图像（横切面）显示病灶内无血流信号。缩写：m. 眼轮匝肌；ey. 睫毛；og. 眼球

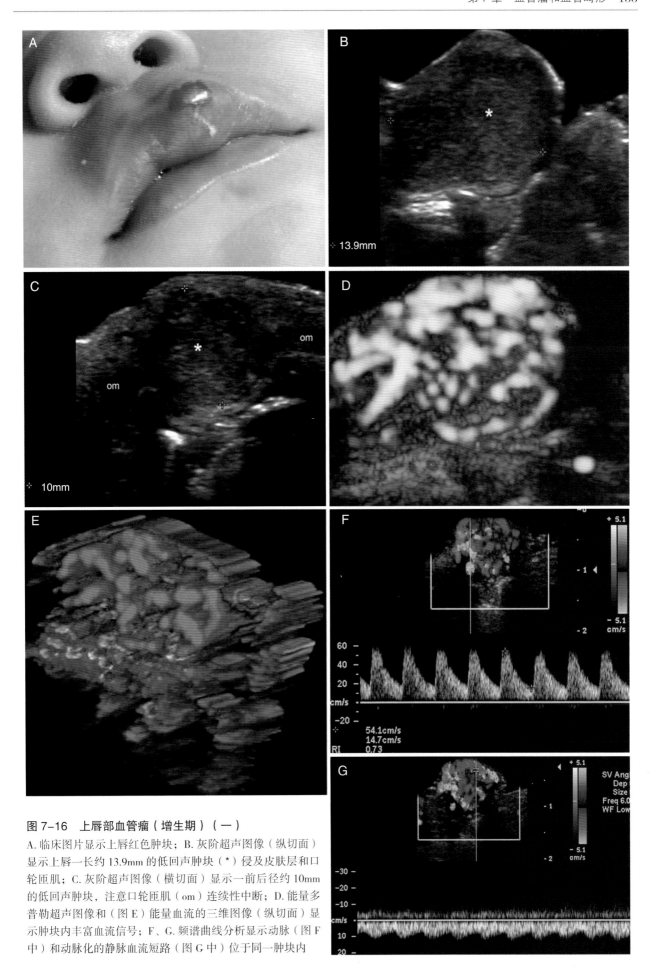

图 7-16　上唇部血管瘤（增生期）（一）

A. 临床图片显示上唇红色肿块；B. 灰阶超声图像（纵切面）
显示上唇一长约 13.9mm 的低回声肿块（*）侵及皮肤层和口
轮匝肌；C. 灰阶超声图像（横切面）显示一前后径约 10mm
的低回声肿块，注意口轮匝肌（om）连续性中断；D. 能量多
普勒超声图像和（图 E）能量血流的三维图像（纵切面）显
示肿块内丰富血流信号；F、G. 频谱曲线分析显示动脉（图 F
中）和动脉化的静脉血流短路（图 G 中）位于同一肿块内

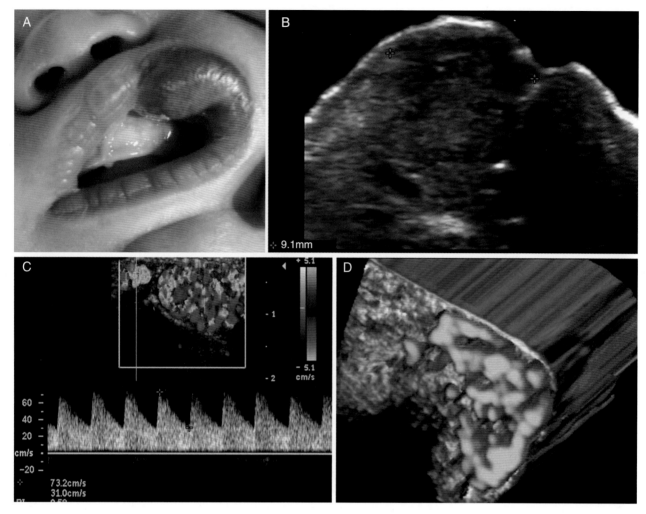

图 7-17 上唇部血管瘤（增生期）（二）

A. 临床图片显示上唇红色肿块，收缩使上唇变形；B. 灰阶超声图像（纵切面）显示一长约 9.1mm、边界不清的低回声肿块，侵及皮肤层和口轮匝肌；C. 彩色多普勒频谱曲线分析（横切面）显示动脉血管内收缩期高峰值血流，PSV 73.2cm/s；D. 能量血流的三维图像显示肿块内丰富的血流信号

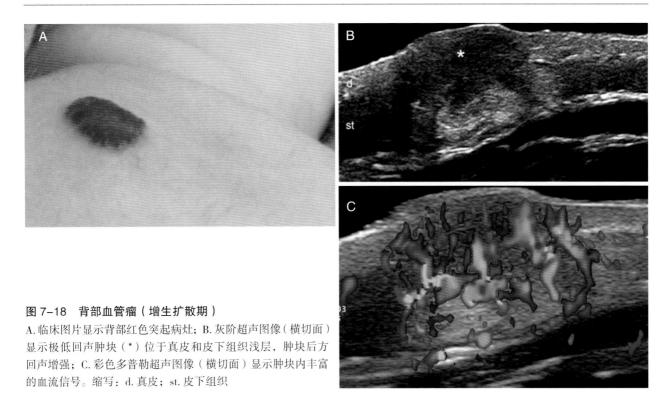

图 7-18　背部血管瘤（增生扩散期）
A.临床图片显示背部红色突起病灶；B.灰阶超声图像（横切面）显示极低回声肿块（*）位于真皮和皮下组织浅层，肿块后方回声增强；C.彩色多普勒超声图像（横切面）显示肿块内丰富的血流信号。缩写：d.真皮；st.皮下组织

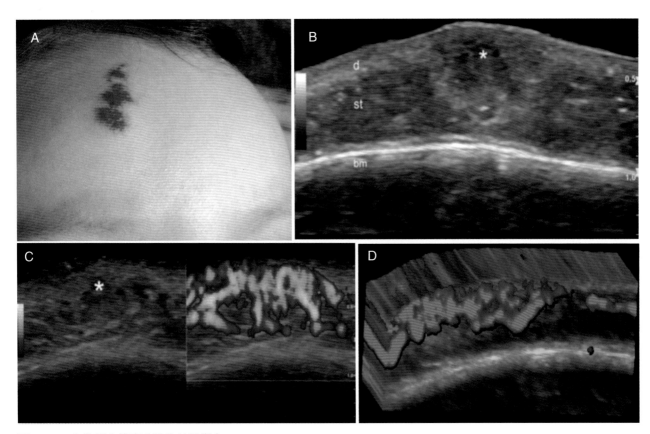

图 7-19　右前额血管瘤（增生扩散期）
A.临床图片显示右前额红色肿块；B.灰阶超声图像（横切面）显示边界不清的低回声病变（*）侵及真皮和皮下组织浅层；C.灰阶超声图像和能量多普勒超声图像（对比图像）显示肿块内丰富的血流信号（*）；D.病灶能量血流的三维图像（5～8s）。缩写：d.真皮；st.皮下组织；bm.颅骨骨边缘

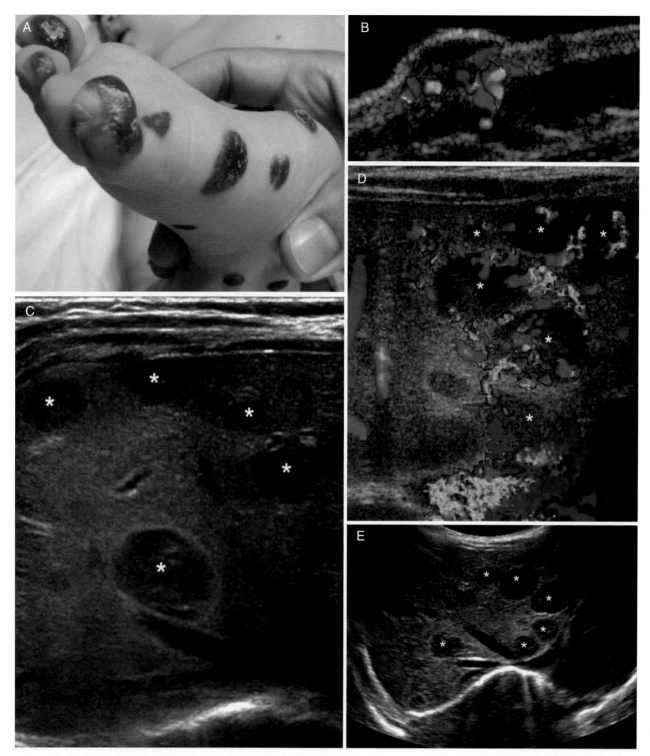

图 7-20 多发性皮肤和肝血管瘤病（增生期）

A. 临床图片显示右足多发皮肤血管瘤；B. 彩色多普勒超声图像（横切面）显示其中一个病变位于真皮和皮下组织，呈低回声，血流信号丰富；C. 同一患者的肝脏灰阶超声图像（横切面）显示肝内多发的低回声结节（*），提示为血管瘤；D. 彩色多普勒超声图像（横切面）显示肝内结节（*）周边及内部血流信号丰富；E. 灰阶超声图像（宽景横切面）显示多发肝脏结节（*）

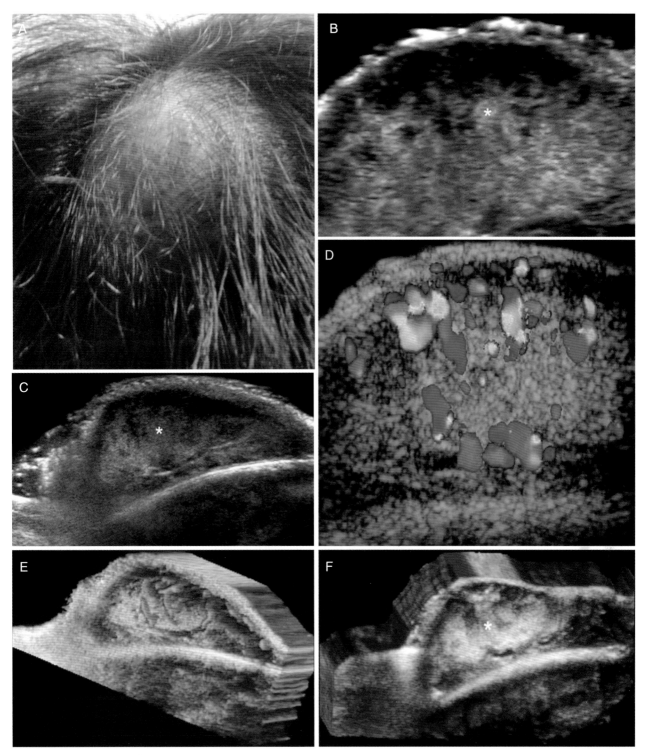

图 7-21 头皮血管瘤（部分消退期）

A. 临床图片显示头皮红色病变；B. 灰阶超声图像（B. 横切面；C. 扩展横切面）显示边界不清的混合回声肿块（*），累及真皮和皮下组织；D. 彩色多普勒超声图像（横切面）显示肿块内血流信号丰富，但与前述几个增生期病例相比有所减少；E. 血管瘤的能量三维图像；F. 血管瘤的灰阶三维图像（*）

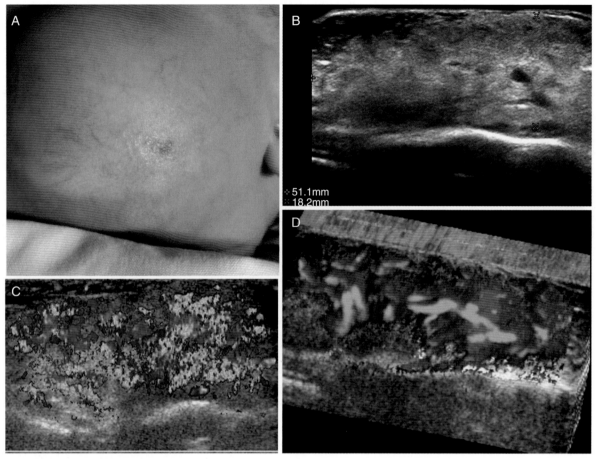

图 7-22 面颊部血管瘤（部分消退期）

A.临床图片显示左面颊部红色病变；B.灰阶超声图像（横切面）显示一大小约51.1mm×18.2mm的边界不清的不均质回声肿块，累及真皮、皮下组织和咬肌；C.彩色多普勒超声图像（横切面）和（图D）三维能量血流图重建（横切面视图，5～8s）显示肿块内血流信号丰富

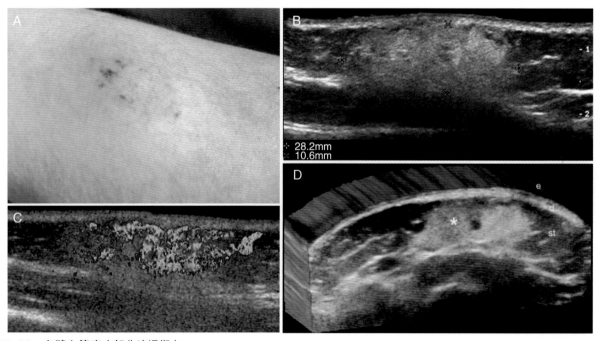

图 7-23 左臂血管瘤（部分消退期）

A.临床图片显示左臂红色病变；B.灰阶超声图像（纵切面）显示一大小约28.2mm×10.6mm的边界不清的高回声肿块，回声不均，主要累及皮下组织；C.彩色多普勒超声图像（纵切面）显示肿块内血流信号丰富杂乱，呈湍流；D.病灶的三维图像（*，横切面，5～8s）。缩写：e.表皮；d.真皮；st.皮下组织

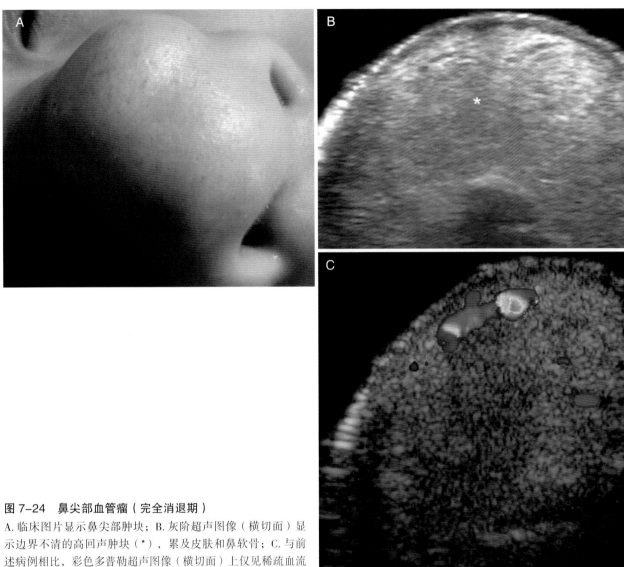

图 7-24　鼻尖部血管瘤（完全消退期）

A. 临床图片显示鼻尖部肿块；B. 灰阶超声图像（横切面）显示边界不清的高回声肿块（*），累及皮肤和鼻软骨；C. 与前述病例相比，彩色多普勒超声图像（横切面）上仅见稀疏血流信号

图 7-25　继发于血管瘤（完全消退期）的肥大性脂肪营养不良

A. 灰阶超声图像（横切面）和（图 B）（纵切面）显示左、右两侧胸部的对比。注意，与正常的右侧相比，左侧胸壁（血管瘤区域）皮下组织肥大（白色垂直线），皮下组织回声模糊（完全消退期）。缩写：st. 皮下组织

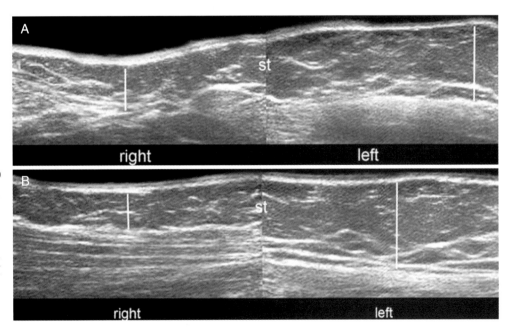

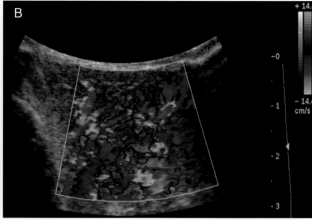

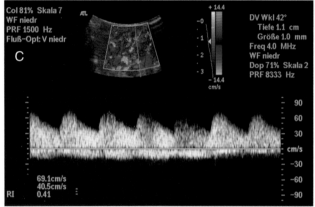

图 7-26　腮腺内血管瘤

A. 腮腺内血管瘤的横切面灰阶图；B. 彩色多普勒超声图像显示血管高密度，血管计数＞ 5 根 /cm²；C. 频谱多普勒超声图像显示动脉收缩期峰值流速 70cm/s，高舒张期流速导致 RI ＜ 0.5

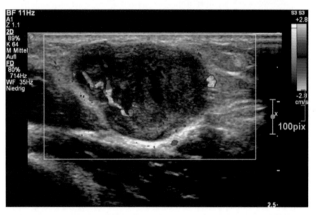

图 7-27　多血供的软组织肿瘤（平滑肌肉瘤），内部回声稍欠均质，与血管瘤相比，血管位于肿瘤的周边（与图 7-9、图 7-26 所示的血管分布对比）

六、血管畸形

（一）动脉畸形和动静脉畸形

1. 临床背景　动脉畸形和动静脉畸形（AVM）与血管内皮细胞增生无关，主要病因是胚胎发育过程中血管的异常分化。它们是先天性病变，特点是出生时即可出现，但通常最初未被发现。过度生长、血管因素、创伤或内分泌变化导致病灶进展而产生临床表现，也

常常导致病灶迟至青春期才被检测出来。与血管瘤不同，血管畸形通常随生长发育而不断增大。发生部位主要是头部和颈部（40%）、四肢（40%）和躯干（20%）。临床上，病灶表现为浅表软组织肿块，质地柔软，形态不规则，伴皮肤淡蓝色或红色改变。病变起源于异常血管，由动脉血管或动脉、静脉、毛细血管及淋巴管之间直接相连形成的血管巢组成。迂曲的管道结构聚集成瘤巢，管道之间有分流发生，无毛细血管床存在。高流量血管畸形可以同时存在数个这样的病灶。

血管畸形的高复发率归因于间充质细胞起源：原始间叶细胞。这类细胞具有扩大和再生的潜能。正因如此，AVM 可以演变成高度破坏性的病变，导致大量手指或肢体畸形和毁容问题。

> **教学点：** 动静脉分流是 AVM 的标志，一个血管畸形内可以存在几个这样的病灶。

2. 超声特征　动脉畸形和动静脉畸形的 B 型超声表现非常多变。病灶通常浅在，位于皮下组织，导致皮肤和皮下组织增厚。超声常检测到巢状无回声管道，在部分病例中还可发现无回声的假囊性结构（图 7-28 至图 7-32）。此外有混合型病灶，由高回声血管基质和不同口径的无回声血管通道构成。动静脉畸形的整体回声可

以极不均匀,这主要取决于病变内动脉和静脉的数量(图7-33,图7-34)。通常动脉畸形和动静脉畸形没有软组织成分。如果发现软组织,应考虑与其他不同类型的病变相鉴别,如高度血管化的软组织肿瘤。病灶内血管的分布模式是重要的鉴别指征:AVM 内的血管及其分支主要集中在病灶中部,而软组织肉瘤中的这些血管因其浸润性生长,更常出现在病灶周边。同时存在于病灶周边的水肿或浸润性边界也是肉瘤的标志之一。AVM 常有模糊的边界,有时内部血管细小,用 B 型超声几乎检测不到,只有借助于彩色多普勒超声。

教学点:AVM 没有软组织成分。如果软组织肿块内发现高流量血管及分流,应考虑 AVM 可能。

如前所述,动静脉畸形是由动脉和静脉之间相互连接而形成的一个血管巢。AVM 的供血动脉和引流静脉常可在病灶边缘找到,但也有例外。而对于所有动静脉畸形,必须搜寻动静脉分流的存在,这是它的结构特征,也是超声诊断的特征。在彩色多普勒超声上,动静脉分流表现为病灶内血流信号的混叠失真。为了避免真实的混叠失真与伪影混淆,超声仪器的正确设置至关重要。在多普勒超声上,动静脉分流显示为基线上方高速舒张期血流,阻力指数在 0.5 以下(图7-33,图7-34)。鉴别高流量和低流量动静脉畸形对制订治疗计划很重要,因而必须在彩色多普勒超声上直接测量病灶的分流量。

(二)静脉畸形

1.临床背景　静脉畸形与动脉畸形和动静脉畸形有某些相似之处:均为先天性疾病,均不消退,绝大多数都可能随生长发育而扩大;可以长时间隐匿,直到出现临床症状才被发现。静脉畸形视诊呈蓝色,有压缩性,在 Valsalva 动作时通常会增大。静脉畸形常无症状,当发生血栓性静脉炎或血栓形成时,或累及肌肉和关节时,出现疼痛。在组织学上,它们由大小不等、海绵状的扩张静脉组成。从治疗方案的角度,Puig 等提出了一个分类系统,将静脉畸形进一步分为 4 个亚型(表7-2)。这一分类基于病变的静脉回流,对硬化治疗有重要的指导意义,因为Ⅲ、Ⅳ两个亚型发生并发症的风险较高。

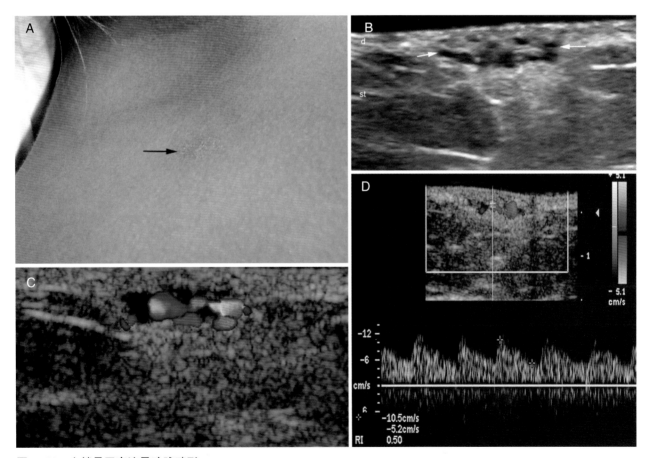

图 7-28　左锁骨区高流量动脉畸形
A.临床图片显示右锁骨区红斑和鳞屑样病变(箭头);B.灰阶超声图像(横切面)显示多个无回声管道(箭头),位于真皮和皮下组织;C.彩色多普勒超声图像(横切面)显示管道内充满血流;D.彩色多普勒超声频谱分析显示管腔内为动脉血流。缩写:d.真皮;st.皮下组织

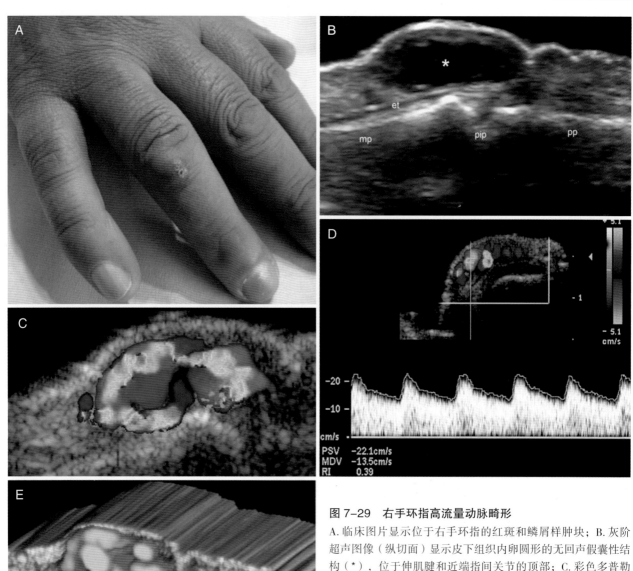

图 7-29　右手环指高流量动脉畸形

A. 临床图片显示位于右手环指的红斑和鳞屑样肿块；B. 灰阶超声图像（纵切面）显示皮下组织内卵圆形的无回声假囊性结构（*），位于伸肌腱和近端指间关节的顶部；C. 彩色多普勒超声图像（纵切面）显示假囊性结构内充满巢状血流信号；D. 彩色多普勒超声频谱分析显示血管腔内为动脉血流；E. 病变能量血流的三维图像。缩写：et. 伸肌腱；mp. 中节指骨；pp. 近节指骨；pip. 近端指间关节

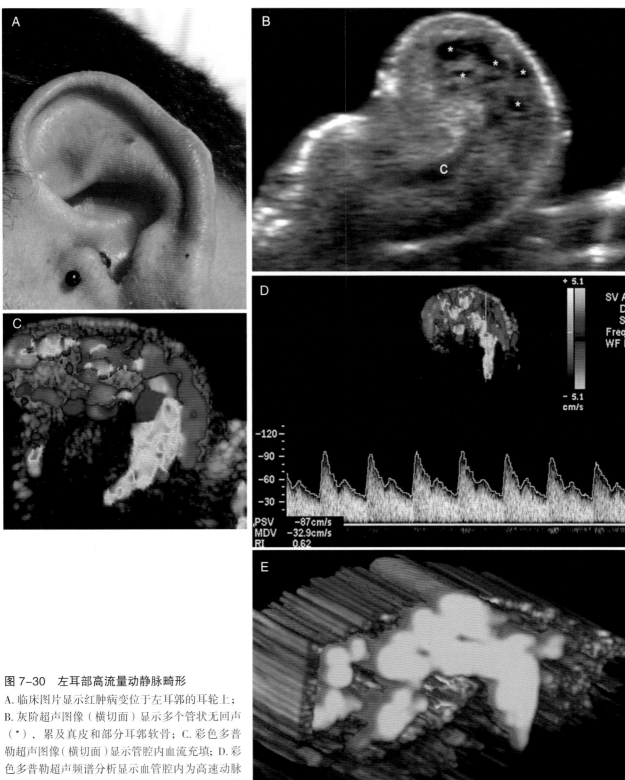

图 7-30　左耳部高流量动静脉畸形

A.临床图片显示红肿病变位于左耳郭的耳轮上；B.灰阶超声图像（横切面）显示多个管状无回声（＊），累及真皮和部分耳郭软骨；C.彩色多普勒超声图像（横切面）显示管腔内血流充填；D.彩色多普勒超声频谱分析显示血管腔内为高速动脉血流（收缩期峰值流速 PSV 87cm/s）；E.病变能量血流三维图像。缩写：c.软骨

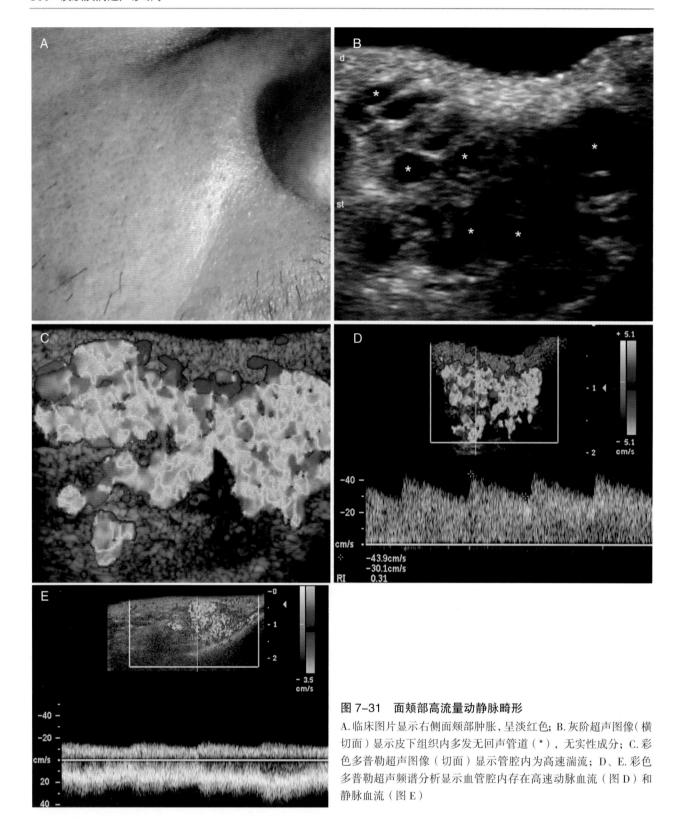

图 7-31 面颊部高流量动静脉畸形

A.临床图片显示右侧面颊部肿胀，呈淡红色；B.灰阶超声图像（横切面）显示皮下组织内多发无回声管道（＊），无实性成分；C.彩色多普勒超声图像（切面）显示管腔内为高速湍流；D、E.彩色多普勒超声频谱分析显示血管腔内存在高速动脉血流（图 D）和静脉血流（图 E）

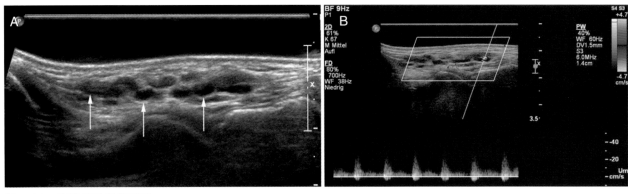

图 7-32　高流量动静脉畸形

A. 灰阶超声图像显示皮下组织内小病灶，主要由迂曲的静脉（箭头）组成；B. 病灶下极探及一条小滋养动脉，提示高流量动静脉畸形

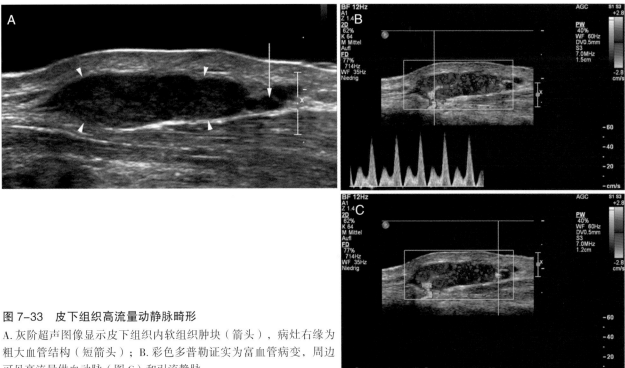

图 7-33　皮下组织高流量动静脉畸形

A. 灰阶超声图像显示皮下组织内软组织肿块（箭头），病灶右缘为粗大血管结构（短箭头）；B. 彩色多普勒证实为富血管病变，周边可见高流量供血动脉（图 C）和引流静脉

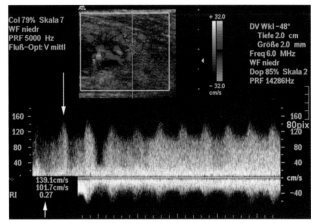

图 7-34　高流量动静脉畸形彩色多普勒

注意高流速接近 139.1cm/s（长箭头）和高舒张期流速致血流阻力指数（RI）< 0.5（短箭头），符合典型的动静脉分流特点

表 7-2　Puig 等依据静脉回流对静脉畸形的分类

类型	描述
Ⅰ型	孤立畸形无外周静脉回流
Ⅱ型	正常静脉的畸形回流
Ⅲ型	发育不良静脉的畸形回流
Ⅳ型	静脉扩张

一系列的临床综合征与静脉畸形相关：Klippel-Trenaunay 综合征（静脉和淋巴管畸形联合毛细血管畸形，骨骼或软组织肥大），Parkes-Weber 综合征（类似 Klippel-Trenaunay 综合征，伴高流量血管畸形存在），Sturge-Weber 综合征（皮肤、面部微静脉畸形，即：由三叉神经第 1 分支支配的面部区域葡萄酒样色斑，皮下淋巴管畸形，同时伴有继发性颌面骨肥大），Maffuci 综合征（Ollier 病的一种变异，静脉畸形同时伴有多发内生性软骨瘤）等。

2.超声特征　静脉畸形在灰阶超声图像上呈无回声或弱回声的海绵样结构，由多个充满血液的大小不等的空腔组成。曲张的静脉、复杂且相互交通的静脉通道只在约 50% 的病灶中见到。典型的静脉畸形仅有少量纤维间质，但管壁厚薄不一，从纤细分隔到厚的纤维连接都存在（图 7-35 至图 7-37），因此约 80% 的静脉畸形在

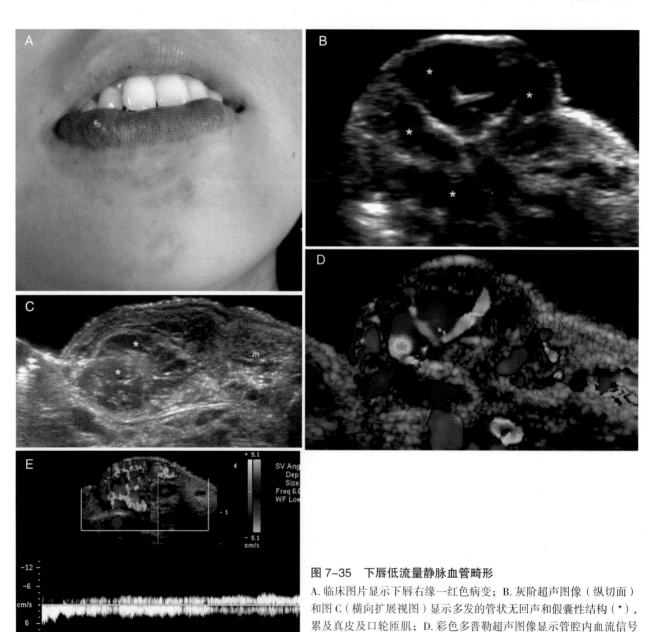

图 7-35　下唇低流量静脉血管畸形

A.临床图片显示下唇右缘一红色病变；B.灰阶超声图像（纵切面）和图 C（横向扩展视图）显示多发的管状无回声和假囊性结构（*），累及真皮及口轮匝肌；D.彩色多普勒超声图像显示管腔内血流信号丰富；E.频谱分析显示管腔内静脉血流。缩写：m.肌肉

B 型超声上显示为不均质回声，病灶内部混合着低回声的空腔，有时伴高回声分隔。如果病灶大部分充满血栓成分，使其声像类似于呈混合回声的软组织肿瘤，则会与血管瘤或其他软组织病变难以鉴别。病灶回声的非均匀性有时导致其与周围正常组织难以区分，无法准确测量病灶大小，尤其是当病变呈小的指状突起侵入周围软组织时。小圆形钙化类似静脉石，沉积在有血栓形成的管腔内，是静脉畸形的诊断标志，但只出现在 20% 的病变中（图 7-36 至图 7-41）。仅凭回声纹理无法鉴别静脉畸形与血管瘤或淋巴管瘤，与后两者相比，静脉畸形易被探头压缩。彩色多普勒超声压缩试验对于诊断静脉畸形的是一个重要的等效试验。正确设置彩色多普勒超声参数后，在探头加压—放松的过程中，病灶内充盈血流信号的区域出现红—蓝色或蓝—红色的色彩转变（图 7-10）。

15% ~ 20% 的病灶未检出血流，这可能是由于血栓形成或病变处血流量非常低，也可能是由于不适当的多普勒参数设置。在低流量病灶中，可能完全无彩色血流信号显示，除非施加轻微的压力。而静脉畸形内的血流是非常多变的，根据 Trop 等的研究，16% 的病灶不显示任何血流，78% 的病灶有缓慢的单相静脉血流，6% 的病灶有双相低速血流。静脉畸形内无动静脉分流，因此，用彩色多普勒超声搜索血流信号混叠（湍流）区域和用频谱分析分流非常重要。如果检测到分流，病变就被定义为动静脉畸形而非静脉畸形，这对于制定不同的治疗方案非常重要。

教学点： 如果在血管畸形中探测到了动静脉分流，从定义上讲它就不是单纯的静脉畸形。

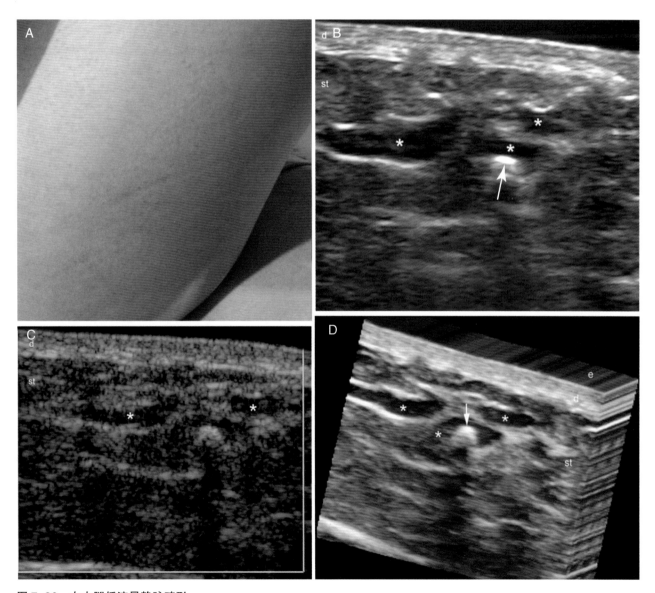

图 7-36　右大腿低流量静脉畸形
A. 临床图片显示右大腿后侧轻微红斑；B. 灰阶超声图像（横切面）显示管状无回声（*）位于皮下组织，留意强回声团对应静脉石（箭头）；
C. 彩色多普勒超声图像显示病灶内未探及血流（*）；D. 三维超声重建（5 ~ 8s 扫查）病变，突出无回声管道（*）和静脉石（箭头）

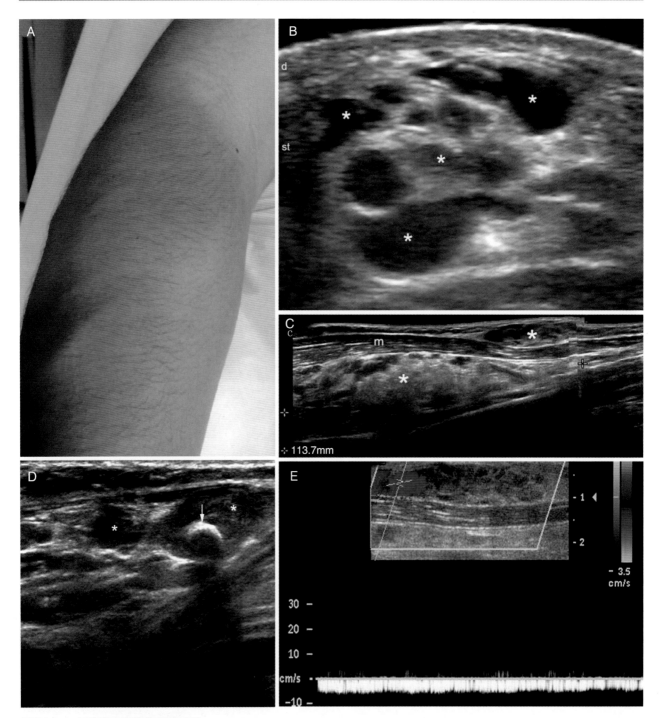

图 7-37　右臂低流量静脉血管畸形

A. 临床图片显示右手臂和右前臂肿胀；B. 灰阶超声图像（横切面）显示多发的无回声假囊性结构（＊）位于皮下组织；C. 前臂的灰阶超声图像（纵向宽景成像）显示病变累及皮下和筋膜（＊）；D. 灰阶超声图像（纵切面）显示强回声的静脉石（箭头）位于假囊腔内（＊）；E. 彩色多普勒超声频谱曲线分析显示单相静脉血流。缩写：m. 肌肉；d. 真皮；st. 皮下组织

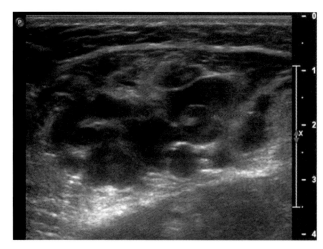

图 7-38　患者远端大腿的静脉畸形，灰阶超声图像显示病变呈无回声的海绵状薄壁空腔结构

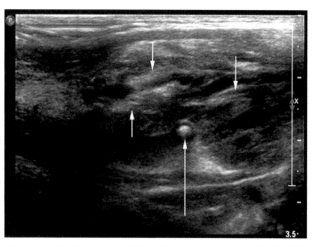

图 7-39　与图 7-38 的病灶对比，此病灶内显示厚的纤维分隔（短箭头），还可见一小的静脉石（长箭头）

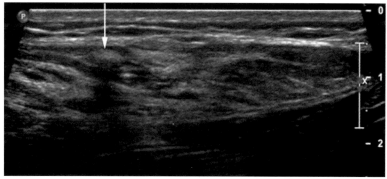

图 7-40　横切面灰阶图像显示巨大的圆形钙化灶（箭头）位于静脉管道内，它是低流量静脉畸形的一个标志

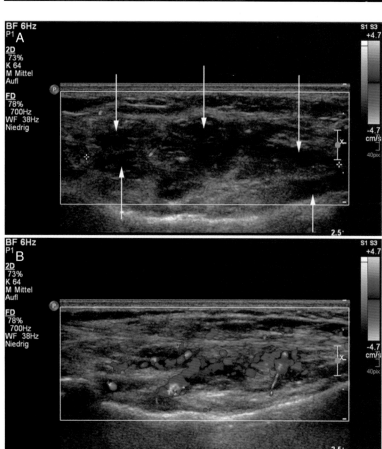

图 7-41　软组织病变由无回声和低回声腔隙（箭头）组成（图 A），常规彩色多普勒超声（图 A）未探及血流信号，在加压试验中显示丰富的静脉血流信号（图 B）

3. 直接经皮静脉造影术　直接经皮静脉造影术在静脉畸形中具有双重价值：第一，在诊断上，如果造影剂充填在异常静脉管腔中，即证实静脉畸形存在，可排除软组织肿瘤的可能；第二，我们认为更重要的一方面是可以将直接经皮静脉造影作为静脉畸形硬化治疗的第一步（图 7-42）：在超声引导下将 21G 针头刺入畸形的静脉中，通过长形导管将针头连接到注射器。抽吸时，穿刺针位置固定，直到血液被抽干，然后手动注入 5ml 碘油造影剂，观察静脉显影特点及引流静脉充盈情况。根据 Puig 和 Dubois 等的研究，可以观察到不同引流模式：①一些畸形仅仅为充满液体的空腔，检测不到任何引流；②最常见的是空腔样类型，伴有晚期缓慢静脉引流，检测不到异常静脉；③由引流入发育异常的静脉的海绵状血管结构构成静脉畸形；④扩张的静脉伴快速引流。对于有快速引流的病例，强烈建议使用止血带压迫引流静脉以避免溢出的硬化剂进入全身血液循环，同时也增加畸形内部的局部暴露（图 7-42B）。

> **教学点：** 在硬化治疗前行直接经皮静脉造影术十分必要，因它可以界定畸形的引流类型。

（三）淋巴管畸形

1. 临床背景　淋巴管畸形又称淋巴管瘤，是起源于胚胎期淋巴管与其引流管之间连接部位的发育缺陷。在组织学上，病灶为充满液体的薄壁囊肿、大小不等、周围包绕含量不一的结缔组织基质。微囊肿变异型由多个小囊肿组成，囊肿间有较厚的固体基质；而巨囊肿变异型主要由大的薄壁囊肿组成，囊腔内充满蛋白质液。淋巴管畸形最常累及头部和颈部，约 70% 的病例发生于这两个部位。约 60% 的淋巴管畸形在出生时发现，其余 40% 在 2 岁内逐渐出现临床症状。巨囊肿变异型可能会随着患儿的生长发育逐渐增大，压迫周围软组织。病变若累及舌和眼眶，可能会导致视物或语言障碍。组织过度生长可能导致巨舌症、骨腭和颌骨畸形，从而带来牙齿或牙咬合不正的问题。浸润性生长在微囊肿变异型中更常见，它可引起一系列美容损害问题。四肢的淋巴管畸形可导致进行性淋巴水肿和皮肤改变。

区别淋巴管畸形和其他先天性血管疾病非常重要，因为淋巴管畸形是增生性病变，需要密切观察和积极治疗。淋巴管畸形可以单独存在，也可以是其他复杂混合性综合征的一部分，如 Klippel-Trenaunay 或 Proteus 综

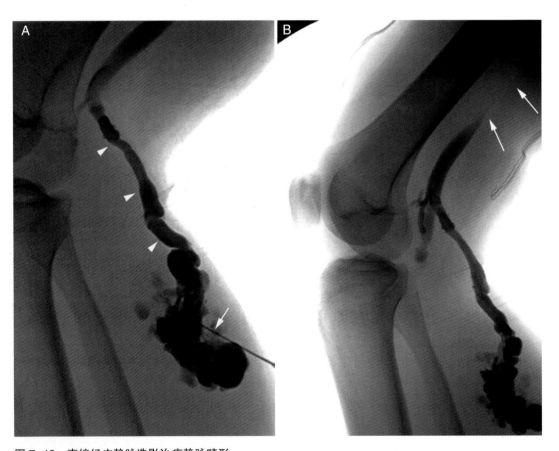

图 7-42　直接经皮静脉造影治疗静脉畸形
A. 该患者腓肠肌内侧头内有较大的静脉畸形，用 21G 针头（短箭头）直接穿刺造影，可见畸形静脉通过一大的交通静脉（箭头）快速引流至远端股静脉；B. 扎紧止血带后静脉引流大大减少（箭头），缓慢地注射硬化剂开始治疗

合征，可以同时存在动静脉畸形和淋巴管畸形。淋巴管畸形的治疗面临着严峻的挑战：手术切除被认为是治疗的金标准，但往往不能完全切除，术后复发率高，且发生严重美容损害的风险较大。因此，有文献报道在超声或 CT / MRI 引导下的经皮穿刺治疗等各种方法，简单直接地引流、抽吸、注入乙醇或沙培林（OK-432）硬化治疗等是最常用的，各有一定的成功率。

2. 超声特征　单纯巨囊型淋巴管畸形有较大的分隔囊腔，内充满无回声液体（图 7-43 至图 7-48）。有时出血或感染会导致囊腔内的液体出现混合回声和（或）

在囊腔底部出现碎片回声。病灶相对于周围软组织可有一定的活动度，但通常用探头不能压缩囊腔本身。如前所述，这是与静脉畸形鉴别诊断的一个重要标志。微囊型淋巴管畸形可能表现为非常小的囊肿，超声下隐约可见，紧密地包裹在实性回声的基质中。这就是为什么淋巴管畸形在 B 型超声模式上有时可能会出现类似于增生期血管瘤的原因。

利用彩色多普勒超声可能会发现囊壁上或单纯淋巴管畸形周边基质内的小动脉或小静脉，根据 Paltiel 等的研究，能发现血管的病例占总病例的 60% 左右。然而，

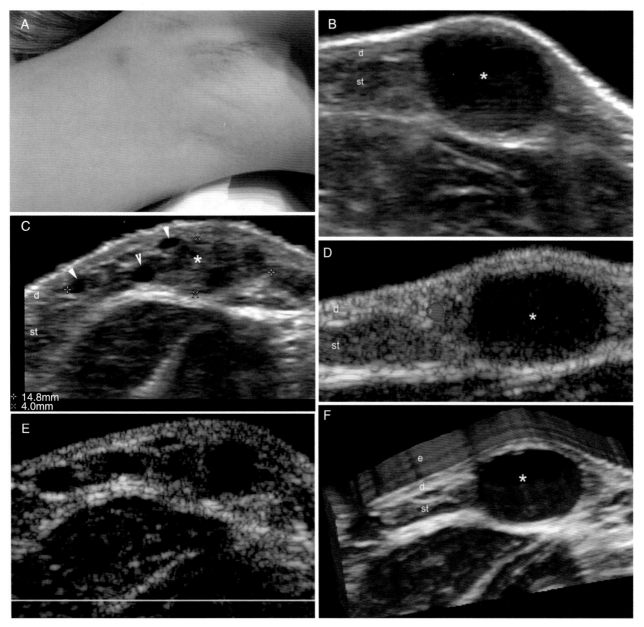

图 7-43　右臂低流量淋巴管畸形

A. 临床图片显示右臂内侧的肿胀病变，注意腋下继发于先前淋巴管畸形局部切除术的红色瘢痕；B、C. 灰阶超声图像（横切面）显示边界清楚的多发圆形无回声假囊性结构，位于真皮和皮下组织，B 图（大的假性囊肿，*）和 C 图（多个小囊肿，箭头）的囊肿之间可见正常的皮下组织（*）；D、E. 彩色多普勒超声图像（横切面）显示假囊性结构内缺乏血供；F. 病变区域的三维图像（*，5 ~ 8s 扫查）。缩写：e. 表皮；d. 真皮；st. 皮下组织

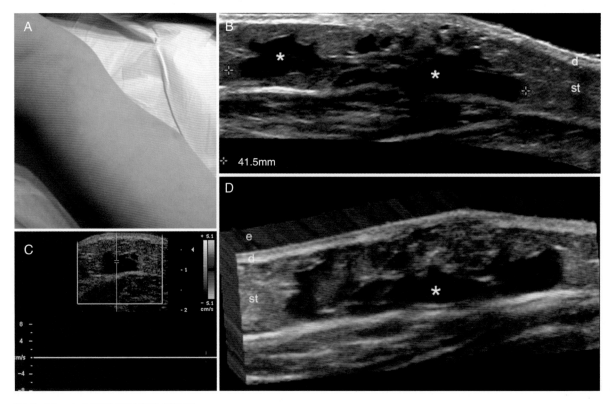

图 7-44　右小腿低流量淋巴管畸形

A. 临床图片显示右小腿内侧肿胀；B. 灰阶超声图像（纵向宽景成像）显示一长约 41.5mm 的无回声假囊性结构（＊），大部分位于皮下组织；C. 彩色多普勒超声频谱分析显示假囊性区域内缺乏血供；D. 病变（＊）三维超声重建。缩写：e. 表皮；d. 真皮；st. 皮下组织

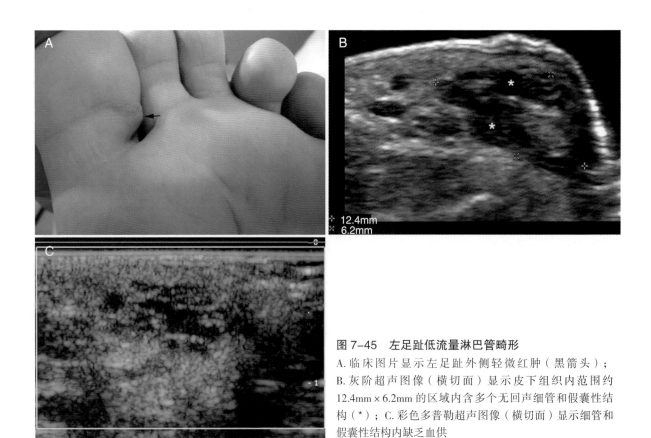

图 7-45　左足趾低流量淋巴管畸形

A. 临床图片显示左足趾外侧轻微红肿（黑箭头）；B. 灰阶超声图像（横切面）显示皮下组织内范围约 12.4mm×6.2mm 的区域内含多个无回声细管和假囊性结构（＊）；C. 彩色多普勒超声图像（横切面）显示细管和假囊性结构内缺乏血供

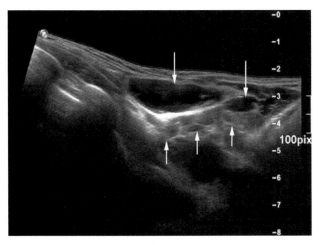

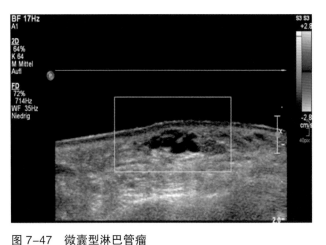

图 7-46　巨囊型淋巴管瘤由不同大小充满液体的囊肿组成（箭头）

图 7-47　微囊型淋巴管瘤

皮下病变由多个近似大小的微囊肿组成，未探及血流信号（加压扫查）

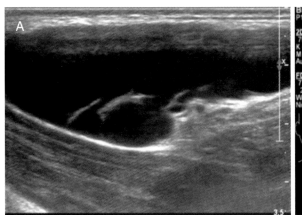

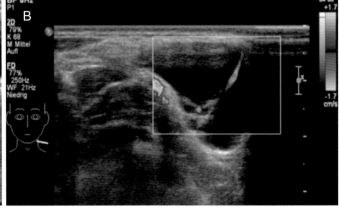

图 7-48　淋巴管瘤

A. 灰阶超声横向扫查；B. 彩色多普勒图像显示一患者的淋巴管瘤，本应为无血管病变，但在一较厚分隔处发现一小血管血流信号

囊肿本身没有血管，除非存在静脉淋巴管联合畸形。只有后者才可以在彩色多普勒超声压缩试验中见到血流颜色的改变，采用频谱分析在淋巴管畸形的静脉和动脉中只能检测到慢速血流。

> **教学点**：在海绵状畸形中使用彩色多普勒超声压缩试验，阴性结果是囊性淋巴管瘤的诊断依据。

七、超声引导下经皮穿刺治疗

血管畸形传统上采用外科手术治疗。然而由于血管畸形结构复杂，外科手术通常不能完全切除病灶，甚至存在严重的美容损害风险，对高流量复杂型动静脉畸形而言尤其如此。一般来说，畸形是可对各种外部刺激产生反应的病变：微小创伤（亦可是手术切口）可能会导致畸形的残留部分急剧增长从而带来更严重的后果。因

此，目前的治疗理念支持多学科联合治疗，一方面避免了过度毁损性的手术，另一方面又避免过于保守的治疗。血管畸形的治疗主要有两个目的：完全破坏或切除病变，或者，假如可行，通过减少病变局部血流量和（或）病变范围来最大限度地改善临床症状。理想情况下，动静脉畸形病灶必须完全破坏，完全的血栓形成和随后的低流量畸形纤维重塑必须实现，美容损害和功能障碍必须降至最低。基于此，硬化疗法可能是治疗静脉畸形的唯一方法，也可与动脉栓塞联合治疗，或作为术前或术后的辅助治疗。

动静脉畸形病灶通常采用经动脉导管栓塞治疗，动静脉畸形或低流量静脉畸形内的静脉管道可被各种硬化剂损毁（图 7-49），这些硬化剂包括无水乙醇、聚桂醇（聚乙二醇单十二醚）和乙醇胺油酸酯等。对于有经验的操作者来说，经皮穿刺硬化治疗通常是安全的，但也存在一定的并发症风险，因此，必须经过全面的临床和影像学评估后才能做出治疗决策。一般建议行全面的彩色多

普勒超声检查与频谱分析，包括结合 MRI 与 MRA 测量复合动静脉畸形的分流量。对于复合动静脉畸形，常规超声造影术确定病灶的结构和存在的供血动脉，在诊断性血管造影后可以实施第一次经导管动脉栓塞术。在选定的病例中，对静脉成分的经皮穿刺硬化治疗可以在同一过程中执行。对于静脉畸形，可行直接经皮穿刺超声造影，确定静脉引流后进行第一次硬化治疗（见上文）。若为淋巴管瘤，可在超声和 MRI 影像学诊断后直接进行硬化治疗。

硬化治疗后，应用前述各类影像学检查来评估疗效。由于在临床和形态学反应之间存在高度差异，判断硬化治疗的效果是困难的。例如，有些患者对硬化治疗反应很好，其病灶体积在影像上明显消退，但临床症状改善不满意，反之亦然。

据知，目前在影像学标准上尚无可靠数据去界定"治疗反应是否良好"，但一般认为病灶体积减少 ≥ 50% 可以作为"治疗反应良好"的标准（图 7-50）。对低流量静脉畸形可以如此设定疗效评价标准，但对于高流量病变，应尝试将病灶完全无血管化（无血流化），如果只能达到病灶部分减少，则复发的风险很大，且供血血管持续存在提供较高的血流灌注，随后病灶尚有扩大

的可能性。一般来说，低流量畸形或仅有少数引流血管的畸形治疗成功率更高。要取得较高的成功率，另一个重要因素是硬化剂在整个病灶中均匀分布，长时间停留在目标靶位，这可以通过多次定位和多点注射及压迫引流静脉从而有效减少静脉回流等方法来实现，或使用能与血管内皮更好接触的硬化剂（即泡沫型硬化剂）来实现。鉴于这种推理，在术前影像学检查中边界清楚、几乎没有引流静脉或引流缓慢的病灶时，可作为硬化治疗的适应证。

经皮硬化疗法可用于治疗淋巴管瘤。在注入硬化剂之前必须抽出囊液，尤其是对大的淋巴管瘤，以便达到减少硬化剂用量和使药物与囊壁更好地接触的效果。

一般而言，较大的畸形需要多次定期硬化治疗，特别是对于大的淋巴管瘤。

> **教学点**：临床改善和硬化剂治疗后的影像学检查结果存在高度差异。

（一）无水乙醇

无水乙醇在很长时期内都作为主要介质用于无法

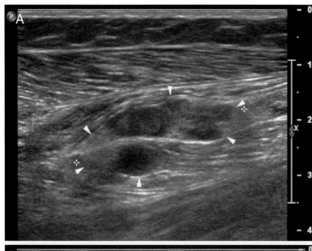
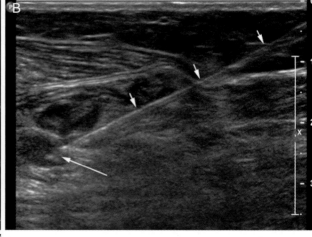
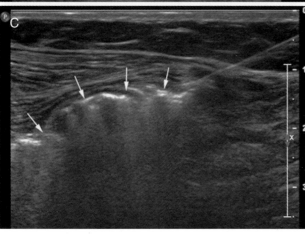

图 7-49　静脉畸形

A. 小的肌间静脉畸形（短箭头）的横切面灰阶图像（与图 7-6 为同一患者）；B. 在超声引导下用 21G 针直接穿刺（中箭头），针尖（长箭头）定位于最深的腔隙内；C. 病灶内硬化剂泡沫均匀分布（箭头）

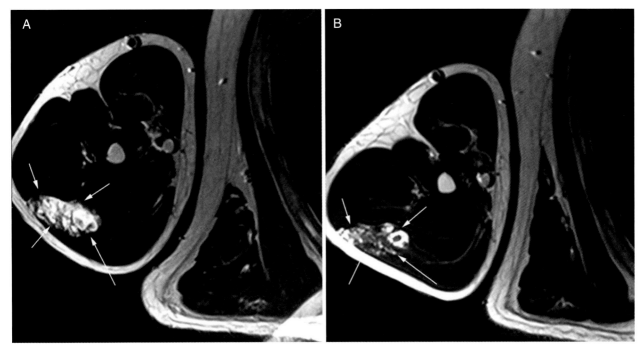

图 7-50　横向 T$_2$ 加权 MRI 示静脉畸形（箭头）位于右肱三头肌
A. 注射硬化剂之前；B. 注射硬化剂后，注意畸形内高信号区明显减弱，与硬化剂反应性好

手术治疗的血管畸形。乙醇可导致血管内皮细胞损伤、血栓形成及其后的纤维化和血管腔的阻塞。据报道，对于减少静脉畸形病灶的体积和（或）改善症状，使用乙醇的治疗有效率为 64%~96%（图 7-51）。但其并发症的发生率也不可轻视，如皮肤改变（水疱、坏死）、浅表性蜂窝织炎、深静脉血栓形成、肺栓塞、心肺衰竭等，还可能发生全身性酒精中毒。由于存在与操作相关的严重疼痛，一般只在全身麻醉下进行无水乙醇硬化治疗（在特定情况下可选择神经阻滞）。由于存在心血管反应的风险，因此必须进行血流量监测。除无引流的静脉畸形或血管瘤，可利用止血带减少静脉回流，然后用 18 ～ 22G 的针头缓慢注入硬化剂。与其他研究者相比，我们不在 X 线透视下进行注射，只在超声引导下进行。对大的海绵状畸形，建议少量多点注射，以实现硬化剂在病灶内的均匀分布。以笔者的经验而论，这一做法可使硬化治疗效果更佳。

（二）聚乙二醇单十二醚

聚桂醇（聚乙二醇单十二醚）是一种已成功用于治疗下肢和食管静脉曲张的硬化剂，对静脉畸形的硬化治疗也有很大潜力。它是一种由 95% 羟基聚乙氧十二烷组成的清洁剂，可诱导内皮细胞水中毒，导致一个级联的血管损伤、血栓形成和纤维化重塑，作用类似于乙醇。因为聚桂醇本身有麻醉作用，使用时不需额外麻醉，故而门诊患者也可使用。已知聚桂醇存在严重的心血管并发症，所以它不能用于普遍治疗，它所需的预防措施（血流量监测、使用止血带等）与使用无水乙醇来进行

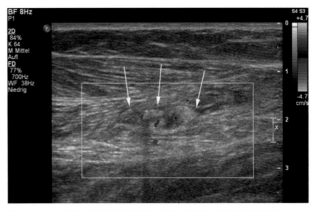

图 7-51　静脉畸形硬化治疗后的彩色多普勒超声图像
病灶体积显著减小，发生纤维重塑（箭头），未检测到血流，证明疗效良好

硬化治疗相同。我们在治疗后至少观察 30min，或者根据病变的范围和静脉引流类型观察更长时间。一般来说，每平方厘米病灶使用浓度为 1% 的聚桂醇溶液 1ml，最多使用 6~10ml。在超声实时引导下，少量多点注射，类似上述的无水乙醇治疗过程（图 7-52）。有文献报道了聚桂醇泡沫制剂在静脉曲张治疗中的特殊形式的应用，它也可以用于静脉畸形的治疗。通过一个一次性三通旋塞阀和两个注射器可以将等量的聚桂醇和空气混合。空气和聚桂醇液通过旋塞阀从一个注射器泵入另一个注射器，直到有密集的泡沫形成（图 7-53）。通过调节旋塞阀逐渐减小阀门的形成程度，以便产生小的微气泡和质地浓厚的泡沫。随后在超声引导下注射微气

泡。依笔者经验，泡沫硬化疗法具有以下优点：泡沫能更好地与内皮细胞表面接触；它是高对比度的回声源，因此，利用超声观察硬化剂在病灶内的分布，可视化效果更佳。

> **教学点**：使用泡沫硬化剂可以为/使超声引导下的硬化治疗提供更好的操控性/具有更好的操控性，同时降低并发症的风险。

使用泡沫硬化剂治疗时，应注意必须先填充深部空腔（图 7-52）：如果在注射之初就填充了浅部空腔，那么硬化剂的回声将影响深部结构和针尖的显示，导致治疗不能继续进行。就笔者所知，目前尚无大型对照试验数据，以笔者使用泡沫硬化剂治疗静脉曲张的个人经验而论，它可以减少硬化剂泄漏到引流血管和外渗到周围软组织的风险。

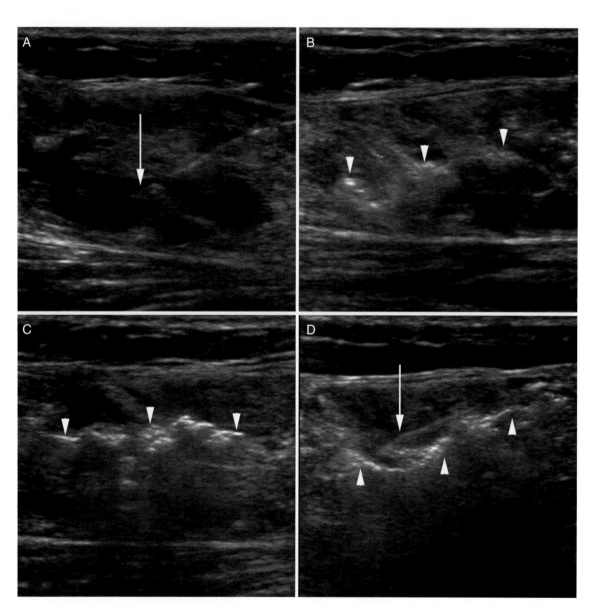

图 7-52 对低流量静脉畸形使用聚桂醇硬化
最初针尖位于病灶深部（A 图，箭头），随着聚桂醇泡沫的注射，可见静脉腔逐步被填充（B 图和 C 图中的短箭头）。针头重新定位到更浅的位置（D 图，箭头）。注意已经充满泡沫的空腔（D 图，短箭头），其后方回声失落，以至在后续的硬化治疗中深层病变区域无法显示

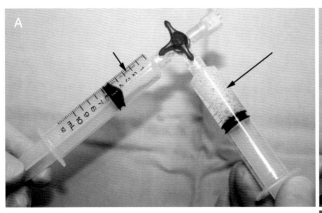
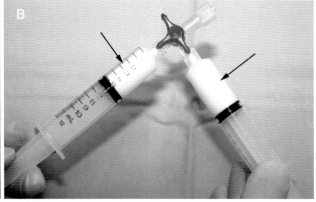
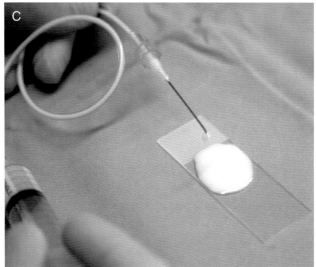

图 7-53 用旋塞阀混合空气和聚桂醇

A. 同等量的聚桂醇（长箭头）和空气（短箭头）用两个一次性注射器外加三通旋塞阀连接混合；B. 空气和硬化剂液体通过泵的活塞作用从一个注射器推入另一个，直到形成致密的微泡沫（箭头）；C. 稳定的泡沫通过 21G 细针给药

八、结论

血管瘤和血管畸形是一种软组织的复杂病变。与其他软组织肿瘤进行鉴别诊断并进行正确的分类非常重要，因为这是有效治疗的前提。超声是理想的首选影像学检查方法，而 MRI 和 MRA 则可以作为必要的补充。有创成像方式如动脉血管造影或直接经皮静脉造影仅在介入治疗和操作时采用，而非必须常规应用。血管瘤和血管畸形都有较复杂的临床表现、诊断、治疗和预后，必须由一个多学科专家团队来管理这类患者。

第8章
皮肤血管源性肿瘤

一、简介

可累及皮肤的血管源性肿瘤种类繁多。最常见的血管源性肿瘤是婴儿血管瘤，在前面的章节中已有论述。此外，先天性血管瘤［快速消退型先天性血管瘤（RICH）和非消退型先天性血管瘤（NICH）］在第3章"先天性皮肤病"已讨论。本章我们将讨论其他类型的皮肤血管源性肿瘤及其超声表现。

二、良性血管源性肿瘤

（一）血管角皮瘤

血管角皮瘤（angiokeratoma）由扩张的血管和角化过度的组织构成。当前分类将本病分为两型：广泛型［弥漫性躯体血管角皮瘤，又称法布莱病（Fabry disease）］，通常与先天性代谢紊乱有关；局限型，包括孤立血管角化瘤、Fordyce 血管角化瘤、局限性痣样血管角皮瘤和 Mibelli 血管角皮瘤。因此，临床存在多种类型，累及躯干和四肢，主要表现为淡红色丘疹，外观与疣相似。所有类型的病变在组织学上有相似的表现，真皮乳头层可见多个扩张的毛细血管，可延伸到表皮，还可见棘层增厚和过度角化。超声上可见表皮层增厚后真皮层内低回声带 / 区。角化成分可以产生轻微的后方声影伪影。由于毛细血管内血流缓慢，在彩色多普勒超声上通常探测不到血流信号（图 8-1）。

（二）疣状血管瘤

疣状血管瘤（verrucous hemangioma，VH）因其与血管角皮瘤相似的临床和组织学特征，是一个易与之混淆的命名，其与血管角皮瘤的不同之处在于还累及皮下组织。临床上，本病发生于儿童，患儿四肢出现深蓝色或淡红色疣状结节。在超声上，病变表现为表皮层增厚、真皮层带状低回声区和皮下组织回声增强。由于毛细血管血流缓慢，彩色多普勒超声上通常少血流信号（图 8-2）。

（三）卡波西样血管内皮瘤

卡波西样血管内皮瘤（kaposiform hemangioendo-

thelioma，KH）是儿童和年轻人常见的肿瘤，常晚于婴儿血管瘤出现临床症状。KH 与淋巴管瘤病有关，与人类免疫缺陷病毒（HIV）感染引起的卡波西肉瘤无已知的关系，它表现为侵袭性局部损害但不伴远处转移。KH 好发于四肢、头部和颈部，通常以其与具有较高病死率的卡 – 梅尔综合征（Kasabach–Merrit syndrome）（即消耗性凝血病）的相关性为临床特征。临床上，KH 为淡红色结节或肿胀，生长迅速并浸润软组织。在组织学上，肿瘤呈分叶状，侵袭性生长，由梭形细胞、充血毛细血管、裂隙状血管间隙组成，偶尔可见苍白的上皮细胞。在部分病变中可见血栓形成。内皮细胞试验示 CD31、CD34 和 FLI1 阳性，但免疫组化示 GLUT1 和 LeY 阴性。在超声上，KH 表现为边界不清的不均质回声区，通常累及真皮和皮下组织，亦容易侵犯更深层次的结构如，肌层。彩色多普勒超声上，病灶内可探及少量血流信号，也可探及丰富血流信号（图 8-3）。

（四）血管球源性肿瘤

血管球瘤 / 球状血管瘤（glomus tumor/glomangioma）是起源于皮下血管球（神经肌动脉成分）的罕见新生物，占上肢软组织肿瘤的 1% ~ 5%，大多发生在甲床。血管球瘤位于甲下时，典型的临床表现包括淡红色斑点、阵发性疼痛、过度敏感。偶有无痛性的甲下血管球瘤。近来，这一由血管球细胞组成的肿瘤被分为两个主要亚型：血管球瘤和球状血管瘤。临床上血管球瘤与球状血管瘤的不同点在于，后者好发于儿童和年轻人，通常无症状且多发，发生于甲下区域者不多见。病灶处皮肤颜色多变，可呈粉红色，亦可呈蓝色，通常随着年龄增长颜色加深。可呈斑块样或结节状。尽管多发性球状血管瘤少见，仅占所有血管球源性肿瘤的 10%。但球状血管瘤不是真性肿瘤，反而更类似静脉畸形，因而有建议认为从更准确的角度考虑应称为血管球静脉畸形。

与球状血管瘤相比，血管球瘤的组织病理学特征包括更加扩张的静脉管道，这是它们与静脉畸形类似的原因。与静脉畸形不同的是，立方形的血管球细胞在病灶内排列成一行或多行。细胞染色，波形蛋白和 α – 平滑

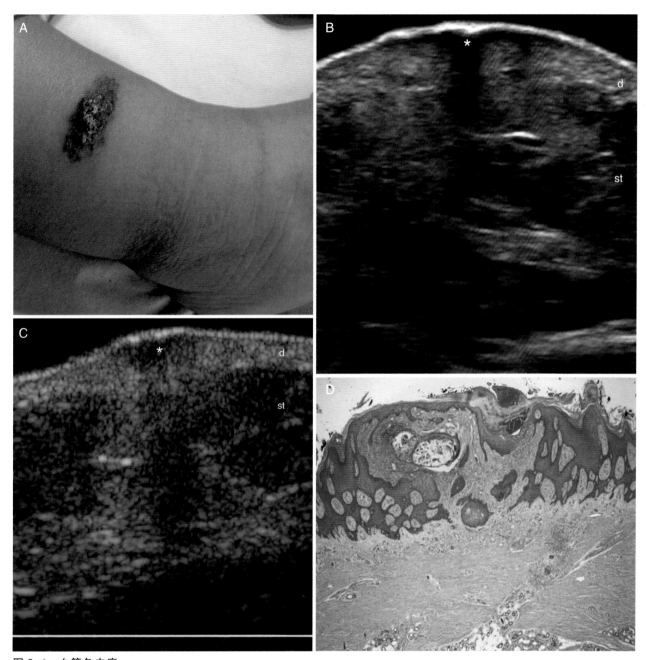

图 8-1　血管角皮瘤

A. 临床图片显示右小腿前侧淡红色病变；B. 灰阶超声图像（横切面）显示真皮层内低回声区（ * ），产生轻微声影。注意表皮层增厚；C. 彩色多普勒超声图像（横切面）显示病变（ * ）内未探测到血流信号；D. 组织切片（HE 染色 ×40 倍）显示真皮层血管增生，表皮棘层增厚和过度角化。缩写：d. 真皮；st. 皮下组织

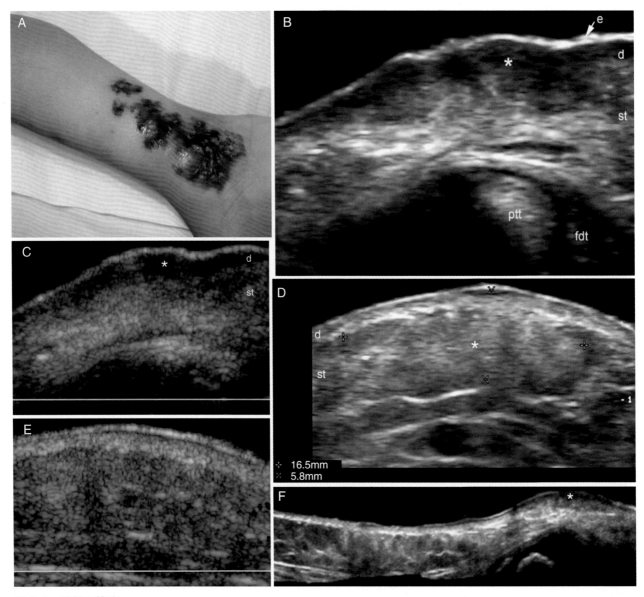

图 8-2 疣状血管瘤

A.临床图片显示右小腿和脚踝内侧红色病变；B.灰阶超声图像(横切面，踝部)显示病变区(＊)呈低回声，真皮和皮下组织浅层增厚，表皮层亦增厚(箭头)；C.彩色多普勒超声图像(横切面，踝部)显示肿瘤内(＊)未检测到血流信号；D.灰阶超声图像(横切面，腿部区域)显示皮下组织回声增强(＊)；E.彩色多普勒超声图像(横切面，腿部区域)显示病变区皮下组织内血流稀少；F.灰阶超声图像(纵向宽景成像)显示小腿和踝部内侧不均质回声结构，位于真皮层(低回声为主)和皮下组织(高回声为主)。缩写：e.表皮；d.真皮；st.皮下组织；ptt.胫骨后肌腱；fdt.屈指肌肌腱

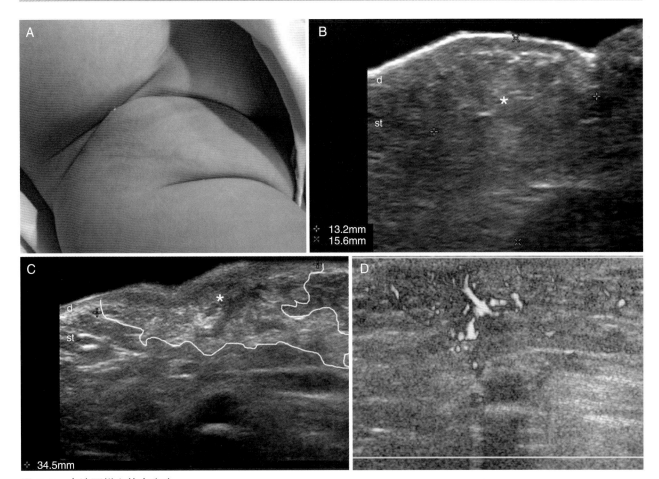

图 8-3 卡波西样血管内皮瘤

A. 临床图片显示右腹股沟区肿胀；B. 灰阶超声图像（横切面）显示边界不清的高回声和不均质回声区（*，大小为 13.2mm×15.6mm，标号之间），主要累及皮下组织，真皮层受累较轻；C. 灰阶超声图像（纵切面）显示一长 34.5mm 的边界不清的强回声病灶，内部回声不均（*，轮廓勾勒区域，标记间）；D. 彩色多普勒超声图像（横切面）显示病变内不规则分布的丰富血流信号。缩写：d. 真皮；st. 皮下组织

肌肌动蛋白阳性，结蛋白、vWF（von Willibrand factor，冯·维勒布兰德因子）和 S-100 蛋白阴性。另一区别是，在组织学上，血管球瘤不像球状血管瘤，大多没有包膜。血管球肿瘤位于网状真皮深层，有沿立方形血管球细胞排列的扩张血管，这些细胞核圆，细胞质呈嗜酸性。

在超声上，血管球瘤病灶表现为边界清楚的低回声结节，回声稍欠均匀，偶尔可见无回声区。甲床病变常位于中央区（不累及甲周区域），通常可导致肿瘤下方远端指骨的骨性边缘发生重塑。在彩色多普勒超声上，尽管少数亚型血流稀疏，但多数血管球瘤血流信号丰富，有低速动、静脉血流（图 8-4）。相比之下，球状血管瘤形态多变，可以是边界清楚、血流信号丰富的结节，也可以是边界不清、血流稀少的结节，形态特征的不同取决于病灶内血管的数量和大小。这些良性的实体通常由流速缓慢的毛细血管结构组成（图 8-5），通常位于真皮和皮下组织，临床上可能表现出多个线性淡蓝色和匍行的病变，如前所述，在超声上呈结节状外观。

（五）化脓性肉芽肿

化脓性肉芽肿（pyogenic granuloma，PG），亦称毛细血管扩张性肉芽肿或小叶性毛细血管瘤，是一种反应性毛细血管小叶增生性病变，通常累及头、颈、四肢的皮肤，以及指甲和口腔黏膜。PG 好发于儿童、年轻人和孕妇，最初生长迅速。在临床上，它表现为红斑、蓝色肿胀或息肉样病变，容易溃烂和出血。在组织学上，这些实体由疏松胶原中有多个毛细血管的小叶组成，常见有丝分裂，在病变后期也可能出现炎症细胞和纤维化。在超声上，PG 表现为低回声的假结节结构，通常位于真皮和皮下组织。彩色多普勒超声图像显示病灶血流信号较丰富，易检测到低速动、静脉血流（图 8-6）。

（六）上皮样血管瘤

上皮样血管瘤（epithelioid hemangioma），亦称血管淋巴样增生伴嗜酸细胞增多、非典型化脓性肉芽肿、假化脓性肉芽肿、炎性血管瘤样结节、丘疹性血管增生、静脉内非典型性血管增生，是一种良性血管反应增生性

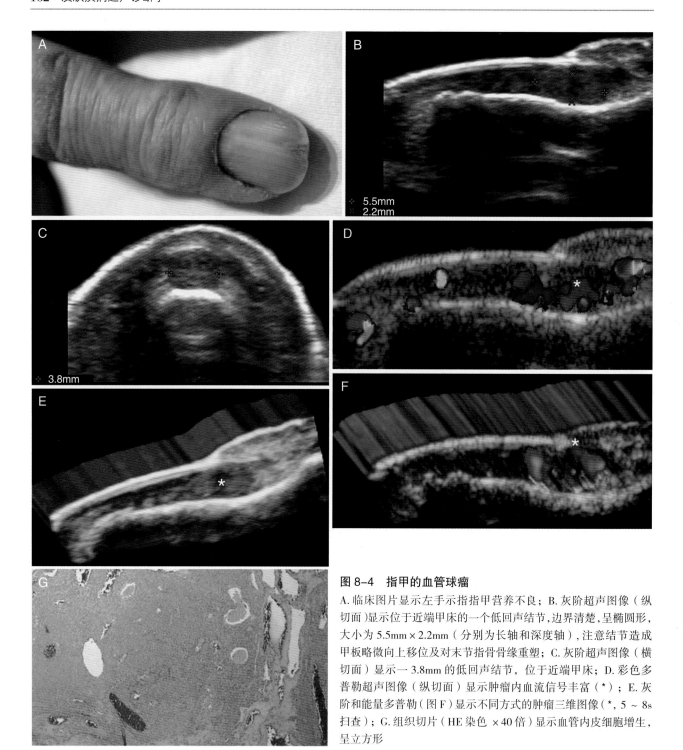

图 8-4 指甲的血管球瘤

A. 临床图片显示左手示指指甲营养不良；B. 灰阶超声图像（纵切面）显示位于近端甲床的一个低回声结节，边界清楚，呈椭圆形，大小为 5.5mm×2.2mm（分别为长轴和深度轴），注意结节造成甲板略微向上移位及对末节指骨骨缘重塑；C. 灰阶超声图像（横切面）显示一 3.8mm 的低回声结节，位于近端甲床；D. 彩色多普勒超声图像（纵切面）显示肿瘤内血流信号丰富（*）；E. 灰阶和能量多普勒（图 F）显示不同方式的肿瘤三维图像（*，5 ~ 8s 扫查）；G. 组织切片（HE 染色 ×40 倍）显示血管内皮细胞增生，呈立方形

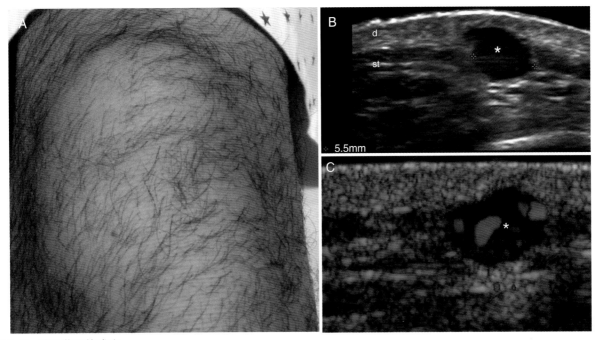

图 8-5　膝关节血管球瘤

A. 临床图片显示病变位于膝关节前部，外观上不显著，因有压痛，故而接受超声检查；B. 灰阶超声图像（横切面）显示一 5.5mm 的低回声结节（*），边界清晰，位于真皮和皮下组织浅层；C. 彩色多普勒超声图像（纵切面）显示结节内血流信号丰富（*）

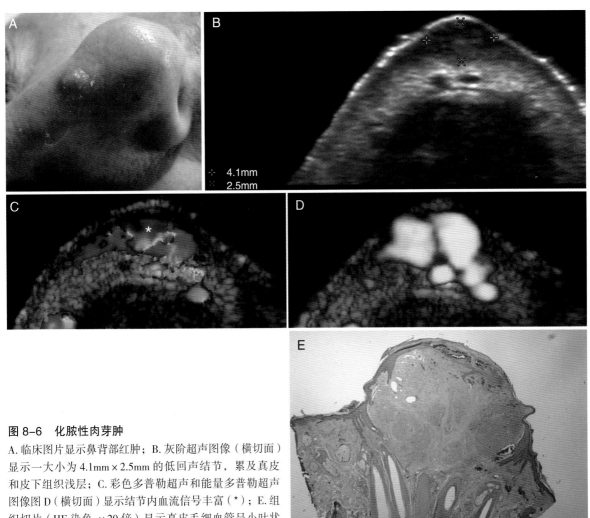

图 8-6　化脓性肉芽肿

A. 临床图片显示鼻背部红肿；B. 灰阶超声图像（横切面）显示一大小为 4.1mm × 2.5mm 的低回声结节，累及真皮和皮下组织浅层；C. 彩色多普勒超声和能量多普勒超声图像图 D（横切面）显示结节内血流信号丰富（*）；E. 组织切片（HE 染色 ×20 倍）显示真皮毛细血管呈小叶状增生，由脱落表皮覆盖

疾病，表现为无痛的红色或紫色结节，单发或多发，位于头、颈部皮肤和皮下组织，特别常见于耳周。伴随此病的还有血液嗜酸性粒细胞增高，可高达15%。在选择性的亚洲人群研究中发现男性发病率占优势，20～50岁最常见，平均发病年龄为30～33岁。

组织学显示结节或肿块，在多个血管腔内排列着圆形的内皮细胞，其内充满嗜酸性胞质。血管内衬立方形的内皮细胞，也可见到大量嗜酸性粒细胞。

超声可以探查到低回声和轻度不均质回声的结节或假结节，位于真皮层内，偶尔也可位于皮下组织。彩色多普勒显示结节内血流信号丰富，多见低速动脉血流。当实体肿块影响耳部时，可导致耳郭软骨变薄（图8-7）。

（七）淋巴管瘤

淋巴管瘤（lymphangioma）是淋巴系统的先天畸形，可累及皮肤。本病虽仅占所有脉管源性肿瘤的4%，却占儿童良性脉管异常生长物的25%。淋巴管瘤本质上是错构瘤，可以分为皮肤局限性淋巴管瘤（CLC）、海绵状淋巴管瘤和水囊状淋巴管瘤。局限性淋巴管瘤局限在真皮层，但也常向深部及两侧延伸。在临床上，局限性淋巴管瘤呈簇状分布，液体半透明清亮，外观上呈粉色、红色或黑色的丘疹，直径1～4mm，上面覆盖较多的色素沉着和红斑样硬块。在声像图上，病灶表现为皮肤层内混合回声结节，无回声区和低回声区所占比例程度不一。彩色多普勒成像，淋巴管瘤几乎无血流信号，但由于间质成分的存在，部分肿瘤可见丰富血流信号（图8-8）。

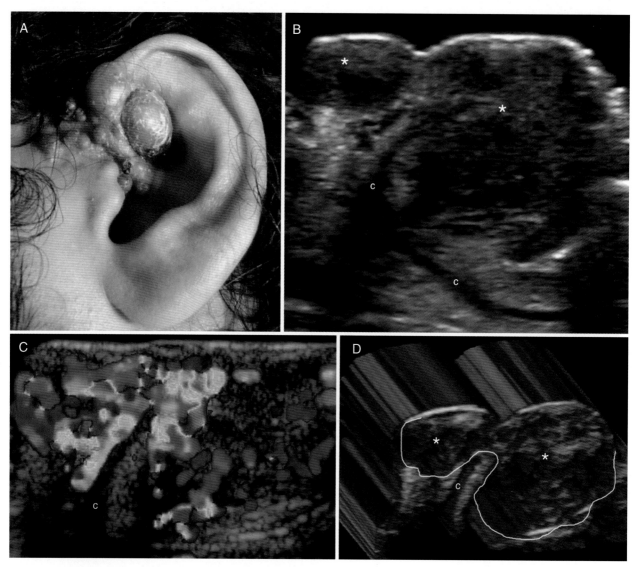

图8-7 上皮样血管瘤（血管淋巴样增生伴嗜酸细胞增多）

A.临床图片显示多个红色肿块，累及左耳耳郭和耳前区；B.灰阶超声图像（横切面）显示低回声的融合性结节和假结节（＊），侵犯耳轮的皮肤层，注意后方很薄的耳软骨（c）呈低回声；C.彩色多普勒超声图像（横切面）显示结节内血流信号丰富；D.病灶的三维图像（＊，轮廓勾勒处；横切面，5～8s的扫描）。缩写：c.软骨

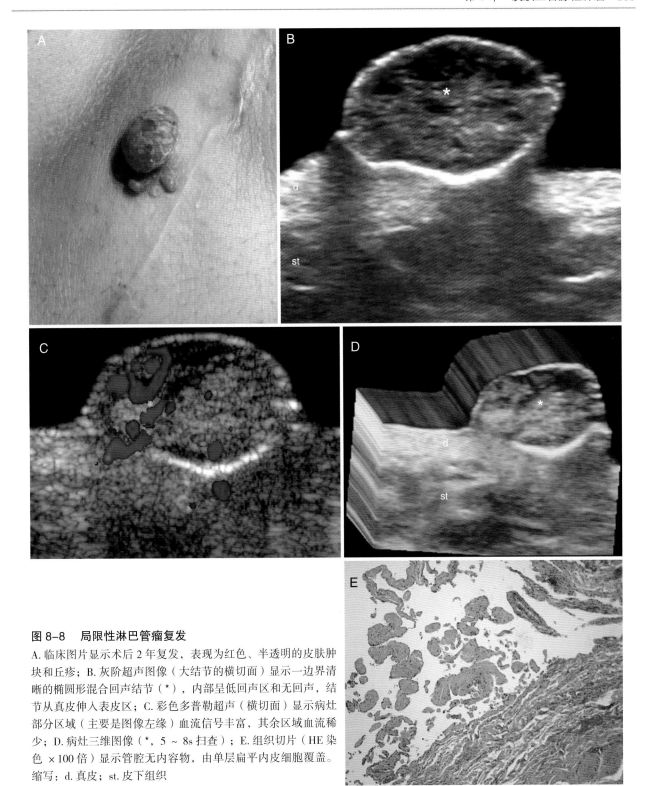

图 8-8　局限性淋巴管瘤复发

A. 临床图片显示术后 2 年复发，表现为红色、半透明的皮肤肿块和丘疹；B. 灰阶超声图像（大结节的横切面）显示一边界清晰的椭圆形混合回声结节（*），内部呈低回声区和无回声，结节从真皮伸入表皮区；C. 彩色多普勒超声（横切面）显示病灶部分区域（主要是图像左缘）血流信号丰富，其余区域血流稀少；D. 病灶三维图像（*，5 ～ 8s 扫查）；E. 组织切片（HE 染色 ×100 倍）显示管腔无内容物，由单层扁平内皮细胞覆盖。缩写：d. 真皮；st. 皮下组织

（八）皮肤血管黏液瘤

皮肤血管黏液瘤（cutaneous angiomyxoma，CA）亦称浅表血管黏液瘤，此病发生于所有年龄段，发病高峰在 30 ～ 40 岁，多出现在躯干、下肢、头部和颈部区域。约 1/3 的 CA 出现局部复发，但没有转移的病例报道。若为多发病变，可能伴有 Carney 综合征，即符合常染色体显性遗传条件下的心脏和皮肤黏液瘤、皮肤过度色素沉着（雀斑样痣）和内分泌过度活跃。CA 对女性易感，女性发病率约为男性 7 倍。

在临床上，CA 表现为皮肤丘疹、结节、肿胀或息肉样病变。肿瘤大小不一，可生长到直径 10cm 或更大。可以观察到周围组织的局部浸润，约 50% 的病例出现复发。

（译者备注：第一段说复发率 1/3，第二段又说 50%，似乎前后不一，但原文如此。）

组织学显示增多的黏液样基质、大量小血管、不同的细胞结构、无细胞的黏蛋白池、星状或双极成纤维细胞、黏液吞噬细胞、以中性粒细胞为主的稀疏的混合性炎症细胞浸润，偶尔可见具有嗜酸性胞质的圆鼓细胞。据报道，细胞异型性程度轻微。在约20%的病例中，原发灶或复发灶含有上皮结构，包括表皮样囊肿、薄层鳞状上皮、基底细胞小芽。免疫组织化学；肿瘤细胞S-100蛋白、平滑肌肌动蛋白、pan-角蛋白阴性。

声像图显示，病灶通常累及皮下组织，边界模糊，内有圆形或椭圆形低回声结节和无回声假囊性结构，周边组织回声增强。彩色多普勒成像，绝大多数病灶少血流信号，或显示低速血流信号（图8-9）。

三、恶性血管源性肿瘤

（一）皮肤血管肉瘤

皮肤血管肉瘤（cutaneous angiosarcoma）是罕见的内皮细胞软组织肉瘤，最常累及头、颈部，尤其头皮，也可累及身体其他部位如四肢。一部分患者表现为多发病灶和（或）阳性的局部结节，转移概率相对较高。这种肿瘤被认为是血管肉瘤、淋巴管肉瘤的集合，是一种不能被分类为是起源于血管还是淋巴管，抑或是两者混合性起源的肿瘤。因此，基于免疫组织化学，皮肤血管肉瘤可分为血管型、混合型和淋巴管型。

在临床上，病灶表现为快速生长、近似瘀青的红色或紫色肿胀，有时伴有溃烂。组织学上显示多形性多层内皮细胞广泛浸润，细胞镶嵌在胶原基质中，有丝分裂活跃。

在超声上，皮肤血管肉瘤表现为低回声实性肿块，有时呈分叶状。累及皮肤层，常浸润至更深层结构。肿块内部可以见到高回声的纤维分隔，彩色多普勒超声成像显示病变内血流信号丰富，常可检测到不对称和不规则的血管结构（图8-10）。

（二）卡波西肉瘤

卡波西肉瘤（Kaposi's sarcoma，KS）是一种皮肤内皮细胞的恶性肿瘤，在皮肤、淋巴结和内脏器官中呈多灶性分布。KS包括4种临床类型。

（1）经典KS：亦称地中海型KS，影响地中海周边国家和犹太裔中年男性。

（2）医源性KS：由医源性因素引起，发生于免疫抑制患者（如器官移植后）。

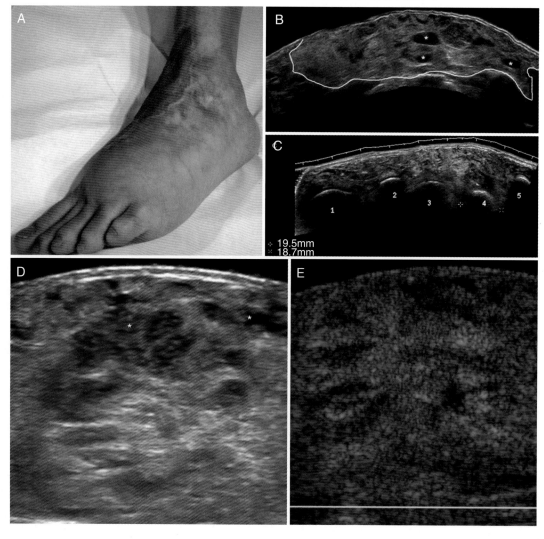

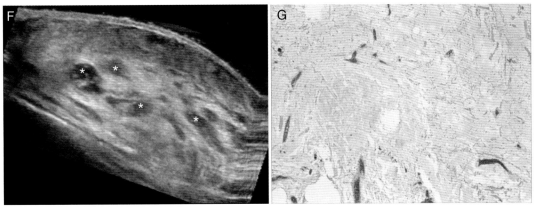

图 8-9　复发的血管黏液瘤

A. 临床图片显示左足背肿胀，患者 1 年前手术（可见瘢痕），术后活检为血管黏液瘤；B ~ D. 灰阶超声图像（横切面：B. 踝关节水平；C. 足跖水平（标明数字）；D. 足背水平局部放大显示边界不清的不均质回声结构，内伴多个椭圆形的低回声区（*），主要侵犯皮下组织；E. 彩色多普勒超声（足背的横切面）示病变区内少血流信号；F. 病变的三维图像（*，5 ~ 8s 扫查）；G. 组织切片（HE 染色 ×100 倍）显示在黏液间质中可见毛细血管增生

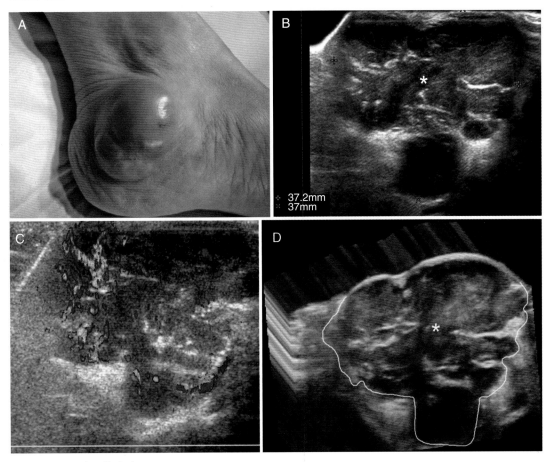

图 8-10　皮肤血管肉瘤

A. 临床图片显示左足内侧红色肿块；B. 灰阶超声图像（横切面）显示一 37.2mm×37mm 分叶状、低回声实性肿块（*），侵及皮下组织，同时也累及真皮层；C. 彩色多普勒超声图像（横切面）显示肿块内血流信号丰富，血管呈不规则和不对称性分布；D. 肿瘤的三维图像（*，轮廓勾勒处，5 ~ 8s 扫查）

（3）非洲流行性 KS。

（4）艾滋病相关性 KS：也称流行性 AIDS-KS。所有类型都与人疱疹病毒 -8（HHV-8）感染有关，

它们显示出非常相似的组织病理学特征，梭形细胞（被视为 KS 的肿瘤细胞）增生，同时伴随有炎症和新生血管发生。

在临床上，KS 的特点是紫罗兰色和（或）淡红色的斑点和丘疹，在长达数月或数年的病程中往往合并成斑块和结节（在某些情况下溃烂），通常与水肿有关，尤其是下肢明显。然而，确诊是基于梭形细胞的组织病理学证据，在梭形细胞、血管或淋巴管内皮细胞内出现HHV-8 潜伏期相关性核抗原。

虽然在一些对物理或系统性治疗反应性差的病例中可以观察到快速增长的病变和局部侵袭的迹象，但经典的 KS 临床进程通常是缓慢的，并不激进。相比之下，

由于 AIDS-KS 的自然病史可以累及黏膜、淋巴结、胃肠道和肺部，其病程更加激进，尤其是在未经治疗的艾滋病病毒感染患者中。

初步研究结果表明，小的皮肤 KS 病灶无论是在经典 KS 还是在 AIDS-KS 患者中呈现相似的 B 型超声表现，为低回声和（或）不均质回声病变，局限在表皮和真皮，有时累及皮下组织。彩色多普勒成像上，虽有报道称 AIDS-KS 病灶中血流信号较明显，但不同病灶的血流灌注程度还是变化不一的（图 8-11）。

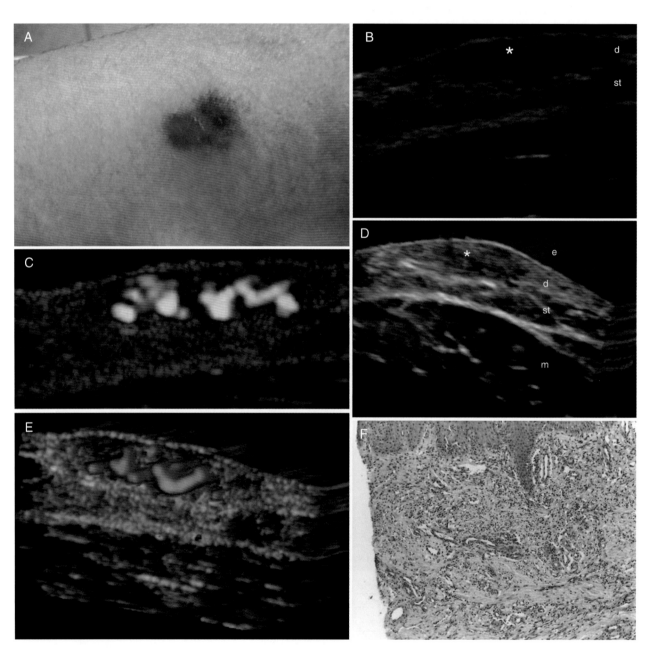

图 8-11　卡波西肉瘤

A. 临床图片显示左臂内侧红色病变（HIV 阳性患者）；B. 灰阶超声图像（纵切面）显示真皮和皮下组织浅层局灶性增厚，边界不清，呈低回声（*）。皮下组织深层回声增强；C. 能量多普勒图像（纵切面）显示病灶内血流信号丰富；D. 病灶的三维图像（*，横轴）；E. 病变区的三维能量图重建（5 ~ 8s 扫查）；F. 组织切片（HE 染色 ×40 倍）显示真皮血管增生。缩写：e. 表皮；d. 真皮；st. 皮下组织；m. 肌肉

第9章
皮肤原发性肿瘤——皮肤癌

一、简介

皮肤癌是人类最常见的癌症之一，因此也是常见的皮肤病就诊原因。皮肤癌可分为两种主要类型：黑色素瘤和非黑色素瘤皮肤癌（nonmelanoma skin cancer, NMSC）。NMSC 约占皮肤恶性肿瘤的 95%，其余 5% 为黑色素瘤。NMSC 最常见的类型是基底细胞癌（basal call carcinoma, BCC）和鳞状细胞癌（squamous cell carcinoma, SCC）。

相对少见的皮肤恶性肿瘤包括隆凸性皮肤纤维肉瘤、血管肉瘤、梅克尔细胞癌（Merkel's cell）、卡波西肉瘤、皮肤淋巴瘤等。

本章主要回顾常见皮肤癌的超声表现和评估超声对检查这些实体肿瘤的应用。

二、非黑色素瘤皮肤癌

NMSC（BCC 和 SCC）最常发生于日光暴露部位，并且与皮肤的功能和美容问题相关，而这些问题使病变在高度暴露区域的演变和预后复杂化。NMSC 常发生于面部，包括眼睑、鼻、唇、耳等部位的皮肤，这些部位皮肤纤薄，软骨和轮匝肌易受累。多发和复发病灶并不少见，这增加了治疗难度。据报道，原发性 NMSC 病灶的非完整性切除比例高达 45.5%。

（一）基底细胞癌

基底细胞癌（BCC）又称基底细胞上皮瘤，是人类最常见的癌症之一，占所有皮肤癌的 75% ~ 95%。它致死率低但可导致严重的美容毁损。临床上，BCC 表现为缓慢生长的无痛、红色、珍珠状丘疹或结节，通常容易在轻微外伤后出血，也可形成溃疡（侵蚀性溃疡）。查体时，这些肿瘤也可能与"瘢痕"表现类似。

超过 70% 的基底细胞癌位于面部，而最常见的位置是鼻和眼睑。虽然这些区域皮肤菲薄，但此类皮肤癌甚少发生转移，而是具有向肌肉、软骨或骨等深部组织侵犯的高风险。

基底细胞癌分为几个亚型：浅表或原位多灶型（15% ~ 35%）；弥漫型或浸润型，包括硬皮病型和微结节亚型（4% ~ 17%）；结节型，包括结节囊肿型、腺样型和溃疡型等亚型（45% ~ 60%）；色素沉着型（1% ~ 7%）。本病还有一些少见的组织学变异型如多形性细胞型、透明细胞型、印戒细胞型、颗粒细胞型、漏斗状囊变型、化生型和瘢痕疙瘩等亚型。此外，不同类型的细胞可以混合在同一病灶中，或患者可能出现不止一种亚型的多发病灶。在组织学上，BCC 由纤维间质和基底样细胞岛组成，后者是类似于表皮和毛囊基底胞的依赖性细胞。这些细胞显示模糊的细胞质边界和椭圆形嗜碱性泡状细胞核。结节囊肿型显示富于黏液素的囊肿，腺样变异型表现为假腺管型外观，硬皮病亚型显示被致密的纤维间质挤压的狭窄上皮带及透明样改变(图 9-1 至图 9-7)。

（二）鳞状细胞癌

鳞状细胞癌（SCC）发病率在常见的皮肤癌中位居第二位，占全部皮肤恶性肿瘤的 20%。大多数肿瘤发生在头、颈部皮肤，目前认为紫外线暴露累积产生的损害是最可能的致病因素。皮肤鳞状细胞癌引起死亡大多发生于以下原因：肿瘤直径大于 2cm；肿瘤厚度超过 4mm；中分化或低分化类型或促结缔组织增生性组织学亚型；肿瘤生长于耳、口、手、足或生殖器等部位；伴随有周围神经或淋巴管浸润；发生淋巴结转移；复发性病例；起源于瘢痕或慢性皮肤病的病例，例如慢性溃疡和因免疫抑制所导致的 SCC。此外，厚度（或浸润深度）是鳞状细胞癌转移的一个重要预测指标，因此，超声可以帮助辨别具有高发病率和病死率的高危 SCC 群体。

此外，还有与鳞状细胞癌相关的病变如 Bowen 病、SCC 原位癌、光线性角化病等。皮肤癌前病变通常出现在光损伤的皮肤，具有发展为鳞状细胞癌的潜在可能性。

在临床上，鳞状细胞癌通常表现为缓慢生长的无痛性病灶，质地坚实表面粗糙，呈鳞片状或红斑状，容易出血，可呈结节状、溃疡状、斑块状或疣状。溃疡可出现中心坏死和边缘隆起。常见的发生部位包括唇、耳郭、

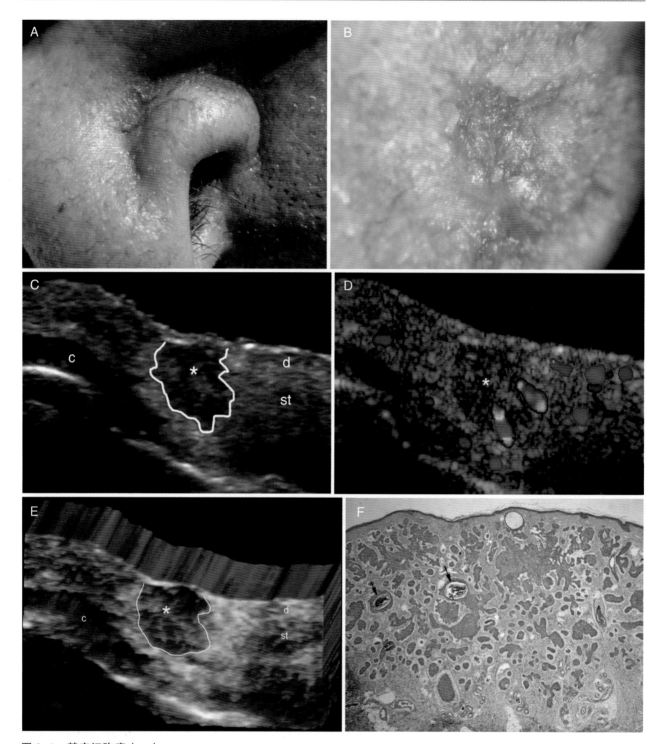

图 9-1 基底细胞癌（一）

A、B.临床图片（A.照片；B.皮肤镜图片）显示左鼻翼区珍珠样红色病变；C.灰阶超声图像（横切面）显示一边界清晰的低回声结构（*，勾勒区），形态不规则，位于真皮和皮下组织。左侧鼻软骨不清晰；D.彩色多普勒超声图像（横切面）显示病变区域血流信号增多；E.病变的三维图像（*，5 ~ 8s 扫查，横切面）；F.组织切片（HE 染色 ×40 倍）显示大小不等的基底样细胞呈巢状分布，提示为大结节 / 小结节型基底细胞癌，还可见钙质沉积（箭头）。缩写：d. 真皮；st. 皮下组织；c. 鼻软骨

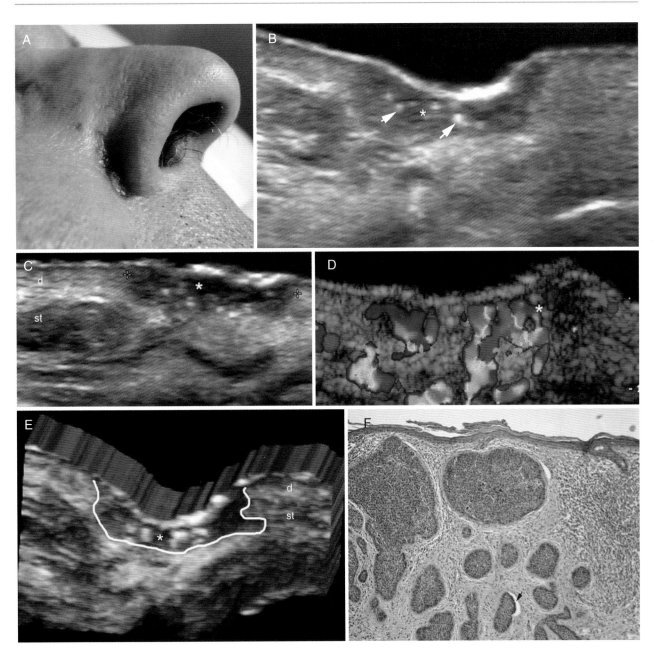

图 9-2　基底细胞癌（二）

A. 临床图片显示右侧鼻褶区淡红色肿胀；B、C. 灰阶超声图像（B. 横切面；C. 纵切面）显示边界清楚的卵圆形低回声病变（＊），位于真皮和皮下组织浅层，注意结构内的点状强回声（箭头），右侧鼻软骨不清晰；D. 彩色多普勒超声图像（纵切面）显示病变内血流信号增多（＊）；E. 肿瘤的三维图像重建（＊，勾勒区；5～8s 扫查，横切面）；F. 组织切片（HE 染色 ×100 倍）显示基底样细胞组成大/小结节，呈栅栏状排列，癌巢周边出现裂隙，亦可见纤维间质和炎症细胞。缩写：d. 真皮；st. 皮下组织

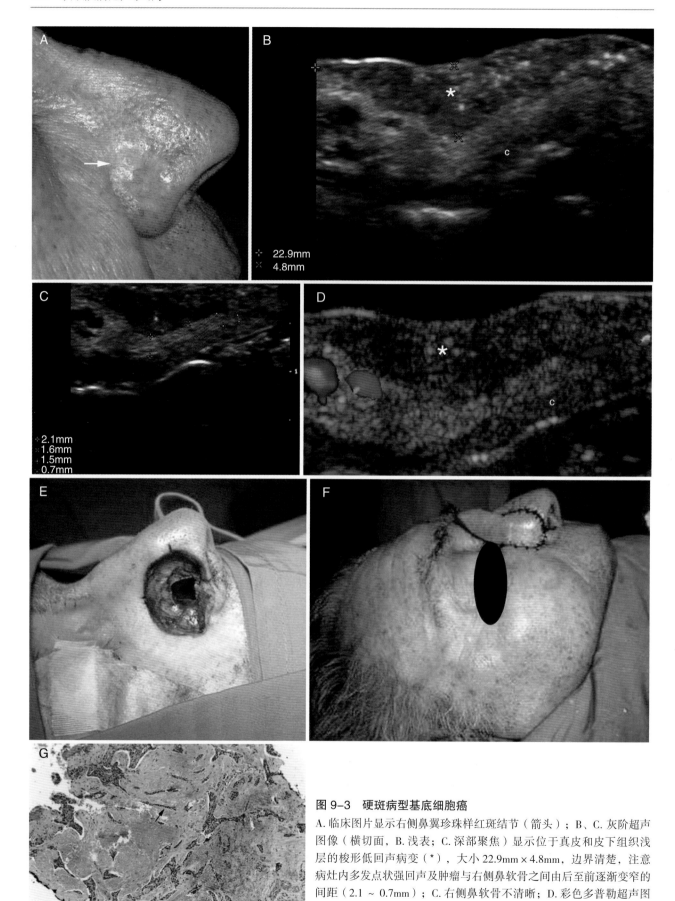

图 9-3　硬斑病型基底细胞癌

A. 临床图片显示右侧鼻翼珍珠样红斑结节（箭头）；B、C. 灰阶超声图像（横切面，B. 浅表；C. 深部聚焦）显示位于真皮和皮下组织浅层的梭形低回声病变（＊），大小 22.9mm×4.8mm，边界清楚，注意病灶内多发点状强回声及肿瘤与右侧鼻软骨之间由后至前逐渐变窄的间距（2.1～0.7mm）；C. 右侧鼻软骨不清晰；D. 彩色多普勒超声图像显示病灶内（＊）一根小血管；E. 手术产生的的缺损（Mohs 手术）；F. 外科修复重建后的外观；G. 组织切片（HE 染色 ×100 倍）显示非典型基底样细胞（箭头）形成索状和角状癌巢。缩写：c. 鼻软骨

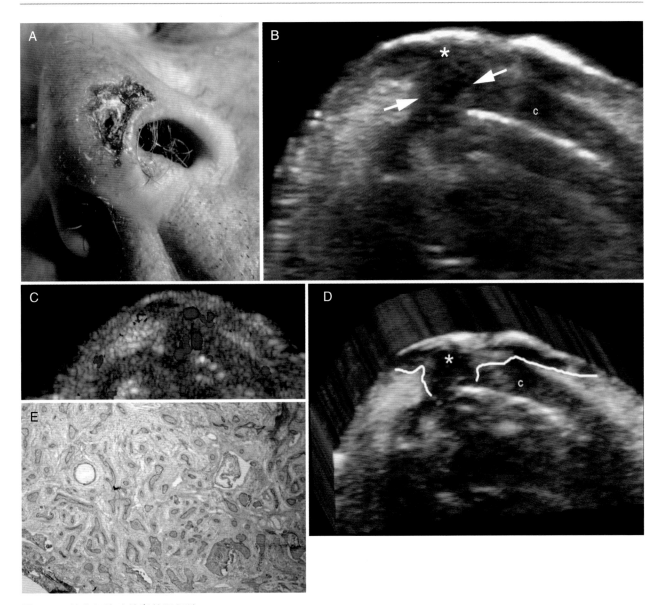

图 9-4　基底细胞癌伴鼻软骨侵蚀

A. 临床图片示左鼻翼红色、溃疡性病变；B. 灰阶超声图像（横切面）显示低回声实性病变（*），侵蚀左侧鼻软骨前部（箭头）；C. 彩色多普勒超声图像（横切面）显示病变区及鼻软骨区血流信号增多；D. 肿瘤的三维图像（*，横切面，5 ～ 8s 扫查，勾勒区）；E. 组织切片（HE 染色 ×40 倍）显示真皮内非典型基底样细胞组成大小不等、形态各异的癌巢，小癌巢清晰可见，周围由纤维间质包绕。缩写：c. 鼻软骨

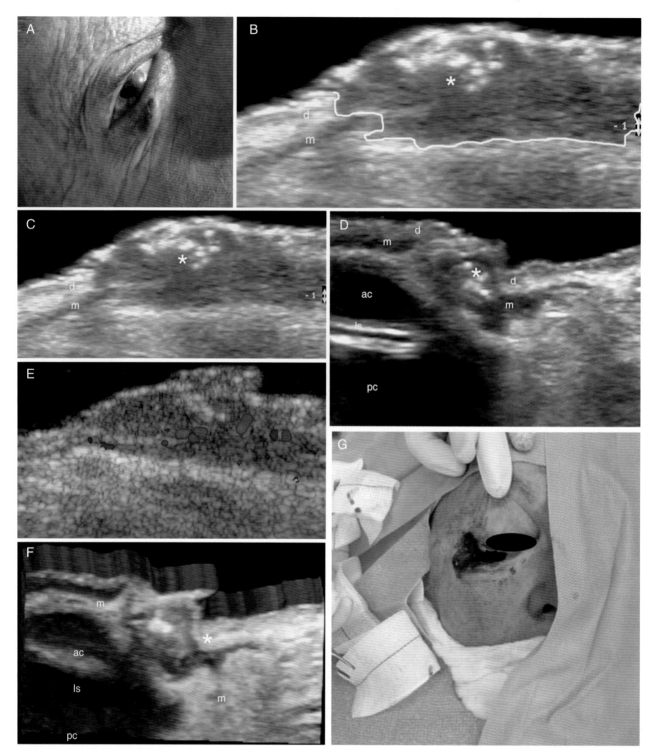

图 9-5　下睑基底细胞癌伴眼轮匝肌侵犯

A.临床图片显示右下眼睑伴色素沉着的红色肿块；B ~ D.灰阶超声图像（B、C.横切面；D.纵切面）显示边界不清的低回声病灶（*），侵及真皮和深部的眼轮匝肌，B 图中勾勒出肿瘤轮廓，可见其边缘不规则，注意肿瘤内点状强回声；E. 彩色多普勒超声图像（横切面）显示病变区域血流信号增多；F.肿瘤的三维图像（*，纵向，5 ~ 8s 扫查）；G.肿瘤的外科切除（Mohs 手术）。缩写：d.真皮；m.眼轮匝肌；ac.眼球前房；pc.眼球后房；ls.晶状体

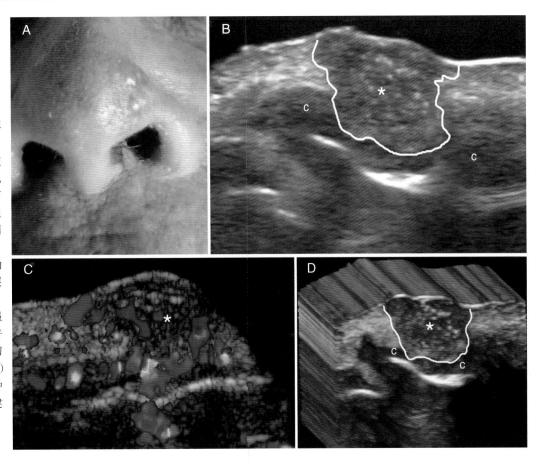

图 9-6　基底细胞癌侵犯左侧鼻软骨

A. 临床图片显示左侧鼻翼珍珠样红色肿胀；B. 灰阶超声图像（横切面）显示边界清晰的低回声实性病变（*），边缘不规则（勾勒处），侵犯皮肤层及后方的鼻软骨。注意肿瘤内点状强回声；C. 彩色多普勒超声图像（纵切面）显示病变区域（*）血流信号增多；D. 肿瘤的三维图像重建（*，勾勒区）。缩写：c. 鼻软骨

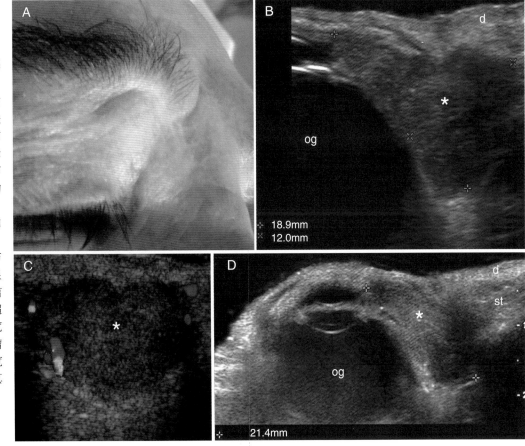

图 9-7　复发性基底细胞癌

A. 临床图片显示右眼上睑内侧部分肤色肿胀；B. 灰阶超声图像（横切面）显示边界清晰的低回声肿块（*），大小约 18.9mm×12.0mm，累及皮下组织，向下扩展至眼眶内侧；C. 彩色多普勒超声图像（纵切面）显示肿瘤周边血流信号增多；D. 灰阶超声图像（横切面宽景成像）显示肿瘤呈横向扩张（*，宽 21.4mm）。缩写：d. 真皮；st. 皮下组织；og. 眼球

头皮及手背。在SCC更易出现侵蚀深层组织和发生转移。转移可发生在局部淋巴结，也可出现于肝、骨、肺、脑。

在组织学上，SCC表现为片状浸润、分化不一的鳞状上皮岛及不同程度的有丝分裂象（多形性）。还可发现角囊肿和角化珠，伴有嗜神经性和淋巴管浸润，提示预后差。SCC有多种类型，如透明细胞型、梭形细胞型、皮肤棘层松解型、假血管型或假血管肉瘤型、腺鳞癌型、黏液表皮样瘤型和疣状型等（图9-8至图9-12）。

（三）非黑色素皮肤癌分期

目前非黑色素皮肤癌（NMSC）依据临床测得的肿瘤大小、浸润深度、局部淋巴结侵犯、远处转移等进行分期。发生在唇、耳、眼或鼻等处的肿瘤直径大于2cm，提示预后差。

长期接受免疫抑制治疗或患有免疫抑制疾病的患者NMSC发病率更高，虽未被正式列入高风险群体，却具有这一特点。肾移植患者由于行免疫抑制治疗，NMSC的发病率增高，在这种背景下，NMSC表现出更激进的生物学行为和临床进程，其复发率和病死率高于一般人群。在肾移植患者中，鳞状细胞癌为发病率最高的皮肤恶性肿瘤（64.1%），其次为基底细胞癌（17.9%）、

Bowen病（10.2%）、基底鳞状细胞癌（5.1%）等，据报道还有一种罕见的侵袭性皮脂腺癌（2.6%）。

鳞状细胞癌是功能性和隐性遗传营养不良性大疱性表皮松解症患者最严重的并发症和最常见的死亡原因。

超声检查的参数（包含各切面直径、血流量、有无深部组织浸润或卫星灶）能提供与每位患者的病变在解剖学上的侵犯范围相吻合的有价值的数据，支持NMSC的临床分期。超声提供的信息有助于进行一次性根除治疗，减少复发的可能性和改善患者的美容预后。

（四）非黑色素瘤皮肤癌超声特征

NMSC在超声上通常表现为低回声和不均质回声，边缘不规则。基底细胞癌（BCC）内常检测到斑点状强回声，病灶及其周边常见低流量动脉血管，血流信号常显现于肿瘤底部。而鳞状细胞癌（SCC）比基底细胞癌（BCC）具有更激进的生物学行为，因此，在超声检查中应排查深层结构和（或）局部淋巴结的浸润。血流信号在SCC中通常比在BCC中更显著，提示病变中存在更粗的血管。

文献报道在BCC病灶中存在两种超声伪影。第一种名为病灶的"底部角"，这是由扩张血管和巨噬细胞等

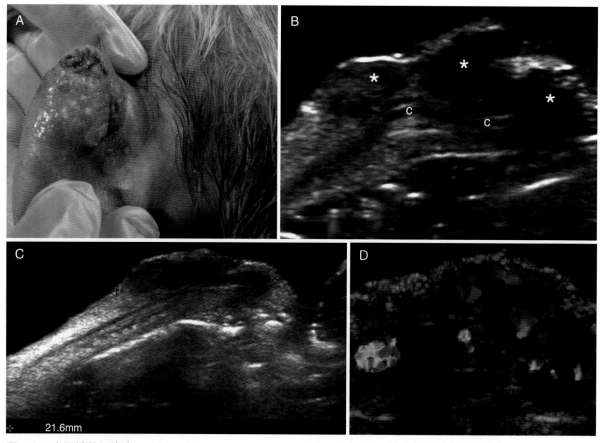

图9-8　左耳鳞状细胞癌

A. 临床图片显示左耳郭溃疡性红色肿块；B、C. 灰阶超声图像（经耳郭后扫查，横切面。B. 局部放大图像；C. 宽景成像）显示低回声肿块（*），形态不规则，侵及前后皮肤层，病灶包绕耳软骨，横径约21.6mm；D. 彩色多普勒超声图像（横切面）显示病变内血流信号丰富。缩写：c. 软骨

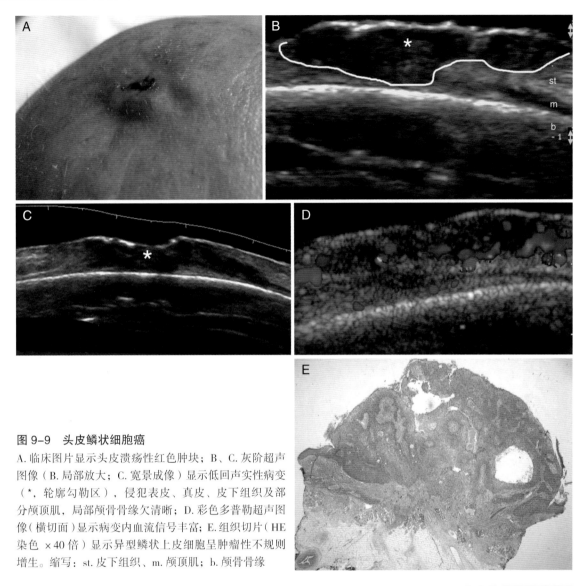

图 9-9　头皮鳞状细胞癌

A. 临床图片显示头皮溃疡性红色肿块；B、C. 灰阶超声图像（B. 局部放大；C. 宽景成像）显示低回声实性病变（*，轮廓勾勒区），侵犯表皮、真皮、皮下组织及部分颅顶肌，局部颅骨骨缘欠清晰；D. 彩色多普勒超声图像（横切面）显示病变内血流信号丰富；E. 组织切片（HE 染色 ×40 倍）显示异型鳞状上皮细胞呈肿瘤性不规则增生。缩写：st. 皮下组织、m. 颅顶肌；b. 颅骨骨缘

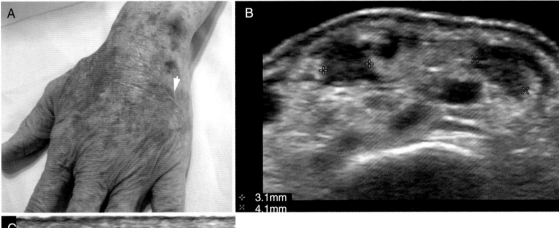

图 9-10　复发性鳞状细胞癌（SCC）的卫星病灶

A. 临床图片显示左手背红色瘢痕（箭头），患者 6 个月前行 SCC 病灶切除术；B、C. 灰阶超声图像（B. 横切面，距离瘢痕近端 5mm；C. 纵切面，距离瘢痕远端 5mm）显示 3 个边界清楚的低回声结节（标记之间），位于皮下组织，大小为 3.1～4.3mm，另可见结节周边的皮下组织回声增高

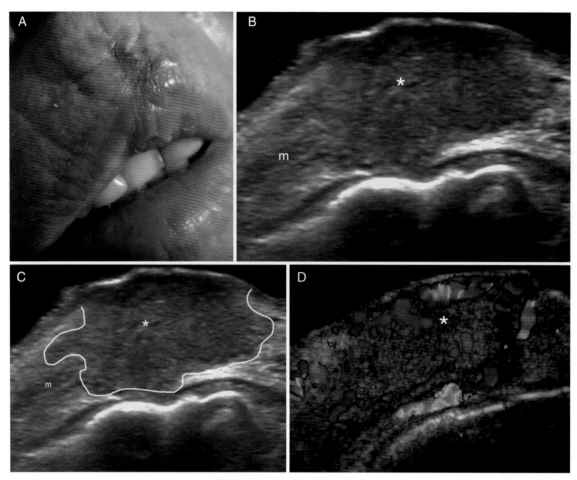

图 9-11　复发性鳞状细胞癌（SCC）侵犯上唇口轮匝肌

A. 临床图片显示瘢痕区红色肿块，患者 1 年前在同一部位行 SCC 病灶切除术；B、C. 灰阶超声图像（B. 横切面；C. 肿瘤轮廓勾勒）显示一低回声实性肿块，侵及整个皮肤层和上唇口轮匝肌，并凸向前庭部；D. 彩色多普勒超声图像（纵切面）显示病变区域（*）血流信号增加。缩写：m. 口轮匝肌

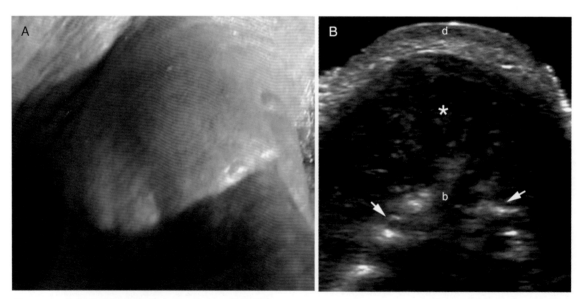

图 9-12　复发性鳞状细胞癌（SCC）侵犯鼻骨骨缘

A. 临床图片显示鼻背部不伴肤色改变的肿块，患者有 3 年前切除 SCC 病灶的病史；B. 灰阶超声图像（横切面）显示低回声实性肿块（*），侵及皮下组织和鼻骨骨缘（箭头），注意鼻骨骨缘的侵蚀处（箭头）。缩写：d. 真皮；b. 鼻骨骨缘

炎性成分产生的。第二种名为"模糊的肿瘤"，它是由大量增生的皮脂腺形成的，因与原发灶的回声相等而使肿瘤的边界模糊不清。

> BCC 诊断要点：边界清晰；低回声；肿瘤内点状强回声；病变底部血流增多。
> SCC 诊断要点：低回声，边缘不规则；侵犯深部组织；肿瘤内部血流增多。

三、原发性皮肤黑色素瘤

原发性皮肤黑色素瘤（primary cutaneous melanoma）是皮肤恶性肿瘤中恶性程度最高者，占全部皮肤癌的 4%~11%，占皮肤癌相关死亡原因的 75% 以上，在美国每年导致超过 8000 人死亡。据报道在治疗过的病例中复发率高达 35.9%，若发生在头部和颈部区域则复发率可能会更高（46.1%）。在临床上，95% 的黑色素瘤表现为高度色素沉着的斑块或结节，边缘可不规则，可伴有溃疡。约 5% 的黑色素瘤缺乏色素，称为无黑色素性黑色素瘤。无黑色素性黑色素瘤几乎不含和（或）含有深部黑色素颗粒，肉眼观察不到，因此常延误诊断。

黑色素瘤的分期基于 Breslow 分级，后者依赖于肿瘤的浸润深度，即用组织学方法对皮肤层进行检测，镜下测量从表皮颗粒层到肿瘤深部的侵犯情况（表 9-1）。因此，对肿瘤厚度（浸润深度）的认知将影响肿瘤管理的一些重要决策，如切除范围、前哨淋巴结处理，或者患者的最终预后等。

在组织学上，黑色素瘤表现为异型黑色素细胞呈巢状分布，细胞核不规则，核异型性明显，核仁明显，还可见梭形细胞或上皮样细胞。细胞有丝分裂活跃。浸润水平按照 Clark 分类来定级（表 9-1），浸润深度使用 Breslow 指数来评估（表 9-2），这些是黑色素瘤预后的重要因素。

在超声上，黑色素瘤通常为边界清楚的均匀低回声病灶，呈椭圆形或纺锤形，边缘光滑，后方回声增强，在彩色多普勒超声上可见不同程度的血流信号，通常血流信号丰富。研究证实超声可用于判别黑色素瘤

病灶厚度是大于 1mm 还是小于 1mm，这一界值决定着是否需要进行前哨淋巴结检测。黑色素瘤病灶厚度大于 1mm 时，提示淋巴管通常位于病灶内部，可使用超声造影（CEUS）追踪淋巴管，从而找到前哨淋巴结。对病灶血管进行评估，包括动脉血管的收缩期峰值流速，其可对肿瘤血管生成能力的判断提供参考，该能力与肿瘤的转移潜能相关。伴有溃疡的病灶，可见表皮不规则或不连续，还可见皮下组织回声增强。由于黑色素瘤病灶厚度不对称，超声应测量最大深度。在原发病灶附近，可以检测到卫星灶（距原发肿瘤 20mm 内）或远处转移灶（距原发肿瘤 20mm 外）。这些继发性病灶呈椭圆形或圆形，轮廓光滑或呈分叶状，内部呈轻至中度不均的低回声，后方回声增强，彩色多普勒超声上显示程度不一的血流信号。有文献报道超声可用于检测触诊为阴性的转移灶并鉴别肿块的良恶性，借此改变了对黑色素瘤患者的诊治管理。尽管在彩色多普勒超声上，黑色素瘤转移灶内的血流信号多寡不一，可多可少，但通常情况下血流信号较丰富。偶有转移灶呈不规则形和无回声，超声可误诊为脓肿。有研究表明这一具有迷惑性的回声表现与细胞过多有关，并非由内部坏死造成。如淋巴结呈气球状外形，有结节状增厚的皮质，或者髓质的高回声消失，均为恶性浸润的征象。检查体积较大的原发性黑色素瘤时，使用较低频率的探头有助于显示病变的底部，更好地了解病变范围（图 9-13 至图 9-17）。

（一）黑色素瘤的超声造影

静脉造影剂由充满气体的微泡组成，可以增强病灶内的血管回声，在黑色素瘤诊断和局部分期上的应用日益增多，可用于获取原发灶治疗效果的早期信息及辨别可疑的淋巴结皮质增厚。超声造影可以减少黑色素瘤患者行局部皮质增厚的淋巴结针吸穿刺细胞学检查的数量，在临床工作中有重要价值。使用彩色多普勒超声显示的黑色素瘤血管密度与转移潜能相关，因此，有研究认为肿瘤新生血管是与 Breslow 指数等效的转移预后因子。此外，文献报道更多关于肿瘤新生血管的超声造影，它提供了一种与血管表达相对应的无创性血管生成标记，将人类黑色素瘤细胞株 DB-1 植入小鼠的内皮，成为临床监测抗血管生成治疗的有效工具。据文献报道，

表 9-1　黑色素瘤浸润水平的 Clark 分类

水平Ⅰ：原位黑色素瘤

水平Ⅱ：单个细胞或小癌巢侵及真皮乳头层

水平Ⅲ：侵袭性肿瘤作为膨胀性结节，毗邻真皮网状层

水平Ⅴ：浸润皮下脂肪层

表 9-2　黑色素瘤深度的 Breslow 分类

肿瘤深度（mm）	近似 5 年生存率（%）
< 1	95 ~ 100
1 ~ 2	80 ~ 96
2.1 ~ 4	60 ~ 75
> 4	50

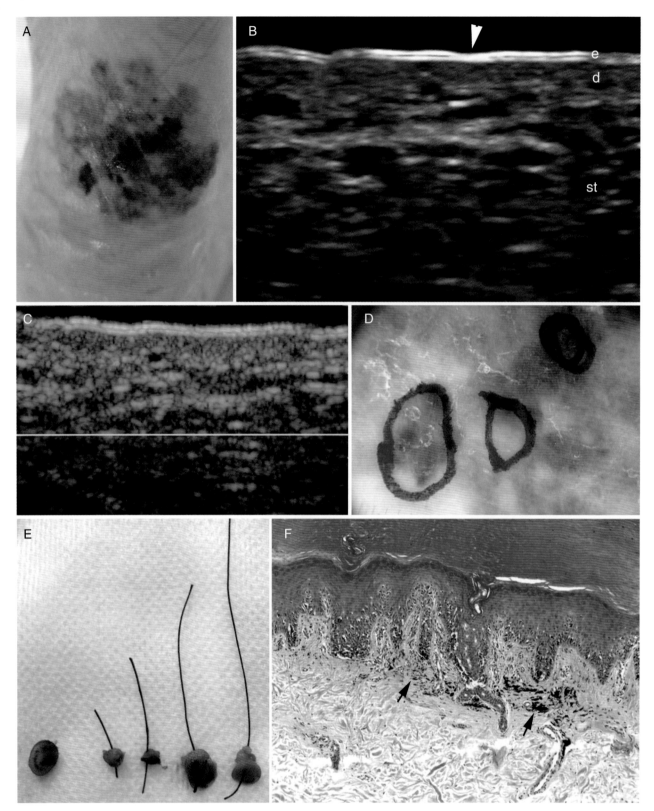

图 9-13　原位黑色素瘤

A.临床图片显示左足底高度色素沉着的不规则形病灶；B.灰阶超声图像（纵切面）显示病变区域部分表皮的双层结构（短箭头）消失，但未探及实性肿块，注意足底正常的表皮双层结构（无毛皮肤）；C.彩色多普勒超声图像（纵切面）未探及区域性的血流信号增多；D.活检区皮肤标记；E.活检样本；F.组织切片（HE 染色 ×40 倍）显示肢端皮肤表皮与真皮连接区黑色素细胞非典型增生；真皮的噬黑素细胞内见黑色素沉积。缩写：e.表皮；d.真皮；st.皮下组织

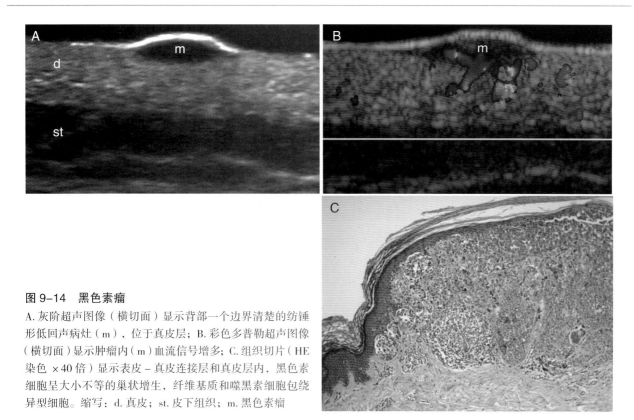

图 9-14 黑色素瘤

A. 灰阶超声图像（横切面）显示背部一个边界清楚的纺锤形低回声病灶（m），位于真皮层；B. 彩色多普勒超声图像（横切面）显示肿瘤内（m）血流信号增多；C. 组织切片（HE染色 ×40 倍）显示表皮 – 真皮连接层和真皮层内，黑色素细胞呈大小不等的巢状增生，纤维基质和噬黑素细胞包绕异型细胞。缩写：d. 真皮；st. 皮下组织；m. 黑色素瘤

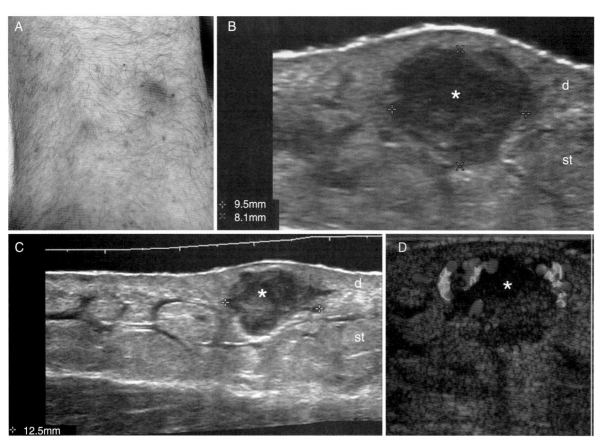

图 9-15 黑色素瘤远处转移

A. 临床图片显示左大腿背侧红色丘疹，患者左踝部曾有黑色素瘤手术史；B、C. 灰阶超声图像（B. 横切面局部放大图；C. 较大皮肤病灶的纵切面宽景图）显示位于真皮及皮下组织内的卵圆形低回声结构（*），大小如图，同时检测到周围的皮下组织回声增强伴带状无回声分隔，提示皮下组织水肿；D. 彩色多普勒超声图像（横切面）显示病灶周边血流信号增多（*）。缩写：d. 真皮；st. 皮下组织

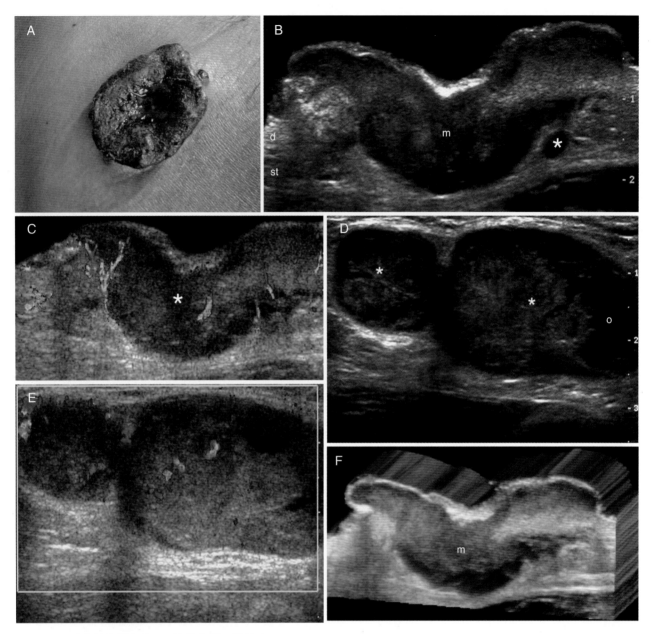

图 9-16　原发性黑色素瘤，卫星灶和淋巴结转移
A.临床图片显示右侧腹壁高度色素沉着的外生型溃疡病变；B.灰阶超声图像（横切面）显示边界清晰的梭形低回声实性结构（m），侵犯表皮、真皮和皮下组织（st）。注意皮下组织内毗邻主病灶的卫星结节（＊）；C.彩色多普勒超声图像（横切面）显示病变区域血流信号增多（＊）；D.灰阶超声图像（横切面，右侧腋窝）显示两个边界清晰的卵圆形结构，位于皮下组织，提示淋巴结转移，注意其中一个病灶内的无回声区（o）；E.彩色多普勒超声图像（横切面）显示淋巴结内血流信号呈非对称性和不规则性增多；F.病变的三维重建图像（横向图，5～8s扫查）。缩写：d.真皮；st.皮下组织

在动物模型中检测前哨淋巴结，淋巴超声成像（即后间隙注射造影剂后的超声增强成像）在统计学上要优于淋巴结闪烁成像。

超声造影局限性包括：当前使用的造影剂微泡在体循环中停留时间短，使观察和分析的时间局限在几分钟之内；造影剂成本较高；静脉注射属有创操作。然而，相对于淋巴闪烁成像，淋巴超声成像可在数秒内识别造影剂在淋巴管道中的运动，并且具有更高的空间分辨率。在淋巴超声成像上，前哨淋巴结的恶性征象为不均匀增

强或稀疏增强。相比之下，小的（＜5cm）前哨淋巴结均匀增强提示良性。因此，通过检测原发灶和继发灶的声像特征、引导穿刺活检、迅速评估药物治疗的效能，超声造影可改善黑色素瘤的管理。

（二）黑色素瘤的弹性成像

迄今为止，几乎未见关于超声弹性成像在皮肤黑色素瘤中的经验或作用的报道。现有一些关于声光弹性成像——一种实验性的成像系统对皮肤病灶的机械力学行为进行量化的报道。该方法利用低频超声波刺激组织，

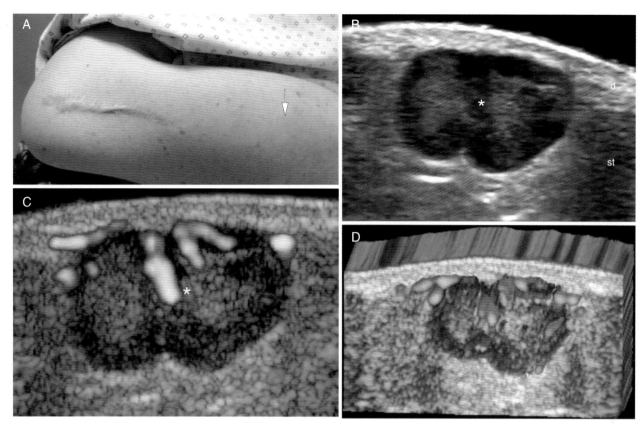

图 9-17　黑色素瘤转移灶
A.临床图片显示近期曾行黑色素瘤手术的患者的左臂，手术瘢痕远端有一个可触及的肿块（箭头）；B.灰阶超声图像（横切面）显示边界清晰的卵圆形分叶状实性结构（*），位于皮下组织，凸向真皮层，结节周边有低回声晕，中心回声轻度增高；C.能量多普勒图像（横切面）显示结节内（*）血流信号增多，血流束粗大、不规则；D.病灶的能量血流多普勒图像三维重建（5 ~ 8s 扫查）。缩写：d.真皮；st.皮下组织

通过量化来自皮肤的背向反射激光斑点图上的动态位移的幅度，绘制组织的张力图。位移幅度反映了组织硬度，将黑色素瘤和黑色素痣用来比较，可以得到令人信服的结果。然而，尽管这可以帮助缺乏经验的超声医师增强诊断信心，还没有研究能够证明弹性成像可有效鉴别良恶性质不明的肿瘤，因此，对黑色素瘤和其他皮肤肿瘤弹性成像的作用评估可能需要进一步的调查研究。

> **黑色素瘤诊断要点**：低回声；纺锤形病灶；血流增多；寻找卫星病灶（离原发肿瘤≤2cm），局部转移灶（离原发肿瘤≥2cm），或淋巴结转移；提供所有切面的病灶范围。

（三）高强度聚焦超声在皮肤黑色素瘤中的应用

高强度聚焦超声（HIFU）是一个聚焦的声能，通过热效应损毁局部组织来实现对局部病变的热消融。目前鲜见 HIFU 对黑色素瘤治疗应用的报道，但在动物模型中发现 HIFU 可使肿瘤明显坏死，并使局部缺乏血管内皮生长因子。

四、其他恶性皮肤肿瘤

（一）隆突性皮肤纤维肉瘤

隆突性皮肤纤维肉瘤（dermatofibrosarcoma protuberans，DFSP）是一种少见的局部侵袭性皮肤成纤维细胞肿瘤，主要累及躯干和四肢近端，好发于中青年。DFSP 呈缓慢生长的多结节性红色或紫色肿块斑块，有局部浸润和复发倾向但很少发生远端转移。

组织学上见梭形细胞增生，细胞核狭长，少有或没有异型性。虽然 DFSP 也可累及深层组织，但通常累及真皮和皮下组织。免疫组化标记物如 CD34 常呈阳性。超声上，文献报道了两种声像表现，一种是边界清晰的椭圆形低回声结构，另一种是边界不清的不均质回声结构，内部有高、低回声区，呈分叶状或伪足样突起，通常累及真皮和皮下组织。DFSP 也可突入筋膜层或肌肉层，但此病变通常与皮肤平行生长。血管生成程度不一，血流速度通常缓慢（图 9-18，图 9-19）。

（二）皮肤血管肉瘤

皮肤血管肉瘤（cutaneous angiosarcoma）是一种罕见的内皮源性恶性肿瘤，常具侵袭性病程，60% 发生于

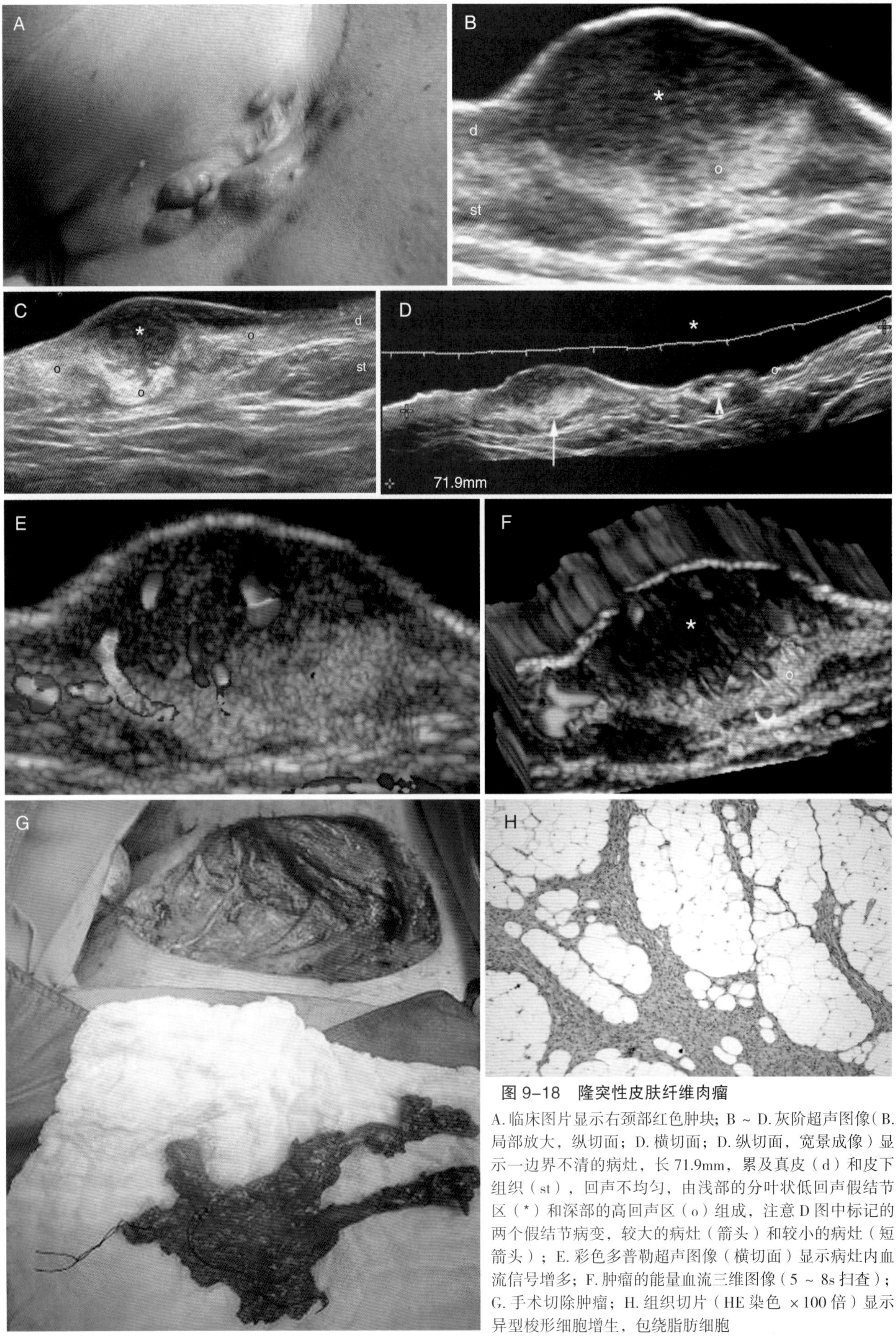

图 9-18 隆突性皮肤纤维肉瘤

A. 临床图片显示右颈部红色肿块；B ~ D. 灰阶超声图像（B. 局部放大，纵切面；D. 横切面；D. 纵切面，宽景成像）显示一边界不清的病灶，长 71.9mm，累及真皮（d）和皮下组织（st），回声不均匀，由浅部的分叶状低回声假结节区（*）和深部的高回声区（o）组成，注意 D 图中标记的两个假结节病变，较大的病灶（箭头）和较小的病灶（短箭头）；E. 彩色多普勒超声图像（横切面）显示病灶内血流信号增多；F. 肿瘤的能量血流三维图像（5 ~ 8s 扫查）；G. 手术切除肿瘤；H. 组织切片（HE 染色 ×100 倍）显示异型梭形细胞增生，包绕脂肪细胞

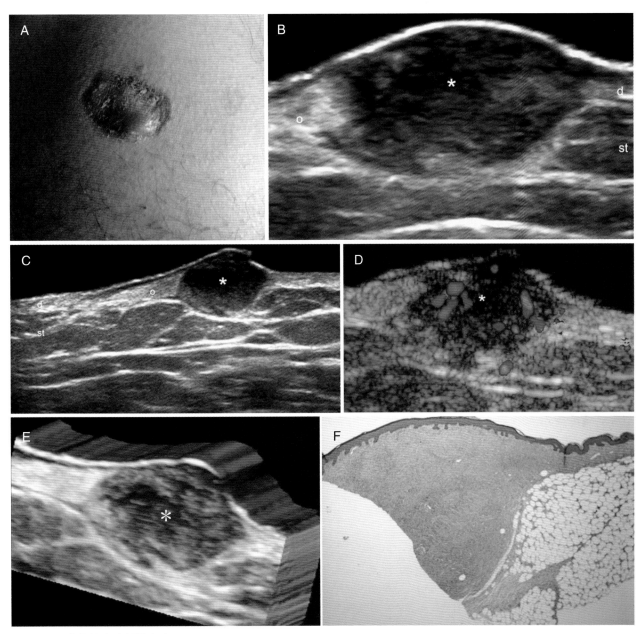

图 9-19　隆突性皮肤纤维肉瘤
A. 临床图片显示右大腿红色肿块；B、C. 灰阶超声图像（B. 横切面；C. 纵切面）显示边界不清的不均质回声病灶（*），位于真皮和皮下组织，浅部为低回声的分叶状假结节（*），周边回声增强；D. 彩色多普勒超声图像（纵切面）显示低回声部分（*）血流信号增多；E. 病灶的三维图像（*，5 ~ 8s 扫查，横切面）；F. 组织切片（HE 染色 ×20 倍）显示真皮和真皮下异型梭形细胞增生。缩写：d. 真皮；st. 皮下组织

皮肤，主要发生于大于 50 岁的老年患者，80 岁达到发病高峰。5 年存活率 12%~20%。血管肉瘤常发生远处转移，最常发生于肝、淋巴结和脾。影响预后的最重要因素是肿瘤大小，其他因素包括：浸润深度 > 3mm；有丝分裂速度；外科手术切除边缘组织活检阳性；局部复发；转移。

头、颈部血管肉瘤是最常见的亚型，也称为特发性血管肉瘤，占所有病例的 50% ~ 60%。前者常发生于老年人头皮。

在临床上，血管肉瘤表现为擦伤样的红色或紫色斑块或肿块，随时间逐渐增大，边界逐渐模糊。可有疼痛、

出血和肿胀。据报道，本病在接受过放射治疗的乳腺癌患者、有慢性肢体淋巴水肿（Stewart-Treves 综合征）的患者及有血管畸形的患者中发生率更高。

在组织学上，肿块由边界不清的出血性囊腔构成，偶尔可见充满血液的囊腔。皮肤层，有时还包括深层组织，被弥漫性的、不规则的、互相吻合成网的囊腔所取代，这些囊腔大小不等，小的呈裂隙状，中等的呈窦状，大的呈囊袋状，囊壁覆有内皮细胞，囊内含有红细胞。内皮细胞增大，细胞核深染，呈圆形或卵圆形，含有浓缩的染色质。其他类型表现为实性结构，由上皮样细胞

和梭形细胞组成，细胞间有少量间质。

在超声上，血管肉瘤表现为边界不清的或分叶状的低回声肿块，血流信号丰富，有低速动脉和静脉血流。肿瘤通常浸润真皮和皮下组织，也可累及更深层次的结构（图8-10）。

（三）卡波西肉瘤

卡波西肉瘤（KS）是一种低度恶性间叶细胞来源肿瘤，主要累及血管和淋巴管。本病有4种类型，每种都有不同的临床表现：经典或散发型、非洲或地方型、器官移植相关型或医源性，以及艾滋病相关性或流行性。它是艾滋病病毒感染患者最常见的肿瘤。KS是低度恶性肿瘤，与人类疱疹病毒-8（HHV-8）感染有关，肿瘤呈多病灶，最常累及黏膜和皮肤，还可累及淋巴结和内脏器官尤其是呼吸道和胃肠道，甚至可累及任何脏器。

在组织学上，在早期阶段，KS含有覆盖纤薄内皮的血管，穿过真皮胶原束。在形成斑块和结节阶段，血管腔更清晰可见，肿瘤性梭形细胞数量逐步增加，细胞具有轻度多形性和异型性，偶见有丝分裂。渗出物由淋巴细胞和浆细胞组成。

在超声上，病灶表现为低回声或不均质回声，近似真皮层的斑块状增厚，有时呈结节状外观。文献报道病灶内血供程度不一，病灶可浸润至深层结构，如肌层。超声已经作为一个客观工具，用于评估病情的缓解程度（图8-11）。

（四）梅克尔细胞癌

梅克尔细胞癌（Merkel cell carcinoma，MCC）源于皮肤的机械感受器细胞（Merkel cell，梅克尔细胞），此细胞位于表皮基底层。MCC是一种罕见的皮肤神经内分泌癌，主要发生在老年人，由于局部复发率高，预后较差。与MCC发展有关的危险因素包括紫外线辐射暴露、免疫抑制及病毒病原学（多瘤病毒）等。36%的MCC病例发生于面部等日光暴露部位，50%的病例位于头、颈部。

在临床上，MCC表现为单发的圆顶状结节，不伴肤色改变或局部皮肤呈红色，表面光亮，有时见毛细管扩张。

15%～66%的病例有区域淋巴结受累，1%～6%的病例发生远处转移。

在组织学上，MCC表现为真皮层结节或斑块，常向下扩展到皮下组织。侵及淋巴管或血管时，浸润灶可呈结节状或浸润状。它可能表现为单个淋巴结受累或淋巴血管浸润入侵模式。可检测到具有嗜碱性细胞核和最小细胞质的小蓝细胞。有丝分裂频繁，凋亡指数高。免疫组化显示细胞角蛋白-20（CK-20）阳性、甲状腺转录因子-1（TTF-1）阴性，有助于评估诊断。

肿瘤≥2cm，淋巴结侵犯，深层结构（肌肉、筋膜或软骨）浸润，组织学显示浸润模式，远处（肝、肺、骨、脑）转移等，提示预后较差。

在超声上，MCC病灶表现为边界不清的低回声结节或肿块，通常累及真皮和皮下组织，血流信号丰富（图9-20）。

（五）皮肤淋巴瘤

皮肤淋巴瘤（cutaneous lymphoma）是一种淋巴增生性疾病，根据肿瘤内最突出的淋巴样细胞的类型来分亚型，大体分为两类：T细胞淋巴瘤和B细胞淋巴瘤。最常见的T细胞淋巴瘤是蕈样肉芽肿，该病因外观类似蘑菇而命名，这种外观常见于该病的终末期及Sezary综合征，后者为白血病红皮病型淋巴瘤变异型。三种主要的原发性皮肤B细胞淋巴瘤的组织学亚型包括滤泡中心性淋巴瘤、边缘区B细胞淋巴瘤、大B细胞淋巴瘤和腿型淋巴瘤。

1. 蕈样肉芽肿　蕈样肉芽肿（mycosis fungiodes）是最常见的原发性皮肤T细胞淋巴瘤，是一种低度恶性皮肤淋巴瘤，以亲皮肤的CD4+ T细胞为特征。皮肤进行性病变包括斑片、斑块、肿瘤、鳞屑、皮肤异色病、红皮病，终末期预后差。

在组织学上，蕈样肉芽肿表现为角化过度、银屑病样增生及浅表血管周围淋巴细胞浸润。瘢痕形成以及核深染的非典型淋巴细胞也是可见到的。亲毛囊性蕈样肉芽肿（FMF）是皮肤T细胞淋巴瘤的变异，累及毛囊。

2. Sezary综合征　Sezary综合征的白血病类型在50～70岁人群最常见，其临床特征包括强烈的瘙痒、水肿、脱屑［尤其是手掌和足底（掌跖角化病）］及泛发性红皮病。淋巴结病和外周血循环中不典型淋巴细胞（Sezary细胞）也很常见。

组织学上，Sezary综合征显示出由高度曲折的脑回样淋巴细胞产生的浸润性，伴角化过度、棘层肥厚，有时可见微脓肿。

3. 皮下脂膜炎性T细胞淋巴瘤　皮下脂膜炎性T细胞淋巴瘤（panniculitic T-cell lymphoma）是T细胞淋巴瘤的一种不常见类型，临床表现常类似慢性脂膜炎，表现为多发性溃疡、红鳞或紫罗兰色结节或斑块，最常累及躯干和四肢。在组织学上，脂膜炎性T细胞淋巴瘤表现为囊泡状核深染和明显的噬红细胞性。非典型淋巴细胞侵及皮下组织，边缘脂肪细胞呈缎带状外观。伴有泡沫细胞和出血的脂肪坏死也常见。

4. 皮肤B细胞淋巴瘤　皮肤B细胞淋巴瘤（B-cell cutaneous lymphomas）可为原发，也可为转移。边缘区B细胞淋巴瘤是最常见的原发性皮肤淋巴瘤。在临床上，这种类型表现为单个或多个无症状的红色、棕色或紫罗兰色斑块、结节，或是被红色边缘包绕的斑块。躯干尤其背部是最常受累部位。与黏膜相比，皮肤没有相关的B淋巴细胞群，因此有学者提出，皮肤相关性淋巴样组

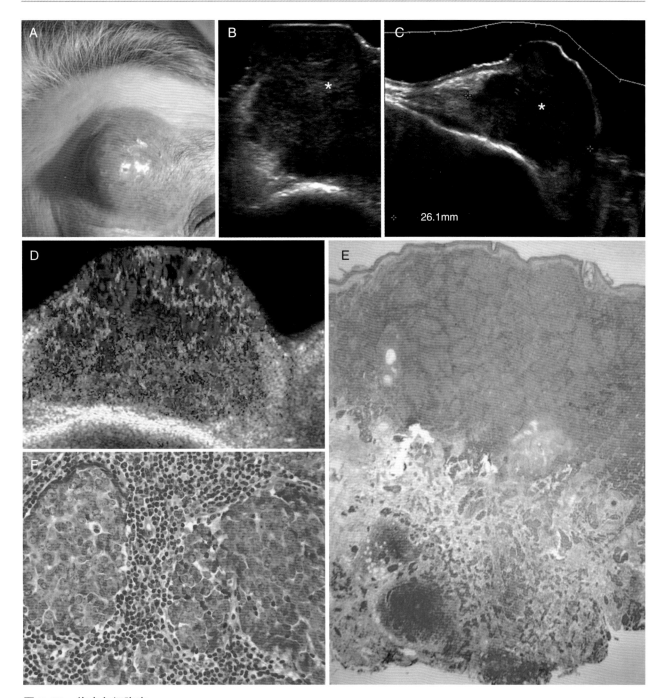

图 9-20 梅克尔细胞癌

A.临床图片显示左前额区内侧外生性红色肿块；B、C.灰阶超声图像（B.横切面，局部放大；C.纵切面）显示一形态不规则的低回声实性肿块（*），位于真皮和皮下组织，长约 26.1mm；D.彩色多普勒超声图像（横切面）示肿块内血流信号丰富；E、F.组织学（E.HE 染色 ×20 倍；F.HE 染色 ×400 倍）显示密集而不规则的核固缩细胞聚集，细胞内有少许胞质和纤薄的染色质、淋巴样基质。免疫组化显示肿瘤细胞的嗜铬粒蛋白、突触素，以及核周 CK-20 染色阳性

织可能是由慢性炎症或自身免疫性疾病等引起的慢性抗原刺激产生的。在组织学上，病灶中有致密的异型 B 淋巴细胞浸润，具有中心嗜酸性胞核的免疫细胞和散在的嗜酸性粒细胞将胶原分隔开。

在超声上，皮肤淋巴瘤可表现为真皮层低回声或不均质回声的局限性增厚，或弥漫性累及真皮和皮下组织。弥漫性表现者通常呈不均匀的混合回声（无回声、低回声、高回声）。当病灶为无回声时，可能与积液混淆。弥漫性病灶内可能会显示单个或多个无回声或低回声斑块状结构。皮下脂膜炎型 T 细胞淋巴瘤（STCL）可以表现为皮下组织内突出的高回声脂肪小叶和低、无回声分隔，后一声像类似蜂窝织炎。病灶内血流信号多寡不一，可表现为乏血流信号，也可表现为血流信号丰富（图 9-21 至图 9-24）。

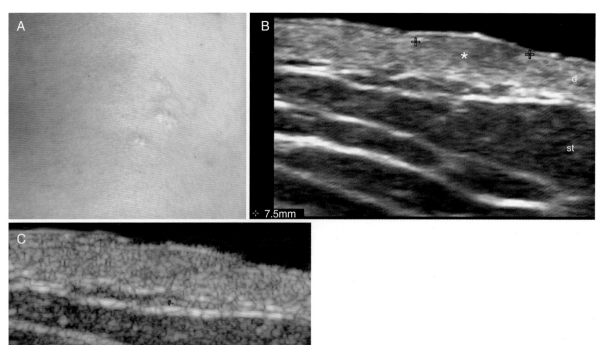

图 9-21 皮肤淋巴瘤（蕈样肉芽肿）

A. 临床图片显示左前胸壁轻度色素沉着的肿块；B. 灰阶超声图像（纵切面）显示长约 7.5mm 的低回声 / 不均质回声结构（*），位于真皮，边界不清；C. 彩色多普勒超声图像（纵切面）显示病变区域无血流信号

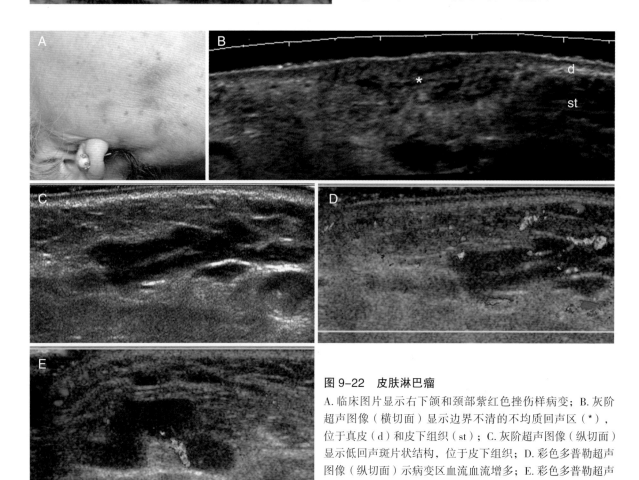

图 9-22 皮肤淋巴瘤

A. 临床图片显示右下颌和颈部紫红色挫伤样病变；B. 灰阶超声图像（横切面）显示边界不清的不均质回声区（*），位于真皮（d）和皮下组织（st）；C. 灰阶超声图像（纵切面）显示低回声斑片状结构，位于皮下组织；D. 彩色多普勒超声图像（纵切面）示病变区血流血流增多；E. 彩色多普勒超声图像（横切面，颈部）显示淋巴结受累，呈卵圆形、低回声，髓质的高回声区消失，淋巴结门附近的高回声区尚存

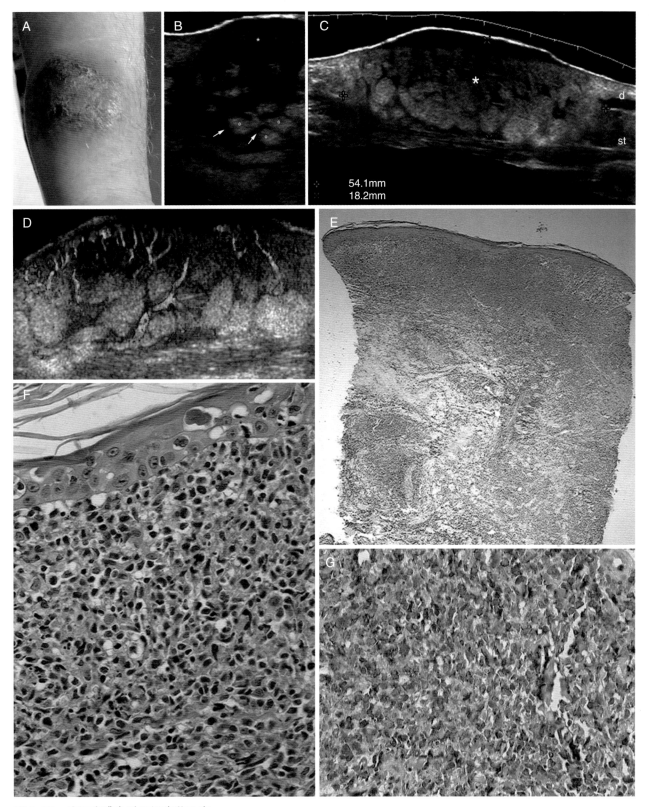

图 9-23　皮下脂膜炎型 T 细胞淋巴瘤

A. 临床图片显示左臂红色结痂病变；B、C. 灰阶超声图像（B. 局部放大；C. 宽景成像；纵切面）显示真皮（d）和皮下组织（st）内范围约 54.1mm×18.2mm（*，标记间）的局限性增厚区域，真皮呈低回声，皮下组织呈高回声。注意突出的高回声脂肪小叶（o）和较厚的低回声分隔（箭），呈"鹅卵石"外观；D. 彩色多普勒超声图像（纵切面）示病变区域血流信号增多；E、F. 组织切片（E. HE 染色 ×20 倍；F. HE 染色 ×40 倍）显示致密的异型淋巴细胞浸润；G. 免疫组化（×400 倍）显示 CD3 T 淋巴细胞阳性

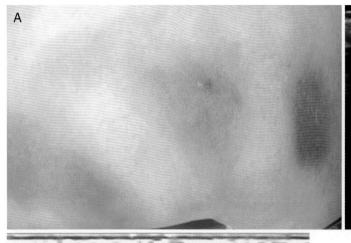

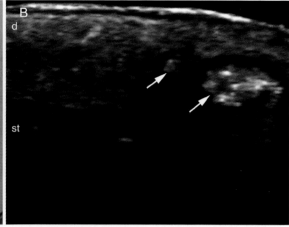

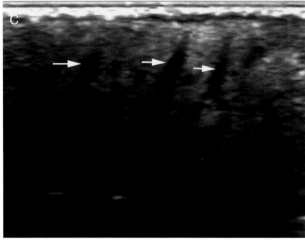

图 9-24　亲毛囊性肉芽肿病（FMF）
A. 临床图片显示背部红色硬结伴轻度色素沉着；B、C. 灰阶超声图像（横切面）显示圆形和椭圆形的高回声沉积物（箭头），附着于真皮毛囊（图 B），注意毛囊扩张（图 C，箭头）。缩写：d. 真皮；st. 皮下组织

第 10 章
皮肤鳞状细胞癌超声造影

一、简介

鳞状细胞癌（SCC）是起源于表皮基底上层角质形成细胞的一种皮肤恶性肿瘤。在美国，估计每年新增病例 20 万例。易感年龄在 40 岁左右，发病诱因多为长期直接暴露于日光下。除紫外线辐照外，其他相关诱因包括电离辐射、环境致癌物、免疫抑制、瘢痕、烧伤、慢性热损伤、皮肤炎性疾病、人乳头瘤病毒感染及遗传性皮肤病。

大多数鳞状细胞癌都是从癌前病变如光线性角化病、鲍恩病等发展而来。这些肿瘤的临床表现各不相同，它们的生物学行为可以是只需要简单处理的浅表性侵害，也可能是需要复杂处理的深部侵害和远处转移。最常见的临床表现形式包括红斑状的角化斑 / 丘疹、溃疡、结节、皮角、疣或脓肿。疣状癌和角化棘皮瘤这两种临床类型因其独特的生物学特征而需要区别对待。

下唇鳞状细胞癌（lower lip squamous cell carcinoma，LLSCC）在进展为肿瘤结节之前，通常从光线性唇炎或下唇鳞状白斑病开始，经历缓慢的病程。它与日光暴露和吸烟有关。LLSCC 可以发生局部浸润，偶尔会出现转移。

鳞状细胞癌的病理特征是在远离基底膜区的真皮层内出现非典型角质形成细胞。鳞状细胞癌的病理分级取决于细胞的分化程度。1932 年，Broders 根据未分化细胞在肿瘤中所占百分比提出了 Broders 分级法（表 10-1），一直沿用至今。

表 10-1　Broders 分级

分级	未分化细胞（%）	其他特征
1	<25	角化
2	<50	
3	<75	
4	>75	异型性，细胞间桥缺失

复发和转移的风险由以下几个因素决定：直径超过 20mm，浸润深度超过 4mm；Clark Ⅳ 级或 Ⅴ 级；肿瘤侵及肌肉、神经或者骨骼；肿瘤位于唇或耳；肿瘤生长于瘢痕上；Broders 3 级或 4 级；免疫功能低下的患者；缺乏炎性浸润的病灶。

皮肤鳞状细胞癌治疗方案的选择根据复发及转移的风险而定。消融技术如电凝、刮除、液氮冷冻、二氧化碳激光、光动力疗法及病灶内化疗均不能很好地控制病理边界，因此只用于低复发及转移风险的皮肤鳞状细胞癌。推荐对高复发及转移风险的病例实施外科切除术。可以采用传统的切除方式或莫氏显微外科手术，后者更适用于深部浸润的肿瘤、曾受辐照的部位、免疫抑制的患者、复发或形态巨大且边界不清的肿瘤和肌肉、神经、骨骼的浸润灶，以及生长在重要部位（如鼻尖、唇、眼睑、耳、外阴等部位）的肿瘤。

皮肤鳞状细胞癌患者应每 3 ~ 12 个月随访一次，具体时间取决于肿瘤类型。患者复发皮肤鳞状细胞癌的风险要高于一般人群。

二、超声及超声造影表现

20 世纪 70 年代后期，Alexander 和 Miller 首次用高频探头（15MHz）获得了皮肤的超声图像。从那以后，随着设备和探头的不断发展，超声在各种皮肤疾病研究中的应用也日益增加，并且在许多方面取得了令人满意的结果。

在皮肤肿瘤的研究中，黑色素瘤受到最多关注，这主要是因为它的恶性程度及早期诊断的重要性。在初步研究中发现，对这些肿瘤而言，通过超声了解病灶的浸润深度对临床颇有帮助，通过多普勒超声了解病灶的血管分布，可见其与肿瘤的恶性程度有关。

灰阶超声和多普勒超声被用于皮肤鳞状细胞癌的研究，以此描述其形态学和拓扑学表现，并建立了恶性程度等级。这类研究结果按时间顺序排列如下。

1.1993 年，用 20MHz 的探头对 45 个皮肤恶性肿瘤病灶进行了分析。其中 3 例为皮肤鳞状细胞癌,表现为边缘不规则的低回声;10 例考虑为皮肤鳞状细胞癌的癌前病变(鲍恩病),厚度较其他病灶小,但仍有不规则边缘,其中 2 例呈混合回声,其余呈低回声。未发现能将皮肤鳞状细胞癌与其他皮肤原发恶性肿瘤相鉴别的超声特征。

2.1999 年,用不同频率(5~13MHz)的探头对 6 例 SCC 进行了研究,重点着眼于肿瘤血管的彩色多普勒分析,得出了以下结论:所有的病灶均表现为富血供,其中 3 例表现为多发外周血供,另外 3 例表现为内部丰富的血管。

3.2001 年,用 12MHz 的探头在静脉注射造影剂(LevovistR)先后对 81 例皮肤肿瘤的血管分布进行了多普勒超声检查,其中 10 例为 SCC。多普勒超声和超声造影剂的联合应用能更好地显示肿瘤内部血管分布。恶性肿瘤内的新生血管远远多于良性肿瘤。但仍然难以鉴别富血供的炎性病灶和富血供的肿瘤。

4.2001 年,利用 10MHz 探头和能量多普勒技术对 71 例皮肤肿瘤(黑色素瘤除外)的血管分布进行了评估,其中 15 例为 SCC。其超声特征如下:所有病例均表现为混合型血管分布模式。肿瘤血管模式仅仅与肿瘤厚度显著相关,表明混合血管模式和外周血管模式更常见于恶性肿瘤。

5. 与 SCC 超声研究相关的一个问题是,肿瘤中过度角化的表皮层可能会引起全发射,阻碍声束的传播。

6. 在 16 只裸鼠皮下接种 SCC 细胞从而形成皮肤鳞状细胞癌。彩色多普勒超声观察发现其中 12 例具有中央型血管,而病理结果显示 16 例均有中央型血管。有趣的是,超声对血管探测的失败与肿瘤大小无关。似乎在这类生长较快的肿瘤中检测这些血管是比较困难的事。

三、超声微泡造影

20 世纪 60 年代末,Raymond Gramiak 在心脏研究中发现了超声微泡造影。经过至少 30 年的发展,超声微泡造影得到了巨大的进步。造影剂是由不同材料形成的稳定性微泡,具有在循环中停留时间长、能够通过呼吸降解的优点。一些评价超声造影效果的方法例如谐波(包括谐波脉冲和二次谐波)为提高在血管造影研究中的分辨率做出了最具价值的贡献。正常情况下,微泡会在外部刺激下(声波)发生震荡,通过非线性的方式如谐波这种非线性技术能更特异性地、更好地探测到微泡。对微泡的行为影响取决于超声波束所施加的压力。通常来说,压力增加会导致反射增加,进而造成震荡加强,

然而最终微泡破裂这一行为改变却可能造成预期之外的效应。机械指数水平是微泡所受压力及其行为改变的主要影响因素,同时造影剂的性能及所选择的图像模式也会影响微泡的行为。有关超声不同类型微泡造影的一些研究已经发表,但 ESDP 是目前应用最多且被广为接受的。ESDP 是由 5% 葡萄糖及 5% 人白蛋白盐溶液再加上丙烷气体混合制成的。微泡的平均大小为 4.65μm,浓度为 1.46×10^9 个 /ml。

迄今为止仍没有关于多普勒超声和超声造影专用于诊断 SCC 及超声与病理结果相关性的文献报道。

我们用商品化的超声探头进行了一项研究以明确超声的应用价值,这一研究的内容包括对皮肤 SCC 进行术前评估,对微泡超声造影和多普勒超声对 SCC 不同血供类型进行分级的价值及其与病理诊断结果的相关性进行评估。

在 2006 年和 2007 年,我们对那些临床怀疑是皮肤 SCC 并得到病理学证实的结节进行了超声检查和评估。所用仪器是频率 5 ~ 12MHz 的多频线阵探头,调整至最适用于皮肤检查的状态。为了准确地评价这些病灶,需在探头与皮肤之间涂抹一层耦合剂。为了避免影响测值,对病变区域进行最佳的聚焦及探头在该区域施加最小的压力,这些措施都是必要且有效的。

研究按下列步序进行:首先,用 B 超对病灶形状、回声、形态及大小进行初步评价;然后,利用脉冲多普勒的阻力指数及彩色多普勒来判断血管存在与否、血管分布类型(周边型、中央型及混合型)、有无扭曲血管存在及血管分布密度;最后,经外周静脉团注 4ml 微泡,紧接着用 10ml 生理盐水冲管,通过彩色多普勒超声来分析血管存在与否、血管分布类型(周边型、中央型及混合型)、有无扭曲血管存在及血管分布密度。

超声图像上均可明确显示肿瘤病灶及其累及区域、边界、回声纹理和大小,病灶的这些信息可以帮助制定手术方案。我们注意到使用造影剂后肿瘤血管显影有一些改善。或许具有多普勒超声功能的新设备所具有的高度敏感性,使得无须造影剂也可分辨小血管。在浅表肿瘤注射了造影剂后在某些情况下增强并不稳定,这一事实表明了超声造影剂在评价某些肿瘤血供方面仍需更大的提高。

将肿瘤大小的测值与临床病理结果相比较,可见两者的一致性和相关性较差,这可能与探头的轴向分辨率有关,超声尚不能完全区分正常组织与肿瘤组织。

根据解剖学分类来对阻力指数分析进行检验($P=0.024$),1 级的平均值为 0.64,2 级的平均值为 0.69,3 级的平均值为 0.60。结果表明,不同阻力指数之间的差异具有统计学意义。显然,由于病例数量较少,这种变异需要更进一步的研究(图 10-1 至图 10-5)。

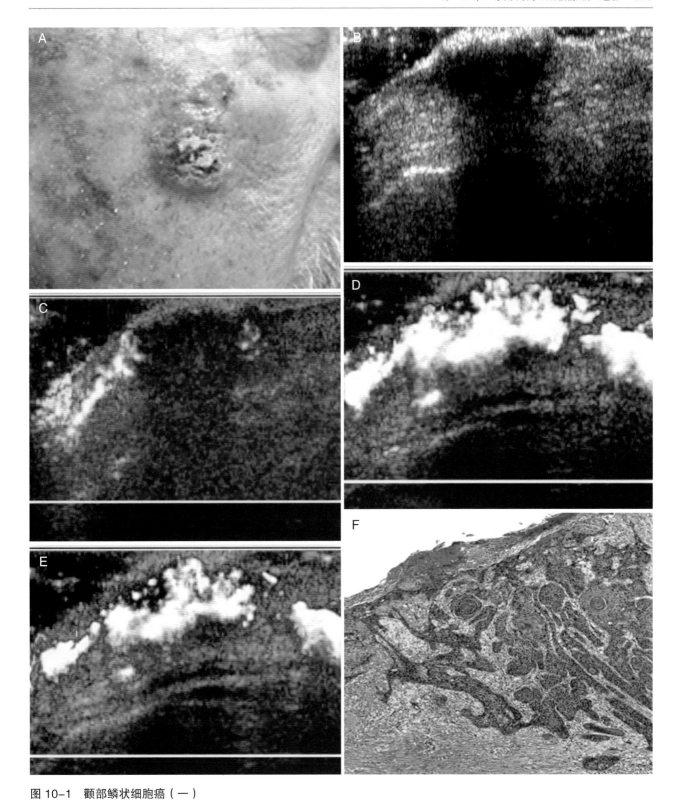

图 10-1　颧部鳞状细胞癌（一）

A. 临床图片；B. 灰阶超声图像，过度角化导致病灶内部分回声衰减；C. 造影前行能量多普勒成像；D、E. 造影后能量多普勒成像，病灶显示更清晰，血管丰富；F. 病理图片

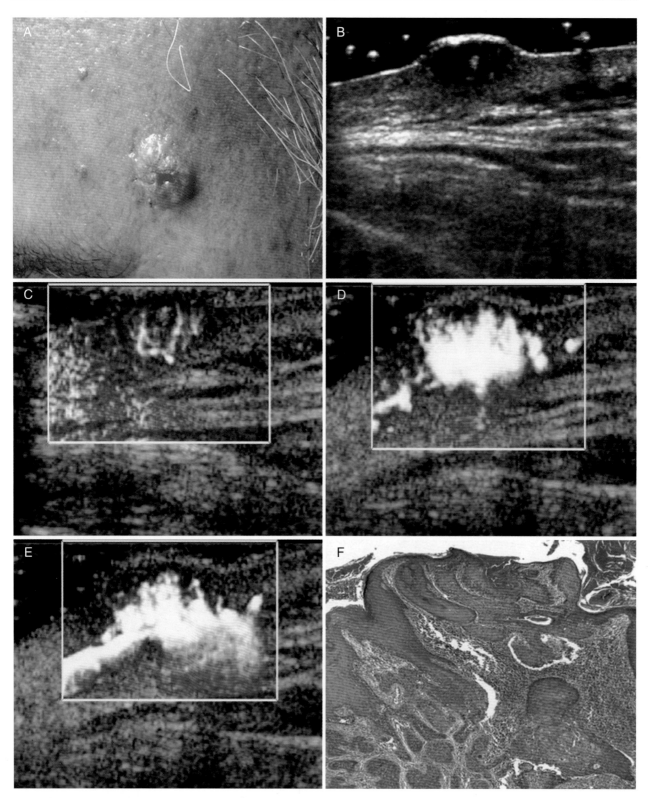

图 10-2　颧部鳞状细胞癌（二）
A.临床图片；B.灰阶超声图像显示病灶位于真皮层；C.造影前能量多普勒成像，病灶中央及周围均可见多条血管；D、E.造影后能量多普勒成像，病灶显示更清晰，血管丰富；F.病理图片

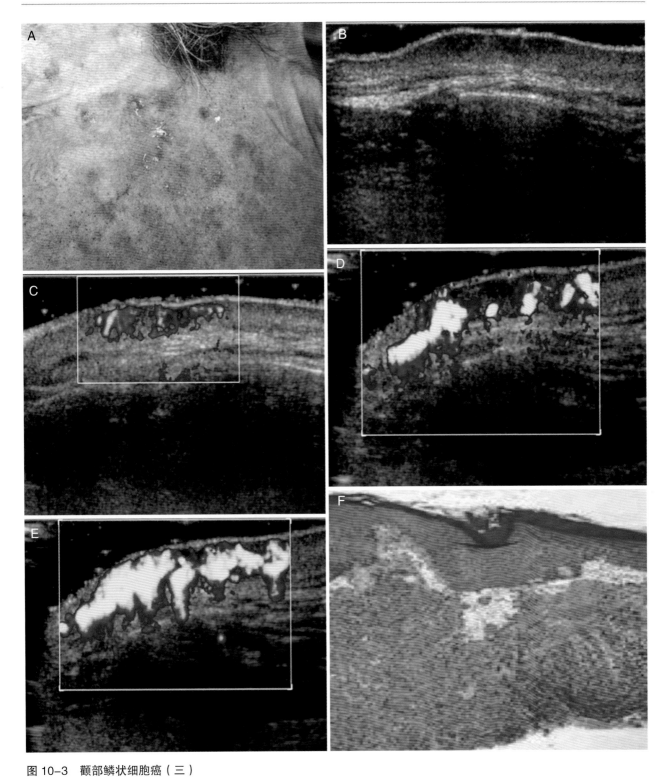

图 10-3　颧部鳞状细胞癌（三）

A. 临床图片；B. 灰阶超声图像显示病灶位于真皮层；C. 造影前能量多普勒成像，病灶中央可见多条血管；D、E. 造影后能量多普勒成像，病灶显示更清晰，血管丰富；F. 病理图片

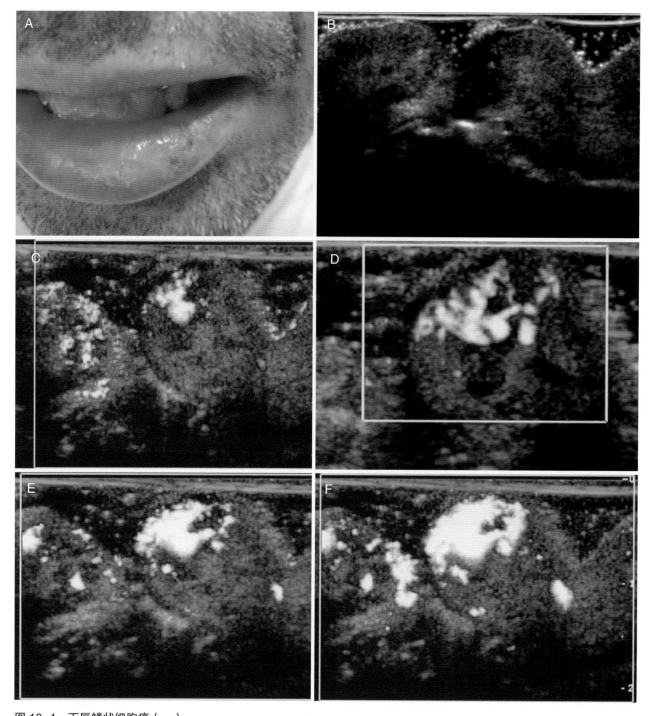

图 10-4 下唇鳞状细胞癌（一）

A.临床图片；B.灰阶超声图像；C、D.造影前能量多普勒成像，病灶中央可见多条血管；E、F.造影后能量多普勒成像，病灶显示更清晰，血管丰富

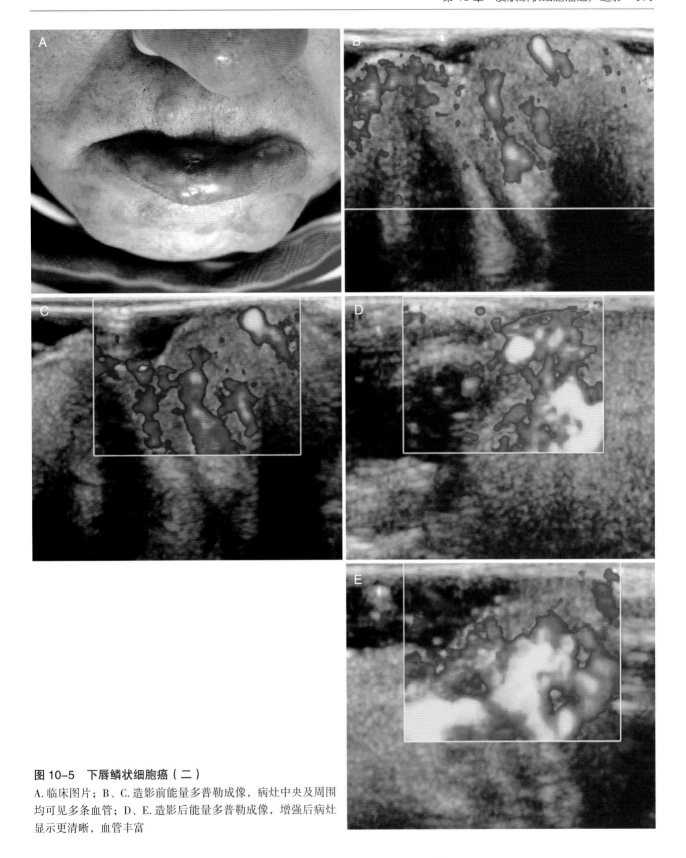

图 10-5　下唇鳞状细胞癌（二）

A.临床图片；B、C.造影前能量多普勒成像，病灶中央及周围
均可见多条血管；D、E.造影后能量多普勒成像，增强后病灶
显示更清晰，血管丰富

第 11 章
黑色素瘤的局部病灶分期

一、简介

黑色素瘤是皮肤癌中侵袭性最强和最致命的类型，发病率相对较高，尤其是在某些地区。最近几十年间，发病率在全球范围内显著增加。尽管黑色素瘤的检出率有所提高，肿瘤侵犯深度也有越来越浅的趋势，但其死亡率依然在上升。Breslow 指数（即病变切除后组织学活检测量原发肿瘤的厚度，以毫米计）是黑色素瘤患者最重要的生存预测指标，也与淋巴结转移和远处转移的概率有关。此外，关乎疾病分期和预后的其他要点还包括原发灶有无溃疡、原发灶肿瘤细胞有丝分裂率、淋巴结受累数量、有无结节样转移。

黑色素瘤有复杂的转移途径，包括局部浸润、区域淋巴结转移、远处器官（包括皮肤）播散。大多数转移发生在最初 3 年，大约 2/3 的复发是淋巴结转移。在大多数病例中，黑色素瘤沿着淋巴管扩散至区域淋巴结（约 70% 的转移涉及区域淋巴池）。1996 年，一份涵盖了多篇文献的 meta 分析报告显示，一旦淋巴结受累，黑色素瘤患者的 5 年生存率降低到 37% 左右。淋巴扩散包括卫星转移（距离原发病灶 < 2cm）、沿途转移（距离原发病灶 > 2cm）和淋巴结转移。卫星转移和沿途转移都包含在 N 分期中，如无淋巴结转移，归为 N2 期，如有淋巴结转移，则归为 N3 期。其他浅表转移（皮肤、皮下层、非区域性淋巴结）都包含在 M 分期中，属于 M1a 期，比其他 M 期分期预后稍好。

前哨淋巴结（sentinel lymph node，SN 或 SLN）分期基于以下被广泛认可的假说，即黑色素瘤淋巴结转移遵循有序的进展过程，扩散到其他区域、非前哨区域之前，首先通过传入淋巴管到达 SN。SN 被定义为第一个从肿瘤内引流的淋巴结，其状态是黑色素瘤患者生存预测的最好指标。SN 具有最大的隐匿（潜在）转移风险，因为它是转移级联的第一站。目前可以通过靶向、微创的前哨淋巴结活检（sentinel lymphnode biopsy，SLNB）手段选择性地取得 SN，然后对 SN 进行一个扩大化的病理学检查。评估结果能够准确地预测生存和同一淋巴

站中非前哨淋巴结的转移情况。因此，SLNB 是制订治疗计划的基础（图 11-1）：如果 SN 呈阳性，患者需接受完全的淋巴结清扫术（completion lymphadenectomy，CLND）；若 SLNB 为阴性，则可避免彻底清扫。彻底的淋巴结清扫术是 SLNB 引进之前的标准治疗方案，现在的标准治疗方案则是选择性淋巴结清扫术（elective lymphadenectomy，ELND）。然而，ELND 后的整体存活率的优势还未被证明。因为接受了 ELND 的患者中，隐匿性微转移的发生率大约为 20%，这意味着 80% 的黑色素瘤患者进行手术治疗无效，同时还面临着术后并发症的风险，如持续性淋巴水肿。SLNB 的引入，简化了黑色素瘤患者的外科手术治疗。尽管侵入性相对较小，但 SLNB 仍是一种用于定义 N 分期的侵入性检查，有发生并发症的可能。这一方法的最初目的是用于识别患者是否存在淋巴结转移，以避免淋巴结全切带来的并发症。此外，尤其是躯干部的黑色素瘤，有时仅凭借解剖知识难以预测，需要识别区域淋巴结是否转移。总体而言，SLNB 用于中间厚度的病变，因为小于 1mm 的病变很少有淋巴结受累，而非常厚的黑色素瘤直接血液播散的概率很高。

实时、高分辨率的超声可用于黑色素瘤的检查，并且经济实惠。它已成为主要的无创影像学工具，用于皮肤黑色素瘤患者局部肿瘤扩散的分期和随访。目前超声用于黑色素瘤临床管理的各个环节，包括淋巴结状态的初始评估（假设发现了明显的转移，可以避免 SLNB）（图 11-2）、探测卫星灶和在途转移灶、与非黑色素瘤病变鉴别诊断、淋巴池监测（不论是 SLNB 后非手术治疗还是行积极的淋巴结清扫术后）、引导细针穿刺细胞学（fine-needle aspination cytology，FNAC）检查、手术前标记定位等。几篇文章相继报道了超声在探查沿途转移和淋巴结病变上的高准确性。超声引导下 FNAC 检查的联合运用，使总体精确度最大化。然而，黑色素瘤患者的超声检查需要特定的专业技能。假阴性结果可由操作不规范、使用老旧设备或设备调制不当、未发现区域淋巴结病变、存在微小恶性变化或存在微转移等因素造

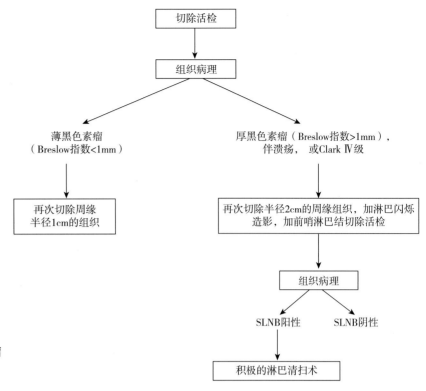

图 11-1　目前全球广泛认可的黑色素瘤管理流程（不包括超声检查）

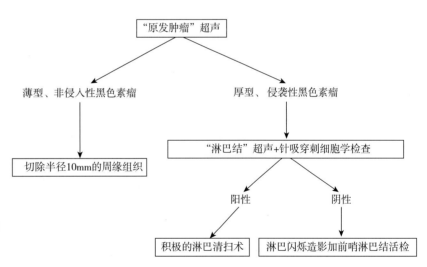

图 11-2　黑色素瘤患者管理流程（全程包含超声检查）

成。假阳性结果也可因设备设置不当或诊断经验不足及错误的图像判读（良性淋巴结病变、良性软组织病变等误判为恶性病变）而产生。

二、技术

（一）超声

黑色素瘤超声检查除了需要先进的超声仪器、一套完整的高频探头外，还必须有训练有素的操作者。尽管超声用于黑色素瘤检查已超过 20 年，但只有现代、顶级设备才能检测到微小的软组织转移和淋巴结病变。

临床上最常用的探查原发性皮肤黑色素瘤的超声探头频率为 7.5~13MHz，最近有使用高达 18MHz 的探头（高分

辨率超声）（图 11-3）。此外，现在已有 20~75 MHz 的探头，但主要用于科研（图 11-4）。探头的传输频率越高，空间分辨率就越高，但同时组织穿透力降低。此外，当黑色素瘤很厚且超过了超高频探头的探查深度，不能完整成像时，需换用频率较低的探头，因为使用频率低至 10~12MHz 的探头更容易探查较厚的黑色素瘤。

操作时应尽量避免对皮肤表面或较为平坦的病灶加压，同时使用足量的耦合剂。施加过多压力导致病变平坦化，可能会造成测量不准确，导致肿瘤厚度测量值偏小。推荐在原发肿瘤部位的病变表面使用耦合剂支撑衬垫，将焦点调至病灶区（图 11-5）。必须注意尽量减少对皮肤的加压，当使用的探头频率较高时，水可以作为

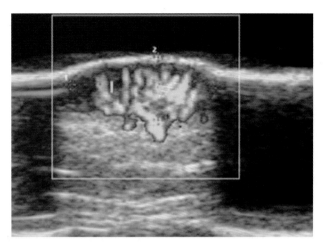

图 11-3 原发黑色素瘤
能量多普勒图像显示病灶基底部的血供情况，肿瘤浸润深度约
4mm

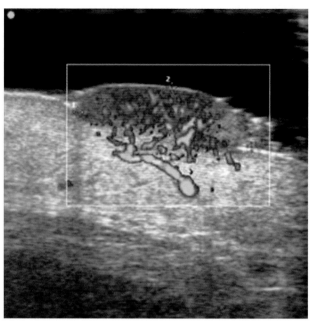

图 11-5 小腿原发性黑色素瘤彩色多普勒成像
由于病灶凸起，故扫查时使用了超声垫。病灶血流丰富

助于肿瘤与周围组织的对比。焦距应该调节至较浅部位，如前所述，可以根据浅表组织中的肿瘤定位进行调整。有时还需放大图像。

为了对黑色素瘤病变的局部播散进行成像，超声仪器必须配备高分辨率(＞7.5 MHz)探头和多频线阵探头。理想情况下，应有两个不同宽度和频率范围的线阵探头。探头的正确选择主要取决于所探查区域的深度。耦合剂支撑衬垫可用于表浅的病变，以及那些造成皮肤表面不规则的病变。衬垫不仅有助于 B 型超声模式时声束更好地聚焦于目标病灶，而且在 CDFI 时有助于提高病灶内部血流信号的检出（图 11-6 至图 11-8）。动态扫查并实时调整机器参数极为重要。大体上讲，高频适于浅表病变，低频适于较深部的病变（图 11-9）。声束聚焦于受检区下方，适当调节信号放大和时间增益补偿曲线，有助于避免无回声结构中的伪影及抑制低回声结构中转弱的回声。

探头在患者皮肤上从一侧向另一侧滑动可以得到实时宽景图像。宽景成像能够全景展示受检区，有助于提高图像在连续扫查时的相关性，给外科医师提供更加综合、解剖学信息更加丰富的图像。通过增加对片段状分布的可疑病灶的扫描，有助于得到一个完整的类似地图样的涵盖整体区域的图像。宽景成像在测量体积大的肿块或测量多个黑色素瘤病灶间的距离时具有很大作用，这些病灶通常位于沿途的肌筋膜之间，或位于一个既定病变和解剖标志之间（即血管、骨性隆起等）（图 11-10 至图 11-12）。

扫查时需采用系统化的方法和模式。首先仔细扫查

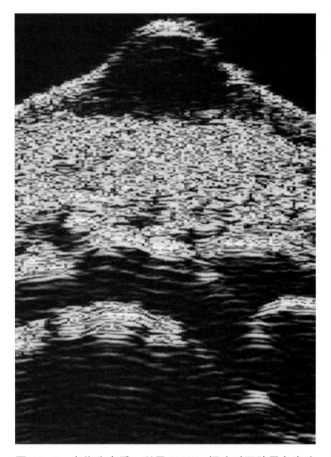

图 11-4 水作为介质，利用 20MHz 探头对下肢黑色素瘤进行成像

探头和皮肤间的介质。超声检查时 15min 应用生理盐水，有助于克服角化过度病变区的强回声后方回声缺失。在身体的某些部位（如头皮、耳、指）完全平放探头是很困难的，因此在上述部位使用耦合剂支撑衬垫相当有益，可使"崎岖"的结构变得平整，所记录的图像其增益曲线应有

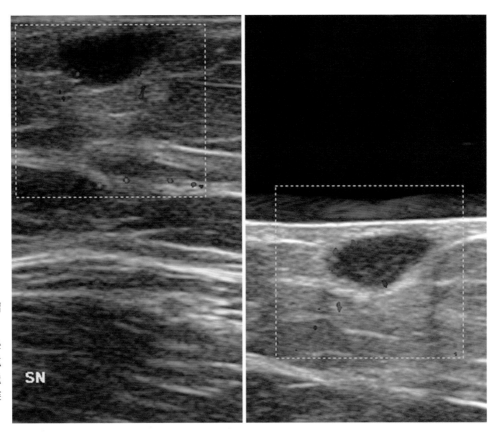

图 11-6 腹股沟黑色素瘤术后复发

分别在有超声垫与无超声垫的情况下进行能量多普勒成像。超声垫使声束聚集在浅表位置从而在皮下结节内探测到更丰富的血流信号

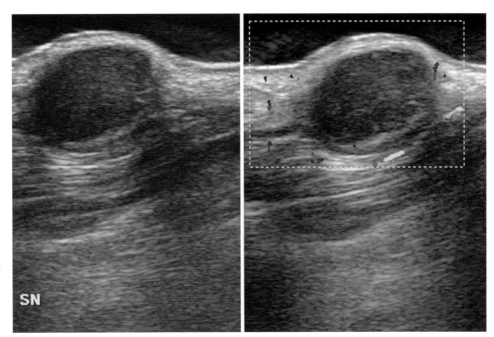

图 11-7 颈部黑色素瘤术后复发

超声显示圆形低回声结节及内部血流情况

原发肿瘤周边的皮肤（甚或其瘢痕）以排查卫星病灶，即首先扫查原发灶周边 2 ~ 3cm 的区域。然后排查沿途转移。随后初步探查病灶（或其瘢痕）周围直径最小 10cm 的区域，尤其要关注相关引流区域淋巴结的方向。然后，探头沿着朝向区域淋巴结的假定的淋巴管走行方向移动。尽管超声被认为是一种非全身性的影像学检查手段，但超声可以提供大范围的扫查，如整个肢体。虽然该操作较耗时，但技术人员仍应尽量完整地扫查黑色素瘤原发灶和引流淋巴结区之间的身体区域。淋巴转移并不总是沿着可预测的唯一解剖区域进行。转移可以同时涉及多个区域的淋巴结或向非区域性淋巴结发展。在利用超声进行随访时，应牢记，淋巴回流（引流）可以出现显著的变化，特别是在彻底的淋巴结清扫术后。对躯干黑色素瘤患者，不仅要扫查胸深部和锁骨下淋巴结，

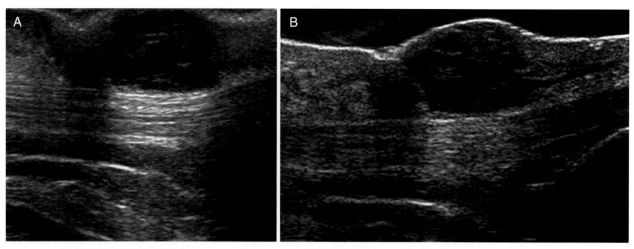

图 11-8　足跟黑色素瘤术后复发
由于凸出的结节位置特殊，超声图像欠佳（A）。而使用超声垫使得低回声结节显示得更加完整（B）

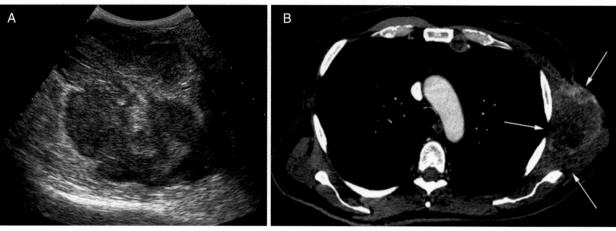

图 11-9　腹部探头扫查浅表部位巨大转移黑色素瘤
A. 超声图像；B.CT 横断面图像

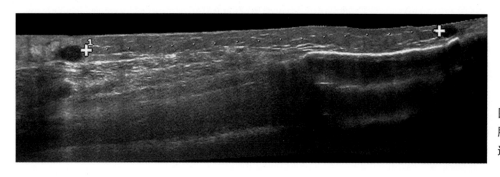

图 11-10　宽景成像对大腿 2 个黑色素瘤病灶的距离进行测量（162mm）

还需扫查锁骨上和腋淋巴结。当原发性黑色素瘤位于头或颈部时，不仅仅要检查颈部淋巴结，还需检查双侧锁骨上淋巴结。上肢和躯干上部的黑色素瘤，锁骨上和锁骨下淋巴结均应在扫查范围内。当原发性黑色素瘤发生在四肢时，腋窝、腹股沟区甚至髂窝淋巴结需进行评估。虽然转移发生在对侧淋巴结的可能性很小，而且绝大多数患者经历了彻底淋巴结清扫术，但必须常规探查对侧（腋窝或腹股沟区）淋巴结。而对侧淋巴结常有参考价值，因为如果是正常的淋巴结，它们通常在数量、大小和整体外观上基本对称，双侧对比更利于发现"异常"与"正常"之间的明显差异，从而对病变产生怀疑。最好从健侧开始扫查，对淋巴结的形态、数量和活动分级有所了解，然后与患侧（必须检查的淋巴结）进行比较。

每一站淋巴结的扫查均应广泛。在颈部，不仅要检查颈前和颈侧的位置，还要检查所有可能的扩散部位，包括颈部、耳后、腮腺内淋巴结。对于面部黑色素瘤，双颊及颏下区淋巴结应包含在探查范围内。在腋窝水平，不仅要探查腋淋巴结［即沿主要血管（腋动、静脉）分布的内侧和外侧淋巴结］，而且要对背阔肌边缘、上臂起始段、腋下区域及乳腺区域进行探查。腹股沟区应该扫描浅、深两群淋巴结，从主要血管的内侧和外侧，扩展扫查至朝大腿方向的腿部区域、腹股沟韧带以上至前腹壁的腹股沟上方区域。还应尝试评估髂外淋巴结，尤其是那些最表浅的淋巴结（同时使用线阵和凸阵探头）。如果盆腔淋巴结病检呈阳性，所有患者都应进行腹股沟区淋巴结清扫，尤其是已经发生了明显腹股沟淋巴结转移的患者。

若原发性黑色素瘤位于躯干，探查乳晕后方和外上象限有无肿块十分必要，前臂或手的原发性黑色素瘤（特别是尺侧的黑色素瘤）则要注意滑车上区，腿或足的原发性黑色素瘤（尤其是足跟外侧的黑色素瘤）要注意腘窝，排查区间淋巴结（即黑色素瘤扩散途径上的任何非区域性淋巴结）病变（图 11-13，图 11-14）。

此外，对超声图像进行清晰描述甚或附以简图非常重要，可以给外科医师或下一位超声医师提供有用的信

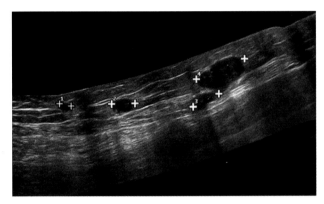

图 11-11　宽景成像对大腿多发转移性黑色素瘤病灶进行扫查和测量

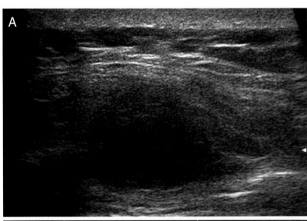

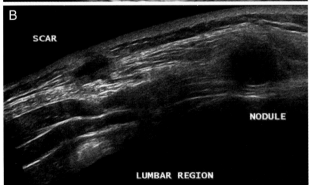

图 11-12　腰部黑色素瘤复发

A. 超声图像显示了距离原发黑色素瘤手术瘢痕部位 50mm 处的一个深部结节；B. 宽景成像更好地显示了瘢痕组织与新发结节的解剖位置关系。缩写：SCAR. 瘢痕；NODULE. 结节；LOMBAR REGION. 腰部

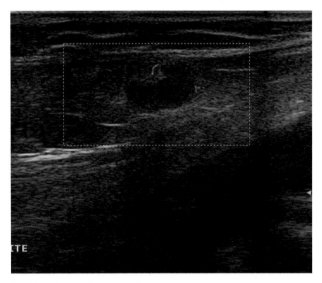

图 11-13　腘淋巴结转移

淋巴结呈椭圆形且有偏心性淋巴结门结构和周围型血流信号

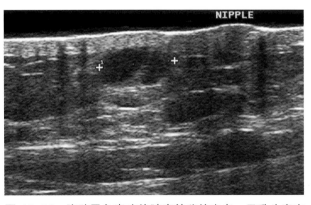

图 11-14　胸壁黑色素瘤伴腋窝转移的患者，于乳头旁查见转移淋巴结

息。如果技师间的检查结果具有一致性，这将非常有意义。这意味着对那些有多个转移灶的复杂病例，应由相同的技师操作，以避免不同技师间操作的差异性。

（二）彩色多普勒成像

彩色多普勒成像需要设置一个适宜探测浅表、低速血流的扫查参数：最高的多普勒频率，相对较低的脉冲重复频率（以不引起混叠或帧频过度减少为限），最低壁滤波，刚好在噪声阈值以下的彩色增益。在大多数超声仪器中，能量多普勒在探测非常低速的血流时其敏感性高于彩色多普勒模式，因此，能量多普勒应作为首选模式。应注意避免用探头过度挤压病变部位，因为此举能抑制非常小的和浅表的血流信号（图 11-15）。除了在 B 型超声下对前哨淋巴结进行形态描述，与彩色多普勒联合使用有助于了解前哨淋巴结中的血流等需要记录的所有功能信息。这样，任何早期转移过程中的新生血管生成"事件"都可以得到可视化的影像学资料。

（三）超声造影

原发性黑色素瘤内血流信号的检测可被超声造影剂改善，因为后者能提高多普勒对慢速血流的灵敏度。然而，并非所有国家都批准了造影剂的临床应用。一些学者使用静脉造影剂，以增加黑色素瘤患者淋巴结内的血流信号。而我们认为现有超声仪器的多普勒灵敏度已足够，进一步强化通常不增加相关诊断信息（但会增加成本）。

目前，超声造影剂很少用作多普勒信号增强剂，而是用来获取基于组织灌注的灰阶实时图像，与增强 CT 或磁共振相似。因此，超声造影主要用于某些特殊情况，如在腹部应用中，用于探查和鉴别诊断肝转移。黑色素瘤的超声造影仍然处于初步阶段。超声造影已用于浅表性黑色素瘤转移灶灌注的定量分析和评估，特别是对治疗反应的早期评估（隔离肢体灌注）。对于使用造影剂增强灰阶图像，显示反应性淋巴结和转移性淋巴结的不同灌注模式，已有一些初步经验。最近的一篇文章报道，超声造影可用来进一步评估黑色素瘤患者淋巴结皮质的局部厚度。在增强的淋巴结中，局灶性肿瘤侵犯表现为灌注缺损（图 11-16，图 11-17）。然而，我们认为，实际上在早期可以观察到转移淋巴结皮质的局灶性增厚几乎总是伴随着少许外周血流，后者可以利用低脉冲重复频率的能量多普勒超声探测到。

三、超声表现

（一）原发性黑色素瘤的超声表现

原发性皮肤黑色素瘤的管理包括两个步骤。首先，切除活检以明确黑色素瘤亚型、肿瘤浸润深度（Breslow 指数）以及其他病理特点，如 Clark 分级、有丝分裂指数、免疫组化等，后者包括 Melan-A 阳性和 HMB-45 阳性，在极少数病例中 S-100 表现为阳性。接下来，再次对病灶进行带游离缘的扩大切除，切除宽度取决于肿瘤厚度，目前切除宽度在 1 ~ 2cm。从理论上看，利用超声进行一个快速无创的术前检查，评估肿瘤的浸润深度（利用灰度超声）和血管情况（利用多普勒技术），可以确定合适的手术边界范围，避免了最初的活检和简单化的一

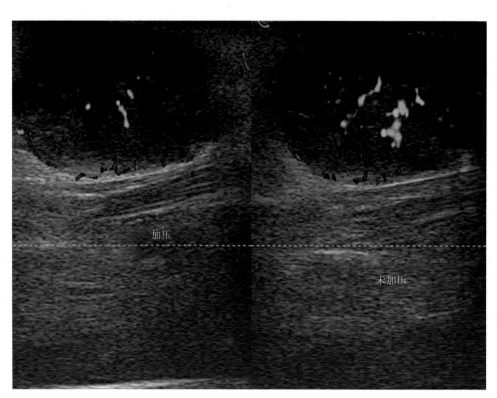

图 11-15 踝部转移性黑色素瘤
左图为探头加压时血流显示情况；右图为未施压时的血流显示情况。应特别注意探头加压可能会减少血流信号，从而导致假阴性结果

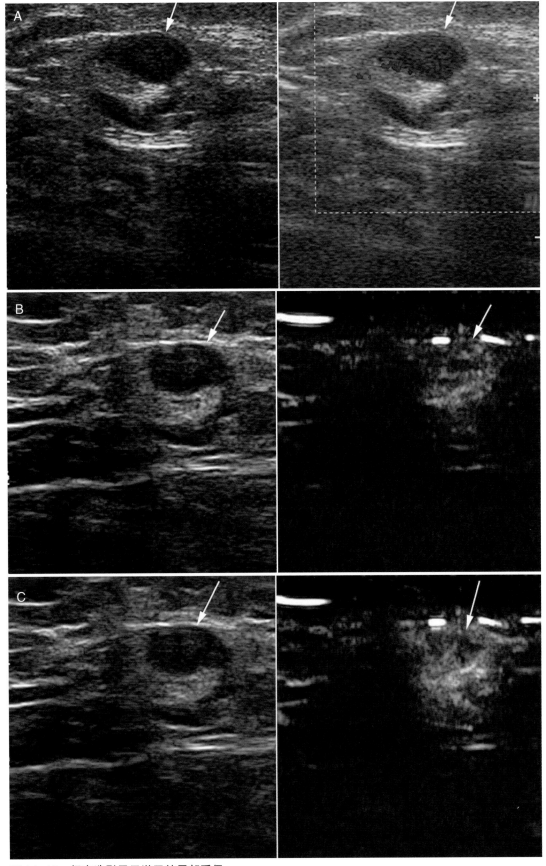

图 11-16　超声造影显示淋巴结局部受侵

A. 大腿黑色素瘤患者腹股沟转移淋巴结表现为偏心性且伴有皮质增厚，CDFI 显示丰富血流信号（箭头）；B. 双幅实时造影图像清楚地显示了局部增强缺失，图片显示造影剂注射后 27s 时的表现（箭头）；C.37s 时的表现（箭头）。根据上述表现明确了诊断

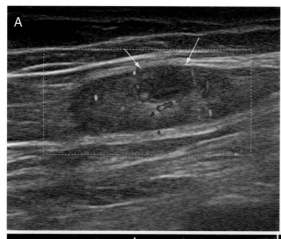

图 11-17　超声造影检查

A.CDFI 显示踝部复发黑色素瘤患者腹股沟区淋巴结，该淋巴结内有一小的低回声、富血供区域（箭头）；B. 双幅实时造影图像清楚地显示了局部增强缺失（箭头），图片显示造影剂注射后 29s 时的表现；C.56s 时的表现（箭头）。根据上述表现明确诊断

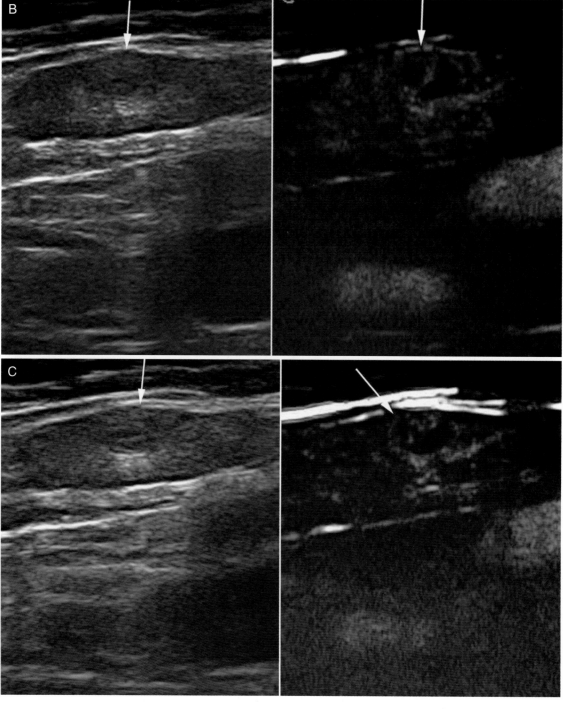

步切除（需要时联合 SLNB）。切除活检有其自身的缺点：淋巴引流被改变（在 SLNB 后会恶化）；在病灶广泛或病灶位于关键解剖部位（如足底）时，取活检较为困难。然而，在目前的临床实践中，活检很难被超声检查取代。除了之前提到的技术限制的原因之外，只有在临床和皮肤镜都确诊黑色素瘤的情况下才能避免切取活检，这只能在特定条件下发生。

皮肤黑色素瘤初期呈放射状生长（即在表皮层和真皮浅层水平生长）。这种生长模式也体现在浅表部位转移的黑色素瘤亚型，这是最常见的黑色素瘤亚型，占 65%。只要肿瘤细胞没有突破基底层且没有与淋巴管或血管接触，肿瘤就不会发生转移。随着时间推移，肿瘤生长向垂直方向发展，侵犯真皮深层。因此，黑色素瘤转移概率可以通过简单地对皮下结节的浸润深度进行测量而加以预测。

超声可以检测原发肿瘤病灶的边界轮廓、形状、厚度（从皮肤下缘到病灶后缘间最大的垂直深度）、内部质地和回声（与周围正常皮肤组织相比较）（图 11-18 至图 11-20）。

黑色素瘤常表现为均质低回声，而痣通常回声不均。然而，超声一般不能区分其良恶性，尽管它常可将黑色素瘤和痣与其他皮肤疾病区别开来。肿瘤有时接近无回

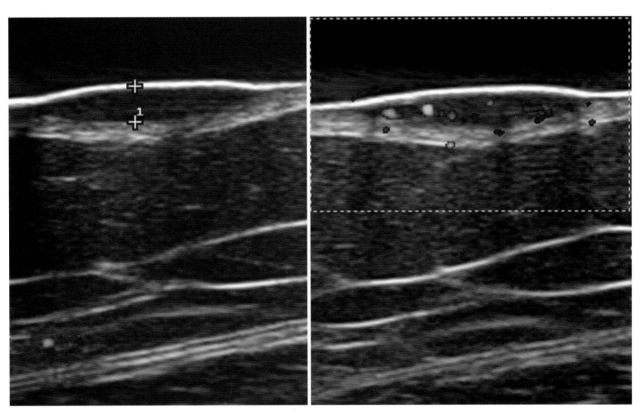

图 11-18　大腿原发性黑色素瘤
检查过程中使用了超声垫。厚约 1.9mm 的黑色素瘤在 CDFI 上可见血流信号丰富

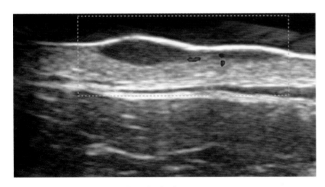

图 11-19　肩部原发性黑色素瘤
检查过程中使用了超声垫。分为两叶的黑色素瘤在 CDFI 上可见少量点状血流信号

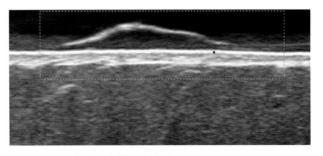

图 11-20　前臂原发性黑色素瘤
检查过程中使用了超声垫。凸起的黑色素瘤在 CDFI 上无血流信号

声，类似囊性病变，但与囊性病变的形态不同。

病灶呈线状、椭圆形或长条形，以浅表的完整表皮回声为边界。疣状型肿瘤的浅缘不规则，而溃疡型肿瘤的浅缘可出现回声中断。深部边缘常比较锐利，偶尔伴有后方回声增强。深部边缘不规则是肿瘤向深层组织浸润的典型征象。在近 1/3 的病例，病灶的更深层次可能出现炎性反应，超声上与肿瘤病灶本身一样表现为低回声，使其不能与肿瘤本身相区分（尽管有时深部的炎性反应是不均质的）。这种现象会导致超声在测量原发黑色素瘤的厚度时测值偏大。具有侵袭性的黑色素瘤，其外缘不规则，应给予仔细分析。

在使用常规的高频探头（10~20 MHz）时，老年患者非常纤薄（<0.4mm）的黑色素瘤是很难观察的。低于 20 MHz 的超声探头可能会高估肿瘤的厚度，主要原因是淋巴细胞浸润、退行性改变及残余痣的存在。最近一份综述分析了 1987—2007 年发表的 14 项研究，显示了极高的相关性，相关系数普遍高于 0.9。越薄的黑色素瘤越有可能被误测。14 项研究中的 7 项表明在至少 72% 的病例中，病灶边缘具有重要的预测价值。对厚度小于 1mm 和大于 1mm 的肿瘤，差别是具有意义的。频率高达 75 MHz 的高频超声，对较薄的黑色素瘤进行诊断时与 Breslow 指数表现出更高的相关性（与空间分辨率的增加有关）。然而，这些探头多用于科学研究而非常规临床应用，不像其他探头那样易得。导致超声结果与病理结果无直接相关性而对病灶厚度估测过大，除了探头外，进行 Breslow 评估时标本经福尔马林固定后发生了一定程度的收缩也是原因之一。低估肿瘤厚度是极少发生的。只有在病灶表面出现溃疡时测值可能较实际值小，尤其是在信号增益设置不恰当时。

黑色素瘤的生长主要取决于滋养病灶的新毛细血管的发育情况，在肿瘤学上被称为"新生血管"。微血管密度是评价垂直生长的黑色素瘤生长情况的独立预后变量，因为丰富的新生血管与肿瘤的快速生长状态密切相关。彩色多普勒血流信号是肿瘤血管的一个良好指征，与病理学参数尤其是微血管密度有对应关系。肿瘤内部血流的彩色多普勒类型可分为无血流、少量血流（肿瘤内仅见 1 条血流）、丰富血流（肿瘤内可见不止 1 条血流）。血流信号常见于病灶基底部，侧缘无明显血供。常常是在较厚的黑色素瘤病灶，多普勒才能显示血流，常与患者的预后有关，与肿瘤复发、淋巴结转移及溃疡的发生均有关联。最后的结果是，血流丰富意味着患者需要长期随访复查。

一项研究显示，在鉴别黑色素瘤与其他色素性皮肤病灶时，彩色多普勒检测病灶内部血流具有 100% 的特异度和 34% 的敏感度。总之，灰阶超声联合彩色多普勒可作为检查色素性皮肤疾病的可靠方法。发生转移的黑色素瘤，会出现血流速度加快，但是对肿瘤内部血流

进行频谱分析的结果并不总是可信。

（二）超声对局部淋巴结转移的检查

在对预备行前哨淋巴结活检（SLNB）的患者做初步分期时，诊断者必须仔细扫查，以发现区域淋巴结内任何一个可疑转移的征象。SLNB 是一项昂贵、有创（需要全麻且有外科并发症）的检查手段，从理论上来说应尽量避免。

一些文献报道，前哨淋巴结阳性率可以反映转移的可能性，然而，平均来说，前哨淋巴结阳性率在 5% ~ 20%，根据原发肿瘤溃疡发生率、中位 Breslow 厚度指数及病检范围的不同，该阳性率为 10% ~ 30%（图 11-21，图 11-22）。考虑到只有 20% 的黑色素瘤患者会出现前哨淋巴

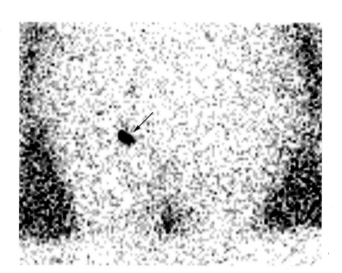

图 11-21　前哨淋巴结核素闪烁成像，显示右侧腹股沟区前哨淋巴结摄取核素（箭头）

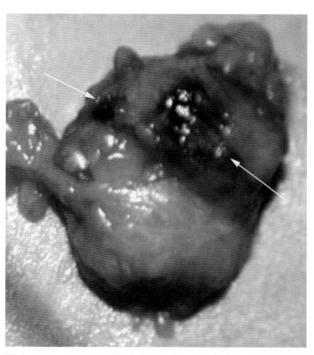

图 11-22　SLNB 后切除的淋巴结，标本上可见 2 个黑色素瘤（箭头）

结受累，亦即 80% 的患者不会出现前哨淋巴结受累，这就使得 SLNB 成为了一种过度治疗。

在寻找替代 SLNB 进行分期的检查方式的过程中发现，SLNB 术前超声检查创伤更小并更有潜在价值（图 11-23，图 11-24）。超声探查到疑似淋巴结时，可进行细针穿刺活检，一经确诊，即可直接对患者行淋巴结清扫术。

一些针对超声引导下细针穿刺活检价值的初步研究表明其阳性率在 30% 左右。这和其他一些研究共同得出结论：超声还不能作为一项可靠的方法用于 SLNB 之前的术前检查。一项来自澳大利亚悉尼黑色素瘤学会的研究，纳入大量黑色素瘤患者在 SLNB 前进行了检查，他们在研究中发现，转移性前哨淋巴结横断面中，转移的组织病理学沉积量最低值为 $0.39mm^2$（$12.75mm^2$ 对应超声真阳性，$0.22mm^2$ 对应超声假阴性）。超声检测到的

真阳性前哨淋巴结转移病灶的横断面比超声漏检的前哨淋巴结转移病灶要大得多，提示很多转移灶由于过小而被超声漏检。在同一组病例中计算出，用超声检查时，瘤巢大小至少为 4.5mm 时才能考虑为淋巴结受累。但是，其他一些经验丰富的研究中心并未得出类似的有价值的结论。

因此，很多研究中心仍然倾向于使用 SLNB 这一被大家普遍认可的标准。近来，一系列 SLNB 前超声引导下细针穿刺活检诊断淋巴结转移的准确率被认定为 65%。新的超声形态学标准显著提高了这项技术的敏感性。边缘血供被认为是转移的早期征象（敏感度为 77%，阳性预测率为 52%），而气球样淋巴结则被认为是转移的晚期征象（敏感度为 30%，阳性预测率为 96%）。这些形态学特征被探测到和描述下来，并在大量患者中得以测试和证明。预设的形态学标准与 SLNB

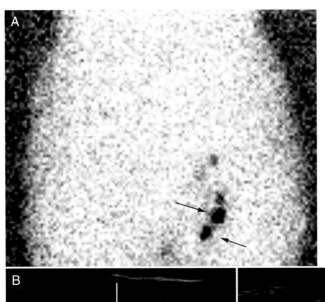

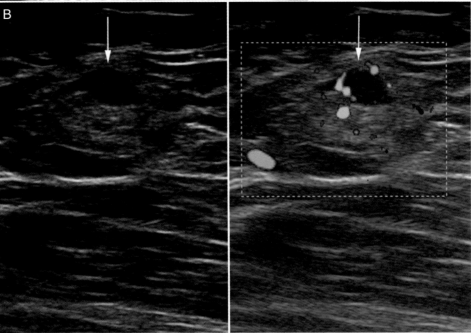

图 11-23　前哨淋巴结
A. 前哨淋巴结核素成像，显示左侧腹股沟区淋巴结摄取核素（箭头）；B. 超声显示前哨淋巴结，表现为"驼峰"样增厚（箭头）、血供丰富（箭头）。随后活检证实为黑色素瘤转移

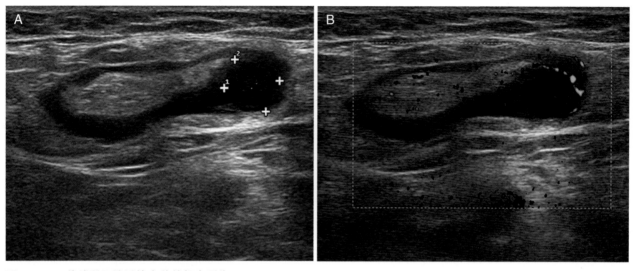

图 11-24　前哨淋巴结活检术前的超声图像

A.腹股沟区长梭形淋巴结内见到一个范围约 9mm×8mm 的局限性低回声区（测量光标之间）；B.CDFI 显示结节内血流信号丰富，经病理证实为转移病灶

的组织病理学金标准做对比。此外，所有形态学特征都依照鹿特丹标准与所测得的前哨淋巴结肿瘤负荷进行关联。另外，还与前哨淋巴结内瘤巢的位置进行关联（被膜下/实质内），被称为 Dewar 标准或称为联合鹿特丹标准，以此建立浸润模式和浸润级别的关联。如此一来，尽管某种模式会随着时间的推移而呈现慢性发展，从早期浸润到晚期转移的过程都能被观察到。综合来看，这些新的形态学标准能够准确地显示前哨淋巴结阳性患者 65% 的转移灶。

SLNB 的超声检查可以是非靶向的，要在区域淋巴结内寻找任何疑似异常淋巴结并对其进行细胞学穿刺。在这些病例中，操作者不知道前哨淋巴结位于何处，也不知道哪一个是前哨淋巴结。对黑色素瘤患者进行非靶向超声研究的文章列于表 11-1 中。作为选择方案，超声亦可以靶向方式实施，通过淋巴结核素闪烁显像来检查热结节（摄取核素的淋巴结），这些结节被核医学科医师在皮肤上做了标记。这种方法更为复杂，因为它要求淋巴结核素闪烁显像、超声加细针穿刺活检、细胞学分析都如 SLNB 一样在同一天完成。对黑色素瘤患者行靶向超声研究的文章列于表 11-2 中。Voit 等的看法和之前的研究结果最主要的区别可能是在上文提及的早期征象的指示下，细针穿刺活检的运用较为频繁。如果我们关注气球样淋巴结的敏感性，淋巴结表现为无回声且正常结构在早期就完全被肿瘤细胞所破坏，以此为形态学标准，与之前的研究比较，气球样淋巴结敏感度为 30%。一种名为外周血流灌注的新形态学标准被提出，作为极早期诊断征象，但这只有在敏感度极高的能量多普勒模式中才能看见，可以显著提高诊断敏感度至 77%。与此同时，利用超声可以发现极小的病灶，甚至

能看到 0.5mm 的病灶（在组织病理学玻片上测量所得）并经细胞学明确诊断。这样的病灶不是明确可见的病灶，而是通过发现结构改变等早期征象并结合出现周围灌注及随后的中央（髓质和淋巴结门）回声消失等异常表现，从而怀疑可能有肿瘤浸润的疑似病灶。此外，细胞学结果近乎立等可取，使得立刻进行治疗和淋巴结清扫成为可能，这都是最初为前哨淋巴结所计划的。

超声可作为淋巴结核素闪烁成像过程中的引导工具来帮助淋巴结定位，以减少假阴性。应将所有信息都直接传递给外科医师，因为核素闪烁成像发现并标记在皮肤上的淋巴结位置，常与超声发现的有出入。另外，邻近结构如血管的信息也应一并传达给外科医师。超声对于诊断那些 SLNB 阴性或活检失败的淋巴结转移患者也有很大作用。尽管少见，但依然有 SLNB 失败或切除失败的情况（图 11-25 至图 11-29）。在其他一些同样不常见的情况中，曾在数周或数月前行 SLNB 且结果显示为阴性的，肿瘤在淋巴结水平复发。SLNB 失败或假阴性可能是由多种原因造成的，包括淋巴结核素显像技术、操作手法、外科医师的经验及其个人技术，抑或是对前哨淋巴结的病理学诊断水平。SLNB 假阴性结果病例的复发提示我们在得出 SLNB 阴性结果之后，应注重短期临床观察，可能的话应进行超声随访以监测区域性淋巴结的情况。在扫查实施了 SLNB 之后的淋巴结区域时，操作者应考虑到有潜在复发的危险，例如，淋巴囊肿可能被误认为是肿大的淋巴结。淋巴囊肿或血肿在 SLNB 后出现并非偶然事件，多普勒超声可用于帮助鉴别淋巴囊肿（无血流信号）和可疑淋巴结。淋巴囊肿能通过穿刺来排出囊液从而轻松地去除囊肿（图 11-30 至图 11-32）。

表 11-1　黑色素瘤患者前哨淋巴结活检前非靶向超声扫查的研究

第一作者 / 期刊名称及出版年份 / 被引用次数	研究中心	研究设计	病例数	纳入年份	探头	敏感度	特异度
Starritt/ *Ann Surg Oncol* 2005	澳大利亚，悉尼	前瞻性，单中心	31	2001—2002	线阵，5 ~ 10MHz	N/A	N/A
Voit/ *Ann Surg Oncol* 2006	德国，柏林	前瞻性，单中心	127	2001—2003	3 种探头，频率 3.5 ~ 14MHz	79%（联合细针穿刺细胞学检查时为 82%）	72%（联合细针穿刺细胞学检查时为 72%）
Kunte/ *Dermatol Surg* 2009	德国，慕尼黑	前瞻性，单中心	25	2002—2003	线阵，7.5 ~ 10MHz	33.3%	100%
Voit/ *J Clin Oncol* 2009	德国，柏林	前瞻性，单中心	400	2001—	3 种探头，频率 3.5 ~ 14MHz	65%	99%
Sanki/ *J Clin Oncol* 2009	澳大利亚，悉尼	前瞻性，单中心	716	2001—2005	5 ~ 10MHz 探头扫查第一次，10 ~ 14MHz 探头扫查第二次，均为线阵探头	24.3%	96.8%
Voit/ *J Clin Oncol* 2010	德国，柏林	前瞻性，单中心	650	2001—2007	3 种探头，频率 3.5 ~ 14MHz	82%	80%

表 11-2　黑色素瘤患者前哨淋巴结活检前行靶向超声检查的研究

第一作者 / 期刊名称及出版年份 / 被引用次数	研究中心	研究设计	病例数	纳入年份	探头	敏感度	特异度
Rossi/ *Eur J Cancer* 2000	意大利，帕多瓦	未知	69	1993—1999	线阵，10MHz	33%	100%
Rossi/ *J Surg Oncol* 2003	意大利，帕多瓦	前瞻性，单中心	125	1997—2000	线阵，10 ~ 13MHz	39%	100%
Hocevar/*Melanoma Res* 2004	斯洛文尼亚，卢布尔雅那	前瞻性，单中心	57	2002—2003	线阵，12 ~ 15MHz	71%	84%
Testori/ *Melanoma Res* 2005	意大利，米兰	前瞻性，单中心	88	1998—2000	线阵，10 ~ 12MHz	94.1%	89.8%
Van Rijk/ *Ann Surg Oncol* 2006	荷兰，阿姆斯特丹	前瞻性，单中心	107	2000—2004	线阵，首先以 7.5MHz 探头扫描，随后以 6 ~ 12MHz 探头扫描	34%（联合细针穿刺细胞学检查时为 4.7%）	87%（联合细针穿刺细胞学检查时为 100%）
Sibon/ *Melanoma Res* 2007	法国，布伦	前瞻性，单中心	131	1999—2005	线阵，7.5 ~ 12MHz	8.8%	95.9%

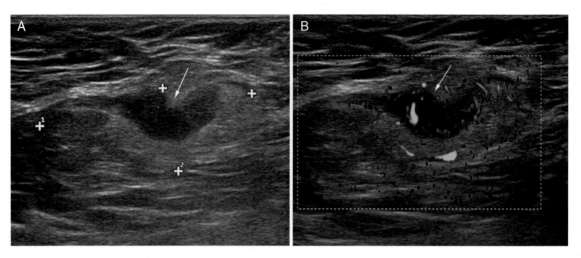

图 11-25 背部黑色素瘤术后 2 个月淋巴结转移（SLNB 阴性）

A. 在一大小 37mm×14mm 的腋淋巴结内查见局限性皮质增厚区域（箭头）；B.CDFI 显示增厚皮质部分血流信号丰富（箭头）

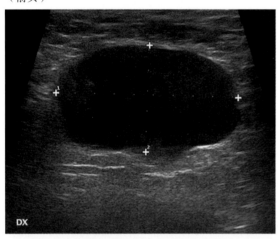

图 11-26 背部皮下黑色素瘤且 SLNB 阴性患者术后 6 个月淋巴结转移，清晰显示一大小 46mm×26mm 的淋巴结，呈均匀低回声

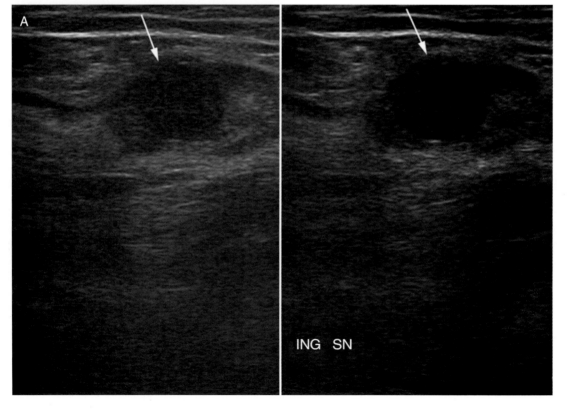

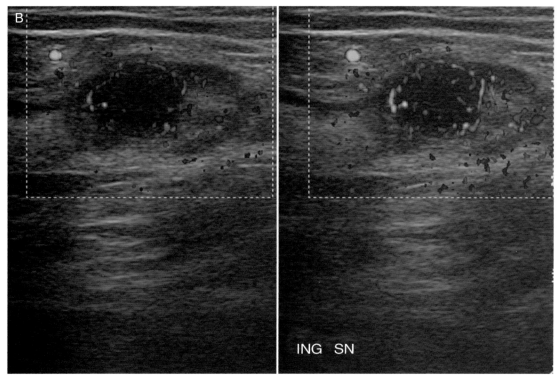

图 11-27 淋巴结切除后对侧淋巴结转移

腹壁皮下黑色素瘤患者在进行 SLNB 检查提示阳性后进行了右侧腹股沟区淋巴结清扫术，3 个月后对侧淋巴结发生转移。A. 左侧腹股沟淋巴结 SLNB 检查提示阴性但超声在左腹股沟淋巴结内发现了一个局限性低回声区（箭头）；B.CDFI 显示低回声结节血流丰富

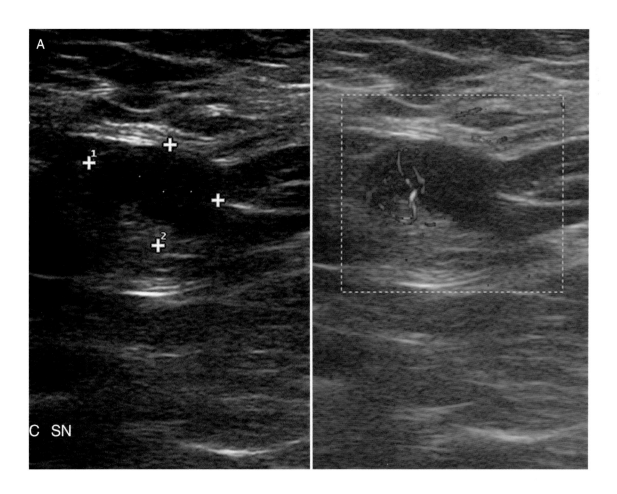

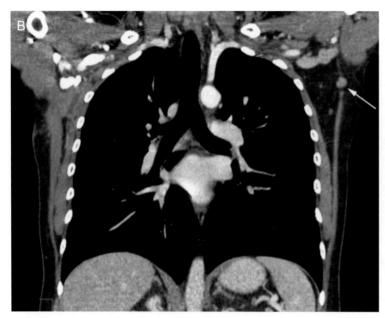

图 11-28 淋巴结切除后对侧淋巴结转移

背部黑色素瘤患者在进行 SLNB 检查提示阳性后进行了右侧腋淋巴结清扫术，5 个月后对侧淋巴结发生转移。A. 左侧腋淋巴结 SLNB 检查提示阴性，但超声在随访中发现左侧腋窝一个大小约 13mm×9mm 的淋巴结内有局限性、富血流的结节（测量光标之间）；B. 增强 CT 冠状位重建图像证实左侧腋淋巴结转移（箭头）

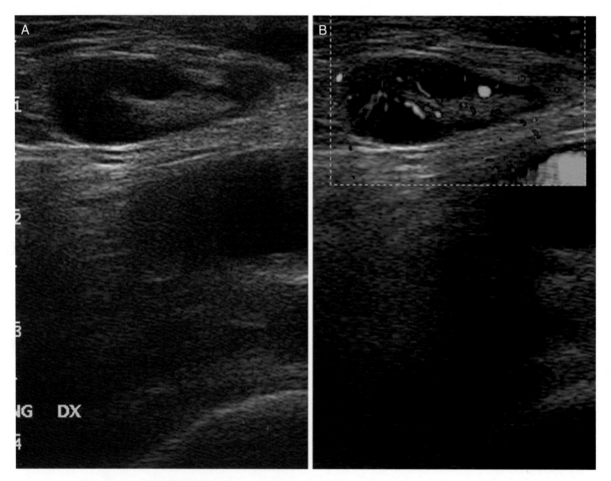

图 11-29 腹股沟前哨淋巴结活检阴性后 2 个月发生淋巴结转移，图像显示了皮质不对称增厚的浅表淋巴结，伴丰富的血流信号

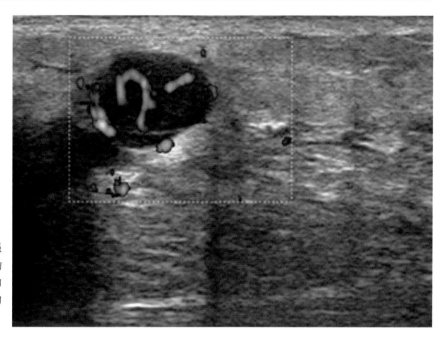

图 11-30　血肿与转移瘤对比
在灰阶超声图像上，由于后方回声增强可能误诊为血肿。然而，在彩色多普勒条件下可见病灶内一个书写不自然的"？"样血流，极大地支持了转移瘤的诊断

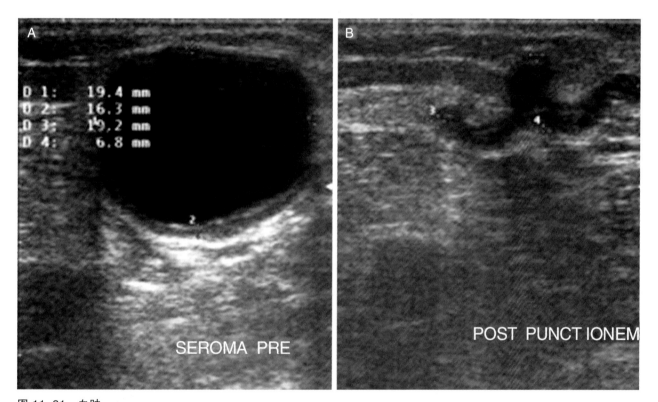

图 11-31　血肿
A. 穿刺抽液前血肿的声像表现；B. 穿刺抽液后呈小"章鱼样"形态

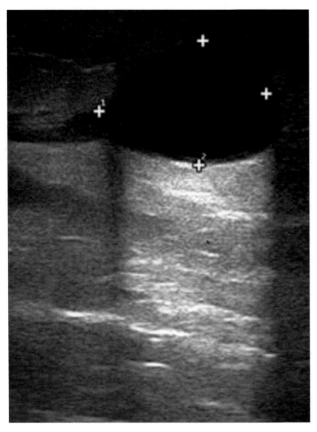

图 11-32 血清肿及与之相连的扩张淋巴管

这些与黑色素瘤患者随访相关的的一线评估方案，是以体格检查为基础的。已行手术治疗的黑色素瘤患者最初要进行 3 个月或 6 个月的随访复查，时间长短取决于复发风险（如原发肿瘤的特点、前哨淋巴结状态、不同国家对黑色素瘤诊治的推荐指南及会议共识）（图 11-33 至图 11-40）。此后，患者应每年定期复查。目前，超声是用于监测随访原发肿瘤区域（瘢痕周围半径 10cm 范围）以及区域淋巴结情况的主要手段。当随访过程中发现可疑淋巴结时，有两种方案可选：立即进行细针穿刺细胞学活检，或者继续进行 2~8 周随访观察。这两种方案的选择主要取决于以下几个因素：临床及超声检查的可信度，细胞学诊断的仪器设备，患者的焦虑状态及操作者的技术能力。

卫星灶及在途转移灶都与血源性的皮下转移灶一样表现为皮下低回声结节（图 11-41 至图 11-50）。由于黑色素几乎不反射声束，黑色素瘤的典型表现是显著低回声，有时呈囊肿样的无回声并可能伴有后方回声增强。肿瘤呈圆形、椭圆形或分叶状，边界锐利。将它们与邻近转移的淋巴结进行鉴别的最好方法是利用多普勒超声或更高频的超声，因为这些转移灶常常表现为具有外周血流信号（图 11-51，图 11-52）。由于转移性结节是沿着淋巴管生长的，在一些病例中，在转移灶的一侧出

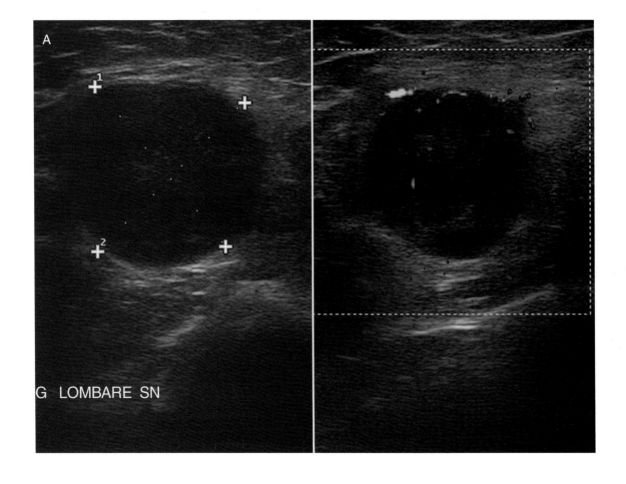

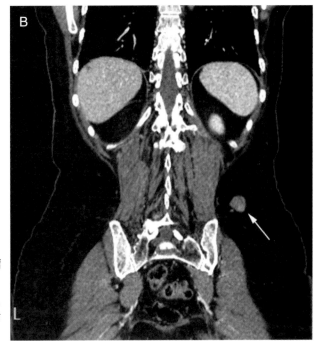

图 11-33　腰肋部皮下黑色素瘤切除后 1 年，腰部黑色素瘤复发

A. 显示腰部一大小约 26mm×25mm 的转移结节（测量光标之间），周围血流信号丰富；B. 增强 CT 冠状位重建图像证实了皮下结节的存在（箭头）

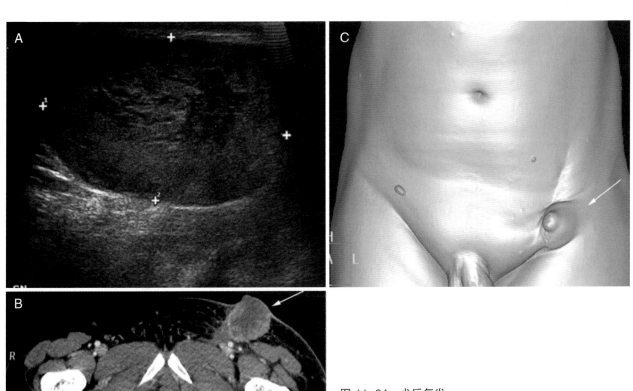

图 11-34　术后复发

A. 腹股沟淋巴结清扫术后 8 个月，左侧腹股沟区查见肿大淋巴结（56mm×36mm）（测量光标之间）；B. 增强 CT 重建图像证实左腹股沟区存在肿大淋巴结伴内部坏死（箭头）；C. CT 容积数据表面重建成像显示了皮肤表面的凸起（箭头）

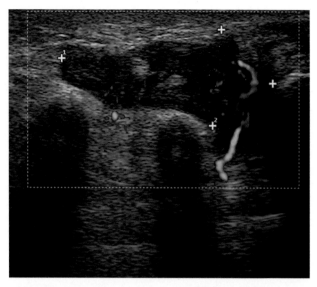

图 11-35 局部黑色素瘤复发，足部近跖骨深面有一大小约 29mm×12mm 的低回声结节（测量光标之间），内部可见丰富血流信号

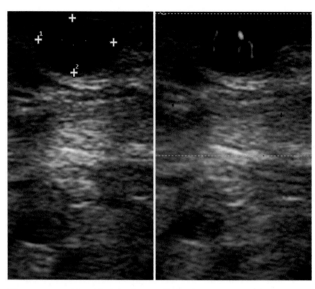

图 11-36 淋巴结清扫术后局部复发，皮下低回声结节（测量光标之间），大小约 6mm×4mm，血流信号丰富

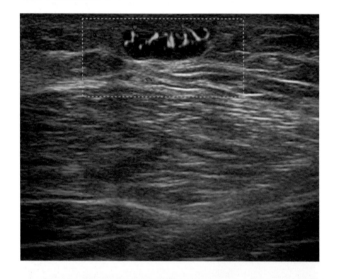

图 11-37 胸部皮下转移灶，皮下组织内低回声结节，血流信号丰富

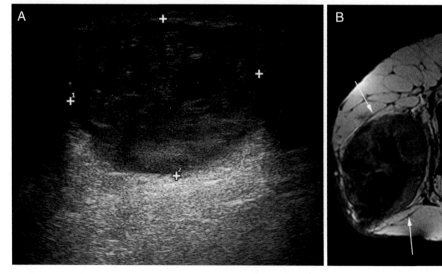

图 11-38 患者有腿部黑色素瘤病史，后出现膝关节转移

A.超声显示膝关节处大小约 44mm×35mm 的肿块伴内部坏死（测量光标之间）；B.MRI 横断面扫查亦可见该病灶（箭头）

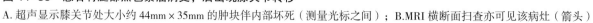

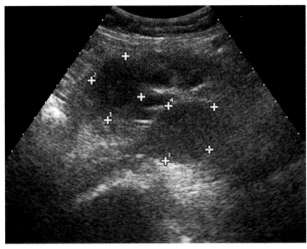

图 11-39　大腿淋巴结清扫术后腹腔干淋巴结复发，低频腹部探头显示两个低回声的淋巴结（测量光标之间）（34mm×26mm，36mm×30mm）

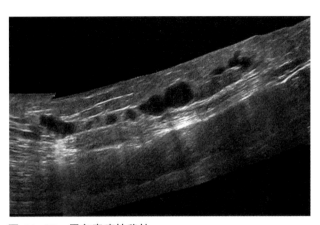

图 11-42　黑色素瘤转移灶
长轴切面宽景成像显示大腿内多发黑色素瘤转移灶

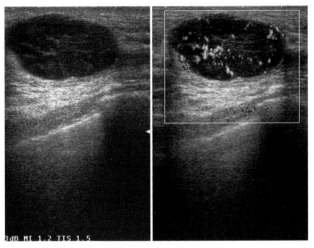

图 11-40　乳腺转移性黑色素瘤，乳腺内部不均匀低回声结节，CDFI 显示丰富的血流信号

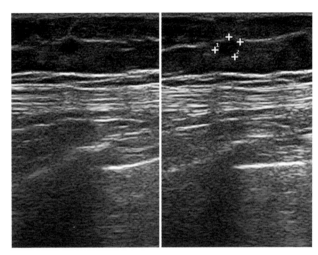

图 11-43　大腿皮下层内大小约 4mm×3mm 的转移性淋巴结（测量光标之间）

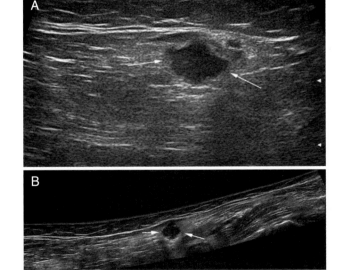

图 11-41　黑色素瘤转移灶
A. 超声显示腘窝内异常肿大淋巴结（箭头）；B. 宽景成像显示淋巴结（箭头）与邻近解剖结构的关系

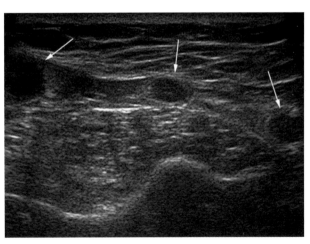

图 11-44　黑色素瘤转移灶，肩部软组织内 3 个转移性结节（箭头）

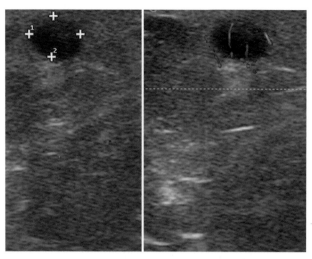

图 11-45　大腿皮下组织内转移性小结节（4mm×3mm），（测量光标之间）尽管体积较小，仍可在 CDFI 上探及血流信号

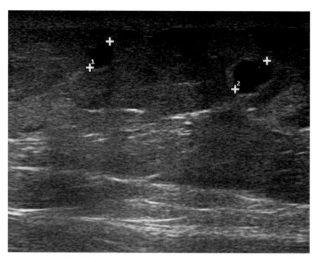

图 11-48　大腿皮下组织内两个小结节（直径分别为 6mm 和 5mm）（测量光标之间）

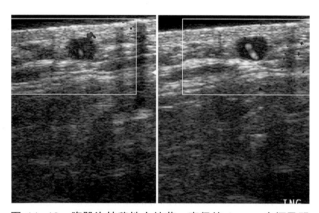

图 11-46　腹股沟转移性小结节，直径约 4mm，内探及明显血流信号

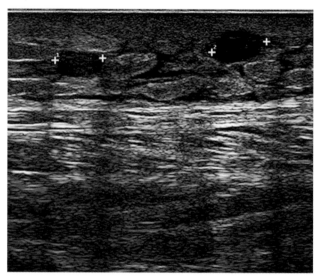

图 11-49　腿部皮下组织内 2 个小结节（直径分别为 7mm 和 6mm）（测量光标之间），皮下组织弥漫性水肿

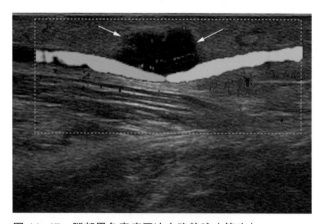

图 11-47　腿部黑色素瘤压迫大隐静脉（箭头）

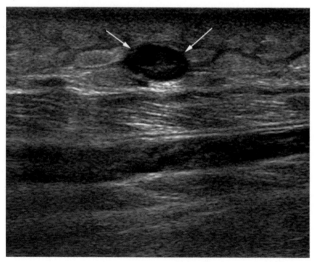

图 11-50　腿部皮下组织内小结节（箭头），皮下组织弥漫性水肿

现一个低回声带但在转移灶的另一侧消失，这是扩张的淋巴管被黑色素瘤细胞填满的直接征象（图 11-53）。在其他病例中，这些病灶彼此融合进而发展成为了一个长条状的病灶（图 11-54）。黑色素瘤转移灶的血流情况是复杂多变的，从乏血流到外周血流，从弥漫性血流到密集性血流，这些表现的不一致性主要取决于受累程度及转移时间的长短。血流的存在对于判定一个病灶是否为实性具有重大帮助，乏血流并不能排除转移性黑色素瘤的可能。当超声的参数设置不正确时，设备敏感性不够高，以及检查者过于用力地压探头，这些因素都会导致血流信号的结果呈假阴性。

淋巴结的评估基于对其大小、形状、边界及内部回声纹理的分析（图 11-55 至图 11-59）。最近的一篇综述表明，已出版的文献中关于黑色素瘤淋巴结转移的诊断标准是极为不统一且有时甚至是不明确的，强调需建立明确的、清晰定义的及意义明确的诊断标准以用于规范日常临床工作及文献出版。一些已发表的研究认为淋巴结长径大于 2cm 或大于 3cm 是认定为可疑的标准。然而，我们见过大量患者，其淋巴结长径超过了 4cm，既没有进行细针穿刺细胞学活检（前哨淋巴结已经在研究范围内进行了细针穿刺，即使这些淋巴结在超声看来并不可疑），也没有进行后期随访。淋巴结的大小已经不能被认定为一种诊断标准。然而，当一个淋巴结具有非特异性外观（即皮质轻度增厚）而又伴有体积增大时，可疑程度更高。小淋巴结可呈圆形，可存在淋巴

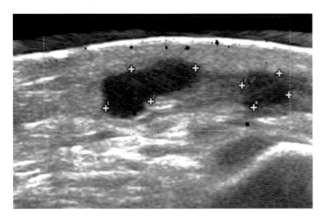

图 11-51 弱回声转移性结节（测量光标之间），内部点状血流信号高度提示该结节为转移性，随后经针吸细胞学活检证实

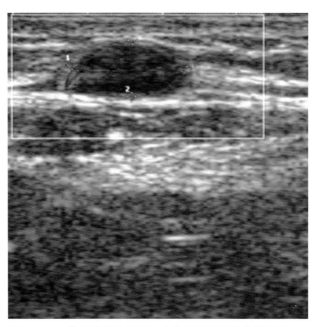

图 11-52 转移性黑色素瘤，小结节周围可见血流信号

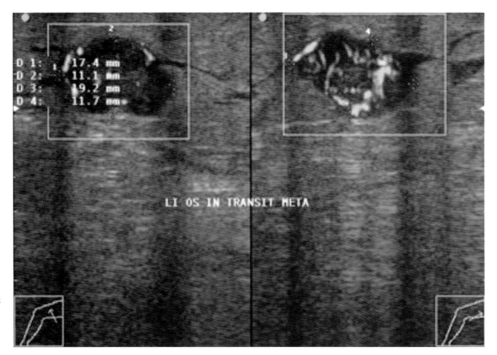

图 11-53 转移性结节伴随淋巴管扩张，血流丰富，周围可见环状血流信号

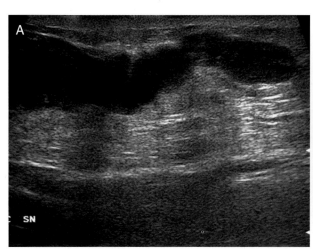

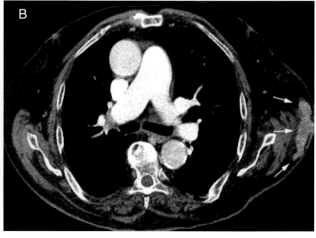

图 11-54　转移性结节
A. 多发性黑色素瘤转移结节融合成大结节；B. CT 确认该结果（箭头）

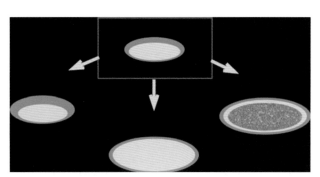

图 11-55　良性淋巴结的分化过程，正常淋巴结可以转化为反应性淋巴结、含脂肪较多的高回声淋巴结和低回声淋巴结

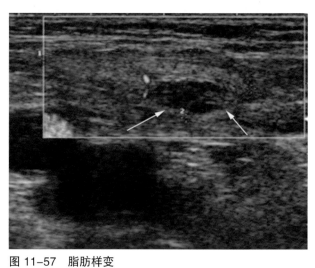

图 11-57　脂肪样变
CDFI 显示一约 29mm×10mm 的强回声淋巴结中有低回声、乏血供区域（箭头）。对该区域进行细针穿刺细胞学活检提示为脂肪样变

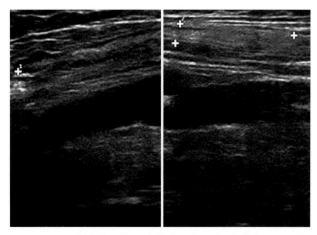

图 11-56　良性淋巴结，腹股沟区邻近股动脉分叉处一长梭形淋巴结的长轴宽景成像

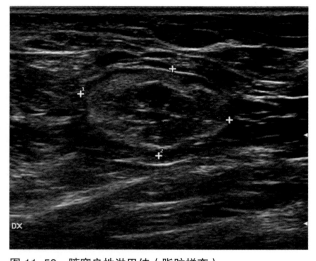

图 11-58　腋窝良性淋巴结（脂肪样变）
该淋巴结的大小和形状（22mm×13mm，纵横比为 1.7）（测量光标之间）能够高度提示为良性，低回声皮质较薄，伴清晰的高回声淋巴结门结构

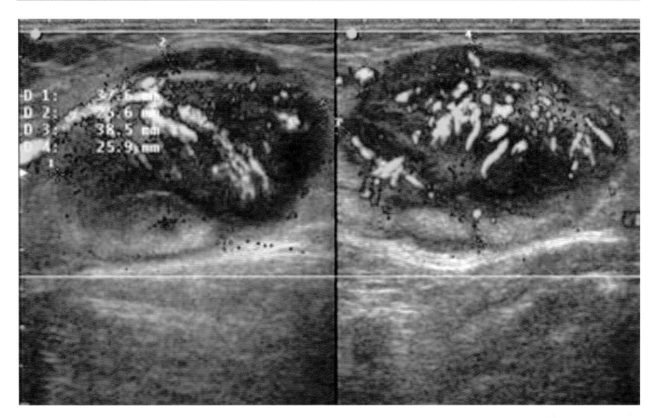

图 11-59 良性淋巴结病 - 肉芽肿性淋巴结
表现为典型的淋巴结增大伴血流信号丰富，由细针穿刺细胞学活检证实

结门高回声结构的缺失或皮质增厚，但对于大多数患者来说，如果上述征象不显著，仍考虑为良性淋巴结。即使对一些改变不明显的小淋巴结，仍然推荐细针抽吸。有学者对 1279 例患者实施了总数为 2446 次的细针穿刺细胞学活检，其中 421 次（20.9%）穿刺实施于小于 10 mm 的病灶，包括 216 次小于 6 mm 的病灶和 149 次小于 5mm 的病灶，均穿刺成功，总敏感度为 96.3%，而小于 10mm 病灶的 421 次穿刺的敏感度为 96.9%。在 5mm 病灶的穿刺中，特异度为 98.1%，阳性预测值为 98.9%，阴性预测值为 94.4%。在有相同变化的淋巴结中，较大淋巴结总会被认为更可疑。

　　当淋巴结呈椭圆形甚或圆形时，常考虑为可疑转移性淋巴结，而呈长条状时则排除怀疑。一些学者提出纵横比（L/T）小于 2 时考虑为可疑淋巴结，而其他一些作者包括我们自己，认为应将纵横比 1.5 作为阈值（图 11-60）。1.5 的阈值可能会提高淋巴结大小为标准的低特异性，另外，纵横比（亦称 Vassallo 指数或 Solbiati 指数）的运用已前瞻性证明，Vasallo/Solbiati 指数表明以 2 作为阈值，可用于预测大多数良性病例，但用于预测是否受累则不具有显著的统计学意义。同样，淋巴结的大小亦并不是反映淋巴结受累的一个特征性表现（淋巴结大小增加并非等于阳性前哨淋巴结数量增加）。在笔者治疗的病例中，淋巴结的形状不应该是评价良恶性的独立标准。更

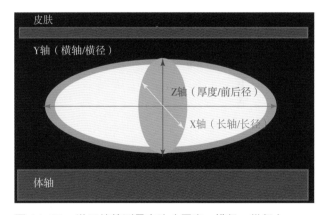

图 11-60 淋巴结的测量方法（厚度、横径、纵径）

多的相关性应该放在皮质的改变，这能够反映淋巴结的早期转移，最终可以在出现圆形和弥漫性低回声淋巴结这些典型征象之前进行诊断。皮质弥漫性对称性增厚（环形增厚）作为淋巴结的唯一异常表现时，应该考虑为诊断不明确。然而，淋巴结呈不对称增厚（单侧增厚）时应考虑为可疑转移（图 11-61 至图 11-66）。

　　总之，淋巴结皮质表现为局限性结节状增厚时常被确诊为转移性淋巴结（图 11-67 至图 11-78）。淋巴结内的结节可能仅有数毫米，也可能累及区域内大多数淋巴结。淋巴结皮质的结节状增厚被称为"驼峰"征，因为初期声像图表现极像骆驼背上的驼峰。这在最近出版

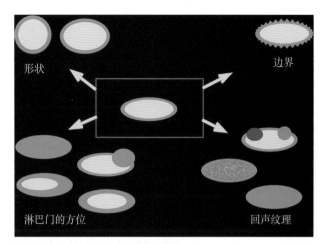

图 11-61 恶性淋巴结分化过程

正常淋巴结可分别从形状（从椭圆形变为圆形）、边界、淋巴结门结构（缺乏、移位、偏心性缩小或向心性缩小）或者回声纹理（局限性等回声结节、局限性低回声结节、弥漫均匀性低回声或弥漫不均匀性低回声）等几个方面变化

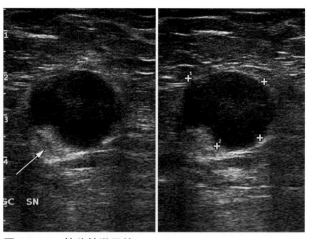

图 11-62 转移性淋巴结

位于腋窝内 22mm×19mm 的圆形低回声淋巴结（测量光标之间）。可见高回声小淋巴结门向边缘移位（箭头）

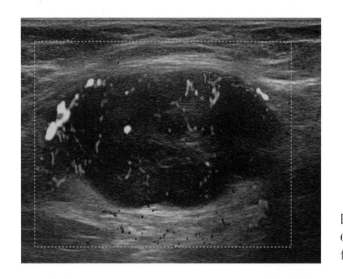

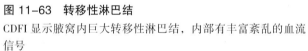

图 11-63 转移性淋巴结

CDFI 显示腋窝内巨大转移性淋巴结，内部有丰富紊乱的血流信号

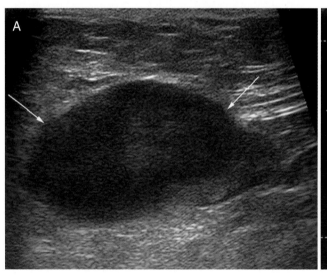

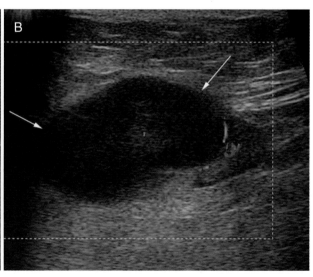

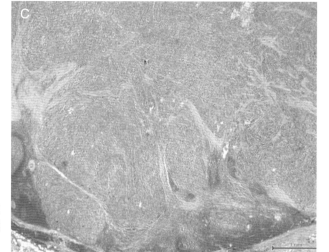

图 11-64　转移性淋巴结
A. 腹股沟巨大转移性淋巴结（箭头）；B. CDFI 显示淋巴结血流信号减少伴血管移位（箭头）；C. 淋巴结切除活检术后证实为转移性淋巴结（HE 染色 ×20 倍）

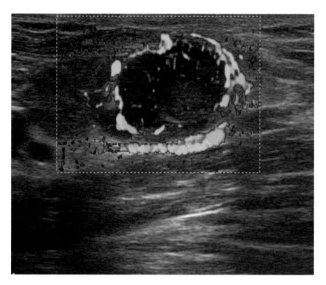

图 11-65　腹股沟转移性淋巴结
CDFI 显示淋巴结周围丰富环状血流信号

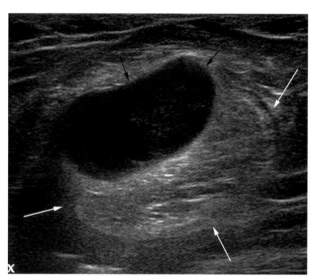

图 11-67　淋巴结局限性转移，低回声结节（黑箭头）位于一个正常腋淋巴结内（白箭头）

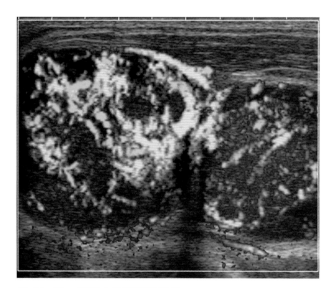

图 11-66　锁骨上转移性淋巴结
CDFI 显示两个邻近的淋巴结具有异常丰富的血流信号

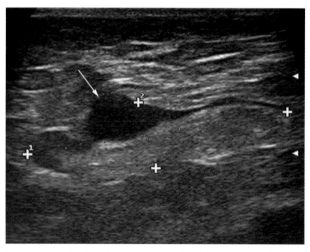

图 11-68　淋巴结局限性转移，长梭形的腹股沟淋巴结（34mm×9mm，纵横比为 3.8）内有低回声的转移性结节（箭头）。这一转移淋巴结通常需要很长时间才会在形状上有所改变成为圆形

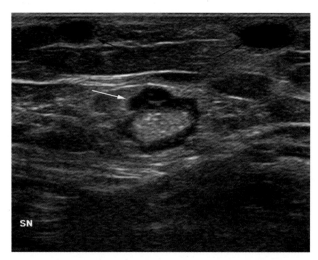

图 11-69 淋巴结局限性转移，腹股沟区域皮质增厚的低回声淋巴结（箭头）

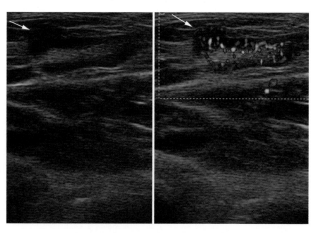

图 11-72 淋巴结局限性转移，腹股沟淋巴结内局限性低回声结节（箭头）。CDFI 显示来自淋巴结门的丰富血流信号，同时也显示多支非淋巴结门来源的血流信号

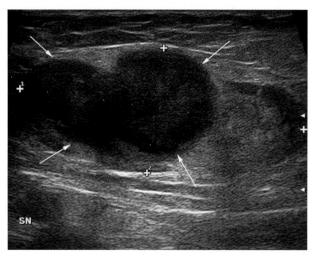

图 11-70 淋巴结局限性转移，显示一个正常腹股沟淋巴结（51mm×22mm）内的低回声结节（箭头）

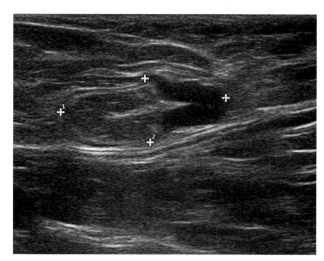

图 11-73 淋巴结部分转移，小腿淋巴结表现为右侧皮质变薄（图像左侧），左侧皮质变厚（图像右侧）

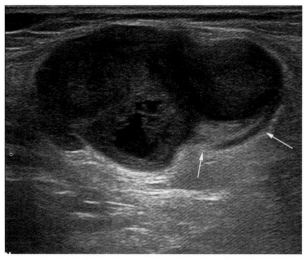

图 11-71 淋巴结局限性转移，一个腹股沟淋巴结内大的低回声结节。残余正常结构（皮质和淋巴结门：箭头）

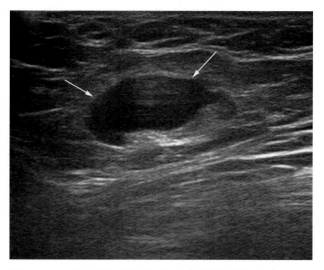

图 11-74 淋巴结部分转移，前腹壁原发性黑色素瘤患者，腹股沟淋巴结内见巨大低回声结节（箭头）

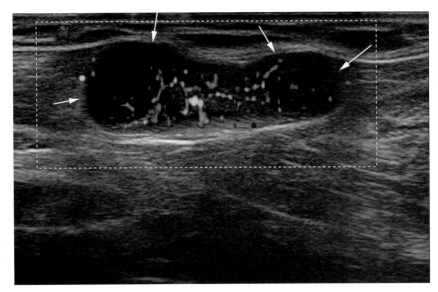

图 11-75　淋巴结部分转移，腹股沟淋巴结内见两个低回声结节（箭头）。淋巴结门处及淋巴结外均可见丰富血流信号

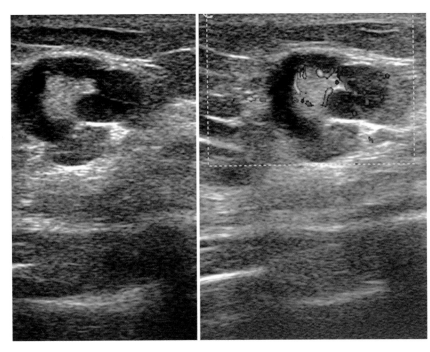

图 11-76　淋巴结局限性转移，腋窝与乳腺之间一个淋巴结内查见低回声结节。该患者有腹壁皮下黑色素瘤病史。CDFI 上可见结节内部血流信号丰富

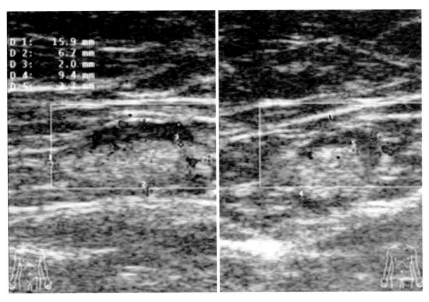

图 11-77　淋巴结转移（"驼峰"征），CDFI 上显示改变甚微。由于需要增加对比而错误地将增益调高使得无回声的皮质结构在该处变得更加明显。注意血流丰富区

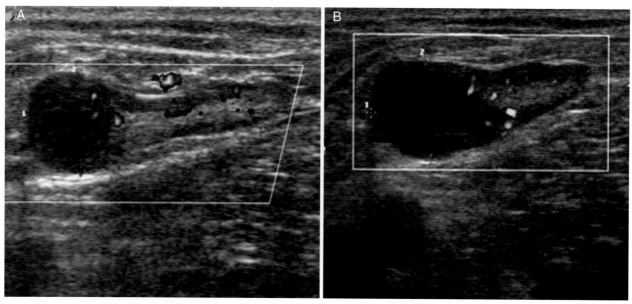

图 11-78 一个淋巴结局限性转移的发展过程，CDFI 显示 3 周时间同一个淋巴结的变化过程（因患者拒绝行细针穿刺细胞学活检或手术治疗）

的文献中得到了进一步补充说明。这些补充说明对于描述淋巴结确切征象是极为重要的，同时也能够帮助检查者对需要随访的淋巴结进行重复扫查。"驼峰"与剩余的淋巴结皮质比较时可表现为等回声或低回声，但在与该区域的低灌注比较时，事实上反映出发生了部分转移。局限性转移也可能发生在淋巴结中，不仅仅呈椭圆形也可能呈方形，伴明显的淋巴结门回声及整个淋巴结皮质变薄，但因为淋巴结的实质出现了不对称的增厚，这样的淋巴结依然可被诊断为转移性淋巴结。

其他肿瘤产生的淋巴结局限性突起与正常皮质比较呈等回声（本身呈低回声，但与正常皮质的回声无差异）。在评估皮质表现的同时，应格外注意中央高回声淋巴结门结构的改变。淋巴结门可能出现移位、缩小、回声明显不均甚至完全消失等改变。小淋巴结门可能并非特异性征象，但淋巴结门被不对称或局限性增厚的皮质所替代，或淋巴结门部分或完全被低回声组织所替代时，高度提示转移的可能。在最近出版的一篇文献中，这种征象被描述为"中央回声向边缘游走"，按照病程的慢性发展，等肿瘤细胞完全摧毁淋巴结架构，可出现中央回声完全消失。转移淋巴结的边界常被描述为锐利，大多数病例最终会表现为边界不规则，与此同时，反应性淋巴结病通常既可出现锐利的边界，也可出现模糊的边界。然而，淋巴结边界作为判断是否转移的标准由于主观性过强而不被广泛采纳。无回声的坏死区域有时能在较大的转移淋巴结内看见（图 11-79，图 11-80）。

对发现的任何异常淋巴结或皮下病灶都应常规行彩色多普勒和能量多普勒成像。有两种主要的血流模式应注意区别：良性淋巴结呈单向血供，血管都从淋巴结门

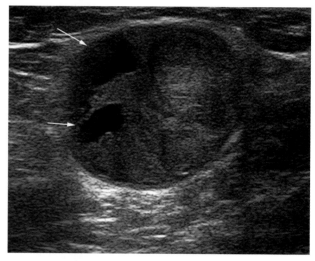

图 11-79 转移淋巴结内坏死，圆形腹股沟区淋巴结内可见无回声坏死区域（箭头）

进入然后均匀规律地分布于外周（不达到淋巴结皮质）；在恶性淋巴结中，淋巴结门型消失或被替代，多条血流穿透淋巴结被膜进入淋巴结，呈不均匀、无规律分布（图 11-81 至图 11-90）。多普勒超声对一些不确定的情况很有帮助，可以增强操作者对于判定疑似恶性肿瘤的信心。当淋巴结皮质呈弥漫性增厚时（即：比平时更小的淋巴结门结构意味着增宽的实质通常是由淋巴结门丧失造成的），对淋巴结门的血流进行监测可减少疑似病灶。从另一方面看，异常血管分布应该得到进一步调查研究。此外，当灰阶超声提示淋巴结皮质呈等回声非对称性增厚时，或皮质呈局限性结节状膨出时，就应对可疑区域进行多普勒超声检查来明确其血流模式。异常区域的血流可能较正常淋巴结组织的血流多，也可能少，或者能

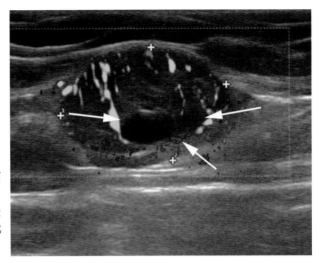

图 11-80　转移性淋巴结，24mm×16mm 的气球样淋巴结
（箭头）

CDFI 显示淋巴结门中央血流消失伴内部不规则血流信号。指示
区域无明显血流信号（坏死区域？）（箭头），同时其他三面都
受到了压迫

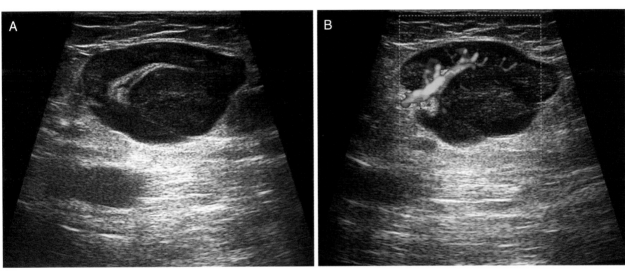

图 11-81　转移性淋巴结
A. 淋巴结皮质弥漫性增厚；B. 淋巴结门血流信号丰富，周围无明显血流

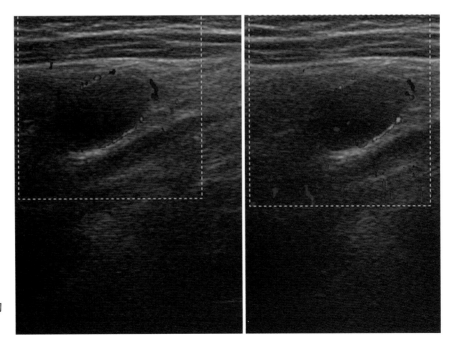

图 11-82　转移性淋巴结，呈均匀
性低回声的淋巴结伴多支外周血流

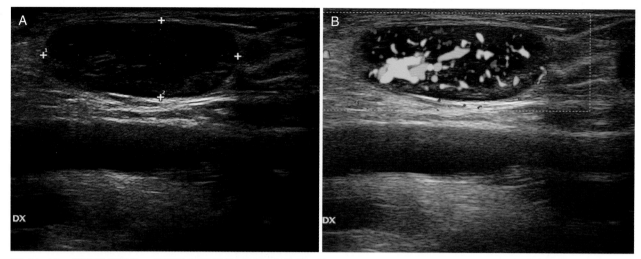

图 11-83 转移性淋巴结，腹股沟区呈不均质低回声的淋巴结，27mm×11mm（A）；CDFI 显示丰富血流及多支外周血流信号（B）

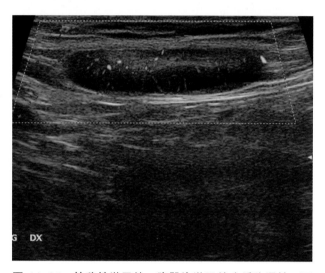

图 11-84 转移性淋巴结，腹股沟淋巴结皮质弥漫性、不对称性增厚，伴外周丰富血流信号。术后证实该淋巴结为转移性

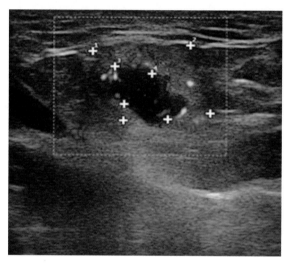

图 11-86 转移性淋巴结，CDFI 对淋巴结内低回声"岛状"结构的显示

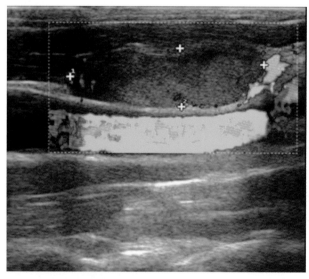

图 11-85 转移性淋巴结，CDFI 显示胸锁乳突肌后方、颈动脉前方的转移性淋巴结

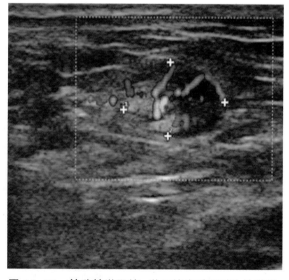

图 11-87 转移性淋巴结，淋巴结皮质不对称性增厚，CDFI 显示该区域丰富的血流信号

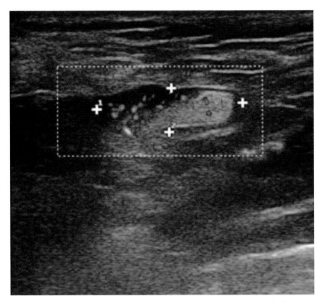

图 11-88　转移性淋巴结，淋巴结实质不对称性增厚，CDFI 显示该区域丰富的血流信号

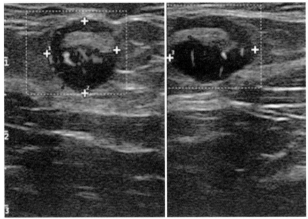

图 11-89　转移性淋巴结，被称为"中央强回声向边缘游走"的现象，即淋巴结门偏移

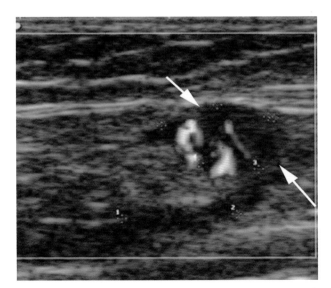

图 11-90　转移性淋巴结内——无回声岛，2mm×8mm 的淋巴结内有富血供无回声区（6mm×5mm，箭头）

直接清楚地显示该区域的血管结构。最后，正如之前所提到的那样，当我们发现一个皮下小病灶时，可能考虑为转移性淋巴结或者在途转移灶，一旦检测到即使最微小的血流信号时都可以帮助我们将该病灶与其他疾病如血肿或囊肿进行正确的鉴别。

频谱多普勒成像是一项耗时且需要对血管进行充分测量的技术（图 11-91）。另外，在使用多普勒成像时，黑色素瘤患者良、恶性淋巴结之间的频谱存在很大部分的重叠。

一个圆形或椭圆形、呈显著低回声的淋巴结几乎都会被诊断为转移性淋巴结，而其大小不被列为参考标准。一个软组织内结节状低回声灶可能是多种情况共有的表现，包括正常或异常血管、密集瘢痕、积液（血清肿、血肿、淋巴囊肿）、囊肿、脓肿及良性肿瘤。不过，病史结合灰阶超声和多普勒成像通常能够提供一个较明确的诊断。操作者应分别对正常淋巴结、反应性增生淋巴结、伴脂肪变性的淋巴结、炎性淋巴结（包括慢性和急性炎症）及肿瘤性淋巴结的各自特点有充分认识。淋巴结内的脂肪变性很容易与被称为"无回声岛"的淋巴结内局限性转移灶混淆。提高增益时，脂肪变性灶的回声很难在灰阶超声上看到，而结节性转移灶似乎更缺乏回声，使两者的正确鉴别变得更加困难。此时，彩色多普勒和能量多普勒有助于鉴别。脂肪变性区通常不会有任何血流信号。超声诊断医师也应考虑到不同部位的淋巴结和不同年龄患者的淋巴结有不一样的超声表现。

（三）超声引导下的介入穿刺

多项研究表明，超声引导下的细针穿刺细胞学活检优于基于触诊而进行的细针穿刺细胞学（FNAC）（图 11-92 至图 11-95）。众所周知，超声引导下的穿刺可以降低取材的假阴性率，这是通过以下几个方面实现的：超声可在已知淋巴区域内找出最可疑的淋巴结；超声可

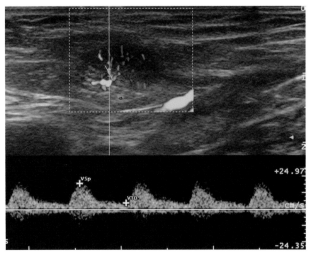

图 11-91　腹股沟转移性淋巴结内血流信号频谱分析，频谱多普勒显示血流速度与阻力指数均中度增加（PSV 16cm/s，RI 0.75）

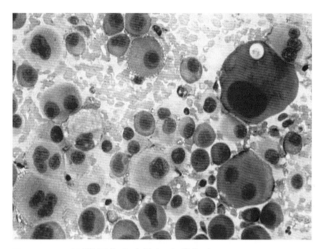

图 11-92 恶性黑色素瘤的细胞学表现

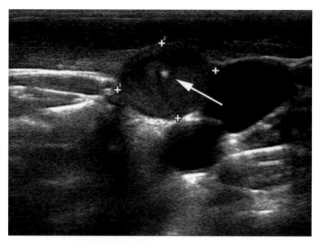

图 11-93 细针穿刺细胞学活检，白点代表针尖（箭头），位于颈内静脉和颈总动脉旁的一个相对稍低回声的黑色素转移瘤内（15mm×12mm）

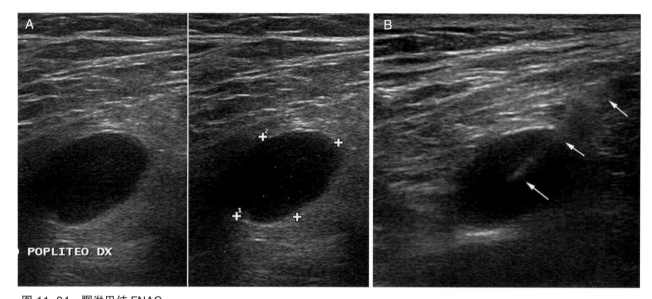

图 11-94 腘淋巴结 FNAC

A. 足部黑色素瘤患者在腘窝处探及 18mm×13mm 的低回声结节。随后经 FNAC 证实为淋巴结转移；B. 斜行穿刺进针（箭头）

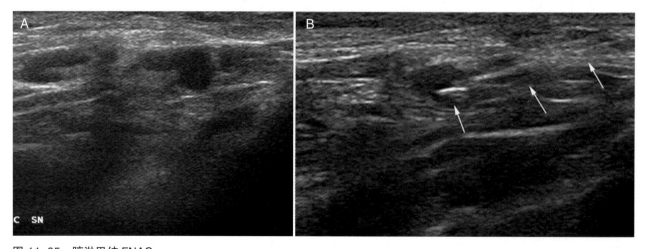

图 11-95 腋淋巴结 FNAC

A. 准备行前哨淋巴结活检术的患者在其淋巴结内查见一个低回声结节；B. 超声引导下进行 FNAC，箭头示穿刺针斜行进入结节内部以引导穿刺针正确进入很小的病灶（而不是通过触诊）；超声可以明确针尖是否进入了淋巴结。超声引导是以靶向的方式将穿刺针直接引导至可疑淋巴结区域，如低回声区、皮质局限性增厚区或皮质最厚及血流最丰富的区域。取材时应避开有较高坏死风险的区域，如无血流信号的无回声区，这样才能保证避免取到无诊断价值的坏死组织。

在有条件的情况下，所有 FNAC 标本都应由细胞病理学医师在现场即刻进行诊断。可以通过气干制片并进行快速罗氏染色，或气干制片后使用 May-Gruenwald Giemsa 染色以达到保存单个细胞形态学信息的最佳条件，然后实施诊断。一旦出现涂片结果不具代表性或与临床、超声及细胞学结果出现分歧的情况时，应立即重复穿刺，再用巴氏染色进行最终判断。细胞病理学诊断应该使用特殊的 HMB-45 标记进行免疫组化分析。由于采用了严格的形态学标准，因而不需要常规进行免疫组化分析，因为黑色素瘤细胞极易被吸入并且负压下能够轻易地进入穿刺针内。细胞形态完整但常常游离分布，大范围的嗜碱性细胞基质中常有核包涵体和双核细胞。

在选择的病例中（图 11-96），超声引导对触诊阴

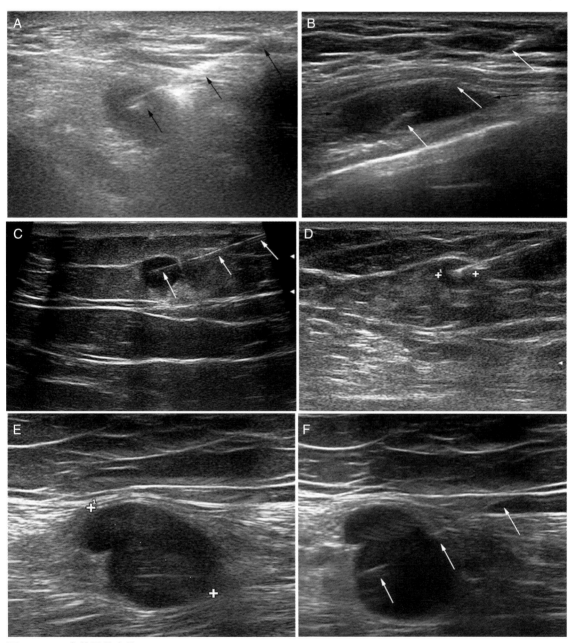

图 11-96　术前导丝定位

A. 术前将导丝插入转移性锁骨上淋巴结内（黑箭头指示处）；B. 术前将导丝插入胸大肌与肋骨之间的转移性黑色素瘤内（白箭头指示导丝）；C. 术前将导丝插入腰部触诊较硬的小转移性黑色素瘤内（白箭头指示导丝）；D. 前哨淋巴结活检术前，在超声引导下将导丝插入侧胸壁转移性结节内（长径约 4mm），该患者有腹壁黑色素瘤病史；E. 大腿肌层黑色素瘤超声图像，长径约 24mm；F. 与 E 为同一病例，术前将导丝插入结节内（白箭头指示导丝）

性的黑色素瘤转移灶行术前定位，对位置较深的或局部的小转移灶，超声能够通过在皮肤上标记来帮助外科医师，必要时可在术前放置一个经皮穿刺导丝。皮肤标记在两个交叉区域，同时给出病灶深度的信息。这不仅在术前能起到定位的作用，同时也方便临床医师检查随访时触诊不清的患者。

四、结论

超声在用于可疑皮肤病变的初步评估和制订切除活检计划方面很有潜力，但使用灰阶超声和多普勒评估原发性皮肤黑色素瘤，在所有医疗机构中尚未投入临床应用。

超声在评估黑色素瘤浅表性转移灶中扮演着重要角色，正越来越多地用于患者的分期和随访。先进的设备、训练有素的医师再加上仔细的检查，对于最大程度地获取黑色素瘤扩散路径上典型和不典型的超声诊断信息是必要的。

第 12 章
皮肤淋巴瘤

一、简介

浅表软组织肿瘤常表现为无痛包块，仅靠查体很难鉴别其良恶性。但良性软组织肿瘤比恶性软组织肿瘤更常见。恶性软组织肿瘤，特别是位于肌骨系统和皮肤系统的恶性肿瘤很少见，占全身所有肿瘤中的比例不超过1%。这些肿瘤大多来源于中胚层，例如恶性纤维组织细胞瘤、平滑肌肉瘤、脂肪肉瘤、滑膜肉瘤及恶性周围神经鞘膜瘤病等。浅表软组织淋巴瘤极其罕见，大约只占所有恶性淋巴瘤的1.4%。

淋巴瘤包括霍奇金病和非霍奇金淋巴瘤，常见的表现是局部或广泛的淋巴结病变。结外淋巴瘤相对少见，可发生在骨、内脏和扁桃体等部位，但很少发生在周围软组织。根据改进的欧美淋巴瘤分类标准，浅表软组织淋巴瘤的分类与全身淋巴瘤的分类相似，被分为B细胞淋巴瘤［前体B细胞和成熟（外周血）B细胞肿瘤］、T细胞淋巴瘤［前体T细胞和成熟（外周血）T细胞肿瘤］和霍奇金淋巴瘤。浅表软组织淋巴瘤可能是周围原发性的骨淋巴瘤经血液、淋巴转移或直接向邻近组织扩散的结果，在少数情况下，也可能源自软组织或肌肉本身的淋巴瘤。浅表软组织淋巴瘤的处理与其他软组织肉瘤的处理不同，这些恶性肿瘤的正确治疗依赖于精确的组织病理学诊断。对于恶性淋巴瘤而言，非手术治疗是有效的。原发软组织淋巴瘤的影像学研究很少，即便有也多涉及平片、计算机断层摄影（CT）、磁共振成像（MRI）和正电子扫描技术（PET）。应用于软组织淋巴瘤的高频超声造影（HRUS）是在近年才受到关注。

二、技术

灰阶超声扫描应包括短轴和长轴切面，同时评估肿瘤的回声强度、边界和最大直径。回声可被分为强回声或低回声、均匀或不均匀。彩色多普勒超声应在各种参数设置合理的情况下进行检查：色阶水平和脉冲重复频率应当减小；彩色增益增加到出现明显的彩色噪声为止；

探头在病变处的加压力度宜小，以免压闭小血管并因此导致低速血流信号消失。实际上，浅表软组织肿块对压力非常敏感，因此我们建议彩色多普勒超声（CDU）和频谱分析尽可能在不施压的状态下进行，从而获得最一致的结果，并且这对评价小血管功能来说也将是最敏感的方法。为了达到"无压力"状态，我们建议在皮肤和探头之间使用较多的耦合剂。多普勒频谱分析技术与彩色多普勒超声技术一致。彩色多普勒超声结果分为0级（无彩色血流信号）、1级（＜5个彩色血流点/线）、2级（5～15个彩色血流点/线）和3级（＞15个彩色血流点/线）。

成像系统以探头为核心。我们建议使用高频线阵式探头和大量耦合剂，以便能把声束聚焦在病灶处。

三、病理

浅表软组织淋巴瘤根据临床情况分为以下几类：原发软组织淋巴瘤、原发软组织淋巴瘤伴全身受累和继发性软组织淋巴瘤。大多数浅表软组织淋巴瘤发生于躯干和下肢。

除了一种脂膜炎型淋巴瘤外，软组织淋巴瘤在超声上通常表现为相对均匀的低回声，这可能是因为多数淋巴细胞增殖区域反射界面密度较小导致反射声波不足引起的。而且，大多数软组织淋巴瘤边界模糊，这与淋巴瘤细胞很容易侵犯除较厚的肌外膜之外的周围组织有关，并且软组织淋巴瘤内没有无回声区，这说明在外周软组织淋巴瘤中，坏死是极少发生的。淋巴瘤在超声上表现出的均匀低回声，对应着组织学上所见的大范围的淋巴瘤细胞集落（图12-1）。在上述组织学模式中，肿瘤内部的声阻抗相似，很少有差别，因此反射的回声常常较周围软组织少，从而产生均匀的低回声（图12-1）。在淋巴瘤细胞浸润灶及其与软组织（如肌束）混合物中，均一的淋巴瘤细胞和不均一的软组织（肌束膜或肌内膜）的声阻抗是不同的，从而导致不均匀的低回声（图12-2）。软组织淋巴瘤表现多样，可以分成5种类型：①巨块型（＞5cm）（图12-1）；②结节型（1～5cm）

（图 12-3）或融合结节型；③小结节型（＜1cm，最小的＜5mm）和播散型（图 12-4）；④肌炎型（图 12-2）；⑤脂膜炎型（图 12-5）。大多数淋巴瘤呈团块状、结节状或融合结节状。

结节型或融合结节型意味着淋巴瘤细胞已经侵犯淋巴结，使淋巴结肿大。在结节型淋巴瘤中，淋巴结的形态（圆形或卵圆形，位于中央的淋巴结门纤薄甚或缺失）通常得以保存（图 12-6）。所以，淋巴瘤可能通过淋巴系统累及浅表软组织，并在淋巴结内增殖。彩色多普勒超声显示丰富的增殖血管，通常来自淋巴结门处而很少来自周围被膜（图 12-6）。

小结节型和播散型淋巴瘤常常累及唾液腺，具有散在的、小的、结节状的声像模式，这可能是淋巴细胞集群（低回声）浸润唾液腺的结果（图 12-4）。

在肌炎型中，当淋巴瘤发生于肌肉时，生长模式常常类似浸润性肌炎，这与周围软组织肉瘤常表现出的局灶性生长有所不同。它在超声上常常表现为边缘模糊的不均匀低回声（图 12-2）。而在某些空间受限的位置，例如上肢，快速生长和浸润肌肉将导致筋膜室综合征。

在先进的高频超声设备上，除了一些厚的结缔组织外，正常皮下脂肪小叶表现为均匀低回声，要区分相邻的正常脂肪细胞很困难。在脂膜炎型中，组织学检查表明许

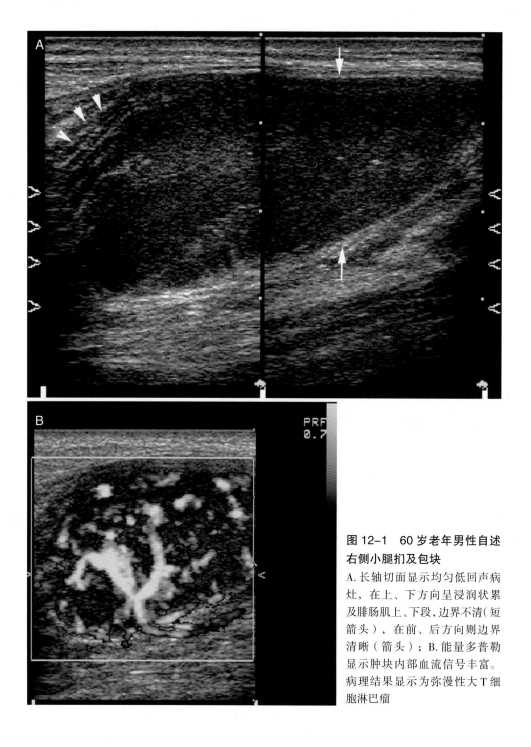

图 12-1 60 岁老年男性自述右侧小腿扪及包块

A. 长轴切面显示均匀低回声病灶，在上、下方向呈浸润状累及腓肠肌上、下段，边界不清（短箭头），在前、后方向则边界清晰（箭头）；B. 能量多普勒显示肿块内部血流信号丰富。病理结果显示为弥漫性大 T 细胞淋巴瘤

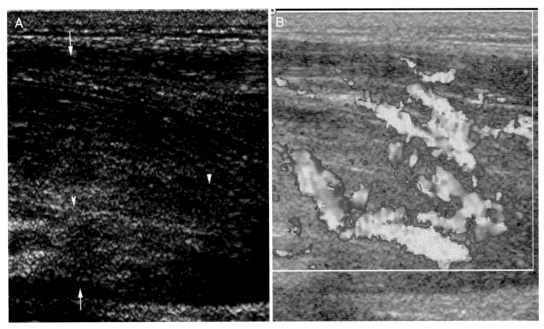

图 12-2　79 岁老年女性患者，自述左手臂明显肿胀

A. 长轴切面显示左手臂肌束膜（箭头）之间回声杂乱不均（短箭头），这种表现也可见于肌炎；B. 彩色多普勒显示肿块内部血流信号丰富，病理结果显示为弥漫性大 B 细胞淋巴瘤

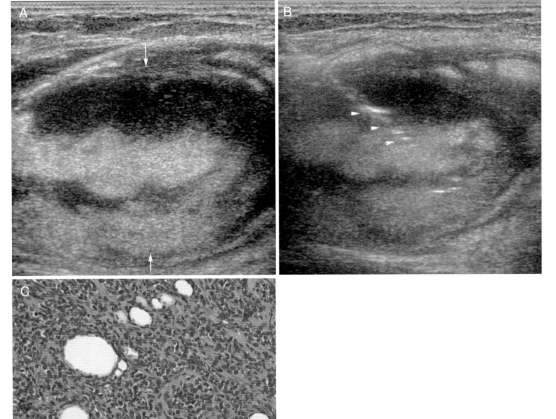

图 12-3　77 岁老年男性患者，自述右侧腹股沟区无痛性肿块

A. 灰阶超声显示一不均匀回声结节（箭头），强、低回声混杂；B. 超声引导下对低回声区和强回声区进行穿刺活检（箭头）；C. 组织学标本显示淋巴瘤细胞浸润并分离脂肪细胞，病理证实为周围性 T 淋巴细胞瘤

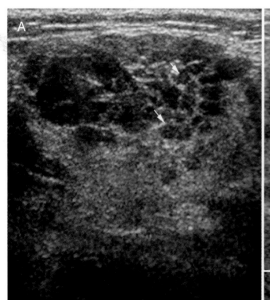
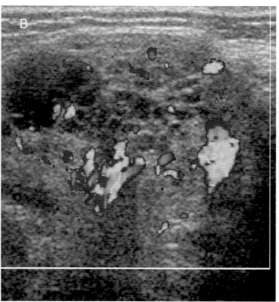

图 12-4　53 岁老年男性患者，自述双侧下颌下腺区肿胀

A. 左侧下颌下腺横切面显示腺体内有多个低回声结节（箭头）；B. 彩色多普勒显示左侧下颌下腺内血流信号丰富，活检证实为小 B 细胞淋巴瘤

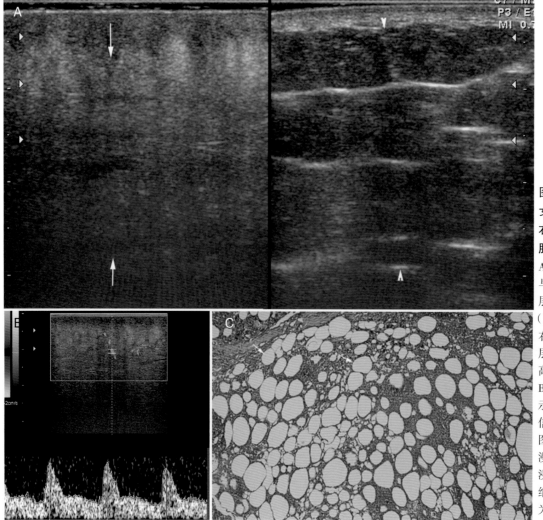

图 12-5　25 岁女性患者，自述右侧臀部无痛性肿块

A. 灰阶超声显示，与正常皮下脂肪层的低回声对比（左臀部，箭头），右臀部皮下脂肪层呈弥漫性均匀高回声（短箭头）；B. 彩色多普勒显示 2 级低阻血流信号；C. 组织学图片显示皮下弥漫性小淋巴细胞浸润，分离脂肪细胞；病理结果为 T 细胞淋巴瘤

多淋巴细胞在皮下层的增殖和浸润把小的脂肪细胞从大的脂肪小叶中分离开，这增加了脂肪 – 软组织（淋巴瘤细胞）的界面和声束反射的数量（图 12-5）。所以，皮下脂肪层受浸润的部分在超声上表现为分散在皮下脂肪层或占据整个皮下层（图 12-5）的均匀的高回声结节（图 12-7）。这种超声表现也可以发生于其他病因，比如，当皮下脂肪层水肿或炎症细胞（淋巴细胞）浸润时。因此，鉴别诊断应该包括多种疾病，如皮下水肿（图 12-8）、出血、炎性肌成纤维细胞肿瘤浸润（图 12-9）、脂肪团（图 12-10）和脂膜炎（图 12-11）。但是，脂膜炎型在其他恶性肿瘤如恶性纤维组织细胞瘤或其他肉瘤中是非常少见的。肿瘤如 T 细胞淋巴瘤等产生的皮下脂膜炎是一种少见疾病，临床上，它经常与累及结缔组织的炎性脂膜炎相混淆。组织学上，皮下脂膜炎型的 T 细胞淋巴瘤以淋巴细胞与组织细胞对皮下组织脂肪小叶的浸润为特征。

在彩色多普勒超声上，外周软组织淋巴瘤常可显示丰富的血流信号（图 12-1B，图 12-2B 和 图 12-7B）。尽管大多数其他肿瘤（特别是外周软组织的恶性肿瘤）也是富血供的，但淋巴瘤血流信号的丰富程度仍比其他肿瘤更为突出。淋巴瘤极其丰富的血流明显区别于其他类型的软组织肉瘤，因为它没有中心坏死。血流频谱分析表明外周软组织淋巴瘤内动脉血流阻力指数与包绕于其周围的肌肉组织的正常血管阻力指数相比较低（图 12-5B）。低阻力指数的表现与其他软组织恶性肿瘤是相似的。因此，单凭阻力指数不能与其他软组织肉瘤类型相区别。但是，可在血管外皮细胞瘤中发现的动静脉瘘，在外周软组织淋巴瘤中是不存在的。

相对而言，患者存活率与年龄、性别、肿瘤位置或大小、彩色多普勒超声分级或组织学结果无确切关联。外周软组织淋巴瘤的预后可能与淋巴瘤的细胞类型、肿瘤形状和临床表现有关。换言之，弥漫性大 B 细胞淋巴瘤、肌炎型和继发性软组织淋巴瘤的预后差。

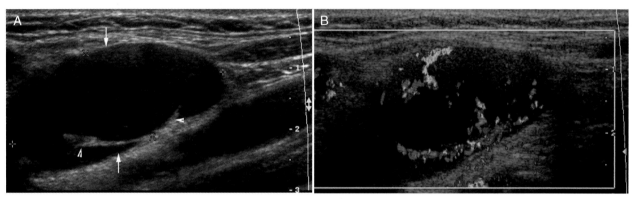

图 12-6 53 岁男性患者，自述左侧颈部触及一质硬可活动包块 6 个月
A. 左侧颈部长轴切面显示一椭圆形均匀低回声结节（箭头），大小为 35mm×17mm，伴有压缩的淋巴结门样结构（短箭头）；B. 彩色多普勒超声图像显示从淋巴结门样结构和被膜处发出血流，病理活检证实为弥漫性大 B 细胞淋巴瘤

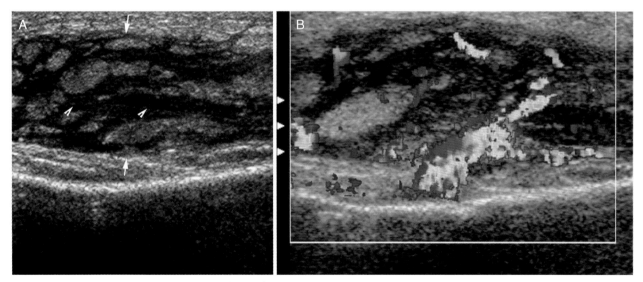

图 12-7 72 岁男性患者，自述右前下肢肿块伴疼痛 3 个月
A. 灰阶超声图像显示皮下脂肪层内大小不一的均质高回声区，伴分隔增厚和回声减低；B.CDFI 显示病灶内部 3 级血流信号。经超声引导下穿刺病理活检证实为 B 细胞淋巴瘤

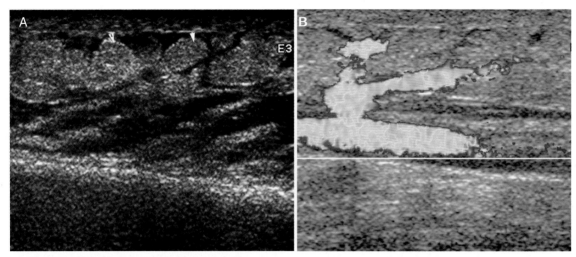

图 12-8　58 岁女性患者，自述双侧下肢水肿
A.灰阶超声显示皮下脂肪层内散在分布的大小不等的强回声区（短箭头）；B.CDFI 显示病灶内 2 级血流信号。病理活检证实为淋巴水肿

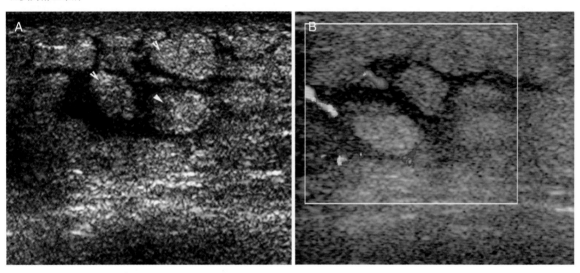

图 12-9　57 岁女性患者，自述左上腹壁肿块
A.灰阶超声显示皮下脂肪层内散在分布的大小不等的强回声区（短箭头）；B. CDFI 显示病灶内 2 级血流信号。病理活检证实为炎性肌纤维母细胞瘤

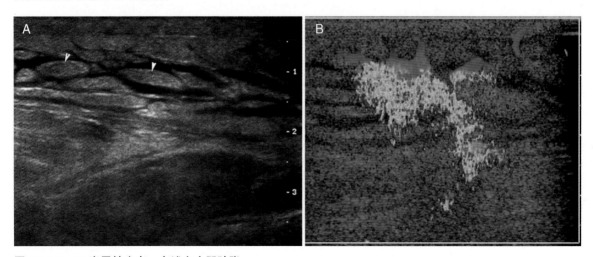

图 12-10　40 岁男性患者，自述左小腿肿胀
A.灰阶超声显示皮下脂肪层内散在分布的大小不等的强回声区（短箭头）；B.CDFI 显示病灶内 3 级血流信号。病理活检证实为蜂窝织炎

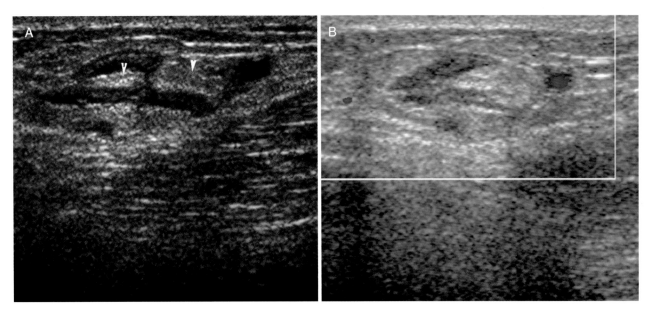

图 12-11　27 岁女性患者，自述右侧大腿上段肿块伴疼痛，并于 2 周内进行性长大

A.灰阶超声显示右侧大腿上段皮下层内边界不清的结节（短箭头），回声不均；B.CDFI 显示病灶内 1 级血流信号。病理活检证实为脂膜炎

四、结论

　　大多数浅表软组织淋巴瘤是结节型或团块型。如果周围软组织肿瘤呈结节状并伴有对周围软组织的浸润，或为散在分布的小结节（<1cm，大多 <5mm），或为没有外伤病史和炎症征象的脂膜炎型病灶，需考虑将淋巴瘤纳入鉴别诊断。诊断规程应从平片、高分辨率超声、彩色多普勒超声开始，然后才是超声引导下穿刺活检。如果发现恶性肿瘤，应在治疗前行计算机断层摄影（CT）或磁共振成像（MRI）以明确肿瘤分期。外周淋巴瘤患者特别是肌炎型淋巴瘤和继发性周围软组织淋巴瘤患者的预后常与临床表现和肿瘤形态有关。

第13章
整容术相关面部解剖学

一、简介

骨性标记有助于对覆盖其上的浅表结构进行识别。例如：颧弓是腮腺的上界，眶缘标志着眶上神经、眶下神经的走行路径，乳突标记着面神经的起始部位。相似的是，在图像上表现为骨性切迹的孔道样结构，为识别走行于皮下组织的颈神经和动脉提供了窗口样作用。

浅表肌肉腱膜系统（superficial musculoaponeurotic system，SMAS）（图13-1）连接面、颈部肌肉系统，分为深、浅两部分：浅层的SMAS有丰富的动脉血供，深层的SMAS则包含大量的神经。虽然静脉通常与动脉并行，但变异常有发生。

关注面部危险区域以避免神经损伤，三维成像是明智的选择。面部小神经的二维横断面成像很困难，三维重建则有助于确认原始图像中的线性结构或无中断结构。

二、相关解剖结构和区域

以下为美容手术中重要的解剖结构和区域。

1. 面神经颞支　位于耳屏下方约5mm至眉侧和颧骨上方约20mm的区域（图13-2）。

2. 耳大神经　位于外耳道下方约65mm处（图13-3）。

3. 面神经下颌缘支　位于口唇联合部后方约20mm处的下颌骨中段（图13-4）。

4. 眶上神经和滑车上神经　位于眶上缘，瞳孔中段上方（图13-5）。

5. 面神经颧支和颊支　位于颧骨隆突、下颌角后缘及口唇联合部形成的三角区（图13-6）。

6. 眶下神经　位于眶下缘，瞳孔中部下方（图13-7）。

7. 颏神经　位于下颌骨中段，第2磨牙下方（图13-8）。

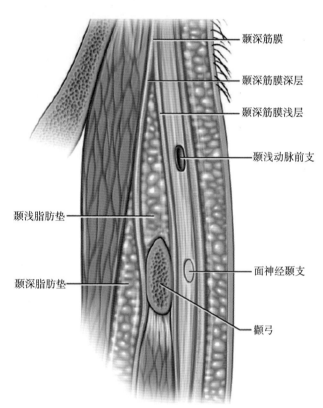

图13-1　浅表肌肉腱膜系统

右侧标注（自上而下）：颞深筋膜／颞深筋膜深层／颞深筋膜浅层／颞浅动脉前支／面神经颞支／颧弓

左侧标注：颞浅脂肪垫／颞深脂肪垫

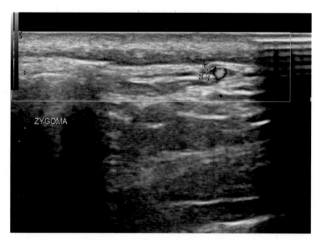

图13-2　面神经颞支与其邻近结构（颞部矢状面和颈部侧面）。ZYGOMA. 颧骨

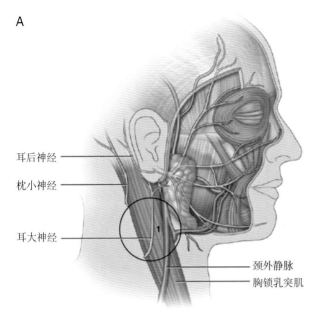
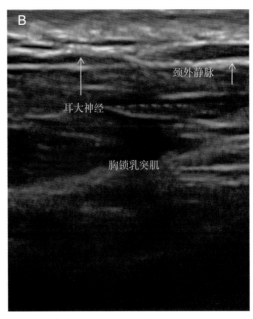

图 13-3　A. 耳大神经；B. 超声显示耳大神经（箭头）长轴切面，位于外耳道下方约 65mm 处

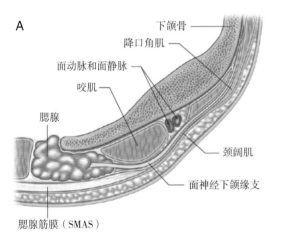
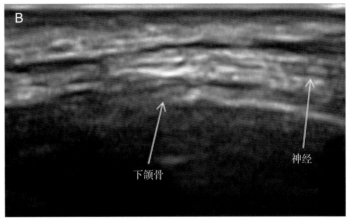

图 13-4　A. 面神经下颌缘支；B. 超声长轴切面显示面神经下颌缘支，位于口角后方约 20mm 处的下颌骨缘中点

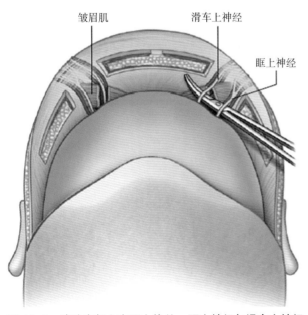
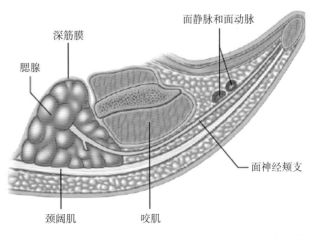

图 13-5　瞳孔中部上方眶上缘处，眶上神经与滑车上神经

图 13-6　面神经颧支和颊支，位于颧骨隆突、下颌角后缘及口唇联合部形成的三角区

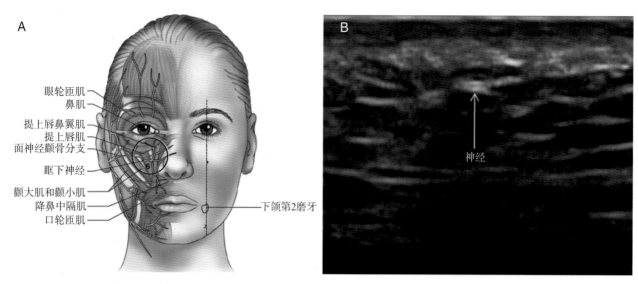

眼轮匝肌
鼻肌
提上唇鼻翼肌
提上唇肌
面神经颧骨分支
眶下神经
颧大肌和颧小肌
降鼻中隔肌
口轮匝肌

下颌第2磨牙

神经

图 13-7　A. 眶下神经；B. 瞳孔中部下方眶下缘处的眶下神经超声图像（短轴观）

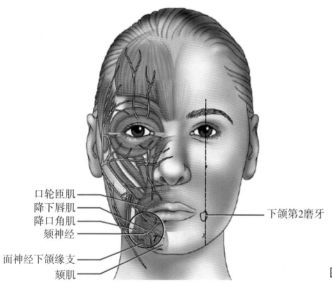

口轮匝肌
降下唇肌
降口角肌
颏神经
面神经下颌缘支
颏肌

下颌第2磨牙

图 13-8　颏神经（位于下颌骨中段第 2 磨牙下方）

第 14 章
美容术常见概念

一、简介

随着人们对年轻、健康外表的追求日益增加，美容术（包括外科手术方式和非外科手术方式）已经成为社会主流。根据美国整形美容外科学会的数据统计，在2009年完成了近一千万例整容术，比1997年首次开始追踪的人数增加了147%。包括近150万例外科手术和近850万例非外科手术的整容术。直到最近，外科手术仍被认为是一种非常棘手的方式，因为术后常会发生肿胀、瘀斑、出血等各种并发症。更糟糕的是，手术创口需要数周才能愈合，故需患者较长时间在家休养。尽管手术技术也取得了令人瞩目的进步，但是手术切口能否达到无瘢痕愈合，依然是患者和医师最为关心的问题。即使是采取非外科方式的整容术，炎症和瘢痕也是导致患者焦虑不适的常见原因。新近的科学进步使一项致力于手术切口快速愈合及瘢痕最小化的新方法得到了空前的瞩目。这种新方法结合了内部干预和外部干预。在理想的情况下，干预可以始于术前，并在切口愈合期间甚至术后远期继续实施。我们将评估这一具有整体性、科学性和安全性的策略。

二、背景资料

（一）美容手术的风险性

尽管没有任何手术是零风险的，但对于经验丰富的外科医师而言，手术并发症的发生率很低，而且其中大多数都可以纠正。常见的并发症包括出血、血肿、感染、血肿（积液）、缝线反应、皮肤反应、伤口分离、坏死（缺血和组织坏死）、神经损伤及瘢痕形成。尽管所有这些风险都很重要，但有些风险（如感染、坏死和神经损伤）比其他风险更严重。迄今为止，即使是对一个最有经验的外科医师而言，最常见的并发症仍然是瘢痕，而所有其他的并发症都有可能加重瘢痕。

（二）伤口愈合和瘢痕

外科手术及其他整容术均可对皮肤造成创伤或损伤。而创面的正常愈合是影响最终外观和瘢痕程度的关键。创面愈合分3个阶段进行。

1. 炎症期 于术后立即开始。在这一阶段，出血停止，白血细胞趋集以对抗细菌感染，胶原开始形成。

2. 增生期 往往持续数周。胶原蛋白继续产生，新的毛细血管生成，以促进创面愈合。

3. 重塑期或成熟期 可持续数周至数年。更多的胶原蛋白产生以加强创面，随后多余的胶原蛋白被移除，形成一个薄而平坦的白色瘢痕。

（三）炎症、营养状况和免疫系统——创口愈合和瘢痕形成的关键因素

众所周知，吸烟、营养不良和免疫力低下可直接或间接导致伤口愈合不良。然而，新的科学研究证实，炎症对伤口愈合起直接的、关键性的影响。控制炎症是加速创口愈合和使瘢痕最小化的基础，而它又与机体的营养状况和免疫系统密切相关。

三、分子和细胞水平的机制

（一）自由基

自由基是引起炎症的主要原因。外科手术、激光治疗和其他许多美容手段都会增加自由基的产生，而自由基是极为活跃和有害的分子。最具破坏性的自由基的半衰期仅为十亿分之一秒，这意味着它将攻击炎症路径上的第一个分子，可能是脂肪、蛋白质、DNA或糖原。自由基可以破坏胶原蛋白、蛋白质和脂质，而这些也正是伤口愈合的关键成分。过多的自由基产物导致氧化应激，削弱免疫系统，加速衰老，同时也会增加慢性疾病的风险。

（二）一氧化氮在愈合和炎症中的关键作用

从20年前被发现至今，已知一氧化氮在伤口愈合过程中发挥着重要作用，这一发现也获得了诺贝尔奖。一氧化氮可以影响不同的生物学机制，包括炎症、血管生成和细胞增殖。有明确的细胞因子级联反应控制着这些过程，在许多情况下，一氧化氮可以调控这些细胞因

子，特别是与炎症相关的因子。另外，一氧化氮也是免疫系统系统抗感染的重要成分。

虽然一氧化氮在正常水平或适度升高时对机体是非常有益的，但过剩就会产生破坏性影响。例如，在感染期，一氧化氮的不可控性增多会导致具有潜在致命性的败血症。在不太严重的情况下，过量一氧化氮导致氮自由基的产生，会使组织的炎症反应增强，并且使一氧化氮和自由基的后续代谢产物增多。因此，控制炎症和氧化应激（自由基的过度产生，尤其是氮自由基）可加速伤口愈合和减少瘢痕形成。

（三）控制炎症和自由基的产生

减少自由基的产生是控制炎症的基础。为实现这一目的，科学选择抗氧化剂和抗炎是至关重要的。此外，选择强效的天然抗氧化合物可增强或补充抗氧化剂的作用，从而使炎症得到有效控制。

（四）γ-生育酚和生育三烯酚的特殊作用

γ-生育酚和生育三烯酚是新策略中的关键成分，两者均为维生素 E 家族的成员。

四、维生素 E

大多数维生素由单个化合物组成，不管是天然的还是合成的几乎都没有差异。然而维生素 E 并非如此。维生素 E 由 8 种化合物（包括 4 种生育酚和 4 种生育三烯酚）共同组成其家族。食物中包含了所有这 8 种化合物，其中 γ-生育酚的含量最丰富。

（1）γ-生育酚及其在体内产生的代谢产物是氮自由基的有效灭活剂，且具有抗炎作用。

（2）军事放射生物学研究所的研究显示，生育三烯酚尤其是 γ-生育酚和 δ-生育酚有着强大的抗辐射损伤作用。目前有临床研究正在评估 α-生育酚促进伤口愈合的功能。生育三烯酚可以优先地在皮肤中聚集。

大多数维生素 E 补充剂中只含有 α-生育酚，因为它被认为是唯一重要的成分。更糟糕的是，大多数维生素 E 护肤品仅含有少量合成的 dl-α-生育酚醋酸酯，这意味着它们只含有维生素 E 家族的八种成分中的一种，而且还是有效性相对较低的人工合成物。它们不含 γ-生育酚和生育三烯酚。另外，其活性基团也受到阻碍，不能在皮肤表面抵抗自由基。即使渗入皮肤，也只有非常少量的被活化。正因如此，维生素 E 在促进伤口愈合和防止瘢痕形成中的作用一直饱受争议。只有提供了维生素 E 家族完整组分，尤其是富含天然未酯化 γ-生育酚和生育三烯酚的产品，才有助于加速伤口的愈合和减少瘢痕的产生。

五、其他具有特殊的促伤口愈合和抗瘢痕作用的天然化合物

1. 抗氧化剂 类胡萝卜素、维生素 A 和芦荟中的天然抗氧化剂等其他成分的协同抗氧化作用可以增强上述生育酚和生育三烯酚所具有的强大的抗氧化潜能。

2. 硫酸软骨素 硫酸软骨素能刺激胶原蛋白生成、细胞增殖、细胞迁移、细胞黏附，从而加速伤口愈合。

3. β-葡聚糖 β-葡聚糖是一种免疫调节剂，能刺激成纤维细胞合成胶原蛋白。

4. 芦荟 芦荟通过其保湿、抗炎、抗微生物及其他功能来促进伤口愈合。

5. 氧化锌 氧化锌能刺激上皮再生和减少炎症和细菌生长。

6. 维生素 A 和维生素 D_3 维生素 A 及其天然代谢产物能促进上皮细胞增殖分化、免疫调节及血管生成，因此常用于治疗痤疮、皮肤光老化和皮肤自然老化。维生素 D_3 调节肽激肽释放酶和抗菌肽，具有抗菌和免疫调节作用，可用于治疗玫瑰痤疮和银屑病。

7. 山葵 山葵是辣根植物（山葵粳稻）的衍生物，可作为其他抗氧化剂的佐剂，因为它能改善肝脏的解毒过程，并促进正向免疫应答。其次，它还有平衡雌激素、孕激素和睾酮代谢水平的功能。

六、主要应用

对其主要成分功能的研究和临床证据支持联合使用上述成分和制剂，由此可以研制出一种具有潜在价值的外用制剂。后者可以加速伤口愈合，同时减少瘢痕产生。

1. 轻微灼伤 包括暴露于紫外线辐射（如日光）导致的灼伤。

2. 皮肤溃疡 通常与慢性病相关，如糖尿病。

3. 疮 包括病毒、微生物及真菌引起的疮，同时也包括疾病（如皮炎）的一种状况。由于长期坐、卧于同一姿势而使皮肤和组织供血不足所导致的压疮（也称为褥疮、压力性溃疡和卧姿溃疡）亦属于此。

4. 生理因素导致的皮肤损害 如妊娠（妊娠纹）；暴露于污染物、化学物及辐射所导致的皮肤损害。

基于其抗炎特性，一种结合了上述成分和配方的局部外用产品可以被用于以下方面：

1. 辅助治疗 可以降低皮肤炎症反应，包括湿疹、痤疮、银屑病、酒渣鼻和接触性皮炎等大多数皮肤病。

2. 保护作用 保护皮肤免受辐射损伤，从而减少光老化（光老化是皮肤老化的主要原因）的发生。

七、整体性策略

局部创面的愈合和瘢痕形成直接受机体整体的抗氧化、免疫、炎症、情绪和健康状况的影响。事实上，许多皮肤状况都是机体营养、代谢失衡和系统性疾病的一个反映。皮肤就像我们身体其他组织器官一样，通过血液循环从饮食中获得营养。该整体性策略通过内部治疗和外部皮肤治疗，从而实现对炎症和抗氧化状态的有效管理，最终加速伤口愈合并使瘢痕最小化。

1. 生活方式　包括戒烟、避免过量饮酒、避免长时间暴露于阳光下（或可使用适当的保护）及运动、控制体重、放松、压力管理和保持情志健康。

2. 饮食　大量饮水，进食丰富的蔬菜和水果，以及含纤维及抗氧化剂丰富的食物。

3. 补充以下物质　维生素 E（未酯化的天然生育酚及生育三烯酚）、ω–3 脂肪酸、白藜芦醇（葡萄籽提取物）。

八、瘢痕的医学管理

免疫应答调节剂、免疫调节剂、抗代谢物、钙通道阻滞药和抗氧化剂（如维生素 E 和洋葱提取物）的应用，使瘢痕的治疗有进展的可能。

1. 免疫应答调节剂　如干扰素、咪喹莫特和 hu-TGFβ$_3$。瘢痕疙瘩切除部位使用 5% 咪喹莫特乳膏治疗后，复发率非常低。这一疗法增强了细胞凋亡（死亡）。在发育不良痣（Berman B. AAD2/04）的双盲研究中，5% 咪喹莫特乳膏用于防治术后瘢痕，没有发生伤口裂开或感染，但与使用赋形剂的对照组相比，用药部位产生的红斑反应要大 1/3。

2. 免疫调节剂　通过病灶内注射肿瘤坏死因子 α（TNF-α）抑制剂（依那西普和他克莫司），可以降低瘢痕疙瘩内 TNF-α 的局部促炎症和纤维化活性，有轻微的治疗作用。

3. 抗代谢物　如 5- 氟尿嘧啶（5- 氟尿嘧啶）。对初始治疗有反应的患者，1 年内复发率约 47%。

4. 钙通道阻滞药　钙通道阻滞药如维拉帕米在控制瘢痕疙瘩、增生性瘢痕扩大和增高方面显示出了较好的前景。

5. 自然疗法产品　如维生素 E 和洋葱提取物。对烧伤患者和新发手术瘢痕患者进行了研究，与以凡士林药膏为基础治疗的对照组比较，可有限改善瘢痕面貌和症状。但是必须指出的是，在这些研究中，维生素 E 并未细分为生育三烯酚和生育酚。事实上，由于对维生素 E 的细分不足，导致一项大型研究得出了错误结论：维生素 E 会使前列腺癌恶化。而与之相比，欧洲已能有效地对维生素 E 进行区分使用，且维生素 E 也被证明在临床上对许多癌症的治疗有所帮助。

九、佐剂增补方案

在分析治疗方案前，我们必须认识到，许多皮肤方面的应用技术原本用于其他领域。例如，目前流行的促进皮肤紧致的胶原蛋白刺激法，最初是用于治疗前列腺癌的。考虑到这一点，我们需要将已证实的应用与在皮肤和皮下组织内可能的应用联系起来。另一个注意事项是采用何种技术类型。

具体而言，在欧洲，维生素 E 已经广泛而成功地用于控制炎症和抑制癌症。然而，上述对前列腺癌的大规模多中心研究却得出相反的结论：维生素 E 会恶化前列腺癌。如何解释这种矛盾？有效成分在不同的时间被摄取才能有所帮助，因为一旦有效成分被结合，其有益的特性就会被消除掉。

白藜芦醇 - 葡萄籽提取物（GSE）已被证明是一种对乳腺癌、结肠癌、前列腺癌和皮肤癌（特别是鳞状细胞癌）有化学性预防作用的有效的膳食补充剂。发表在 2011 年 6 月美国皮肤病学会杂志上的一项研究指出，使用 GSE 制剂的患者，其皮肤肿瘤发生率有显著减少。这一研究提醒，在应用中须注意其潜在的副作用，如头痛、荨麻疹、恶心和头晕。以玫瑰花瓣为基础的抗氧化剂是成功的化学预防剂，对玫瑰花瓣（脱敏玫瑰花瓣）安全提取物的研究显示：玫瑰花瓣提取物具有补充皮肤水分的作用，在以酊剂制备时，口服可增加胶原蛋白的形成。

十、多普勒超声应用于提高美容疗效

多普勒声纳创建于 1972 年，可以给出人体血液流动的图像，同样它也能以相同的方式显示大气的运动模式（多普勒雷达），这就是我们在电视上看到的天气预报。多普勒技术已经出现很多年了。

日本、英国、荷兰、比利时、法国的放射科医师已经见证了超声在诊断乳腺恶性肿瘤上的成功应用，同时他们也把目光转向了前列腺、甲状腺和皮肤方面的研究。他们得出结论，认为多普勒技术显示出的血流模式是判断肿瘤恶性程度的关键。2002 年，乌尔姆大学所属的欧洲最大的骨肿瘤中心，德国外科医师证实恶性程度高的骨肿瘤具有丰富的血流。近期，多普勒在欧洲的临床应用，使患者在外科手术中能保留他们的手臂和腿。既往，骨癌的标准治疗方法是整体截肢，但现在的手术方式已变得更为保守，常常是去除病骨的局部而非截肢，即去除带有一定正常边缘的肿瘤。而多普勒技术可以通过鉴别癌症的浸润深度而更加完善手术，在多普勒超声上显示为少血流或无血流的骨肿瘤，监测或治疗时将更加保守。

十一、影响修复的因素

1. 炎症 只有相对较小比例的慢性炎症是由细菌感染引起的，而越来越多的证据表明，所有慢性疾病都与性激素水平失衡有关。白细胞介素 -8（IL-8）水平的升高是第 2 个关键的炎症因素。IL-8 可以促进基质和上皮细胞增生，且研究证明 IL-8 具有促进所有癌症中的肿瘤细胞存活和增殖的作用。

2. 细胞膜弹性 大量证据表明，破坏细胞膜的弹性以致增加其硬度是癌细胞发展的初期形式，同时也是胰岛素抵抗的一个因素。一方面，有证据表明，硬度一般由 RHO［三磷酸鸟苷（GTP）结合蛋白家族］升高来实现的细胞张力增加进而导致局部黏附和肿瘤异常生长；另一方面，超声可以检测细胞膜的弹性，从而精确地检测癌症和纤维化。细胞弹性和流动性变化的首要原因是细胞膜上 β - 谷甾醇（β-Sit）和胆固醇之间的失衡。

3. 细胞膜通透性和细胞内环境 有许多细胞功能依赖于正常细胞膜的通透性。值得注意的是一个涉及钙镁离子平衡、伴有过量 Ca^{2+} 内流和储存钙释放的类异戊二烯途径的变化，是癌症发生转移的关键因素。当钙镁离子失衡的同时伴有关键性的细胞内液中辅酶 Q10 低水平时，就会触发肿瘤的转移。

前文所述的营养方案同样还能增加细胞凋亡、减少细胞增殖、抑制雌激素过多产生，支持并恢复正常细胞的繁殖和分化，并重建数个动态平衡机制，尤其是铜离子的动态平衡。换言之，β-Sit/AOX 基质可以为机体正常的、动态的抗癌功能提供现有食物供应中缺失的营养亚结构，达到适度平衡时，即可维持这一功能在生理水平。

从该文献可以得出结论——尤其是从一个更广阔的角度来看——并非是饮食，而是组成这些食物的营养成分造成了关键性的差别。β-Sit 是维持机体健康必不可少的物质，对机体的抗癌机制尤其重要。

我们从另一方面来看饮食和循环中高水平 β-Sit 产生的作用。其中一部分作用包括胆固醇水平正常化、胰岛素抵抗下降、支持脂肪代谢和控制体重、减少哮喘发作、行使抗炎和免疫调节功能、减少心血管疾病和动脉硬化，以及降低肺、前列腺等部位发生癌症和慢性疾病的概率。

4. 自然协同强化作用 血液中的 β-Sit 水平可测。β-Sit 之所以具有如此广效的功能，一个可能的解释是，它既能与其他物质协同作用，也可如其他抗氧化物质一样，作为催化剂提高其他抗氧化剂的活性——尤其是草本系列的抗氧化剂可以增强维生素 D_3 的功效。另外它还参与机体的多种反应过程，如参与细胞膜架构、调节雌激素和双氢睾酮（DHT）生成、消除过剩雌激素、促进细胞凋亡及参与其他免疫调节反应，等等。

5. 理想的植物甾醇构成 根据现有文献和临床观察，植物甾醇的理想平衡状态是 β-Sit（谷甾醇）超过 62%，菜油甾醇少于 25%，豆甾醇少于 10%，芜莆甾醇小于 3%。这一比例的依据，见诸于以下总结。（注：大多数植物甾醇补充剂都含有最多表达 43% 的 β-Sit，是从大豆中提取的。而使用它作为补充剂的问题是，它和引起癌症、心血管疾病、肥胖症和 2 型糖尿病高发的相关食物具有相同的配比。人体研究和临床观察均表明，从补充剂和饮食中摄取的甾醇，其平衡比例比绝对摄入量更重要。因此，需要从补充剂中摄入适当高比例的 β-Sit，以抵消从食物中获得的量和比例的不足。）

植物甾醇的需求和补充抗氧化剂。关于饮食中 β-Sit 水平增高被忽略的两个方面是：它既可以通过增加活性氧（ROS）的活性来刺激鞘磷脂循环，如前所述增加前列腺癌细胞增殖；而胆固醇和 β-Sit 同时高水平可引起脂质过氧化。正是由于这些原因，β-Sit 在含有抗氧化剂的营养组分中需要正确合理地运用，以抵消 ROS 活性，并支持其细胞内环境和在细胞膜上的功能。考虑到对癌症的影响，β-Sit 与不合适、不兼容的抗氧化剂产生的实际作用可能会在增多的细胞凋亡和增多的细胞增殖之间趋于平衡。

6. β-Sit/AOX 基质 β-Sit/AOX 基质之间的相互作用很复杂，需要多种补充剂支持。某些方面是共生关系，因为它们之间有协同作用，例如，β-Sit 增强抗氧化活性，并激活其他抗氧化反应。β-Sit 和植物性抗氧化剂共同保护细胞膜免受脂质过氧化。此外，有针对性的抗氧化剂可支持 β-Sit 的活性［如黄芪根和 β-Sit 共同提高抗氧化酶活性，包括超氧化物歧化酶（SOD）和谷胱甘肽过氧化物酶（GSH-Px）］。

β-Sit 和选择性抗氧化剂自然配对，形成支持性的营养基质，是许多生物学过程的基础，因此需要选择合适的基质组合以有利于获得预期的结果。在这种情况下，由 β-Sit 和抗氧化剂组成的基质，共同提高细胞膜的完整性和功能，重新建立一个健全的细胞内液环境，同时，支持健康细胞的繁殖及抑制不正常细胞（癌细胞）的增殖。

一些经过挑选，用于组成 β-Sit/AOX 来达到天然抗癌目的的抗氧化剂包括黄芪、鞣花酸、绞股蓝、女贞子果、叶黄素、番茄红素、槲皮素、白藜芦醇、红景天、迷迭香巴戟、五味子、白藜芦醇二聚体、山葵粳稻和锌等。

7. 基质的协同作用 正如不同成分构成了食物一样，基质也需要各种营养素组合并共同发挥作用，现举例如下。

（1）槲皮素 + 白藜芦醇共同作用能减少一氧化氮合酶（iNOS）基因表达和一氧化氮的产生，为心血管提供支持，兼有其他益处。

（2）白藜芦醇+鞣花酸有辅助细胞结构高效修复的能力。

（3）鞣花酸+槲皮素达到饮食水平浓度平衡时，能协同支持正常繁殖率和适当的细胞凋亡。

（4）β-Sit+白藜芦醇相结合，提供 ROS1 级平衡，协同抑制非正常细胞生长。此外，β-Sit 能增强白藜芦醇活性。

8. 辅酶 Q10 和 β-Sit/AOX 基质　有许多关键性的原因证明为何辅酶 Q10 应始终含于基质中。首先，它是正常细胞繁殖必不可少的；其次，现已证明，当癌症转移的环境建立时，如果有足够的辅酶 Q10 存在，转移行为就不会被触发。辅酶 Q10 还可减少 IL-8 至正常水平。如前所述，IL-8 是驱动所有肿瘤形成和肿瘤细胞生存的主要机制。减少 IL-8 的同时，辅酶 Q10 还可与其他基质成分共同作用，减少血管生成。通过重建细胞膜的弹性和 β-Sit 的渗透性，恢复癌细胞膜上辅酶 Q10 功能和所有的细胞功能。

理想的辅酶 Q10 应该具有高度可吸收性，补充进入人体的 100% 可吸收。循环中的辅酶 Q10 应易于从氧化型变为还原型，并且本质上是正分子，允许细胞水平的生物可利用性。使用时，应该有长期的临床追踪记录。推荐剂量为 300 ～ 800mg/d。

以上信息构成了我们所使用的营养支持的基础。为了使剂量达到合适的个体化，更完善的计划包括：①维生素 D_3，使其水平维持在 65 ～ 90ng/ml。②含有高剂量 γ-生育酚（早晨服用）和 125 ～ 500mg 剂量 δ-生育三烯酚（傍晚服用）的混合型生育酚。③平衡型钙镁补充剂；维生素 K_2；复合维生素 B；维生素 C 5g。

本节既描述了那些从饮食中移除了、但从补充剂中重新获得的基础性营养支持的效用，也描述了监测个体对规律治疗的反应所需的手段。考虑到营养支持所涉及的大量因素，这是唯一获知机体能否重建其抗癌功能和抗老化能力的途径。

十二、热超声引导下治疗

1. 激光（laser）　CO_2 和铒激光焕肤术一直是整容外科医师的"金标准"，而疼痛和停机时间这两个问题要求创伤越小越好。分次烧蚀皮肤，每次治疗一小块区域，保持真皮组织完好无损，使其为快速愈合保留储备。分次传递到皮肤层的能量在真皮层消融组织内产生了干净的通道，使受损的胶原蛋白从内向外充盈皮肤，这是因为成纤维细胞的损伤修复作用可刺激胶原再生并使胶原基质重焕活力。表现在临床上，这一治疗可改善肤色和肌理、皱纹、痤疮瘢痕及色素沉着。表皮色素性病变如雀斑和老年斑，可按临床指南采用不同能量和波长的

光进行治疗。局部使用冷风可有效改善疼痛。

2. 光动力疗法　光动力疗法（photodynamic therapy，PDT）涉及由高代谢活性的细胞摄取并具有化学物光敏剂，并暴露于适当波长的光线时，可发生化学反应，释放对该细胞有毒性的氧自由基。最近，随着技术的更新进步，光敏剂前体可优先沉积在异常组织中，这使其成为一种可行的癌症治疗方法，因为患者可以在治疗 6h 后恢复正常光照。故可使用局部光敏剂 5-氨基乙酰丙酸或甲氨基乙酰丙酸治疗光线性角化病。光源包括各种激光、强脉冲光源或 410nm 波长的蓝光。副作用有红斑、疼痛、肿胀和脱皮。PDT 的其他用途包括治疗痤疮、非黑色素瘤皮肤癌及嫩肤。对光老化皮肤进行治疗，1 个月后发生的胶原重塑可能产生减少细纹、减轻色斑等效果。

十三、微聚焦超声

高强度聚焦超声在肿瘤治疗上的成功使其在美容领域也有了用武之地。该技术上是一种非侵入性方法。

声束聚焦在皮下组织，首先在深层，然后在浅层对其造成损毁。声束聚焦的这一空间分布（顺序）很重要，因为膨胀的组织会降低声波的传播。同其他热力学治疗后一样，治疗部位会产生胶原重塑。

十四、射频

电磁能施加在面部，由于组织抵抗而产生热量。能量以 3000Hz 到 300MHz 的不同频率传播。

不同的电极配置（单极、双极）用于治疗颈部和面部。射频有时与其他美容方式相结合，提高胶原蛋白的生长。

十五、冷冻溶脂术

冷冻可以损伤脂肪细胞，从而减少其数量。冷冻溶脂术冻结皮肤和皮下脂肪组织超过 1h，体积减小的效果往往超过 4 个月自然减脂结果。由于寒冷本身是一种"麻醉药"，因而患者在手术过程中只有极小的不适。冷冻产生时，超声波的传输减低。治疗停止 15min 后，超声波的传输趋于正常。检测可见真皮增厚达数小时，在水肿消退时脂肪开始溶解。这一技术有可能实现定制，每一治疗区只需 1h。

有研究正在了解有效冷冻程度与声波穿透性减低之间的相关性。这可能使一些少血管区域的治疗时间缩短，而使另一些富血管区域的治疗时间延长。

第 15 章
超声美容治疗

一、简介

近年来，美容术无论是在数量上还是类型上都呈现出显著增长的态势。在追求美的过程中，尽管有很多成功的报道，但也出现了越来越多的并发症。美容领域实施的手术治疗和非手术治疗，可达到美容目的，或者达到从外观上减轻衰老迹象的目的。这一领域包含了多种技术，如肉毒毒素注射、假体填充及腹部整形术、抽脂术、鼻部整形术等一系列外科整形手术等。

多数情况下，美容过程中的不良反应或并发症所引起的复杂临床表现与其他常见皮肤病相似。此外，有时由于接受美容操作的时间久远或该行为由非医学人员实施，患者不能提供明确的既往史。

由于活检有遗留瘢痕的风险，有美容需求的患者会尽量避免这些有创检查。因此，对这些病例的潜在并发症，超声检查是一个强大的诊断和监测手段。

本章将讨论常见美容术的超声表现和潜在并发症，以及超声评估老化所致解剖学效应。

二、光老化

光老化是皮肤长期持续暴露于紫外线辐射（A 型 -UVA，B 型 -UVB）而发生损害的过程，多发生在暴露于日光的部位，如面部、耳部、颈部和手部。从组织学上来说，光老化意味着真皮层内黏多糖的沉积，这一过程也称弹性组织变性。有文献报道，超声可以发现表皮下低回声带（subepidermallow-echogeni cityband，SLEB）。SLEB 可能为量化光损害的等级提供一个指标。SLEB 的厚度可以通过测量获得，它可以用作监测光老化治疗效果的手段（图 15-1）。

三、肉毒毒素

A 型肉毒毒素（BoNTA）是一种弛缓麻痹诱导物，BoNTA 注射是美国最常见的非手术美容方法，可以去除眉间、眼轮匝肌上外侧及降口角肌周围的皱纹。疗效根据剂量和注射部位的不同而持续 3 ~ 5 个月。BoNTA 注射后，超声上可见皮下组织和颅顶肌回声增强，两者间边界模糊（图 15-2）。

四、美容填充物

美容填充物是用于减少皮肤衰老和松弛下垂的纳米颗粒，常将这些化合物注射到面部这样的高度暴露区域。美容填充物最早是出于医学目的，用于出现了明显脂肪萎缩的 HIV 患者。

根据来源，这些材料可以分为内源性和外源性两类。根据它们的性质和再吸收能力，可以分为生物材料（可降解）和合成材料（不可降解）。目前，患者皮肤中可能出现一种或多种不同类型的填充物，有时会使临床诊断和（或）美容过程复杂化。因此，某些情况是注射填充物的禁忌证（比如：对于那些接受干扰素治疗的患者或之前已经注射了某些填充物的患者）。这样，超声就为检测和辨别常用填充物提供了指引（图 15-3）。

（一）外源性填充物

1. 可降解材料 玻尿酸：玻尿酸（hyaluronic acid）是最常用的生物可降解填充材料，通常在 3 ~ 6 个月可实现完全重吸收。玻尿酸分为纯制剂和混合制剂（如与利多卡因混合）两种。

从组织学上来看，纯玻尿酸制剂注射区域可出现炎症反应后细胞、含胞质包涵体的散在组织细胞，但一般无异物反应。

在超声图像上，纯玻尿酸制剂表现为皮下圆形无回声假性囊肿，随时间推移而缩小。与利多卡因的混合物常表现为皮下假性囊肿并伴有内部碎片状回声，同样会在短时间内缩小。在那些有并发症的患者中，偶见假性囊肿互相融合并且形成瘘管引流至皮下区域（图 15-3，图 15-4），这主要见于使用混合制剂的患者。

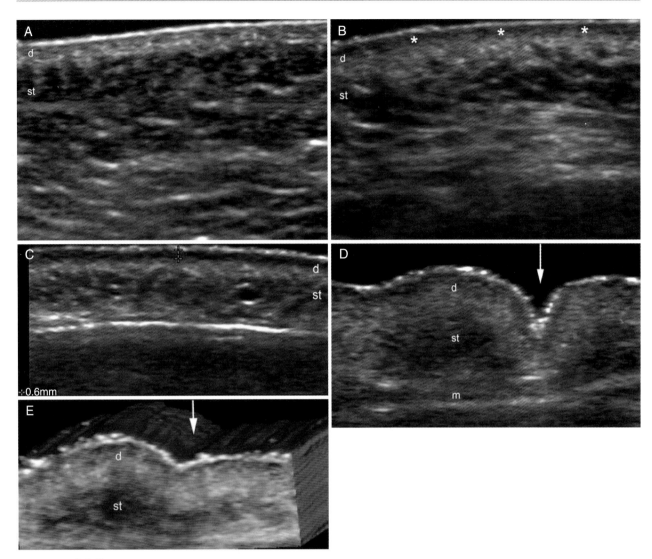

图 15-1　光老化

A.1 岁小儿右侧面颊皮肤超声图像（灰阶，横切面）；B. 长期暴露于日光下的 50 岁女性右面颊皮肤超声图像（灰阶，横切面），注意真皮浅层低回声带（*，SLEB），这与弹性组织变性密切相关；C. 灰阶超声图像（横切面，前额区）显示厚 0.6mm 的 SLEB；D、E. 皱纹和光老化。灰阶超声图像（在皱眉时动态观察；横切面）；眉间（图 D）二维和（图 E）三维图像显示了皱纹位置的皮下层的收缩（箭头）。缩写：d. 真皮；st. 皮下组织；m. 肌层

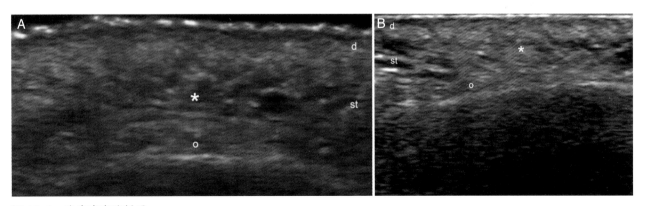

图 15-2　肉毒毒素注射后

A、B. 肉毒毒素注射术后灰阶超声图像（横切面：A 为眉间区，B 为右侧睫上嵴区，注射后立即扫查），可见皮下组织（*）及颅顶肌（o）回声增强，注射点结构层次模糊不清。缩写：d. 真皮；st. 皮下组织

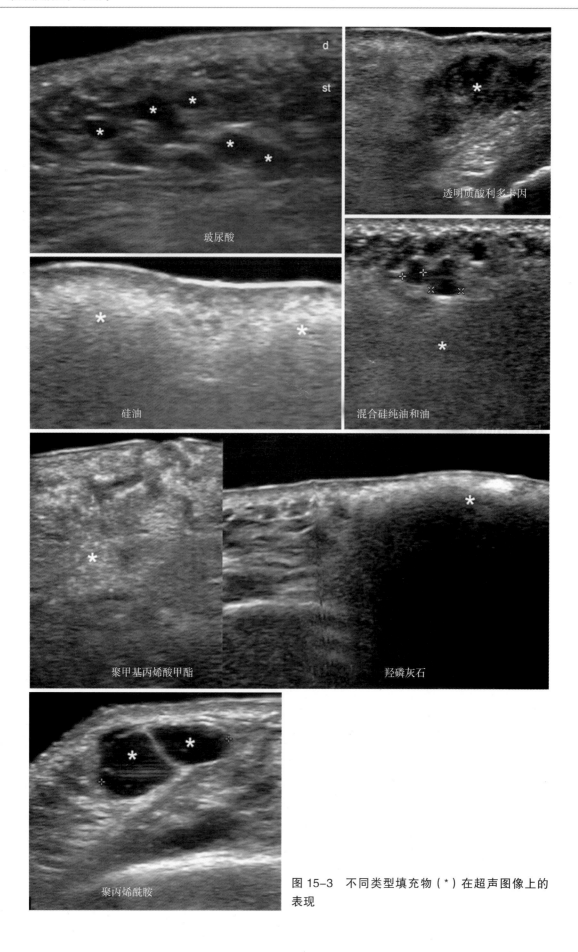

图 15-3　不同类型填充物（*）在超声图像上的表现

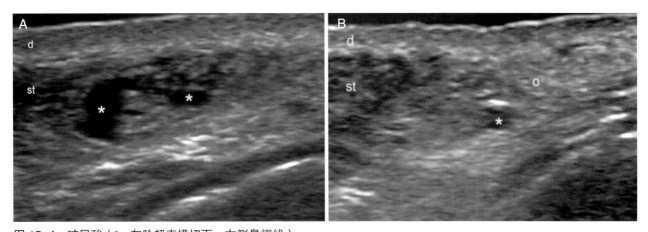

图 15-4　玻尿酸（*，灰阶超声横切面，右侧鼻褶线）
A. 注射后立即观察，可在皮下组织内见到一椭圆形无回声的假囊性结构（*）；B. 注射后 3 个月，几乎看不见假性囊肿声像（*），可见皮下组织回声增强（o）。缩写：d. 真皮；st. 皮下组织

2. 不可降解材料

（1）硅酮：美容操作中常用的硅酮（silicone）有两种形式：第一种是纯净型，第二种是硅油。这两种硅酮制剂均未通过 FDA 认证以用于美容手术。然而，在美国硅油已经通过批准应用于治疗视网膜脱离，而一种被称为聚二甲基硅油（PDMS-1000）的纯化硅酮以非适应证用于美容操作，在其他国家，硅酮公开应用。硅酮也出现于许多工业产品中，因此它在医学领域也可以非法应用。不良反应常延后，可能于注射后 2~10 年发生。另外，硅酮引起的机体反应可与一些常见皮肤病类似，如硬皮病、过敏性皮炎、血管神经性水肿、光线性唇炎等。而且这种物质很容易侵入更深层次的组织，如肌层或淋巴结。

从组织学上看，硅酮主要引起明显的淋巴细胞性炎性浸润和大小各异的细胞外空泡形成，并产生较大的异物肉芽肿反应。

在超声上，纯硅酮表现为皮下组织中无回声的圆形或椭圆形假性囊肿结构，类似于完整的隆胸假体的回声。这些假性囊肿的形态通常不随时间而发生变化。而硅油则表现为高回声，伴后方混响伪影，类似于隆胸假体破裂后与脂肪组织混合后的回声。纯硅酮与硅油的混合物有时也能被探查到。在后一种情况下，无回声圆形或椭圆形纯硅酮假性囊肿可能出现在对应着硅油的高回声混响伪影区域中。见于硅油后方的广泛的混响伪影亦称为"暴风雪"征，也见诸于隆胸假体破裂的报道中。纯硅酮与皮下脂肪组织充分混合后，在声像图上表现为"白色外观"，即大片高回声。因此，当硅酮继续向更深层次浸润时，声像图上就表现出纯硅酮/硅油所对应的制剂形式的超声特征。另外，有报道在注射区域出现皮下静脉血栓（Mondor 病），超声上表现为皮下浅静脉扩张，内见低回声血栓成分，彩色多普勒不能检测到血流信号（图 15-3 至图 15-9）。

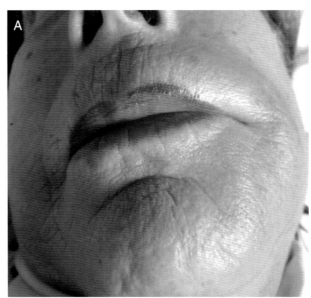

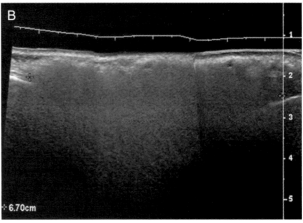

图 15-5　硅油注射后并发症（一）
A. 临床图片显示患者鼻唇沟、唇周、下颌区出现红斑和水肿；B. 灰阶超声图像（宽景成像，长轴观）显示左鼻唇沟至下颌区真皮和皮下区域长约 67mm（测量键之间）的硅油沉积，呈高回声。注意沉积硅油所形成的"暴风雪"征

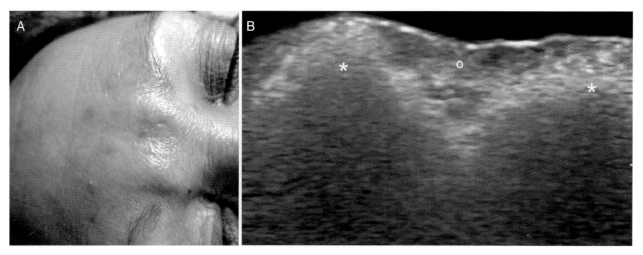

图 15-6 硅油注射后并发症（二）

A.临床图片显示患者眉间肿胀伴红斑；B.灰阶超声图像（短轴观）显示真皮及皮下组织内高回声的硅油沉积，有"暴风雪"征。沉积的硅油之间可见低回声的真皮层（o）

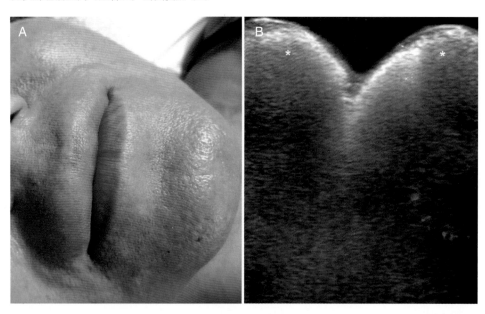

图 15-7 硅油注射后并发症（三）

A.临床图片显示患者唇部、颏部可见红斑和水肿；B.灰阶超声（长轴切面）在上、下唇区域均可见硅油沉积形成的高回声（*），表现为"暴风雪"征

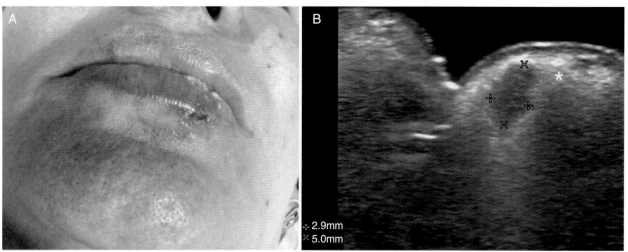

图 15-8 硅油及玻尿酸注射后并发症

A.临床图片显示玻尿酸和利多卡因混合物注射 1 周后，患者下唇出现水肿和溃疡，该患者 8 年前唇部注射硅油，在注射玻尿酸后才告知病史；B.灰阶超声图像可见下唇内有一长约 2.9mm、深约 5.0mm 的椭圆形低回声团，与玻尿酸有关，其周围被高回声的硅油环绕（*示后方混响伪影）。沉积物累及唇部皮下组织及口轮匝肌

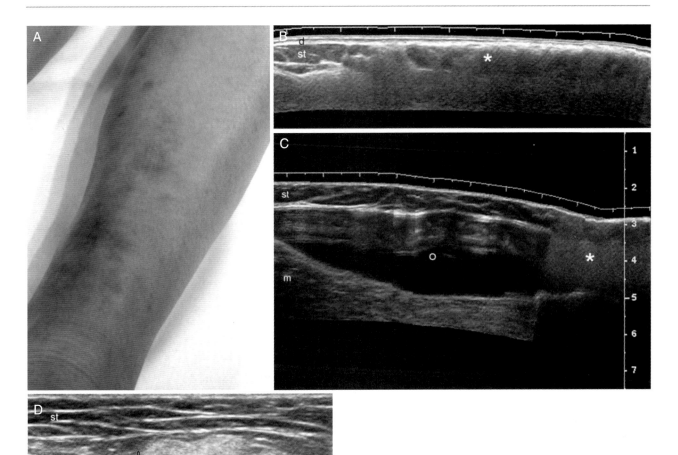

图 15-9　硅油导致假性硬皮病，伴淋巴结受累

A.临床图片显示左腿内侧面多个隆起的色素沉着结节；B、C.灰阶超声图像（纵切面：B.内侧；C.腓肠肌内侧水平）显示皮下与硅油沉积有关的广泛强回声（＊），除硅油外，患者还在小腿内植入了纯硅酮假体（o）；D.灰阶超声（横切面，左腹股沟区）显示累及淋巴结的高回声伴后方混响伪影（＊）。缩写：d.真皮层；st.皮下组织；m.腓肠肌内侧头

（2）甲酯：甲酯（polymethylmethacrylate，PMMA）是一种用于皮肤科、整形外科、矫形外科及牙科等多个临床学科的材料，它由微粒（人工合成的聚甲基丙烯酸甲酯聚合物微球）组成，可以悬浮于胶原、透明质酸或其他胶体中。PMMA 沉积物常表现为多发点状强回声，伴小的"彗星尾"征（小的后方混响伪影）。之后（至少注射 6 个月后），一些大的填充物沉积也能产生后方声影（图 15-3，图 15-10 至图 15-11）。

（3）羟基磷灰石：羟基磷灰石（calcium hydroxyapatite）是由悬浮于多聚糖载体中的微球组成的填充物。在超声上，羟基磷灰石表现为高回声沉积，伴程度不等的后方声影。声影是由其中的钙成分产生的（图 15-3）。

（4）聚丙烯酰胺：聚丙烯酰胺（polyacrylamide，PAAG）是人工合成的水凝胶，最初用于 HIV 患者的面部重建，后来应用于美容手术。PAAG 在超声上表现为无回声的圆形或椭圆形假性囊肿结构。有报道称沉积物形状和大小的改变至少需要 18 个月，这一特征可用于鉴别 PAAG 和玻尿酸。玻尿酸可维持约 6 个月，大小和形态的改变相对较快。另外，注射 PAAG 后，其周围的皮下组织可出现回声增强（图 15-3，图 15-12）。

（二）内源性填充物

1. 自体脂肪　自体脂肪是一种用于填补皱纹或丰臀、丰胸的生物性材料，可直接注射至皮下组织或肌肉。同样地，切取的带蒂脂肪组织也可以移植，通常从腹壁移植至面部以维持面部形态。液化的自体脂肪沉积在超声上表现为圆形或椭圆形无回声假性囊肿结构，有时伴随皮下组织或邻近肌肉的回声增强。注射的非液化脂肪组织常表现为分叶状的低回声结构，伴高回声线状分隔。长期随访可见其出现混合回声和蛋壳样钙化（图 15-13 至图 15-15）。

2. 富血小板血浆　富血小板血浆又称为血小板浓缩

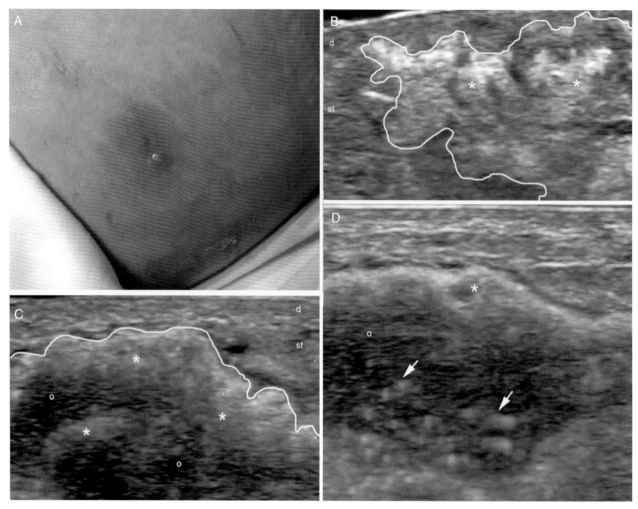

图 15-10　PMMA 注射后并发症
A. 临床图片显示患者右侧臀部可见肿胀、色素沉着及油性物质外渗；B ~ D. 灰阶超声对右侧臀部行横切面扫查（B. 上 1/3 区域；C. 中 1/3 区域；D. 下 1/3 区域），显示皮下组织内斑点状强回声（*）伴后方"彗星尾"征。图 C、D 中，无回声的皮下积液区内也可见点状强回声（*，箭头）。缩写：d. 真皮；st. 皮下组织

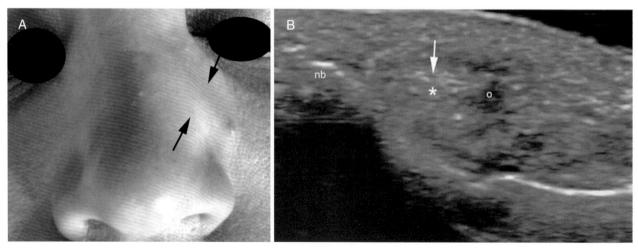

图 15-11　Botox（A 型肉毒毒素制剂商标名，保妥适）注射后，PMMA 的并发症
A. 临床图片显示患者眉间区域注射 Botox 后，鼻旁立刻出现了肿块（箭头），该患者于 5 年前接受了左侧鼻旁区域 PMMA 注射以治疗鼻部骨折（Botox 注射完毕后才告知病史）；B. 灰阶超声对左侧鼻旁区域进行横切面扫查，显示皮下组织内可见斑点状强回声伴"小彗星尾"样伪影（*，箭头），周围有低回声的炎性 / 肉芽肿性组织包绕。缩写：nb. 鼻骨

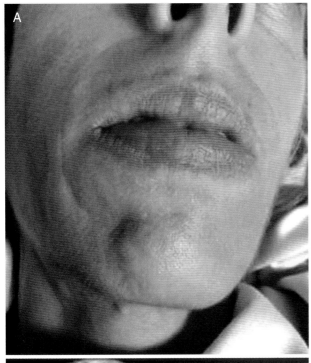

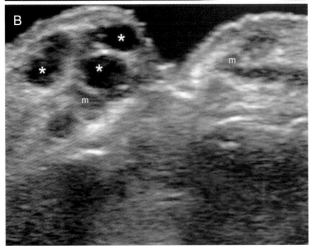

图 15-12　聚丙烯酰胺 PAAG

A. 临床图片显示唇部和下颌部注射过 PAAG 的患者；B. 灰阶超声图像（纵切面）显示圆形和椭圆形无回声灶（＊），位于上唇真皮层和肌层。下唇不明显。缩写：m. 口轮匝肌

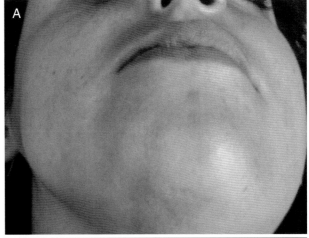

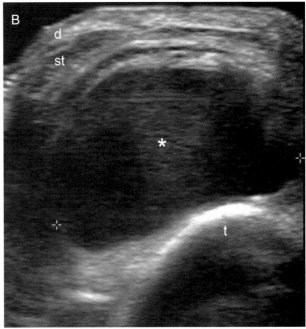

图 15-13　自体液化脂肪组织

A. 临床图片显示一名 Parry Romberg 综合征（进行性半侧面部萎缩）患者，因半侧面部萎缩进行了自体液化脂肪注射治疗；B. 灰阶超声对右侧下颌区域进行纵切面扫查，显示皮下组织内由脂肪注射所形成的边界清晰的圆形无回声结构（＊）。缩写：d. 真皮；st. 皮下组织；t. 下颌骨缘

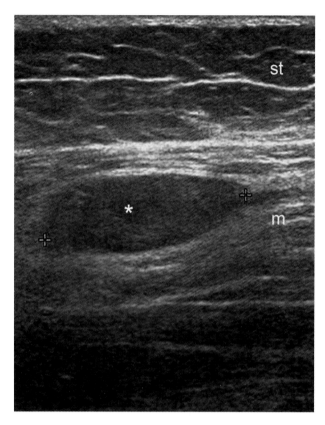

图 15-14　肌层内液化的自体脂肪
灰阶超声图像（左臀部，纵切面）显示左侧臀大肌内边界清楚的椭圆形无回声灶（＊）。缩写：st. 皮下组织；m.臀大肌

液，已经用于治疗足底筋膜炎，目前又用于促进愈合和修复。富血小板血浆常用于治疗鼻唇沟疾病。文献中描述的超声表现，包括皮下组织内不均匀回声或局限性高回声，提示局限性水肿，或无回声，提示小叶间积液。脂肪萎缩（皮下脂肪组织减少或缺乏）是其偶见的并发症（图 15-16，图 15-17）。

五、美塑疗法/中胚层疗法

美塑疗法（mesotherapy）是一种用于治疗赘肉、皮肤衰老、脱发的手段，也可用于塑形常与其他一些自然的或合成的脂解因子联合使用以对抗衰老。所用材料可用于注射或直接应用于皮肤表面，然而，它们的作用机制和疗效并没有在文献中清晰阐述，而且至今尚未经美国食品药品监督管理局（FDA）批准用于美容手术。美塑治疗的材料在超声上表现为真皮层假性结节回声，可能代表异物肉芽肿反应，其中央的无回声区可能与液化或坏死有关。冷冻疗法和冷冻溶脂疗法可导致皮下组织回声增强或回声不均，而一些无回声假性囊肿结构的出现常提示相邻区域脂肪组织的液化和（或）坏死（图 15-18，图 15-19）。

六、雌/雄素注射疗法

雄激素注射主要用于那些想要增加肌肉量（主要是

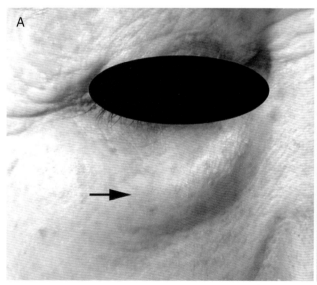
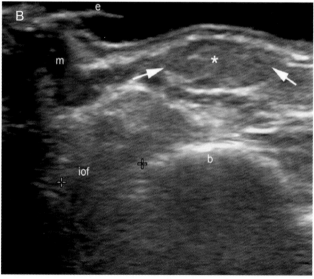

图 15-15　切取的自体脂肪组织
A.临床图片显示切取的自体脂肪移植后，右下眼睑出现肿胀（箭头）；B.灰阶超声图像显示皮下组织内椭圆形低回声灶（＊，箭头）。缩写：e.睫毛；m.眼轮匝肌；iof.眼睑内脂肪垫；b.颧弓内侧边界

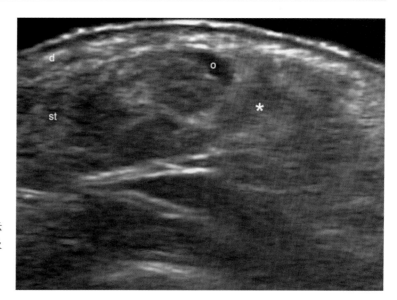

图 15-16　富血小板血浆（PRP）
前臂掌侧注射 PRP 后立即用灰阶超声扫查，显示皮下组织内不均匀性低回声灶（*），同时还探及血肿样积液，呈无回声（o）。缩写：d. 真皮；st. 皮下组织

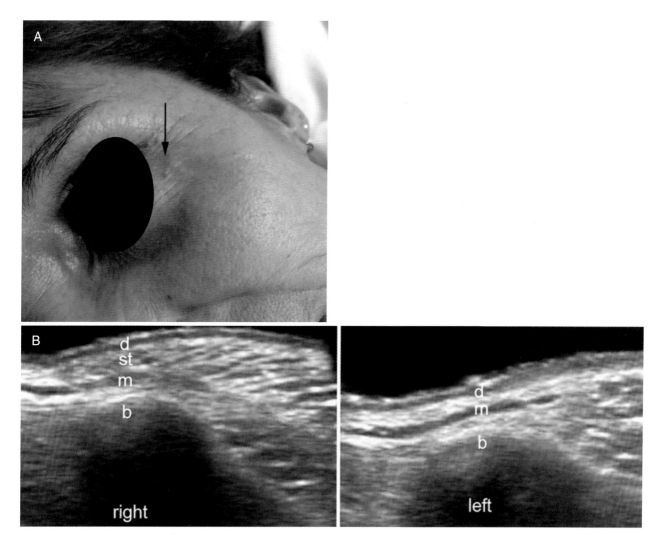

图 15-17　PRP 注射后脂肪萎缩
A. 临床图片显示患者左眼睑外侧注射 PRP 后出现了萎缩（箭头）；B. 灰阶超声图像（纵切面扫查，双侧眼睑区对比）显示左侧下眼睑区皮下组织缺乏。缩写：d. 真皮；st. 皮下组织；b. 眶骨边缘

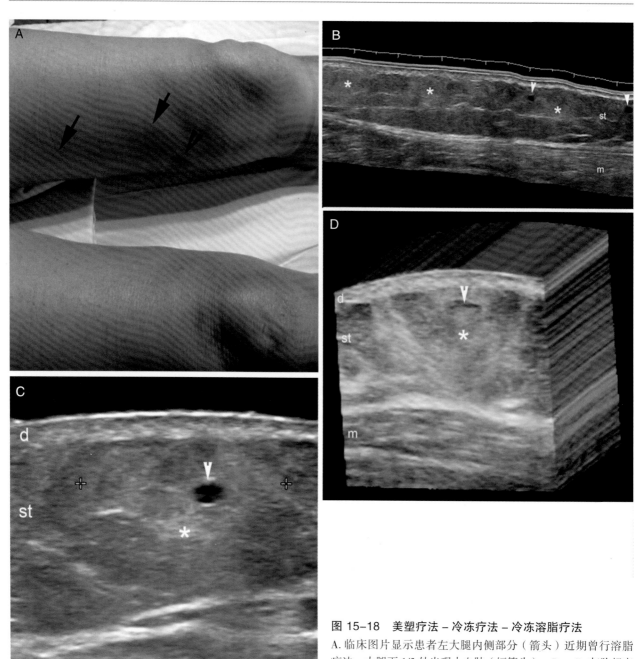

图 15-18 美塑疗法 – 冷冻疗法 – 冷冻溶脂疗法

A. 临床图片显示患者左大腿内侧部分（箭头）近期曾行溶脂疗法，大腿下 1/3 处出现小血肿（短箭头）；B ~ D. 灰阶超声图像（B. 纵切面；C. 横切面；D. 三维重建）显示皮下组织回声增高（标记间），其中一些圆形无回声假囊性结构（短箭头）提示脂肪液化（脂肪坏死）。缩写：d. 真皮；st. 皮下组织；m. 肌层

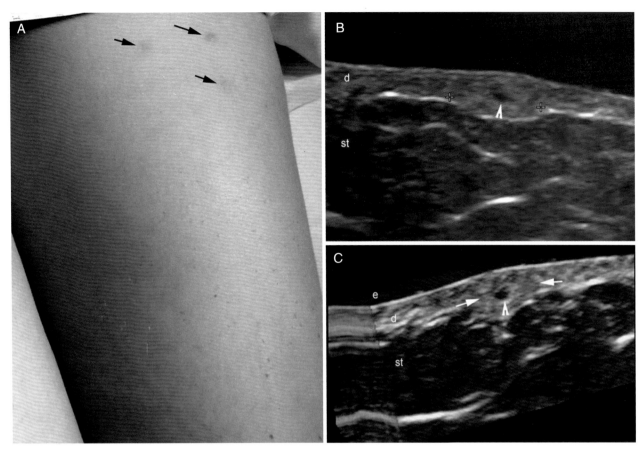

图 15-19　美塑疗法
A. 临床图片显示患者行美塑疗法后，左大腿前部出现红斑（箭头）；B、C. 灰阶超声图像（B. 横切面；C. 右上病灶三维重建）显示真皮层内椭圆形低回声假结节状结构（标记间及箭头所示），其中部有一小的圆形无回声结构（短箭头）。缩写：e. 表皮；d. 真皮；st. 皮下组织

双臂及双大腿）的健身人群。自己注射或由非医学人士注射雄激素都可能使过度肥大的肌肉内部发生撕裂。在超声图像上，线状低回声提示肌肉部分撕裂，肌肉内稍高回声区提示可能有水肿。病变区域内也可能出现血流信号增加（图 15-20）。

七、张力线

张力线（tensor threads）是一种由不可吸收的聚丙烯材料制成的锯齿线，具有斜角倒钩，主要用于提拉面部松弛的皮肤，亦被称为 APTOS 或 "俄罗斯线"。张力线上的小倒钩呈伞状张开，形成一种锚定结构，可以提拉松弛皮肤。推定在埋植这种锯齿线后，局部可发生成纤维细胞反应，产生新的胶原束，包裹倒钩以保持提拉作用。据报道该方法的副作用发生率高达 69%，其中 45% 的患者出现复发（皮肤再度松弛），同时发生锯齿线移位和锯齿线局部脱离的病例也非常多。

在超声图像上，张力线表现为双层高回声结构伴点状强回声，对应锚点或锯齿点（图 15-21）。

八、植入物 / 假体

假体（implants）常用于胸部、小腿、臀部的塑形和增大。多种类型的假体被用于鼻部、下颌、面颊及口腔等部位的美容整形。所有用于制作假体的材料中，以硅酮最为常见，其次是高密度多孔聚乙烯结构（HDPE）。假体有多种形状，包括凸形、I 形或 L 形。

在超声图像上，纯净的硅酮假体（包括乳房所用的假体）表现为双层强回声结构包绕的均匀无回声结构。HDPE 假体常用于隆鼻术中，声像图表现为带状高回声结构。假体移位或出现破裂时，可在皮下查见低回声炎性肉芽肿反应和（或）皮肤萎缩，并见后者导致真皮层与假体间的距离变短（图 15-22）。

聚丙烯指甲：聚丙烯指甲（acrylic nails）是常见的美甲假体，由人造非降解材料制成，用胶水贴合在指甲表面，可覆盖甲板。副作用如过敏反应、影响血氧测定等都已有报道。超声波通常能够穿透聚丙烯，因此并不会改变指甲各结构本身的超声表现。聚丙烯指甲超声表

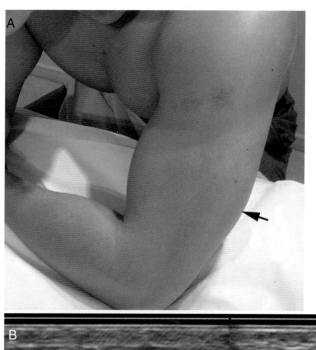

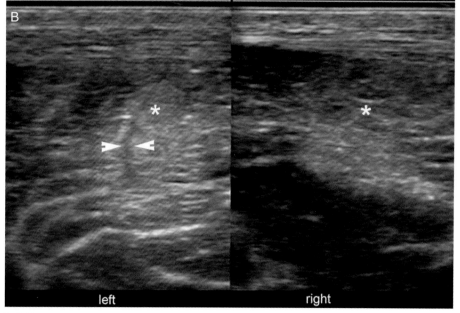

图 15-20 雄激素注射

A.临床图片显示患者因左臂后部自行注射雄激素后出现疼痛就诊,该患者长期自行对其双臂进行雄激素注射;B.灰阶超声图像(横切面,双侧对比)显示左侧肱三头肌回声增强(*),其间低回声带(短箭头之间)与肱三头肌部分撕裂符合,右图可见该患者右侧肱三头肌也出现了回声增强(*)

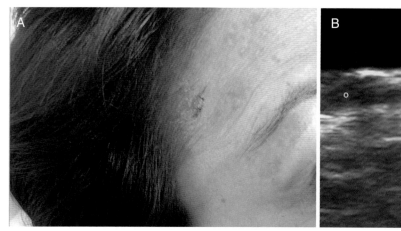

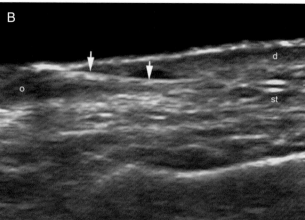

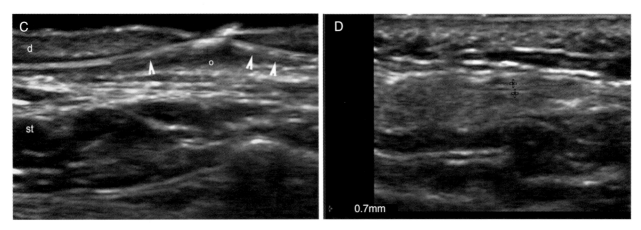

图 15-21　张力线埋线术

A. 临床图片显示患者有在颞部和颊部进行张力埋线史；B、C. 右颞部区域灰阶超声图像显示双层高回声结构（箭头）伴点状强回声（短箭头），锯齿线周围可见真皮组织，呈低回声（o）；D. 灰阶超声对左面颊区域行横切面扫查，显示厚度约 0.7mm 的齿状线形成的双层片状高回声穿过咬肌上方的副唾液腺（测量标记之间）

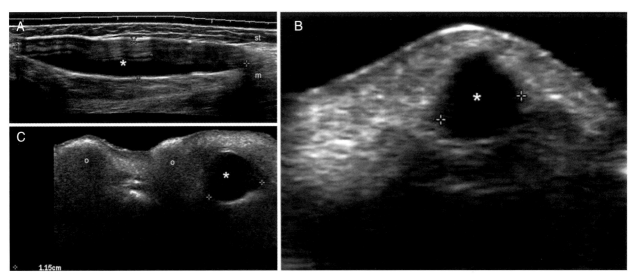

图 15-22　硅酮假体

A. 灰阶超声对右侧小腿假体行纵切面扫查，显示皮下组织和肌层间边界清晰的椭圆形无回声结构（*）；B. 鼻尖假体：纵切面扫查示真皮层与鼻软骨间一边界清楚的圆形无回声结构（*）。C. 下颌假体：灰阶超声纵切面扫查显示下颌皮下组织内大小约 11.5mm 的边界清楚的圆形无回声结构（*）。注意在同一病例中可见与硅油相关的高回声灶，位于皮下，呈"暴风雪"样改变

现为黏附在正常指甲双层高回声结构表面的线状高回声，因此整体超声表现为 3 层线状高回声结构。偶尔可探及聚丙烯假体与指甲之间的点状高回声，可能是粘合剂（胶水）声像表现（图 15-23）。

九、整形手术过程

（一）腹壁抽脂术

脂肪抽脂术（liposuction-adbominoplasty）是指从腰部、手臂或髋部抽吸脂肪小叶；腹壁整形术是将腹壁皮下脂肪组织移除并用腹直肌代替，同时对腹中线区进行结构重建。这些操作常常合用，但腹壁整形术发生血肿的风险较高，尤其常发生于同时进行侧腹抽脂术的患者或严重肥胖患者。积液常见于切口附近，如下腹、髂窝。早期这些积液主要为渗出液，后期会转变为淋巴样沉积液。

超声图像上，抽脂区表现为低回声脂肪小叶缺失，代之以高回声区，伴积液，呈散在分布的条带状无回声区或较大的无回声区。术区邻近皮下组织内也可见不同形状和大小的积液，呈无回声。常可检测到腹直肌鞘形态改变，如肌鞘增厚伴回声减低。也可检测到类圆形无回声假性囊肿，代表液化/坏死的脂肪。引流管断裂是偶见于腹壁整形术的并发症，在超声上可观察到破碎导管的片段，呈双层高回声结构伴中央无回声。可在超声引导下取出这一异物（图 15-24 至图 15-28）。

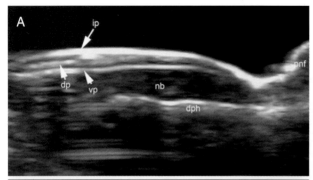

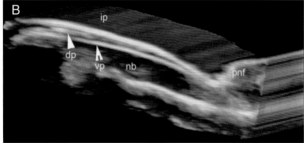

图 15-23　聚丙烯指甲

A. 灰阶超声纵切面；B. 三维图像重建。显示甲板处三层高回声结构。最表浅的一层代表聚丙烯假体（ip，短箭头）。缩写：vp. 腹侧板；dp. 背侧板；nb. 甲床；pnf. 甲床沟；dph. 远节指骨；ip. 假体（聚丙烯指甲）

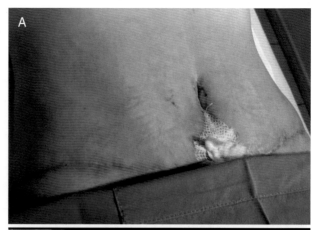

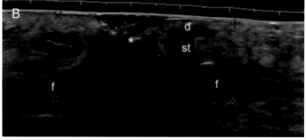

图 15-25　腹壁整形术

A. 临床图片显示近期行腹壁整形术的患者。B. 灰阶超声图像（横切面）显示位于皮下组织与腹直肌之间的积液，呈无回声（f）；图中表现为高回声伴声影的"结构"为纱布（*）。缩写：d. 真皮；st. 皮下组织

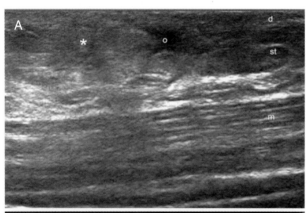

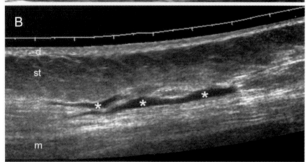

图 15-24　脂肪抽吸术

A. 患者左侧腹壁近期曾行脂肪抽吸术，灰阶超声纵切面扫查见皮下组织呈高回声（*），其内缺乏脂肪小叶，可见血肿样积液回声（o）；B. 另一病例（右侧腹纵切面），皮下组织积液呈条带状无回声（*）。缩写：d. 真皮；st. 皮下组织；m. 肌肉

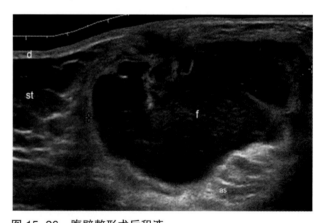

图 15-26　腹壁整形术后积液

灰阶超声图像（前腹壁横切面）显示局限性积液，近似椭圆形（f），呈无回声伴内部片絮状回声及后方回声增强（as）。缩写：d. 真皮；st. 皮下组织

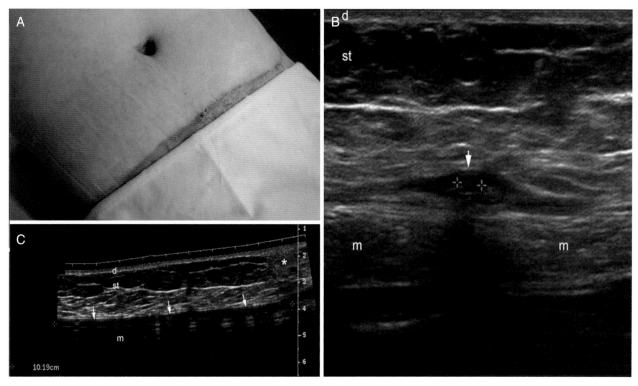

图 15-27　腹壁整形术后导管遗留

A. 临床图片显示患者近期曾行腹壁整形术，出现左侧腹压痛；B、C. 灰阶超声图像（B. 横切面；C. 纵切面）显示位于皮下组织与左侧腹直肌（m）间的导管，声像图表现为双层高回声壁伴中央无回声（箭头）。皮下组织局部回声增强（炎性改变）（图 C *）。缩写：d. 真皮；st. 皮下组织；m. 肌层

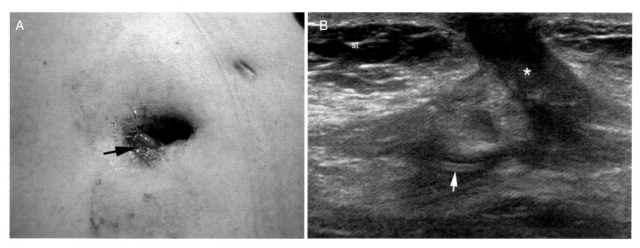

图 15-28　腹壁整形术后局限性积液、窦道形成及导管碎片

A. 临床图片显示腹壁整形术后，脐部出现红肿（箭头）；B. 灰阶超声图像（脐区，横切面）显示低回声积液通过窦道连至表皮下方（*）。注意积液底部的双层高回声，为残留的导管碎片（箭头）。缩写：st. 皮下组织

（二）眼睑成形术

眼睑成形术（blepharoplasty）能对眼睑进行美化重塑。它指的是去除由于老化或严重突眼造成的上眼睑和（或）下眼睑多余（松弛）皮肤。对上、下眼睑重建有几种不同的手术方式。虽然此项手术已经较为成熟，仍然偶尔会出现并发症，如皮肤切除过度、睑板或眼轮匝肌受损等，但眼眶脓肿罕见。眼睑成形术后还可能发生异物反应样肉芽肿。此外，自体带蒂脂肪移植可以用于填充凹陷的眼睑。

超声能够清晰显示皮肤切除范围、积液情况及明确缝线松弛情况。肉芽肿在声像图上表现为边界清楚的圆形或椭圆形低回声结构。超声也能够显示移植到眼睑内脂肪的范围（图 15-29，图 15-30）。

（三）鼻成形术

鼻成形术（rhinoplasty）又称为鼻重塑术，是一种常见的整形手术，常用于美容目的或重建目的，分为部

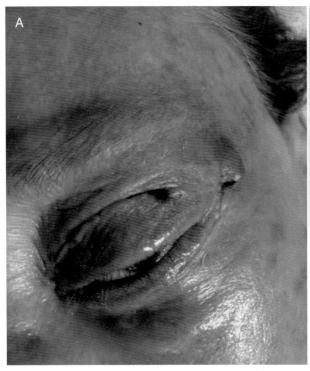

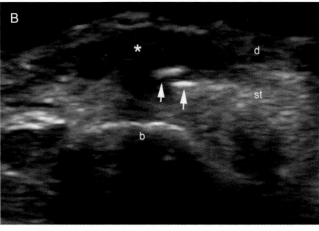

图 15-29　眼睑成形术后缝线松弛
A. 临床图片显示眼睑成形术后，眼睑部及外侧眼周部出现红肿；
B. 灰阶超声（纵切面）显示皮下组织内线状高回声（箭头），对应松弛的缝线，缝线周围血肿样积液，呈低回声（*）。缩写：d. 真皮；st. 皮下组织；b. 骨缘

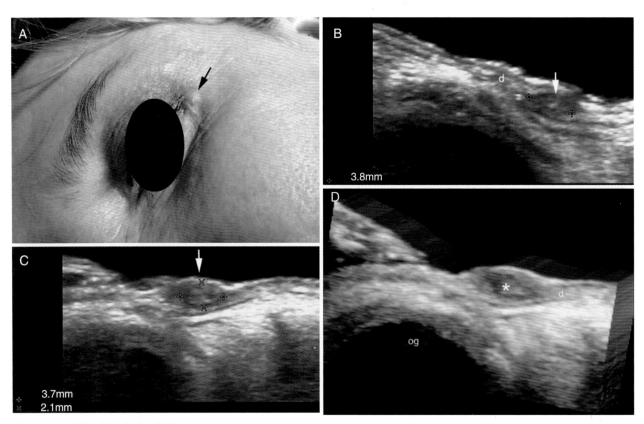

图 15-30　眼睑成形术后肉芽肿
A. 临床图片显示左眼外眦区域淡红色肿块（箭头）；B～D. 灰阶超声图像（B. 纵切面；C. 横切面；D. 纵切面三维重建）显示真皮层内一大小约 3.8mm×3.7mm×2.1mm 的实性低回声结节（*，箭头），边界清楚，呈椭圆形。缩写：d. 真皮；og. 眼球

分重塑或全部重塑。鼻成形术通常与其他整形手术联合进行，如丰下颌术。隆鼻术通常使用人工合成材料如硅酮、Supramid 网、四氟乙烯均聚物、mersiline（一种机织结构的修补网）、medpor（聚乙烯复合体）、porex（一种多孔聚合物材料）、聚四氟乙烯、羟磷灰石等等制作的异源性植入物。此外，这项手术还涉及鼻骨及鼻软骨的重塑，因此并发症主要包括局限性积液、锚定鼻软骨的缝线松弛及鼻骨和鼻软骨不规则。隆鼻术的晚期并发症包括鼻背部肉芽肿，可导致局部血供增加，产生类似酒糟鼻样的表现。

鼻软骨不规则或缺乏正常的平滑轮廓，可以在超声上显示。肉芽肿常见于鼻尖，超声表现为低回声，与鼻软骨之间的边界模糊，伴有不同程度的血流信号。鼻内骨性移植物呈强回声，常伴有钙化灶的声影。继发性血管畸形常与手术创伤有关，也可发生于鼻成形术后，超声不仅可以检测而且可以描述其特征（高流量或低流量），亦可以明确畸形血管的主要类型（动脉型、静脉型或混合型）和血流速度。术前、术后改造范围内的解剖细节和鼻软骨的情况都可以在超声报告上体现出来（图15-31）。

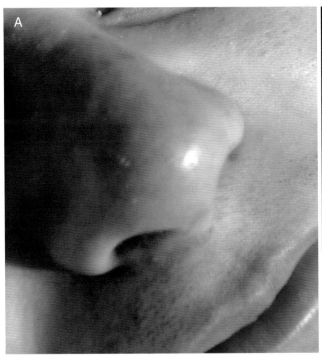
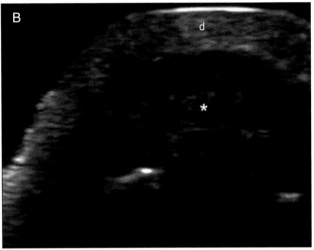

图 15-31 鼻成形术后肉芽肿
A.临床图片显示鼻尖及鼻背部红肿；B.灰阶超声图像（横切面）显示低回声的肉芽肿组织（＊），紧贴鼻软骨，两者之间边界模糊。
缩写：d.真皮

第 16 章
炎症性甲病

一、简介

　　指（趾）甲及其邻近组织的疾病是人"在所难免"的疾病中最受关注的。诊断这些疾病可能需要多种检查方式，如组织学、血液学、放射学、磁共振成像及造影等。技术的进步给二维和三维超声带来了日新月异的发展，使超声检查性价比更高。

二、银屑病

　　5% 的指（趾）甲银屑病（psoriasis）患者不表现出任何皮肤受累。

　　组织学上，银屑病是一种炎症性角化不全性丘疹。相同的炎性丘疹出现在银屑病患者的指（趾）甲部位，丘疹的位置决定了临床表现。

　　红斑鳞屑丘疹和斑块可见于近端甲襞（proximal nail fold，PNF）的皮肤表面，其外观与皮肤其他区域的银屑病表现类似。近端甲襞下面的银屑病皮损导致了继发性甲沟炎，进而使得近端甲襞从甲板剥离。

　　银屑病皮损可发生在甲母质近端基质或远端基质。如果病变存在于甲母质近端基质，异常的角化不全细胞聚集到甲的背侧面。这些松散排列的细胞可能随甲板移行一小段距离，但很快消失，而甲上的凹点（图 16-1）标记了这些细胞先前的位置。如果角化不全细胞在甲母质的中心或远端，则会被"局限"在甲板内并反射光线，使甲板呈现不透明的白色外观。

　　银屑病皮损可发生在甲床。在甲下区域常可表现为角化过度（图 16-2）或甲剥离，典型的甲剥离病例可见近端有线状红斑包绕（图 16-3）。透过半透明的甲板可见到深部的红斑。银屑病皮损产生的糖蛋白沉积于甲下，在临床上呈"滴油"状。

　　根据一系列研究描述的结果来看，临床表现的异同取决于银屑病的病变位置。以大量角质碎片为特征的完全营养不良性指（趾）甲，可见于皮损极大的病例，尤其是脓疱型银屑病或 Hallopeau 连续肢端皮炎。甲病变

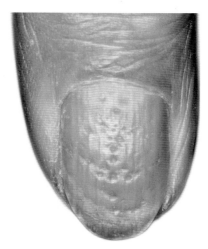

图 16-1　甲凹点

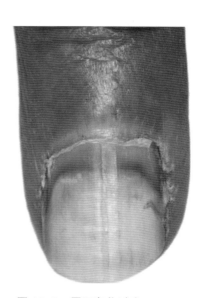

图 16-2　甲下角化过度

的严重程度可以与严重皮肤病损及进展期银屑病关节炎相关联。

　　甲母质的间歇性炎症可产生 Beau 线。银屑病的其他不常见的甲改变，包括甲襞毛细血管扩张、红色甲半月、甲半月红斑 / 点、横向白甲（图 16-4）和点状白甲，等等。

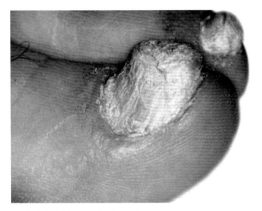

图 16-3　甲剥离的近端红斑边缘

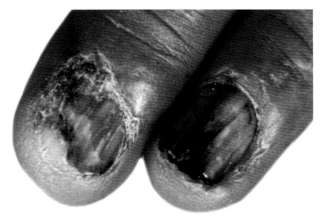

图 16-5　盘状红斑狼疮（Courtesy B. Richert，比利时）

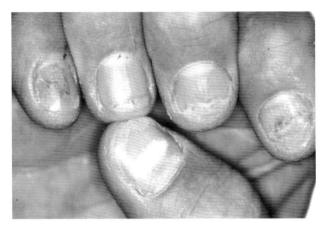

图 16-4　拇指指甲的横向白线

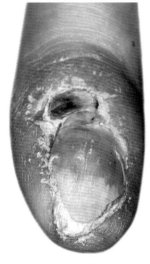

图 16-6　红斑狼疮，近端甲襞溃疡（Courtesy B. Richert，比利时）

　　10% ~ 20% 的银屑病患者有银屑病性关节炎（PsA），而银屑病性关节炎患者通常有甲受累（53% ~ 86%）。

　　银屑病甲病在超声上可显示不同程度的甲床和甲板的异常改变。从早期到晚期阶段，这些异常超声表现包括甲床增厚（腹侧板和远节指骨骨缘的间距增大）、甲床血流信号增加、腹侧甲板边界模糊及腹侧甲板出现强回声灶（可为亚临床型，与甲下角化病相关；可不累及背侧甲板）等。双侧甲板增厚、呈波纹状及边界模糊可在病变晚期检测到。可用超声来评估银屑病甲病的活动度。在彩色多普勒超声上基底活动度（血流量和超声解剖学上的变化）可以对随访过程中发现的改变进行比较。

三、红斑狼疮

　　红斑狼疮（lupus erythematous）是一种多系统结缔组织病，以大量自身抗体的存在、循环免疫复合物及广泛的免疫源性组织损伤为特征（图 16-5，图 16-6）。

　　1. 关节炎、关节痛和发热　关节炎可能是短暂的、游走性的，也可能是血清学阴性的顽固性多发关节炎。

　　2. 皮肤病变　皮肤病变可见于超过 2/3 的患者。除了经典的面部光敏性蝶形红斑，还有血管炎性皮疹，表现为紫癜或形似"冻疮样皮肤"或"指部梗死"的甲周红斑。

　　心肺、肾及中枢神经系统受累的改变可与关节和皮肤表现相关。

　　有趣的是，可以通过彩色多普勒超声来检测受累甲床和指动脉的血流异常。异常变化包括指动脉远端末梢血栓形成，可引起甲床继发性供血不足，导致甲床营养不良。甲床内可见大小不等的增厚区域，伴随着继发于营养不良的增厚和变薄区域出现不连续的甲板。

四、硬皮病

　　硬皮病（sclerodoma）早期常见与"香肠"样肿胀相关的边界清楚的非凹陷性水肿和硬结，以及手指运动受限。后来，皮肤变得有光泽，伴有指尖萎缩和溃疡，伴或不伴相关性钙化。面部、肢体和躯干的皮肤不同程度受累，可有明显的色素沉着、毛细血管扩张。随着病情发展，患者面部绷紧呈"面具脸"，出现喙状鼻及张口困难。在骨突出部位收紧的皮肤导致屈曲挛缩，易发生创伤。常伴有甲襞红斑和毛细血管扩张。

系统性硬化症既可影响甲单元的微血管结构，也可影响甲单元的功能。这些改变先前已通过激光、多普勒、热成像和甲襞毛细血管等其他显像方式证实。利用上述手段可见硬皮病病变中存在巨大毛细血管、出血和（或）无血管区。因此，血管异常是硬皮病最初的病理特征之一（图 16-7，图 16-8）。

使用超声可见甲板上移和甲床增厚、回声减低，可能与水肿和（或）慢性炎性改变有关。有时见甲床缺乏血供，可能与微循环水平有关。

五、皮肌炎

1. 成人皮肌炎　成人皮肌炎（dermatomyositis）多见于女性。患者出现急性或亚急性肌无力，伴眶周水肿和特征性淡紫红色上睑皮疹。此外，面部、肩部、上臂和胸部可见带鳞屑的光敏性红疹，伴指关节、肘部和膝部红斑。作为关节痛和轻度多关节炎的表现，肌肉疼痛、压痛和体重下降很常见。

炎症性肌炎可与恶性肿瘤相关。

2. 儿童皮肌炎　儿童皮肌炎最常发生在 4 ~ 10 岁的儿童。肌无力常伴有典型皮疹、肌萎缩、肌挛缩和广泛而严重的皮下组织钙化。

文献描述了活动期甲周毛细血管的多种改变，包括甲襞血管曲张、局部萎缩、毛细血管扩张、中央区出血、裂隙状出血及密集毛细血管袢形成，等等。

彩色多普勒超声检查可以了解甲床血管的变化，也可发现易出现在指尖部位的甲周钙质沉积。钙质沉积在超声上表现为强回声灶，典型者伴有后方声影。

六、类风湿关节炎

类风湿关节炎（rheumatoid arthritis，RA）是最常见的慢性炎症性关节病，其典型临床表现是手、足小关节的多关节、对称性、侵袭性炎症，常伴有关节外器官受累及血清类风湿因子阳性，可以导致关节畸形及功能丧失。

类风湿关节炎是一种慢性进行性疾病，特征是对称性关节炎，伴有相关全身症状。虽然被命名为"关节疾病"，RA 可累及多个脏器、系统，包括皮肤和甲。与RA 相关的指（趾）甲畸形通常是纵嵴和杵状趾。

利用彩色多普勒超声可识别关节、骨边缘、肌腱和软组织的解剖学改变，这些改变包括关节间隙变窄、肌腱炎（肌腱的纤维变性）、伸肌腱和屈肌腱撕裂及萎缩、骨边缘侵蚀、关节周围和腱鞘周围水肿、甲床增厚及回声降低、血流信号增多。

七、扁平苔藓

扁平苔藓（lichen planus）的病因不明，但目前有一

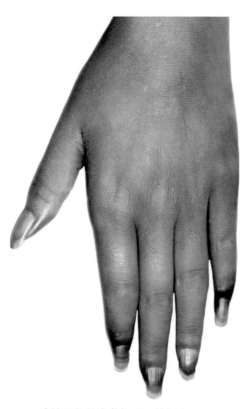

图 16-7　系统性硬化的末节指端血管损害

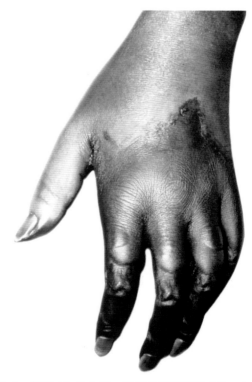

图 16-8　与图 16-7 为同一患者的晚期表现（Courtesy N. Rowell）

些基因易感性的证据，而原发性免疫紊乱是另一种可能的病因假说。甲扁平苔藓的发生率约 10%，累及一个或所有甲，临床特征取决于在病变进程中受累的部位。

1. 甲襞受累　甲襞背部可呈蓝色或红色，伴或不伴肿胀。这一表现提示近端甲母质是病变起源部位，随后甲板发生了快速的变化。

2. 甲母质病变　甲母质内的小扁平苔藓病灶表现为甲襞下方隆起。病变进程逐渐在甲上反映出来，甲上出现纵向红线，表明甲板变薄并发生了远端分离。甲半月亦可呈红色，无论是局部还是全部红色，下一阶段为完全分离。甲母质病变相对严重，并且可在下方的甲母质和上方的甲襞之间形成翼状胬肉。甲母质病变中最严重的形式见于溃疡性扁平苔藓（图 16-9），表现为完全的、有时是不可逆的甲脱落，伴有大面积的糜烂和大疱形成，通常在足底，有时在手掌。

局灶病变不会形成明显的瘢痕，但可能会留下类似皮肤损害的色素性改变。纵沟或嵴可以是扁平苔藓的表现，是甲母质受累导致甲板选择性萎缩的结果。

3. 甲床病变　扁平苔藓很少仅仅造成甲下角化过度或甲剥离。

4. 预后　该疾病的预后取决于甲母质破坏程度和甲翼状胬肉形成的瘢痕的程度。

八、线状苔藓

线状苔藓（lichen striatus）是一种病因不明的线状皮肤病。它的特点是突然出现红斑、鳞屑或苔藓状丘疹，排列成连续或间断的线状，累及整个肢体。病变可沿手指或足趾延伸到甲襞并累及甲板。可出现几种类型的甲营养不良，包括磨损、纵向劈裂、点状或横向白甲、甲撕裂、甲剥离及完全性甲缺失等。甲营养不良可能先于皮疹出现，若在年轻人发现孤立的不对称性甲营养不良，应怀疑本病。

预后：所有病变均是暂时的，通常在 1 年内自愈。然而甲受累的存在表明病程较长，甲板畸形可能持续数年。

九、逆甲

逆甲（retronychia）是一种嵌甲模式，其特征是甲板向近端嵌入。De Berker 等对 10 例有轻至中度甲沟炎的患者进行研究（图 16-10），结果显示有 2 ~ 4 个甲板相互叠加。患者可有疼痛、炎症及不同程度的肉芽组织反应。这些症状在甲撕脱后迅速消退。一段短暂的生长停滞产生 Beau 线，如果停滞 3 ~ 8 周，甲板与甲下组织分离导致继发性甲脱落，有缺失的潜在风险。

逆甲最重要的超声诊断标准是甲板原点和远端指（趾）骨间距的缩短（与对侧比较），其次还有甲板增厚、后侧甲襞及近端甲床真皮回声减弱、血流信号增多等超声表现。

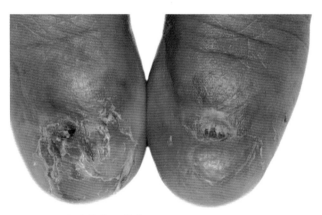

图 16-9　溃疡性扁平苔藓

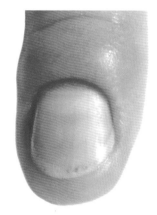

图 16-10　逆甲（Courtesy X. Wortsman）

第 17 章
甲肿瘤临床概述

一、简介

　　甲和邻近组织的疾病诊断常借助于 X 线摄影、磁共振成像、闪烁扫描术等检查。然而，近年来超声技术尤其是三维超声的发展，已改变了甲疾病的诊断和管理。超声凭借其性价比高和操作简便的优点，能够检查出许多以前不能正确诊断的疾病，已成为皮肤科和外科术前诊断的必要检查手段。

二、疣

　　寻常疣（common warts）是一种由不同 DNA 类型的人类乳头瘤病毒引起的，有弱传染性的良性纤维上皮肿瘤，具有粗糙的角化表面。病灶常位于近端甲襞（PNF）外侧面并延伸到整个甲襞的背部（图 17-1）。甲襞下痛性节较少见，且极少导致纵向沟槽。甲下疣首先累及甲下皮，如假性肿瘤般向甲床缓慢生长，最终抬高甲板。尽管甲板表面可形成沟壑，但它较少直接受累。甲下疣表现为疼痛，这一点与血管球瘤相似。

　　寻常疣也可造成骨质的侵蚀破坏。然而，其中一些病例可能为角化棘皮瘤，因为后者有时与表皮样癌和寻常疣仅凭临床体征难以鉴别。因此，对于甲部长期存在的疣，必须采用组织学检查来鉴别疣状 Bowen 病和广泛甲周疣。

　　甲下疣（subungual wart）超声表现为低回声结构，大多呈梭形，伴有甲板增厚和背侧板 – 腹侧板间隙增宽。疣往往呈结节状，位于近端甲床时，可使甲板沿着同一轴向发生继发性增厚。疣通常乏血供，但累及甲下皮时，常使受累区域的真皮层血流信号增多。

三、指端角化棘皮瘤

　　指部甲下和甲周角化棘皮瘤（keratoacanthoma，KA）可单发亦可多发。本病罕见，常位于甲板边缘下方或甲床最远端，虽为良性但生长迅速，类似于侵袭性肿瘤。不伴其他部位病灶的多发性甲下 KA 较为少见。在 3 个病例中，远端趾骨受累。甲部 KA 的自发缓解少见。

　　病灶可能始于一个疼痛的小角化结节，位于甲游离缘下方，肉眼可见，4 ~ 8 周迅速生长至 1 ~ 2cm 大小。其典型的大体观为圆顶状结节，尽管大量的活检结果显示在火山口般的中央有大量角质成分填充，但常规检查并不能在甲下观察到。少数情况下，肿瘤可从近端甲襞下生长出来，表现为红肿结节，并可能有肿胀的组织覆盖或包绕（图 17-2）。肿瘤侵蚀骨质，X 线检查可见边界清晰的月牙形破骨性缺损，毗邻病灶上方的甲床。重建骨缺损可能发生。

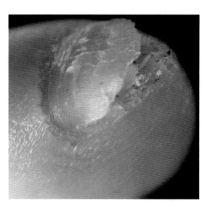

图 17-1　甲下疣

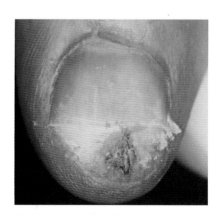

图 17-2　甲下角化棘皮瘤

指端角化棘皮瘤（distal digital keratoacanthoma）的诊断依赖于快速增长的临床特点、骨侵蚀的特征性组织学表现。临床上，角化棘皮瘤与鳞状细胞癌仍然难以鉴别，组织学上常被诊断为鳞状细胞癌（角化棘皮瘤型）。文献描述了边界清楚的低 - 无混合回声结节、皮质重塑或骨边缘侵蚀及结节后方回声增强等超声表现。

四、甲母质瘤

25 年前我们提出了甲母质瘤（onychomatricoma）的 4 个主要临床表现，可以明确诊断或至少提示高度怀疑本病。

第一个表现是在甲上出现宽度不一的纵行黄色带，在甲的任意一侧留下单个或双个正常粉色部分（图 17-3A）。黄色区域可见裂隙状出血，以具有特征性的方式累及近端甲区域，受累甲出现明显的纵嵴。第二个表现是受累甲的横向弯曲部分有随着黄色区域扩展而变得更显著的趋势。第三个表现显示于甲撕脱后，露出起源于甲母质的绒毛状肿瘤（图 17-3B），而甲则表现为增厚的漏斗状，甲母质的丝状、指状突起与近端甲的空洞相对应，两者接触时，突起部分充填于漏斗状空洞内（图 17-3C），这是其第四个表现。甲板的绒毛状突起十分明显，修剪指甲可能会引起出血。然而，某些病例的临床表现充满迷惑性，例如，纵向甲黑线可以隐藏黄色带，近端甲襞与侧甲襞交界处可出现肿胀。肿胀使受累甲呈现皮角的结构，并且在某些病例，皮角与甲板完全分离。组织学检查可明确诊断。在某些情况下，肿瘤与甲癣和纵向黑甲有关。

此纤维上皮肿瘤由两个解剖区域构成，每一解剖区域有 3 个组织学特征。近侧区位于近端甲襞下方，有一个始于甲根部的近侧边缘及一个与角质层对应的远侧边缘。其特征包括以下 3 个方面：①深层上皮内陷，由厚的 V 形角质增生区填充；②无空洞但有波浪形边缘的增厚甲板止于指端骨突；③与底面有清晰分界的纤维性基质。

有两种组织学鉴别诊断需要讨论。首先，病变结构的纵向部分与纤维角化瘤类似。然而，如发现多发的纤维上皮指状突、增厚甲板的远端边缘缺少皮角、有浆液填充的空洞，则可排除甲母质纤维角化瘤的诊断。其次，甲母质瘤半月部的间质成分可能提示纤维瘤这一错误诊断，但基于上皮组织的增生性和生甲特性，可排除后者。组织学上，甲纤维瘤压迫甲母质上皮，临床上导致甲板以纵向沟槽的形式变薄。这种肿瘤在广泛修剪远端甲缘后可能发生出血。

超声上见肿瘤在甲床呈偏心性生长，累及甲母质一翼。高回声肿瘤伴有点线状强回声，向甲板内空间和基质区域突起。骨质边缘可见重构或侵蚀征象。肿瘤血供丰富。肿瘤可向近端甲襞扩展。

五、纤维瘤

（一）获得性甲纤维角化瘤

获得性甲纤维角化瘤（acquired ungual fibrokeratoma）（图 17-4）可能是获得性指纤维角化瘤和 garlic-clove 纤维瘤的变异型。临床上表现为获得性良性无症状结节，多发生于甲周区域或手指其他部位，自发性进展，基底较窄，顶部过度角化。病灶可在短期内增大 2 ~ 3 倍，达到较大体积。大多数甲纤维角化瘤始于近端甲襞下，在甲背部生长，导致锐利的纵向压迹。一些病变起源于甲母质内，生长于甲板并最终出现在甲的中间。这些甲

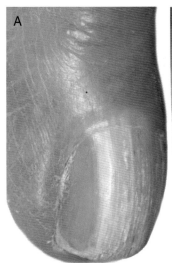
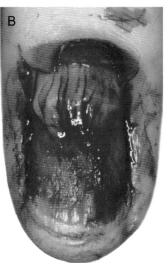
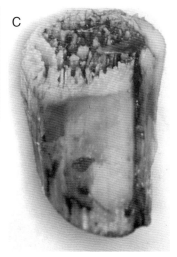

图 17-3　甲母质瘤
A. 甲上出现宽度不一的纵行黄色带；B. 源于基质的指状突起；C. 甲近端的孔洞清晰可见

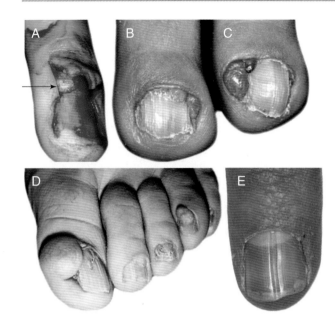

图 17-4　甲纤维瘤

A. 纤维角化瘤（箭头）；B ~ D.Koenen 瘤；E. 有条形沟槽的 Koenen 瘤，显示在外皮前部有一非常微小的肿瘤存在

内纤维角化瘤分开甲板，故被称为"分割性甲纤维角化瘤"。起源于甲床的甲下纤维角化瘤较为罕见。

（二）获得性甲纤维角化瘤和 Koenen 瘤

约有 50% 的结节性硬化症（epiloia or Boumeville-Pringle disease）病例发生甲周纤维瘤（Koenen 瘤）（图 17-4A、B、C），前者是一种显性遗传多系统疾病，累及中枢神经系统、眼、皮肤、皮肤附属器、肾、心脏、血管和骨骼，目前已确定了两个主要的基因位点，其突变可引起复杂性结节性硬化症，即位于 9q34 的 TSC1 和位于 16p13.3 的 TSC2，其表型难以甄别。

对于我们研究过的 Koenen 瘤，能分辨两个部分：①较小的远侧段，富含血管和疏松胶原；②较大的近侧段，含致密胶原束和少量血管。因此 Koenen 瘤可以被认为是特殊类型的纤维角化瘤，根据其临床表现、生长位置、来源，可分为以下几类。

1. 起源于真皮结缔组织的纤维角化瘤　常在创伤后产生或自发出现。通常位于手指（获得性指纤维角化瘤）。

2. 起源于近端甲襞或周围结缔组织的纤维角化瘤　常位于甲襞，并且可以是遗传性的（结节性硬化症）或后天获得性的（例如 garlic-clove 纤维瘤）。

创伤被认为是引起获得性甲纤维角化瘤的一个主要因素。活检对于甲肿瘤的明确诊断是必要的，因为伪纤维角化瘤应被视为诊断 Bowen 病的线索之一。

在超声上，纤维瘤表现为均匀低回声椭圆形结构，偏心性生长于甲床，可以累及甲母质区域，包括其两翼。瘤体大小不一，较大者可伴有骨缘重塑。

此外，纤维性肿瘤可继发性累及从背侧到腹侧并贴近相应屈肌腱鞘的侧甲襞。在彩色多普勒超声上，除纤维血管瘤外，其他纤维瘤通常少血流，前者可在瘤体检测到纤细的低速动、静脉。

六、外生骨疣和骨软骨瘤

甲下外生骨疣（exostosis）并非真正的肿瘤，而是正常骨或钙化软骨的外向型生长。目前尚不清楚甲下骨软骨瘤是否为另一种疾病。甲下外生骨疣罕有报道：6034 例一系列良性骨病变中只有 60 例甲下外生骨疣，然而，这也有可能是由于对该病认识不足及漏报所造成的。病灶呈骨性生长，常伴有压痛，同时可能抬高指甲。本病尤其好发于年轻人，大多位于踇趾的前端背部内侧，也可发生于其他较小的足趾，还有少数发生于拇指或示指。

甲下外生骨疣最初是末节指（趾）骨背侧的小突起，最终可从甲缘下突起或破坏甲板。如果甲缺失，表面被侵蚀并继发感染，有时形似嵌甲甚至黑色素瘤，可导致行走痛。然而，单一的甲下外生骨疣从未被观察到恶变。一些学者认为，创伤史只是偶然发现于甲下外生骨疣患者，两者并无直接关联。

疼痛（首要症状）、指甲变形（图 17-5a）和放射学特征（图 17-5B）是常用于诊断的"三联征"。外生骨疣表现为边界不清的骨小梁，远端膨大并覆盖能透射线的纤维软骨。

骨软骨瘤（osteochondroma）与甲下外生骨疣临床症状相同，男性多发。发病年龄通常在 10 ~ 25 岁，常有创伤史。病灶生长缓慢，X 线显示从远端指骨背面靠近骨骺线处凸出的局限性生长骨性结节，有或无蒂。可有甲营养不良。组织学上可见带有透明软骨帽的骨性肿瘤，但基于组织病理学模式，Palma 等指出，大多数甲下骨性团块显示出常规骨软骨瘤而非甲下外生骨疣的特征，这与病灶在末节指骨的定位无关，必须与原发性甲下钙化（尤其多见于老年女性）、外伤或银屑病引起的继发性甲下钙化及原发性皮肤骨瘤相鉴别。

甲下外生骨疣在超声上表现为线状强回声结构，常伴后方声影。外生骨疣的基底部常与末节指骨缘的强回声线相连。当它们与软骨组织有关时，被称为骨软骨瘤，强回声钙化成分周围可见低回声帽包绕。在外生骨疣周边可探及边界不清的低回声，考虑为继发性炎症和瘢痕反应。

七、黏液囊肿

黏液囊肿（myxoid cysts）是常与远端指间关节（distal interphalangeal，DIP）相连并向甲周或甲下区域扩展的囊性病变。它们最常影响近端甲襞，但也可向甲床生长，对甲母质造成继发性压迫（图 17-6）。

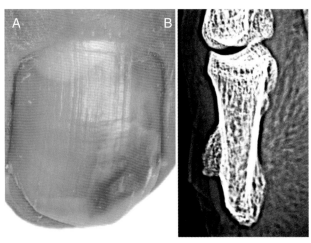

图 17-5　外生骨疣
A. 远端甲下外生骨疣；B. 外生骨疣 X 线片

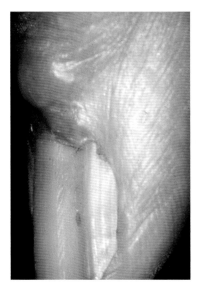

图 17-6　黏液囊肿

黏液囊肿在超声上表现为圆形或椭圆形无回声结构，囊壁后方回声增强，囊内无血流信号。黏液囊肿向甲床扩展的部分及与 DIP 关节相通的迂曲管状无回声也能在超声上看到。本病通常与骨关节炎和 DIP 关节滑膜炎相关。在甲受压的同一轴线上可见增厚、不规则的甲板。

八、化脓性肉芽肿

化脓性肉芽肿（pyogenic granuloma）是良性结节状血管瘤，典型者常发生于微小皮肤穿通伤后，可以快速生长至豌豆或樱桃大小。病灶表面可见表皮坏死形成的侵蚀灶。尽管结节周围可见典型的围巾样环，硬结仍可类似于恶性黑色素瘤。化脓性肉芽肿最常位于近端甲襞，但也可向甲下区域远端扩展（图 17-7），或位于甲床，

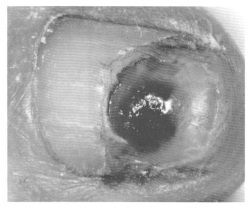

图 17-7　化脓性肉芽肿

与趾甲剥离相关，往往因长期摩擦创伤所致。在甲板贯通伤后，化脓性肉芽肿也可发生于甲母质，有压痛和随时出血倾向的特征性表现。由足趾嵌甲引起的广泛肉芽组织可形似甲周化脓性肉芽肿，前者可见于使用芳香族维生素 A、茚地那韦、环孢菌素治疗的患者，以及使用新型抗癌药（抑制表皮生长因子受体或其转导）易瑞沙（ZD1839）、西妥昔单抗（C225）和吉非替尼的患者。

化脓性肉芽肿在超声上表现为边界不清的低回声结构，甲板移位，甲床扩大。单层或双层甲板增厚和（或）呈波浪状。肉芽肿内可检测到不同程度的血流信号。

九、血管球瘤

75% 的血管球瘤（glomus tumor）发生在手部，大部分在指尖特别是甲下区域。血管球瘤占手部肿瘤的 1%～2%，有 7 例血管球瘤被报道为 von Recklinghausen 神经纤维瘤病。

血管球瘤的特征为剧烈疼痛，常为搏动性疼痛，可自行发生也可由轻微创伤及外部刺激激发（如在指甲放置冰块），甚至温度变化尤其是由热转冷即可激发疼痛。疼痛可向肩部放射。疼痛有时会在夜间加重，但是，将止血带放置在指根部时疼痛停止，疼痛消失时血压较之前或轻微创伤后上升至 300mmHg。

透过指甲观察，血管球瘤为直径数毫米的蓝紫色或红蓝色点，很少超过 1cm。加压时红斑不能完全消退，并伴有剧烈疼痛，提示血管球瘤可能。纵向红甲及与之相连的远端裂隙是血管球瘤的一个典型特征（图 17-8）。血管球瘤有时可引起皮肤表面温度轻微增高，可以通过温度计测量。动态远红外成像仪显示的病灶大小为其实际大小的 3 倍。近半数血管球瘤会导致轻微甲畸形，隆起和裂隙是最常见的临床表现。甲下角化过度与甲剥离较为罕见。大约 50% 的病灶造成远端指骨背侧凹陷，甚至形成 X 线上可见的透亮区。动脉造影已不再施行，如不能透过指甲清晰地观察到肿瘤，则临床探查和

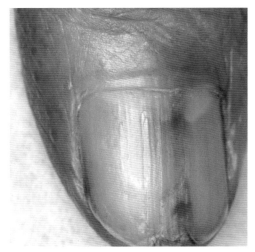

图 17-8 血管球瘤及纵向红甲

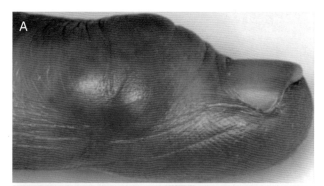

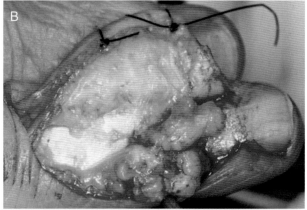

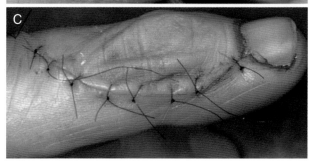

图 17-9 甲巨细胞瘤
A. 甲巨细胞瘤外观；B. 暴露皮损；C. 肿瘤切除后

X 线透视有助于准确定位。如果临床上或 X 线摄影不能定位，透视观察到星形毛细血管扩张区就可对血管球瘤进行诊断和定位，磁共振成像因其敏感性更高且能更好地评价肿瘤的范围而更适用于本病。

血管球瘤在超声上表现为低回声结节，位置居中，通常血流丰富。肿瘤内动脉血流收缩期峰值流速不定，文献报道可低至 3.7cm/s，高至 21.1cm/s，而后者超过胫动脉正常收缩期峰值流速［（16±10）cm/s］。肿瘤下方末节指骨骨性边缘重塑较为常见，这可能反映肿瘤的生长速度缓慢。血管球瘤位于近端者多于位于远端者，在外科手术前详细了解肿瘤的位置可以更好地选择切口。

十、巨细胞瘤

巨细胞瘤（giant cell tumor）为腱鞘或关节滑膜来源的肿瘤，是手部第二常见的皮下肿瘤，好发于女性。在指部，巨细胞瘤通常单发于指间关节背部，表现为生长缓慢的分叶状结节，表面光滑，不伴肤色改变，触诊坚韧有弹性（图 17-9）。病灶可长至樱桃大小，弯曲时可产生疼痛。仅有极少数肿瘤可能累及甲单位的侧甲襞。可能发生周期性炎症和渗液，但与恶性滑膜瘤比较，巨细胞瘤在 X 线片上无明显钙化，且甲下巨细胞瘤相对罕见。紧邻甲的囊性病灶会使甲板产生宽的纵沟，累及侧甲襞和甲床的巨细胞肿瘤可干扰甲的生长。

十一、甲神经束膜瘤

神经束膜瘤（perineuriomas）的特征为上皮细胞膜抗原阳性免疫反应和 S-100 蛋白、α-平滑肌肌动蛋

白阴性反应。临床表现为肿胀、杵状指（图 17-10）或甲营养不良，可能与纤维瘤、甲下外生骨疣等其他病变混淆。

在超声上，神经束膜瘤多表现为边界不清的偏心性低回声团块。神经束膜瘤可能累及甲母质（尤其是双翼之一）、同侧甲襞。在彩色多普勒超声上表现为少许血流信号。尚无骨缘重塑的文献报道，尽管有假设性观点认为较大肿瘤应该可能发生骨缘重塑。目前尚未有关于神经束膜瘤累及甲板间空间和瘤内存在强回声点的报道。尽管有学者遇到 3 例甲神经束膜瘤（perineurioma of the nail），但这些源于神经组织的良性肿瘤，发生于甲部者极为罕见。它们有别于其他常见的神经源性肿瘤，如神经鞘瘤或神经纤维瘤。

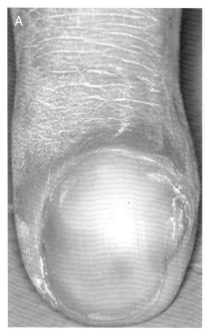
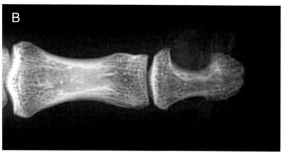

图 17-10　甲神经束膜瘤
A. 甲神经束膜瘤外观；B. 神经束膜瘤 X 线片

第 18 章
甲的超声检查

一、简介

甲是一个复杂的末端器官，由甲床、甲板、甲周区、远端指间关节和远端插入的伸肌腱等结构组成。这一附属器从妊娠第 15 周开始出现直到死亡，可受多种原发性和继发性因素影响。

临床对甲区域疾病的诊断存在困难。甲母质对各类创伤很敏感，因此对甲的活检很难操作并可能在高度暴露的身体区域留下永久性瘢痕。此外，天然覆盖的甲板可能使对深面病变的识别变得更加复杂。因此，使用影像学方法，如超声，可能对甲部疾病的早期诊断和治疗有所帮助。并且，超声提供的解剖学信息可以影响一些治疗决策的制定，如外科手术切除的位置和范围，以及优化治疗方案。

过去，甲超声检查使用 20MHz 的探头，为固定频率的超声仪器。目前，甲的超声检查主要用变频超声仪器，频率为 7 ~ 22MHz，能实时显示甲床的血流信号。三维超声重建亦可为临床医师提供有价值的信息，使他们能更好地理解病灶的尺寸。

二、技术分析

建议在指（或趾）充分伸展的前提下行甲部超声检查。使用小巧的线阵变频探头（曲棍球棒型），可以更好地适应甲的形状。必要时可以使用衬垫。需在甲和甲周涂上大量耦合剂。一次检查至少应在两个垂直方向上进行扫查。可以使用灰阶超声、彩色和能量多普勒、频谱分析。通过对甲和甲周区域 5 ~ 8s 的扫描，进行三维重建，可以使图像显示更清楚，更易于理解。

三、甲的正常超声解剖

甲单元由三部分组成：甲床、甲板和甲周组织。甲板分为两面。背侧和腹侧甲板在超声上表现为双层平行的高回声结构，由低回声区分开，在更高频率（>

20MHz）上常显示为更高回声。正常甲板的起源部通常远离指间关节。甲床为低回声，在甲基质下的近端区域变为稍高回声。正常甲床内通常可探及细小、低速的动、静脉。甲周区分为近端甲襞和侧甲襞。侧甲襞按各自在指或趾的区域被分为桡侧、尺侧或内侧、外侧。甲周区皮肤组织和身体其他部位正常皮肤回声相同。在掌侧和跖侧区（光滑皮肤），表皮呈双层高回声结构，在指和趾背侧（不光滑皮肤）则变为单层高回声结构。此外，近端甲襞和侧甲襞区域缺乏低回声的皮下脂肪组织，而相反，皮下组织的脂肪成分在指（或趾）的指（或趾）腹处略隆起（图 18-1，图 18-2）。

四、甲单元的病变

（一）良性生长性和先天性、炎性、美容相关病变

1. 生长和位置异常

（1）内生趾甲：内生趾甲（ingrowing toenail）又称嵌甲，是甲板异常生长或嵌入侧甲襞。该病有多种病因，如甲板过屈（鳌甲）、先天排列错乱、生长轴异常和植入侧甲襞肥大，以及修剪不当、反复的或难以察觉的外伤、基因易感体质、多汗症和脚部卫生状况差等。最常用的治疗方法是手术，但复发率高达 70%。

在超声上，嵌入侧甲襞的甲板片段表现为双层强回声，周围常被低回声的炎性组织和肉芽组织包绕。彩色多普勒超声可于甲板周围组织内探及丰富血流信号（图 18-3，图 18-4）。

（2）脱甲病：脱甲病（onychomadesis，onychoptosis）是指甲板自发性地从甲基质分离，是一段时期内甲形成受阻的常见现象。短期的甲形成迟缓导致 Beau 线（即贯穿甲板的横线或凹陷）出现，而长期的甲生长停滞导致甲分离甚至脱落。典型的脱甲病见于全身疾病或外伤后 4 ~ 8 周。

在超声上，可见 2 个或 2 个以上的分离的甲板片段，有时腹板可另见无回声的假大疱。也可探及增厚且回声减低的甲床（图 18-5）。

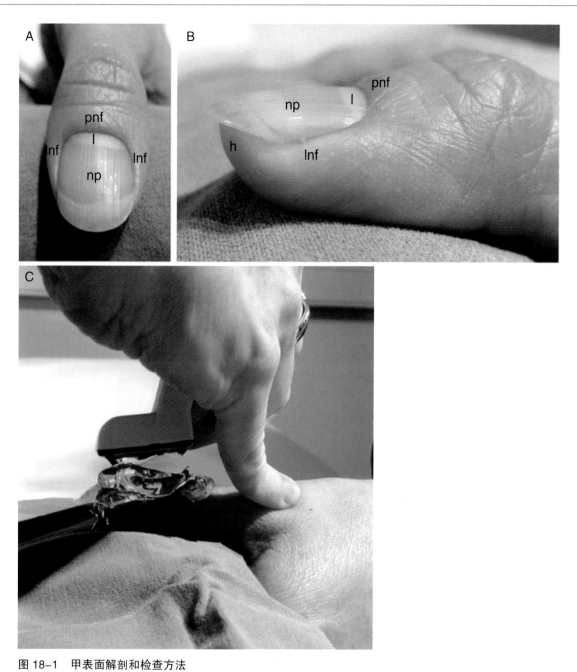

图 18-1　甲表面解剖和检查方法

A、B.照片（A. 前面观；B. 侧面观）显示指甲的不同组成；C.指甲超声检查。缩写：np.甲板；lnf.侧甲襞；pnf.近端甲襞；h.甲下皮；l.甲半月

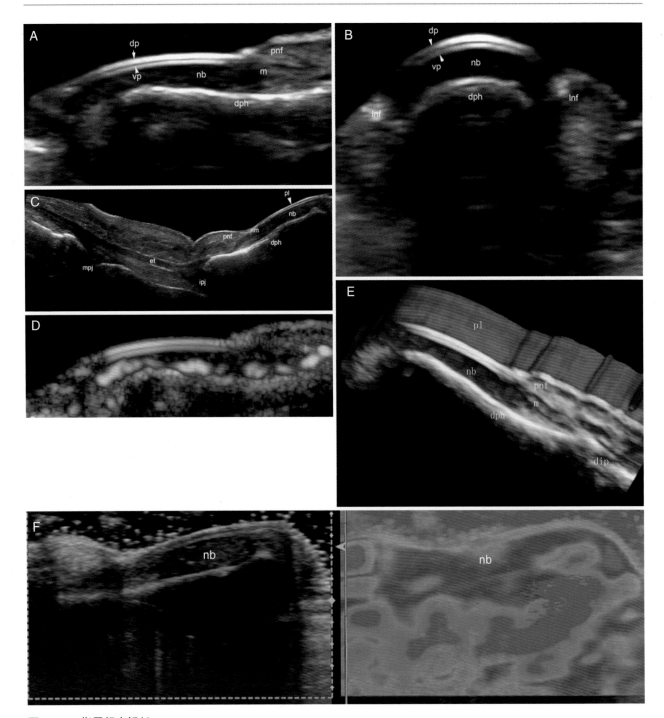

图 18-2　指甲超声解剖

A ~ C. 灰阶超声图像（A. 纵切面；B. 横切面；C. 长轴宽景成像）显示甲单元的不同部分；D. 能量多普勒超声图像（纵切面）显示甲床内正常血流；E. 三维重建（5 ~ 8s 扫查），突出指甲单元的不同组成；F. 甲的超声弹性成像（并排对比：灰阶成像 – 弹性成像：纵切面）。缩写：nb. 甲床；dp. 背板；vp. 腹板；pl. 甲板；m. 甲基质；pnf. 近端甲襞；lnf. 侧甲襞；dip. 远端指间关节；ipj. 指间关节；mpj. 掌指关节；et. 伸肌腱；dph. 远端指骨

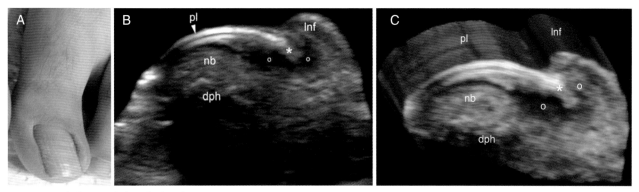

图 18-3　内生趾甲（嵌甲）（一）

A. 临床图片显示左脚趾侧甲襞红肿，患者亦有先天性趾甲排列错乱（甲单元侧方背离）；B. 灰阶超声图像（横切面）显示嵌入侧甲襞里的线状高回声甲板（短箭头），同时可见低回声肉芽肿和炎性组织（o）围绕甲板片段；C. 内生趾甲的三维重建（横切面，5 ~ 8s 扫查）。缩写：nb. 甲床；pl. 甲板；lnf. 侧甲襞；dph. 远端指骨；* 内嵌甲板片段；o. 肉芽肿和炎性组织

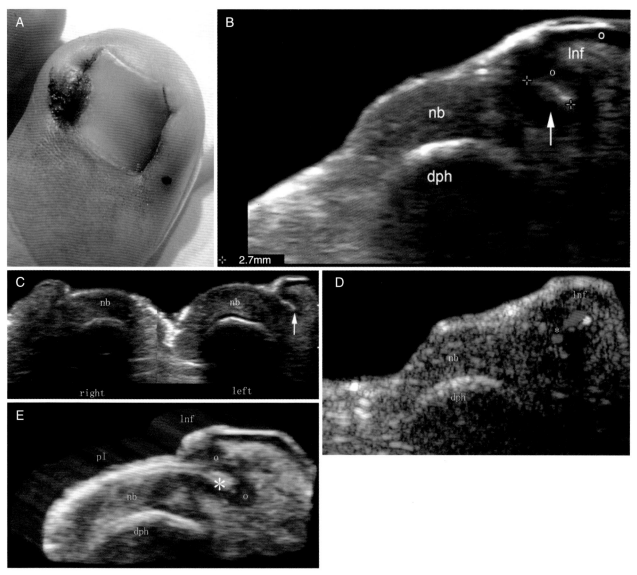

图 18-4　内生趾甲（嵌甲）（二）

A. 临床图片显示左脚趾甲侧甲襞处易出血的红色病灶；B、C. 灰阶超声（B. 横切面；C. 横切面双侧对比）显示长约 2.7mm 的强回声线状甲板片段（* 间和箭头所示），嵌入侧甲襞，趾甲片段周围可见低回声炎性和肉芽肿组织；D. 彩色多普勒超声（横切面）显示甲板片段周围血流信号增多；E. 内生趾甲的三维重建（横切面，5 ~ 8s 扫查）。缩写：nb. 甲床；pl. 甲板；lnf. 侧甲襞；dph. 远端指骨；* 内嵌甲板；o. 肉芽肿和炎性组织

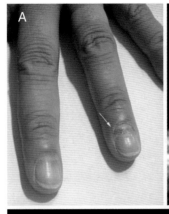

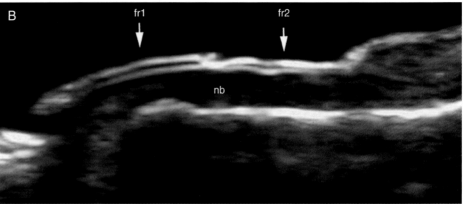

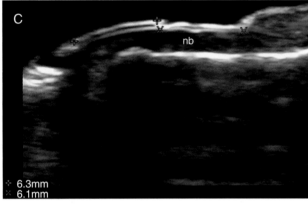

图 18-5 脱甲症

A.临床图片显示左手示指指甲脱落；B、C.灰阶超声图像（纵切面，B.箭头所示；C.*所示）显示两个双层强回声甲板（片段 1，长 6.3mm；片段 2，长 6.1mm）。缩写：nb.甲床；fr.甲板片段

（3）逆甲：逆甲（retronychia）表现为近端甲向内生长，发生于甲单位反向嵌入近端甲襞时。临床上，逆甲发生于严重感染或全身性疾病后 3～6 个月，表现为近端持续慢性甲沟炎伴随指甲突然中断。逆甲偶尔伴发脱甲症，临床上亦可与甲肿瘤表现相似。

超声可见甲板起始部与远端指骨基底部间距异常缩短，近端甲襞和甲床增厚，回声减低，甲沟不同程度增厚。这种异常也可表现为整体或局部的指甲后嵌。据文献报道，三维超声有助于早期发现和更形象直观地显示逆甲（图 18-6，图 18-7）。

2. 先天性疾病、解剖变异和继发影响

（1）先天排列不齐（congenital malalignment，CM）：甲排列不齐主要分 3 种类型：先天性踇趾趾甲排列不齐、创伤性指甲排列不齐、医源性甲板排列不齐。先天性踇趾趾甲排列不齐是基于甲床的侧向偏差。纵轴移位是甲基质偏差的结果，可能是由踇趾肥厚的伸肌腱牵引增加导致。先天性踇趾趾甲排列不齐在出生时即表现得很典型。通常是双侧，但也可单侧。内生趾甲和甲弯曲（隆凸增厚和弯曲）是最常见的并发症。

在超声上，CM 表现为甲板和甲床增厚，甲床呈低回声。当 CM 并发嵌甲时，侧甲襞内可探及强回声双层甲板片段。在彩色多普勒超声上，甲床通常表现为乏血供（图 18-8，图 18-9）。

（2）先天性踇趾唇肥厚：先天性踇趾唇肥厚（hypertrophic lip of the hallux）又称为踇趾假性纤维瘤，通常对应双侧对称的内甲襞肥大，出生时即可出现，绝大多数累及踇趾。临床上，它表现为发红的坚硬隆起，这种表现与儿童手指周期性复发纤维瘤类似。在超声上，这些良性病变或假瘤样病变表现为皮肤增厚、表皮浅层回声减低，后者可能跟炎症有关。这些情况影响内甲襞并且可累及甲床。有时甲板碎片段可嵌入侧甲襞（图 18-10）。

（3）斑秃：斑秃（alopecia areata，AA）是一种自身免疫性非瘢痕性脱发疾病，其终身患病风险为 2%。本病常见于青少年和儿童。除头发和体毛之外，眉毛、睫毛及指甲都会受累。指甲受累似乎更常见于儿童。临床上，凹陷及各种程度的指甲营养不良可能在头皮出现异常之前被发现，这些临床表现与银屑病相似。

在超声上，甲基质区可见增厚的近端甲襞。甲床可能表现为强回声、增厚、波浪状。可见甲板上移。甲床通常乏血供，这与活跃期的银屑病富血供表现不同（图 18-11，图 18-12）。

（4）鱼鳞病：鱼鳞病（ichthyosis）是一组角化功能缺陷的疾病，临床主要特征为表皮剥落，分为遗传性和获得性鱼鳞病。先天性常染色体隐性遗传鱼鳞病常在出生时即有所表现，最常发生于火棉胶婴儿。寻常性鱼鳞病是最常见的鱼鳞病，是常染色体显性遗传病。

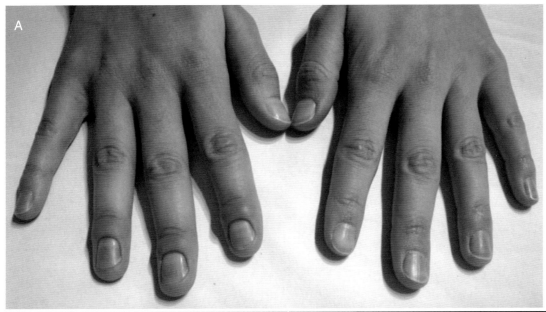

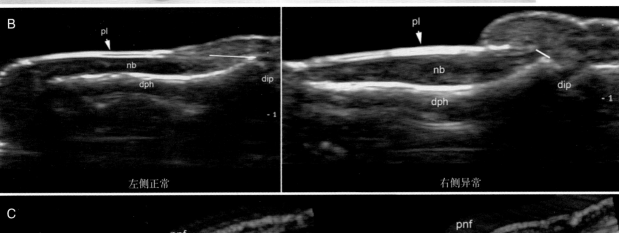

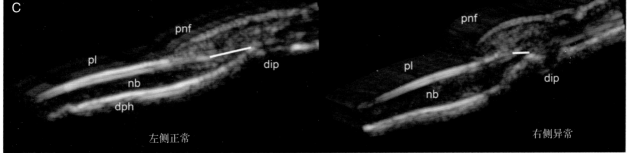

图 18-6　逆甲

A. 临床图片显示右手示指、中指、环指水肿和指甲后嵌；B、C. 示指超声双侧对比图像（纵切面）（B. 灰阶超声图像；C. 三维重建），显示甲板起始部与远端指骨距离右侧（异常）小于左侧（正常）。注意患侧甲板起始部离远端指间关节水平更近。缩写：pl. 甲板；nb. 甲床；dph. 远端指骨；pnf. 近甲襞；dip. 远端指间关节

在超声上，鱼鳞病表现为甲板增厚，背 - 腹侧甲板间隙消失及甲周表皮层增厚（图 18-13）。

（二）炎症性疾病

1. 银屑病　银屑病（psoriasis）时，指甲改变和皮肤病变的严重程度之间存在显著相关。银屑病甲病可以是单一的表现，或者先于皮肤斑块出现。据估计，5%的银屑病甲病患者没有任何皮肤受累表现，而与指甲正常的银屑病患者相比，则有较多潜在的系统性亚临床型

肌腱附着端病。此外，尽管患有银屑病关节炎的患者最常见指甲受累（53% ~ 86%），但仅有 10% ~ 20% 的银屑病患者表现出关节炎。

超声上常可显示银屑病累及甲床和甲板的表现。最常见的（从早期到末期）超声表现包括：甲床增厚（腹侧甲板到远端指骨骨性边缘之间的距离增加）；甲床内血流信号增多；腹侧甲板边界不清；终末期，局部受累甲板出现点状强回声，一侧或双侧甲板增厚、边界不清、形态不规则甚至呈波浪状轮廓。可用彩色或能量多普勒

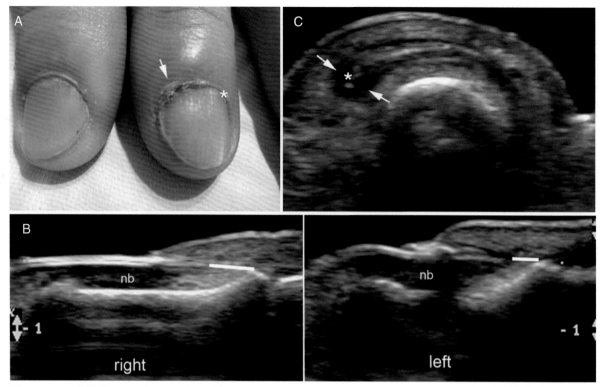

图 18-7　部分逆甲

A. 临床图片显示左手示指甲沟水肿（箭头）；B. 灰阶超声图像［纵切面，双侧示指的桡侧比较（右／左）］显示左手示指后嵌的甲板距远端指骨基底部和指间关节更近，注意异常侧可见双层增厚的甲板片段，并见增厚的低回声甲床，白色横线标志着甲板起始部至远端指骨基底部的距离，左侧手指桡侧距离更近；C. 灰阶超声图片（横切面，左手示指）显示甲板片段（*，箭头）嵌入桡侧近端甲襞。左手示指尺侧则不明显。缩写：nb. 甲床

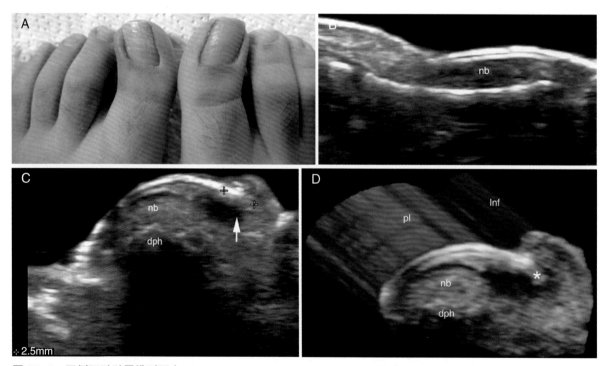

图 18-8　双侧踇趾趾甲排列不齐

A. 临床图片显示两侧踇趾趾甲侧方偏差，侧甲襞红斑和肿胀；B. 灰阶超声图像（纵切面，左侧踇趾）显示甲床轻微增厚；C、D. 超声检查（左侧踇趾横切面：C. 灰阶超声；D. 三维重建）显示宽为 2.5mm 的甲板片段（*）嵌入侧甲襞，碎片周围可见低回声的炎性和肉芽肿组织（箭头）。缩写：nb. 甲床；pl. 甲板；lnf. 侧甲襞；dph. 远端指骨

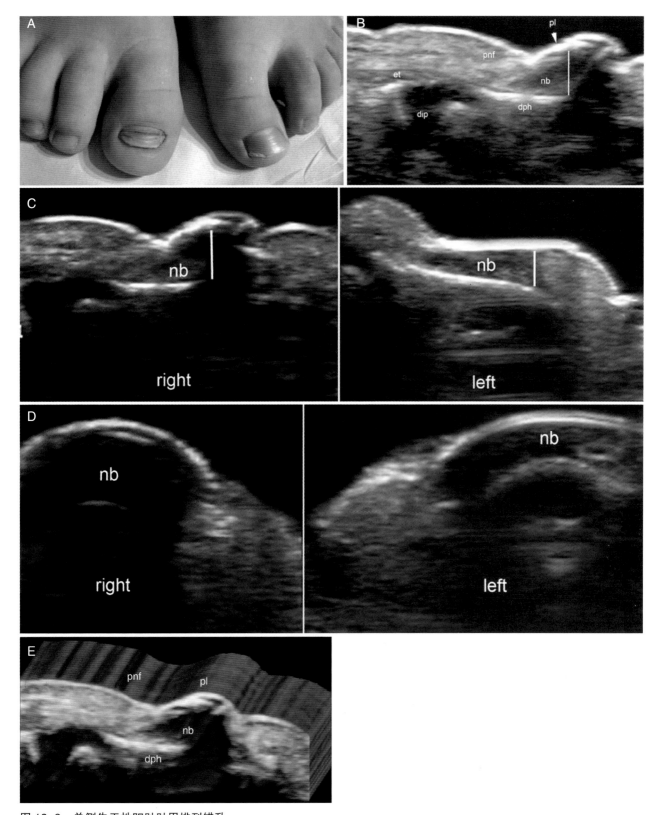

图 18-9　单侧先天性踇趾趾甲排列错乱

A.临床图片显示右侧踇趾轻微的横向偏差及营养不良改变，呈褐色和绿色。右侧踇趾甲板横向骑跨及增厚；B ~ E.超声图像［B ~ D. 灰阶超声图：（B.右侧踇趾纵切面；C.纵切面双侧对比；D.横切面，双侧对比）；E.右侧踇趾纵切面三维重建］，显示甲床增厚及回声减低（白线所示），包括甲基质区。另可见增厚的甲板和甲板双层板间空间内低回声区域的缺失。缩写：nb.甲床；pnf 近端甲襞；pl.甲板；dph.远端指骨；dip.远端指间关节；et.伸肌腱

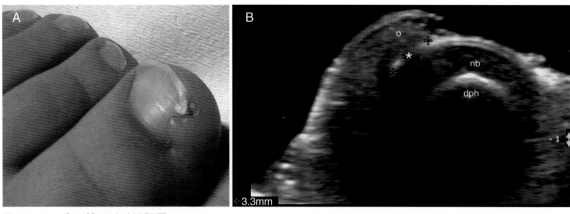

图 18-10　先天性踇趾趾唇肥厚

A. 临床图片显示左侧踇趾内甲襞红肿肥厚；B. 灰阶超声图像（横切面）显示内甲襞真皮层肥厚（o），注意可见 3.3mm 的甲板片段（*）嵌入内甲襞（嵌甲）。甲板片段周围可见炎性和（或）肉芽肿组织。缩写：nb. 甲床；dph. 远端指骨

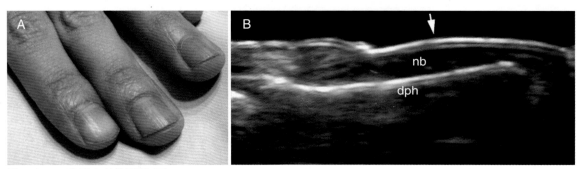

图 18-11　斑秃患者的指甲病变

A. 临床图片显示右手示指、中指、环指的指甲不规则凹陷；B. 灰阶超声图像（纵切面，中指）显示甲床轻度增厚及甲板向上移位（凸面，箭头）。缩写：nb. 甲床；dph. 远端指骨

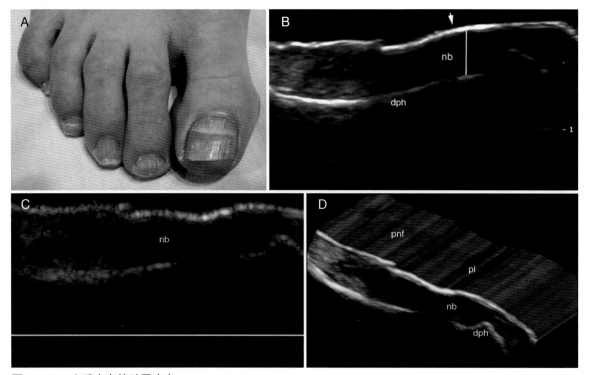

图 18-12　斑秃患者的趾甲病变

A. 临床图片显示右侧踇趾趾甲营养不良性改变；B. 灰阶超声图像（纵切面，右侧踇趾趾甲）显示甲床增厚和回声减低（白线），累及甲基质区。另见波浪状的腹侧甲板，边界模糊（箭头）；C. 多普勒超声图像（纵切面）显示甲床整体低血供；D. 右侧踇趾的三维重建（纵切面，5～8s扫查）突显了这些变化。缩写：nb. 甲床；dph. 远端指骨；pl. 甲板；pnf. 近甲襞

来评估银屑病甲病的活动性，也可通过监测血流模式来进行追踪随访。活动期表现为血供丰富，通常始于近端甲床（局部受累），可弥漫性至整个甲床（整体受累）（图18-14 至图 18-16）。

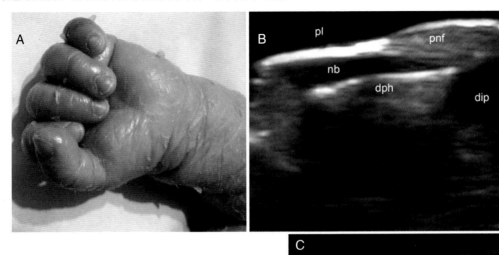

图 18-13　鱼鳞病

A. 临床图片显示先天性常染色体隐性鱼鳞病患儿皮肤剥落；B、C. 右侧中指指甲超声（B. 灰阶超声图像；C. 纵切面三维重建）显示甲板增厚，背 - 腹侧板间隙消失。另可见近端甲襞表皮增厚。缩写：nb. 甲床；pl. 甲板；dph. 远端指骨；dip. 远端指间关节

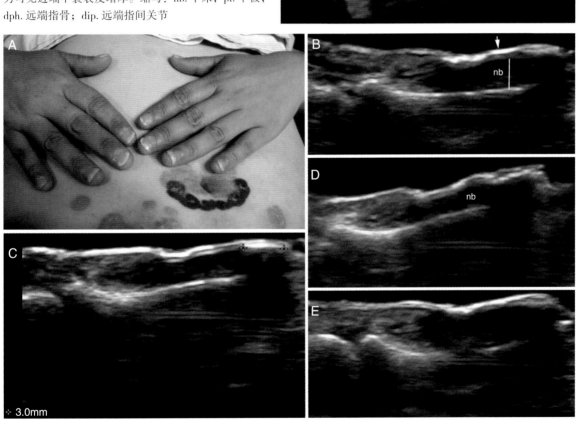

图 18-14　银屑病

A. 临床图片显示银屑病患者指甲广泛营养不良伴皮肤斑块；B. 灰阶超声图像（纵切面，右手中指）显示包括甲基质区的甲床增厚，回声减低（白线所示），背侧甲板增厚（箭头），腹侧甲板边界不清；C. 灰阶超声图像（纵切面，右手环指）：远端腹侧甲板见 3.0mm 的强回声局部沉积，后方伴声影，另可见弥漫性低回声的甲床和波浪状的甲板；D. 灰阶超声（纵切面，右小指）显示甲板增厚，边界不清，形态不规则，增厚的近端甲床呈弥漫性低回声；E. 灰阶超声图像（示指纵切面）显示显著增厚的甲床，呈低回声，腹侧甲板边界不清，背侧甲板增厚，板间隙部分消失。缩写：nb. 甲床

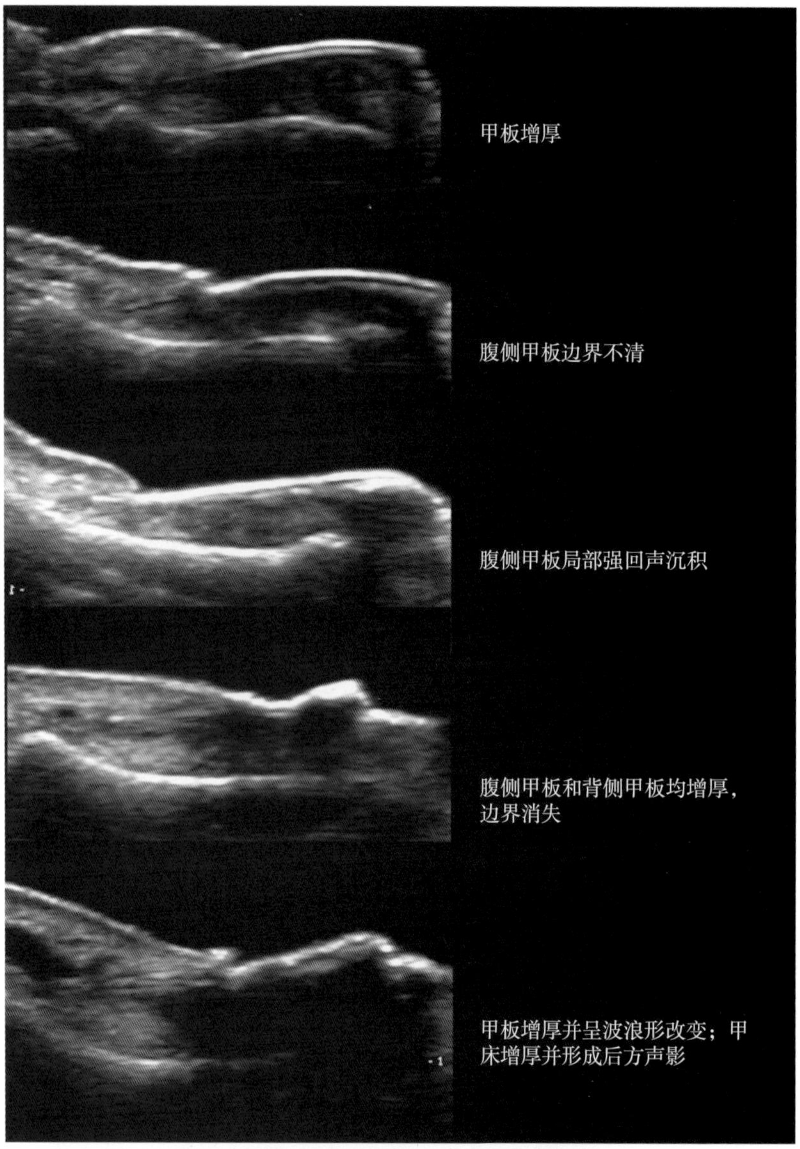

甲板增厚

腹侧甲板边界不清

腹侧甲板局部强回声沉积

腹侧甲板和背侧甲板均增厚，
边界消失

甲板增厚并呈波浪形改变；甲
床增厚并形成后方声影

图 18-15 银屑病甲病声像模式
灰阶超声图像（纵切面）显示银屑病甲病从
早期到晚期的各种形态学改变

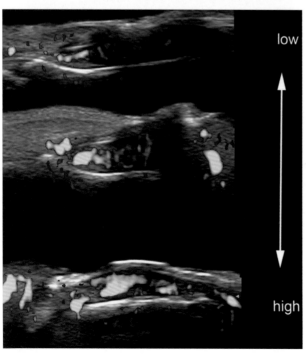

low

high

图 18-16 银屑病血流模式
能量多普勒超声图像（纵切面）显示银屑病甲床内从低（近端局
部）到高（整体弥漫）不同程度的血流信号

2. 硬皮病（scleroderma）　系统性硬化病（systemic sclerosis，SS）是一种以多器官的血管损伤及间质纤维化为特征的结缔组织病。系统性硬化病可以影响甲单位的微血管结构和功能，故而在硬化病中血管异常是常见的征象。其他影像学方法也已用于追踪甲血管的变化，如激光多普勒、热成像和甲襞毛细血管镜等。

在超声上，通常表现为甲板上移、甲床增厚、甲床回声减低，这些表现可能与水肿和（或）慢性炎症相关。甲床表现为不同程度的血流信号，最后多数表现为少许血流信号，与低速（速率＜2cm/s）毛细血管的血流有关，很难被现有仪器探测到（图 18-17）。

3. 皮肌炎－钙质沉着症（dermatomyositis-calcinosis）　据报道，甲襞毛细血管的改变可反映皮肌炎的病变活跃程度。甲周毛细血管改变如血管曲张、区域萎缩、毛细血管扩张、中央区出血、微小出血及近端甲襞毛细血管循环丛形成等，均可见于文献报道。钙质沉着症是许多结缔组织病普遍的表现，尤其多见于青少年皮肌炎患者，并普遍存在于病情持续活动和病程长的患者中。

在超声上，甲周钙沉积物常位于手指顶端，表现为局限性斑点状强回声，伴后方声影，后者为钙质产生的典型伪影。毗邻钙沉积物的真皮浅层可见不同程度的低回声，提示水肿。彩色多普勒超声可见甲床血流信号轻度增多（图 18-18）。

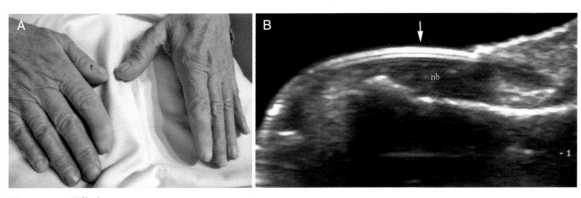

图 18-17　硬化症
A. 临床图片显示指甲棕色区域和脱色区域；B. 灰阶超声图像（左手拇指，纵切面）显示甲板上移（箭头）；甲床（nb），包括甲基质区域，增厚且回声减低

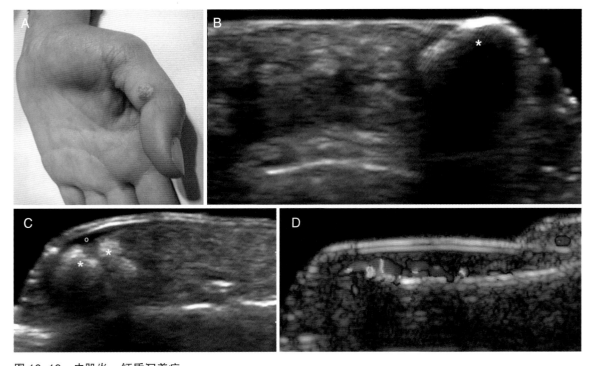

图 18-18　皮肌炎－钙质沉着症
A. 临床图片显示左手拇指桡侧白色隆起；B. 灰阶超声图像（左手拇指桡侧纵切面）显示真皮层强回声斑（＊），伴声影，对应钙质沉着；C. 灰阶超声图像（右手示指指腹纵切面）显示真皮层及皮下强回声斑（＊），提示钙质沉着，同时可见真皮浅层低回声（o）；D. 彩色多普勒超声图像（左手拇指纵切面）显示甲床血供轻度增多

4. 红斑狼疮（lupus erythematosus） 血管再生和微血管内皮损伤在系统性红斑狼疮发病机制中起到重要作用。血管的改变也累及指动脉和甲床。指动脉末端血栓形成会使甲床发生继发性缺血和继发性营养缺乏的改变。

在超声上，显示甲床厚度改变和回声减低，包括甲床和（或）甲板增厚或变薄。可见反映甲基质受累的甲萎缩，以甲板中断和不齐为特征性表现。甲床缺血性改变也经常在使用彩色多普勒超声时发现（图18-19，图18-20）。

5. 类风湿关节炎 自身免疫性疾病患者可有各种指（趾）甲改变。近端甲襞是所有胶原相关疾病最重要的改变区域，常表现为红斑和毛细管扩张，是毛细循环的可视化表现。也可观察到甲襞毛细血管出血和灶性坏死。

类风湿关节炎（rheumatoid arthritis，RA）是以对称性关节炎伴全身症状为特征的慢性疾病，累及不同的器官系统，包括皮肤和指（趾）甲，临床上常表现为纵向嵴和杵状指。

可以通过超声来辨认类风湿关节炎的关节间隙、伸肌腱和屈肌腱、骨边缘、关节周围和腱鞘周围软组织、指甲及血管的解剖细节。

解剖上的改变包括关节间隙狭窄；肌腱变性（例如肌腱病或肌腱纤维化变性）；伸肌腱和屈肌腱撕裂或萎缩；骨边缘侵蚀；关节周围和腱鞘水肿；甲床增厚、回声减低及血流增多（图18-21）。

6. 甲下脓肿-甲周瘘（subungual abscess-periungual fistula） 继发于药物或全身疾病的免疫抑制可以产生甲床的严重感染，常需切开引流。

在超声上，甲床内积液或脓肿表现为无回声区，常伴甲下空间增大。当感染产生气体时，可见带状强回声伴后方声影，而且，通过改变患者指（趾）甲位置，可见甲床内气体流动。甲周低回声迂曲的瘘管可达远端指骨骨边缘、远端指间关节和（或）甲床。超声可随访观察。（图18-22至图18-25）。

7. 外伤、异物和甲中央管萎缩 甲外伤很常见，是儿科最常见的手外伤之一。最常见的外伤病变包括甲下血肿、创口、甲床和（或）甲基质单纯或星状撕裂伤、甲床撕脱伤、甲基质缺失、甲床损伤伴远端指骨骨折及相关指尖伤等。指甲在手的功能发挥上起着重要作用，

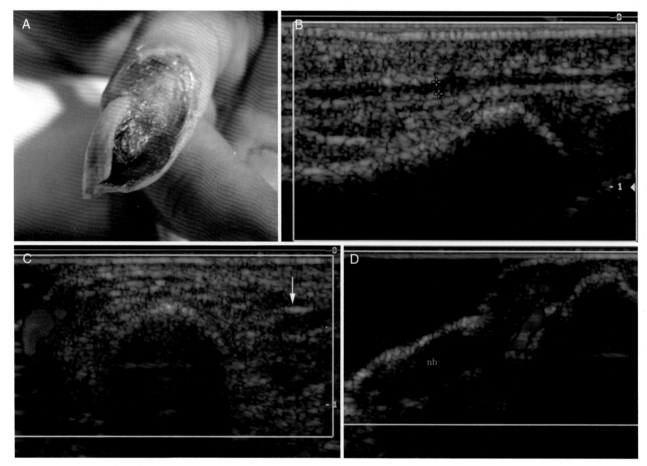

图18-19 右手示指红斑狼疮

A.临床图片显示右手示指末端溃疡和甲营养障碍改变；B、C.彩色多普勒超声图像（B.纵切面；C.横切面；右手示指）显示手指桡侧低回声血栓样物质填充指背动脉（标记和箭头之间）；D.彩色多普勒超声图像（右手示指纵切面）显示甲床血流弥漫性减少。

缩写：nb.甲床

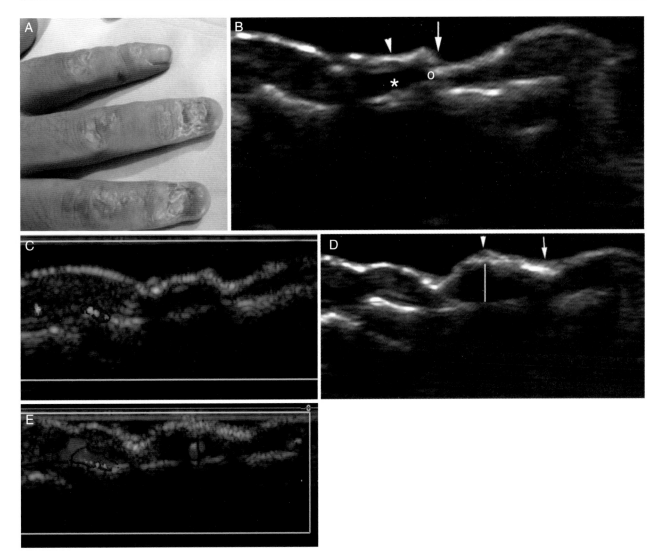

图 18-20　红斑狼疮

A. 临床图片显示指甲广泛性营养障碍改变，手指背侧红斑和鳞状斑块；B. 灰阶超声图像（右环指纵切面）显示甲床变薄（* 和 o），甲板（背侧和腹侧）中断（箭头）和排列不齐（短箭头）；C. 彩色多普勒超声（右环指纵切面）显示甲床缺血性改变；D. 灰阶超声图像（右中指纵切面）显示甲床厚薄不均，近端增厚（白色直线），远端变薄（箭头）；另可见甲板增厚、隆凸（短箭头）、不齐；E. 彩色多普勒超声（右中指纵切面）显示甲床部分缺血性改变

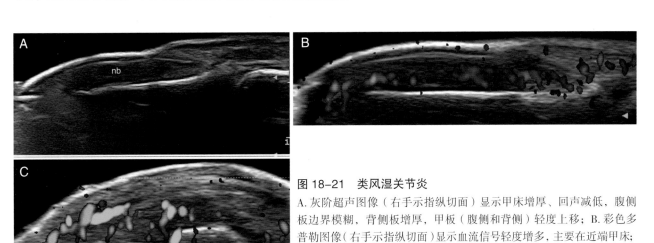

图 18-21　类风湿关节炎

A. 灰阶超声图像（右手示指纵切面）显示甲床增厚、回声减低，腹侧板边界模糊，背侧板增厚，甲板（腹侧和背侧）轻度上移；B. 彩色多普勒图像（右手示指纵切面）显示血流信号轻度增多，主要在近端甲床；C. 彩色多普勒图像（右手示指中间，指骨桡侧纵切面）显示骨侵蚀（箭头）和周围软组织血流信号增多

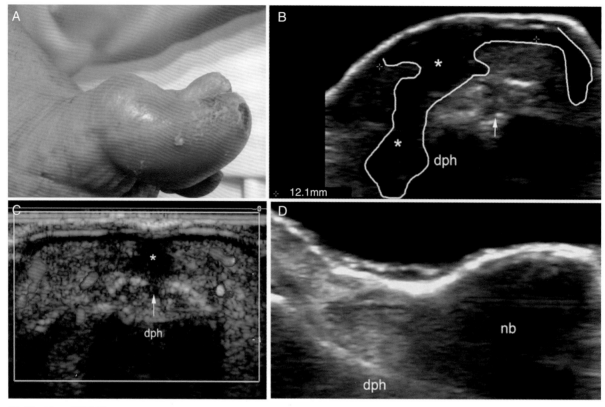

图 18-22　甲周瘘

A. 临床图片显示左侧跗趾内侧红肿，甲板发黄萎缩，内侧甲襞和甲床下可见角化斑；B. 灰阶超声图像（左侧跗趾内侧纵切面）显示长约 12.1mm 的瘘管（*，勾勒区），使表皮下区域与远端趾骨骨边缘相通，可见远端趾骨骨边缘被侵蚀（箭头）；C. 彩色多普勒超声（横切面）显示瘘管（*）周围血流信号轻度增多，骨边缘侵蚀（箭头）显示清晰；D. 灰阶超声图像（甲区纵切面）显示甲床增厚、回声减低。另见甲板增厚、不规则。缩写：dph. 远端指骨；nb. 甲床

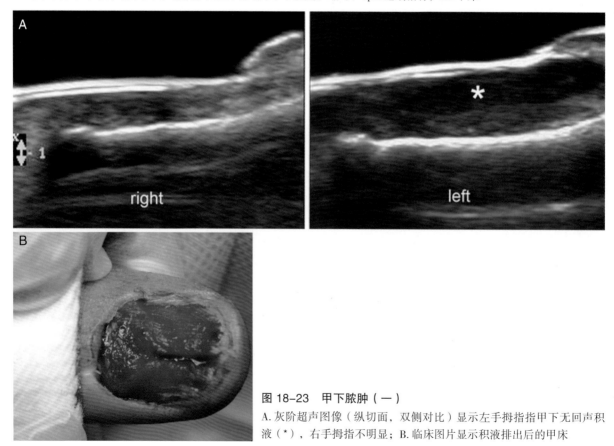

图 18-23　甲下脓肿（一）

A. 灰阶超声图像（纵切面，双侧对比）显示左手拇指指甲下无回声积液（*），右手拇指不明显；B. 临床图片显示积液排出后的甲床

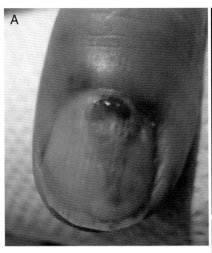

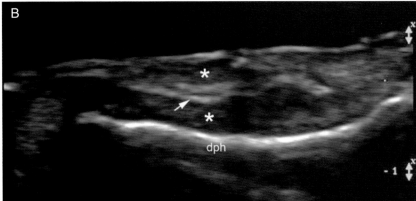

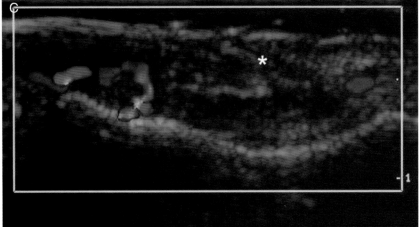

图 18-24　甲下脓肿（二）

A. 临床图片显示左手拇指指甲红肿，流出血样物质；B. 灰阶超声图像（左手拇指纵切面）显示围绕着甲床内嵌的甲板片段周围的甲下低回声积液（*），另见甲床弥漫性增厚（箭头）；C. 彩色多普勒超声图像（左手拇指纵切面）显示积液周围血流丰富（*）

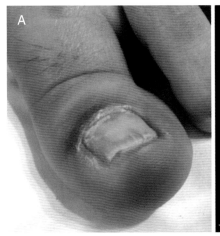

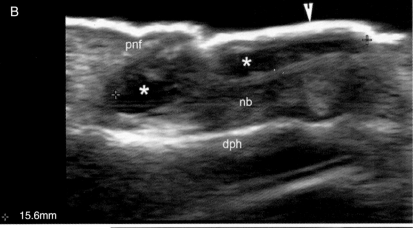

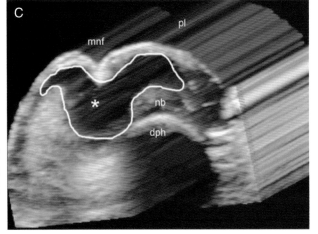

图 18-25　甲下和甲周脓肿

A. 临床图片显示左侧踇趾甲板萎缩，内甲襞和侧甲襞红肿；B. 灰阶超声图像（左侧踇趾纵切面）显示甲床内长 15.6mm 的液性无回声区（*）。甲床（*）和甲板（短箭头）增厚亦清晰显示；C. 三维重建（左侧踇趾横切面），积液（*）延伸至内甲襞。缩写：nb. 甲床；pl. 甲板；mnf. 内甲襞；pnf. 近端甲襞；dph. 远端指骨

能促进抓拿和增加指尖的敏感性。因此，及时妥当地处置指甲外伤对避免外观和功能受损至关重要。此外，甲基质对外伤敏感，因此快速诊断可以减低如甲萎缩这类长期影响美观的并发症的可能性。

异物有时可出现在甲床，偶尔还可能嵌入甲床。此外，在外科矫形过程中，异物也可以插入使用假肢的手指或足趾中。

甲中央管萎缩（MCD）是与先前局部外伤密切相关的疾病，与药物和家族性的相关性小。临床上可见纵向裂或中央凹槽，始于或止于近端甲襞。近端甲襞可见轻微侧裂。

在超声上，甲下积液如血肿表现为无回声沉积物，可伴有甲床增厚、回声减低。当受伤路径为锯齿状或贯通伤时，超声上可见线状低回声带，达甲基质区。由于材料不同，异物在超声上表现各异。异物既包括有机物如碎木屑和玫瑰刺，也有合成材料，如玻璃、金属。有机物性质的异物在超声上常表现为甲床内层状或双层高回声结构。合成材料如玻璃和金属，可见多重反射伪影。外科异物可见带状回声附着于骨边缘。通常，所有类型的异物周围都有低回声炎性或肉芽肿组织包绕，血流信号不同程度增多。超声可用于判断异物是否存在、异物

性质和准确位置，帮助决定切除范围和位置，引导异物取出（图18-26）。

甲中央管萎缩的超声表现包括受累甲基质区的近端甲床和甲襞（通常是中央区）厚度改变（变厚或薄）、回声减低。这些改变提示瘢痕和慢性炎性反应。甲板可表现为继发性增厚、边界不清、不连续和不规则，与近端甲床改变的轴向一致。甲中央管萎缩时，受累指（趾）甲常表现为少许血流信号（图18-27）。

（三）美甲后改变

植入物——丙烯酸树脂指甲：丙烯酸树脂单体，尤其是丙烯酸盐和甲基丙烯酸酯，是导致变异性接触性皮炎的最常见致敏物。目前，美甲时常用丙烯酸复合物雕刻指甲。有文献报道，人工指甲的副作用包括脉搏血氧测定异常、甲营养不良和接触性皮炎等。

在超声上，丙烯酸沉积物表现为背侧板外多余的线状强回声，与背侧板和腹侧板组成"三线"征。在额外的强回声丙烯酸线和背侧板间可见高回声点，对应于将美甲假体与指甲表面黏附的胶水（图18-28）。

（四）甲周及甲区肿瘤和假瘤

一些肿瘤会累及甲和甲周区，由于局部解剖复杂，且甲板和侧甲襞对病灶有遮蔽作用，因而诊断和治疗可

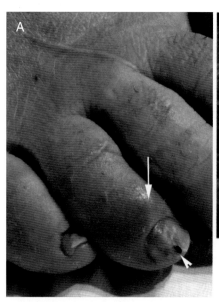
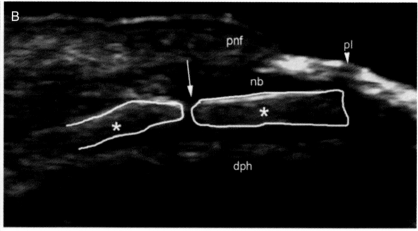

图18-26 甲下异物

A.临床图片显示甲板色素沉着（短箭头），近端甲襞红肿（箭头），患者有右足矫形外科手术史；B.灰阶超声图像（右第4趾纵切面）显示远端趾骨上方2个高回声柱状物，符合合成物质的表现（*，勾勒区，纤维形），纤维形状折断（箭头），远段嵌入甲床，甲床增厚，回声减低，甲板亦增厚。缩写：nb.甲床；dph.远端指骨；pnf.近端甲襞；pl.甲板

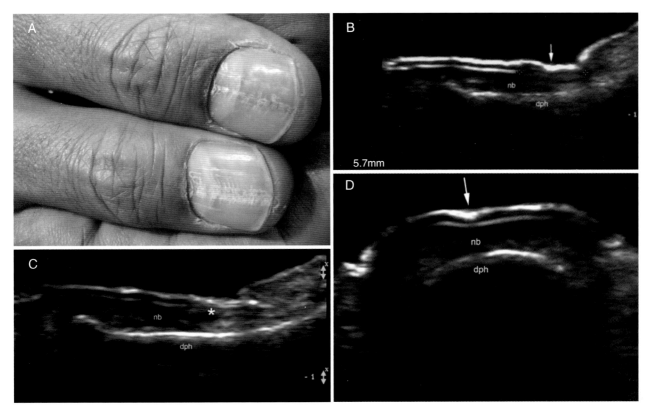

图 18-27　甲中央管萎缩

A. 临床图片显示双侧拇指中央宽凹槽（纵向），边缘陡直，有横行裂隙；B. 灰阶超声图像（右手拇指纵切面）显示近端甲襞长 5.7mm 的低回声增厚区域，基质区亦受累，同一区域还可见近端腹侧板边界不清（标志间），背侧板增厚（箭头）；C. 灰阶超声图像（左拇指纵切面）显示甲床包括甲基质区（*）弥漫性增厚、回声减低，另可见腹侧板边界不清；D. 灰阶超声图像（右手拇指横切面）显示甲板中央区轻度凹陷，与肉眼观指甲裂缝一致，另见背侧板增厚。缩写：nb. 甲床；dph. 远端指骨

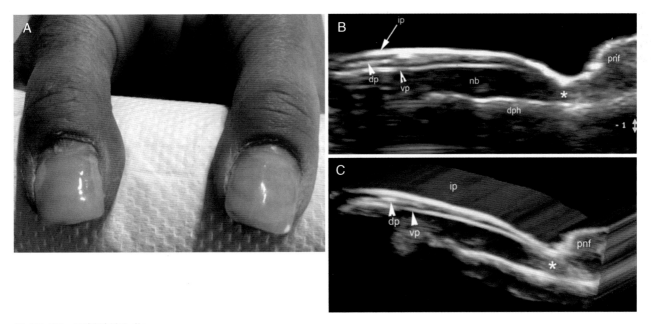

图 18-28　丙烯酸植入物

A. 临床图片显示拇指丙烯酸植入物；B、C. 超声图像（拇指纵切面：B. 灰阶；C. 三维重建）显示指甲表面三层强回声结构。最上层的强高回声对应丙烯酸植入物（ip，箭头），中层和下层对应背侧板和腹侧板。注意近端甲床变薄（*），甲基质区受累。缩写：nb. 甲床；dp. 背侧板；vp. 腹侧板；dph. 远端指骨；pnf. 近端甲襞

能出现困难。

超声在外科手术前可提供以下信息：①病灶来源（甲或甲周来源）；②确切位置（近/远端甲床；甲单元尺/桡侧面；内/外侧；中央或偏心位置）；③受累甲单元的组成和周围结构；④每个轴向方向的大小；⑤成分（实性，囊性）；⑥血流（乏血供或富血供）。

甲肿瘤可以按来源分为甲来源或甲周来源，或按本质分为囊性或实性。

1. 良性肿瘤或假瘤

（1）甲来源肿瘤

1）实性肿瘤（solid tumors）

①血管球瘤（glomus tumor）：是一种起源于神经肌动脉的少见肿瘤，占上肢肿瘤的1%～5%，大多发生于甲床。典型的临床特征包括阵发性疼痛和对寒冷的高度敏感，限制了受累手的使用，给患者日常生活、工作和情绪造成不适。血管球瘤是切除困难的甲下良性肿瘤，因为体积小，相对复发率高达20%。有文献报道超声检查结果与术中所见肿瘤的位置和大小有良好的吻合度，超声可以发现小于1mm的肿瘤。据报道，术前行超声检查的血管球瘤患者，其复发率明显低于未行术前超声检查的患者。

在组织学上，血管球瘤表现为边界清楚的结节，由具有淡嗜酸性细胞质的圆形球细胞包绕正常内皮形成的

血管组成。在免疫组化中，α-平滑肌肌动蛋白（SMA，一种肌特异性肌动蛋白）通常呈阳性，CD34也可呈阳性。血管球瘤是最常见的组织学表现（变异）为球细胞的肿瘤（60%）。血管球瘤通常具有明显的血管成分，表现为管腔扩张、管壁玻璃样变性，往往伴有血栓形成。还有其他不太常见的变异类型，包括共质体血管球瘤（高核级）、血管球肌瘤（15%，一种罕见的变异型，体积更大，含有更多平滑肌细胞）、球状血管瘤病（肿瘤特征为血管瘤病和过量球细胞）、浸润性血管球瘤（一种非常罕见的变异型，浸润性生长且复发率高）和血管球瘤恶变（极为罕见的变异型，位置深，大小超过2cm，表现为中-高核级诊断和≥5个核分裂象/50高倍视野）。

在超声上，血管球瘤通常表现为单发低回声结节，位于中央，血流丰富。也可偏心性生长，累及甲床。有文献报道，血管球瘤内动脉收缩期峰值流速（PSV）低至3.7cm/s，高达26.1cm/s。与最常见的球细胞肿瘤（血管球瘤）比较，血管球肌瘤这一变异型可以是少血流信号。此外，肿瘤下方骨缘凹陷是一种常见表现，可能反映了肿瘤的缓慢生长模式，并且是寻找小血管球瘤的特征超声征象。另外，血管球瘤位于甲床近端比远端更常见（图18-29至图18-32）。

②纤维瘤（fibrous tumor）：是包含若干组织学亚

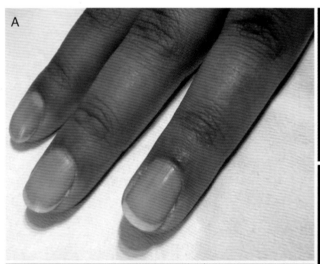

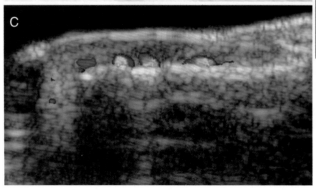

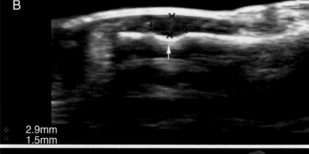

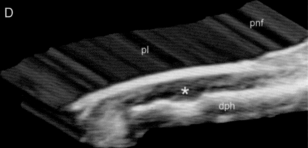

图18-29 血管球瘤

A. 临床图片显示手指无异常，患者表现为左手环指甲部无法忍受的疼痛；B. 灰阶超声图像（纵切面，左手环指）显示甲床内长2.9mm、深1.5mm的边界清楚的低回声结节（*），注意结节深面骨缘（箭头）凹陷；C. 彩色多普勒超声图像（纵切面）显示结节内血流丰富；D. 肿瘤（*）三维重建（纵切面）。缩写：pl. 甲板；dph. 远端节指骨；pnf. 近端甲襞

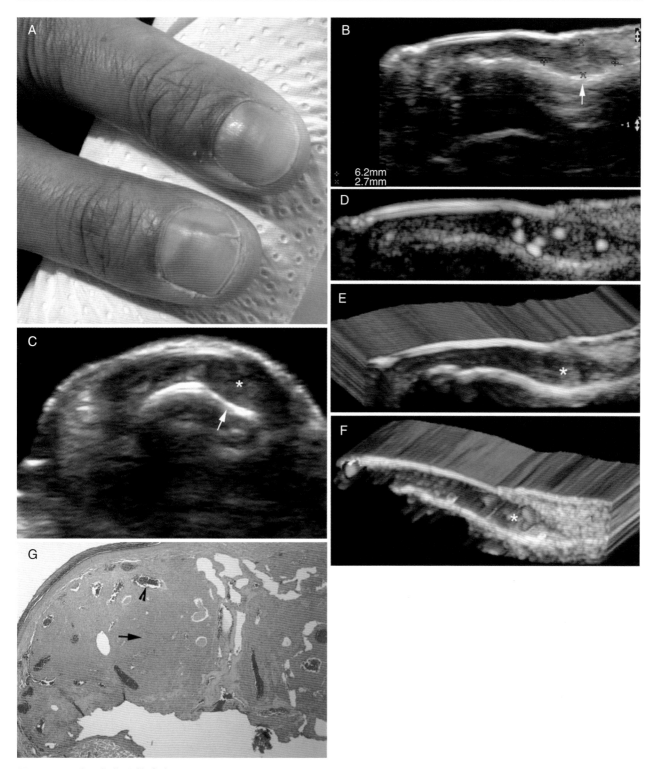

图 18-30　右手拇指血管球瘤

A.临床图片显示右手拇指远端甲板纵向缺失；B、C.灰阶超声图像（右手拇指：B.纵切面；C.横切面）显示近端甲床桡侧一个长 6.2mm、深 2.7mm 的边界清楚的低回声结节，局部骨缘凹陷（箭头）；D.多普勒超声图像（纵切面）显示结节内血流丰富；E、F.三维重建图像显示病灶（﹡）和血供（图 F）更加突出（E.灰阶图像；F.能量图像）；G.组织切片（HE 染色 ×40 倍）显示真皮内血管增殖，由圆形细胞增殖形成的基质包绕（箭头），一些扩张的血管内可见明显的红细胞（短箭头）

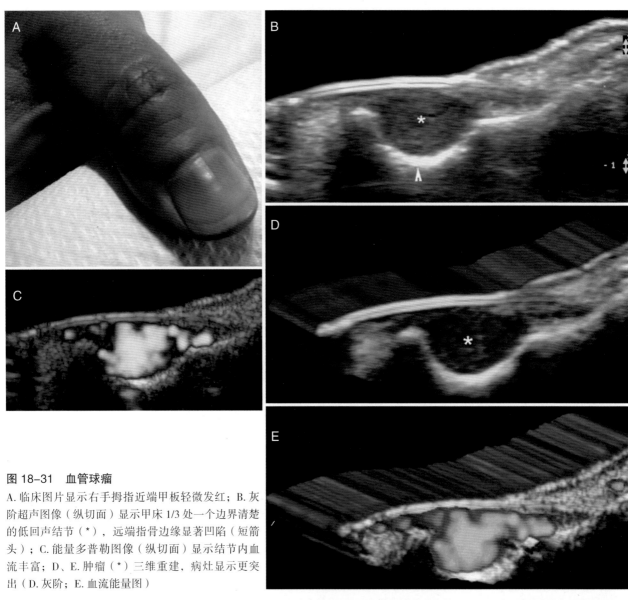

图 18-31　血管球瘤

A.临床图片显示右手拇指近端甲板轻微发红；B.灰阶超声图像（纵切面）显示甲床 1/3 处一个边界清楚的低回声结节（*），远端指骨边缘显著凹陷（短箭头）；C.能量多普勒图像（纵切面）显示结节内血流丰富；D、E.肿瘤（*）三维重建，病灶显示更突出（D.灰阶；E.血流能量图）

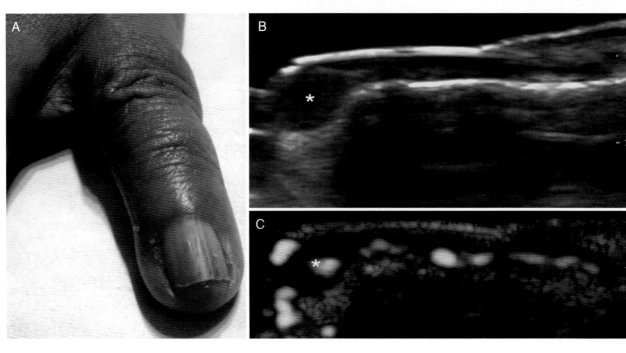

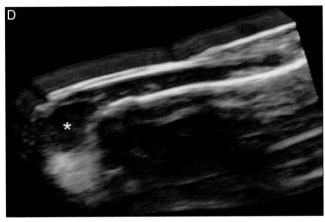
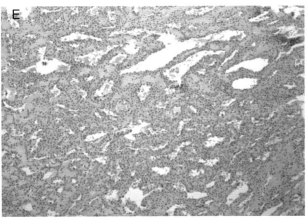

图 18-32　远端血管球瘤

A. 临床图片显示左手小指甲板轻度纵纹；B. 灰阶超声图像（纵切面）显示甲床内边界清楚的低回声结节（*）；C. 彩色多普勒超声图像（纵切面）显示结节内血流丰富（*）；D. 三维重建（纵切面），病灶（*）更明显；E. 组织切片（HE 染色 ×100 倍）显示不同形状、不同大小的血管，由单层立方细胞包绕，无有丝分裂

型和多种表现形式的一组肿瘤，包括先天性纤维瘤如 Koenen 纤维瘤（与结节性硬化症相关）和获得性纤维瘤如 garlic-clove 纤维瘤等。

在超声上，不同类型纤维瘤可以表现为椭圆形、圆形、纺锤形或息肉状低回声结构。肿瘤通常偏心性位于甲床内，并可累及甲基质区，包括基翼和甲周区域。纤维瘤可同时累及甲下和甲周区域。体积大的肿瘤可见骨缘重塑。在彩色多普勒超声上，它们往往表现为乏血供，但血管纤维瘤可显示肿瘤内小血管，能探及低速动、静脉血流（图 18-33 至图 18-36）。

③甲母质瘤（onychomatricomas, OMs）：是发生在手指和足趾甲母质的纤维上皮肿瘤，临床上表现为指（趾）甲上不均匀的纵向增厚黄色条纹、甲的横向凸度增加、出血性裂隙，呈现增厚的漏斗状指甲外观。

组织学上有两种主要模式：分叶状或片状模式，主要在横向观察；单指套或多指突起模式，主要在纵向观察。

甲母质瘤典型超声表现为边界不清的混合回声结构，累及板间区域和甲基质区域。肿瘤通常为低回声伴高回声点，也可表现为高回声带伴高回声线。高回声点或线常将声影投射到板间和甲基质区。OMs 最常见于甲床内偏心区，影响甲基翼。骨缘重塑、侵蚀改变、富血供和累及近端甲襞等未见文献报道（图 18-37）。

④神经束膜瘤（perineuriomas）：神经束膜瘤是神经源性肿瘤，与施万细胞瘤及神经纤维瘤的区别点在于其上皮细胞膜抗原（EMA）阳性，而 S-100 蛋白和平滑肌肌动蛋白阴性。临床上表现为肿胀、杵状指或甲营养不良，易误诊为其他肿瘤如纤维瘤或甲下外生骨疣。

据报道，神经束膜瘤在超声上表现为边界不清的低回声偏心性肿块。神经束膜瘤可累及基质区，尤其是基翼区和同侧甲襞。彩色多普勒超声表现为乏血供。尚未在神经束膜瘤中发现骨缘重塑、板间区受累和肿瘤内高回声点（图 18-38）。

⑤角化棘皮瘤（keratoacanthomas）：是一种罕见的鳞状细胞增殖性肿瘤，发生于甲床，可侵蚀和（或）导致下方骨缘偏移，典型表现为中央充满角质素的壁龛，与其他类型（非甲区）的角化棘皮瘤相比，这种类型的肿瘤常不能自愈，有时反而呈进行性生长。临床可误诊为指鳞状细胞癌（SCC）。

超声表现为边界清楚的囊实性肿块，呈混合回声（中心无回声，边缘低回声），可见骨重塑或骨边缘侵蚀，亦可见后方回声增强（图 18-39）。

2）实性假瘤（solid pseudotumors）

①肉芽肿（granulomas）：肉芽肿由甲床内增生的瘢痕和广泛慢性炎性改变形成的纤维反应组成，形成肿块状结构。慢性炎症过程可累及甲母质，继发性引起甲板营养不良改变。9% 的肉芽肿病例可见毛细血管扩张，出现特征性的局部压痛，容易出血。

在超声上，肉芽肿表现为边界清楚的低回声结构，同时可见甲床增厚、甲板向上移位。另可见甲板增厚，呈波浪状（一侧或两侧，腹侧或背侧）。肉芽肿在彩色多普勒超声上表现为不同程度的血供，从乏血供到富血供不等［毛细血管扩张症（图 18-40，图 18-41）］。

②甲下疣（subungual warts）：是由人乳头瘤病毒引起的纤维上皮增生性反应。甲下疣病灶生长缓慢，从甲下皮向甲床生长，累及甲基质，导致继发性的甲板营养不良和向上移位。甲下疣可同时累及甲床和侧甲襞。

在超声上，甲下疣常表现为偏心性梭形低回声结构，与甲板和板间区域增厚有关，与典型的跖疣表现相

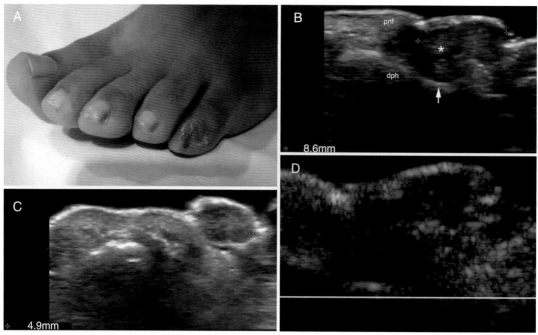

图 18-33 左足第 5 趾甲下和甲周纤维瘤

A.临床图片显示左足第 5 趾内侧面甲周红色肿块；B.灰阶超声图像（纵切面）显示长 8.6mm 的甲下低回声实性结构（*，标记之间），远端趾骨骨缘重塑（箭头）；C.灰阶超声图像（横切面）显示长 4.9mm 的结构，突起于内甲襞甲周区表面；D.彩色多普勒超声图像（纵切面）显示病变区域乏血供。缩写：dph. 远端趾骨；pnf. 近端甲襞

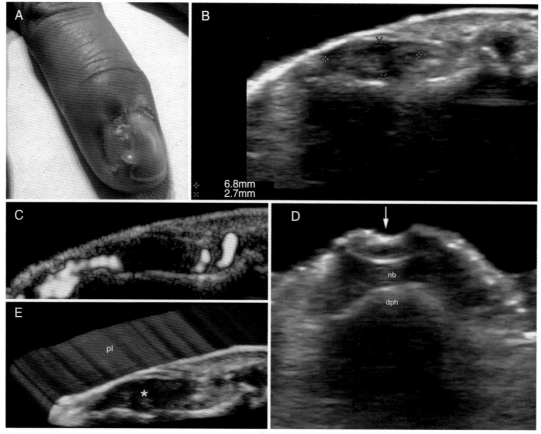

图 18-34 甲下纤维瘤

A.临床图片显示左手中指甲板桡侧营养不良性改变和凹陷；B.灰阶超声图像（纵切面，左中指桡侧）显示甲床内长 6.8mm、深 2.7mm 的低回声结构，累及甲基质区，并导致甲板向上移位；C.能量多普勒超声图像显示病灶区乏血供；D.灰阶超声图像（左中指指甲远端）显示甲板凹陷（箭头），板内空间增厚；E.肿瘤三维重建（*）。缩写：pl. 甲板；nb. 甲床；dph. 远端指骨

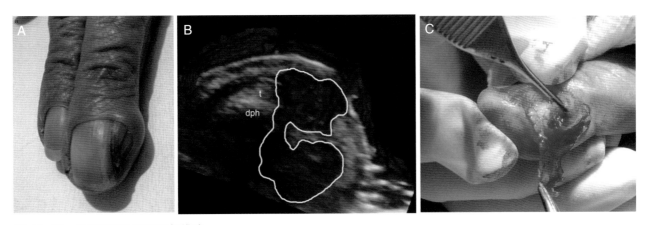

图 18-35　左手指甲下和甲周纤维瘤

A. 临床图片显示左手中指侧甲襞和甲板尺侧肿胀；B. 肿瘤三维重建图像显示肿块（勾勒区）累及从背侧到屈肌的指甲尺侧；C. 术中。缩写：t. 伸肌腱；dph. 远端指骨

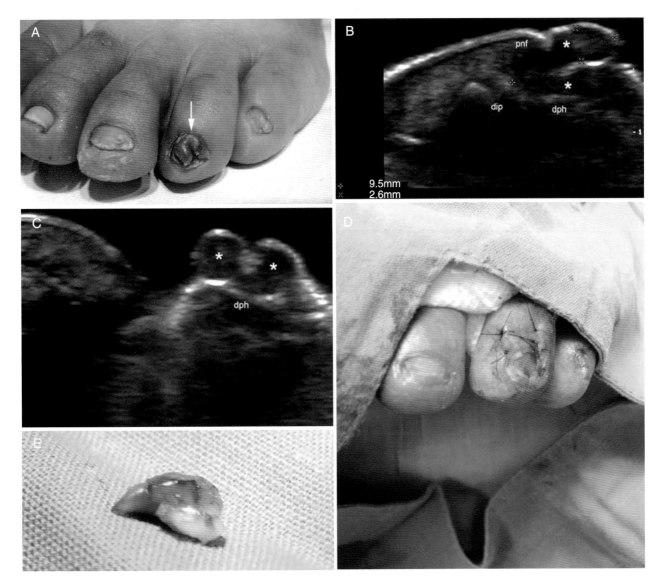

图 18-36　血管纤维瘤

A. 临床图片显示左足第 4 趾趾甲红色结节（箭头）；B. 灰阶超声图像（纵切面）显示长 9.5mm 的低回声结构，突入甲板表面和甲床（＊）；C. 灰阶超声图像（横切面）显示趾甲远端甲板表面分叶状低回声肿块，注意继发于肿瘤外源性压迫，甲板轻度凹陷；D、E. 肿块术中（D. 趾甲单元术后图像；E. 肿瘤大体图像）。缩写：dph. 远端指骨；dip. 远端指间关节；pnf. 近端甲襞

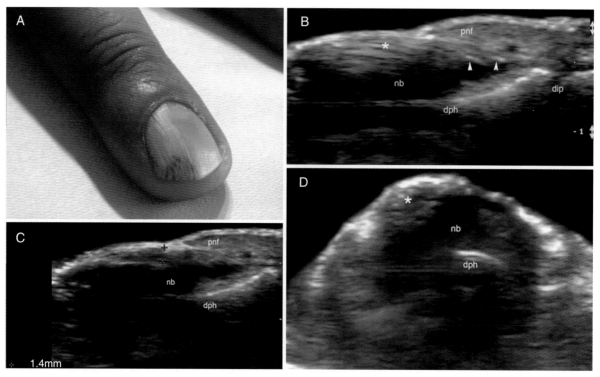

图 18-37　甲母质瘤

A. 临床图片显示左手中指指甲桡侧纵向增厚黄色条纹、褶皱、过屈和出血性裂片；B. 灰阶超声图像（纵切面）显示一纵切高回声条状结构，由高回声线（＊）组成，累及甲基质区（短箭头），凸入甲板和甲床；C. 灰阶超声图像（纵切面）显示板间距增厚（1.4mm，标记间）；D. 灰阶超声图像（横切面）显示肿瘤内高回声点。缩写：nb. 甲床；dph. 远端指骨；pnf. 近端甲襞；dip. 远端指间关节

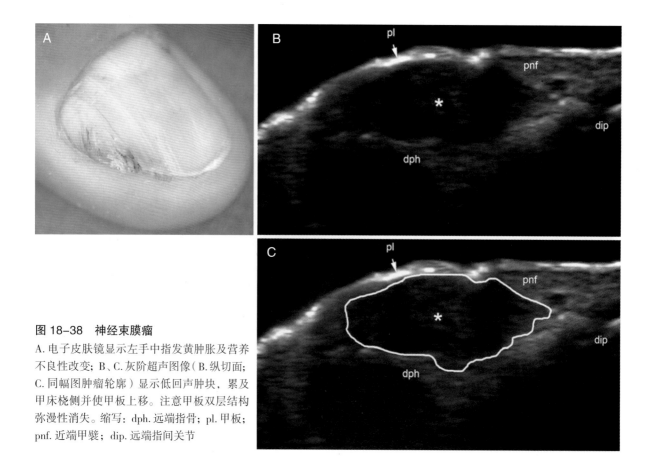

图 18-38　神经束膜瘤

A. 电子皮肤镜显示左手中指发黄肿胀及营养不良性改变；B、C. 灰阶超声图像（B. 纵切面；C. 同幅图肿瘤轮廓）显示低回声肿块，累及甲床桡侧并使甲板上移。注意甲板双层结构弥漫性消失。缩写：dph. 远端指骨；pl. 甲板；pnf. 近端甲襞；dip. 远端指间关节

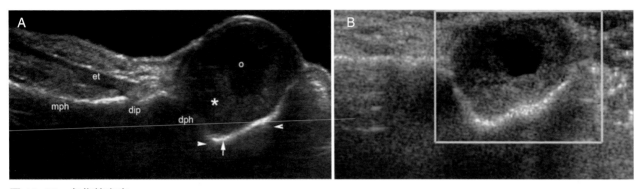

图 18-39　角化棘皮瘤

A. 灰阶超声图像（纵切面，左侧跗趾）显示混合回声肿块，边缘呈低回声（*），中心无回声（o），肿块导致甲板向上移位，远端趾骨（箭头）边缘受压呈扇形；B. 彩色多普勒超声（纵切面）显示肿块内低血供。缩写：dph. 远端指骨；dip. 远端指间关节；mph. 中指骨；et. 伸肌腱

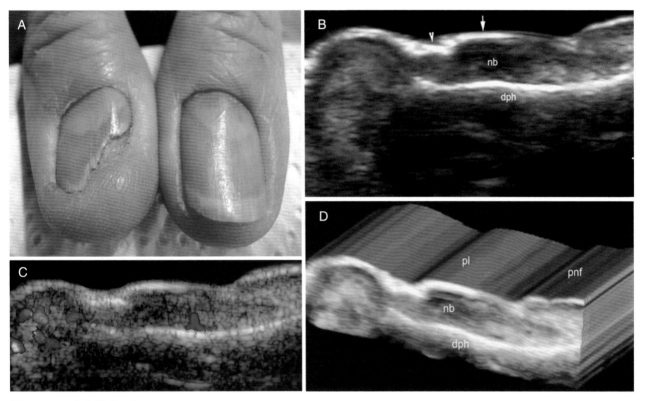

图 18-40　肉芽肿（一）

A. 临床图片显示右手拇指指甲桡侧肿胀、中断、营养不良改变；B. 灰阶超声图像（右拇指，纵切面）显示近端甲床增厚，呈低回声，背侧甲板增厚凸起，腹侧甲板边界不清。指甲远端第 3 节可见甲板轮廓中断；C. 彩色多普勒超声（右拇指，纵切面）显示甲床内未见明显的血流信号增多；D. 指甲三维重建图像（右拇指，纵切面）更清晰地显示病变。缩写：nb. 甲床；dph. 远端指骨；pl. 甲板；pnf. 近端甲襞

似。甲下疣可表现为结节状，当位于近端甲床时，可继发甲板在同一轴向上的增厚。彩色多普勒超声检查呈乏血供，但偶尔也会表现为下方或周围皮肤血供丰富（图 18-42，图 18-43）。

（2）黏液囊肿（mucous cysts）：黏液囊肿主要由变性的胶原和黏液构成。黏液囊肿和滑膜囊肿通常只有组织学能鉴别。临床上，黏液囊肿表现为无痛肿块、肿胀、结节或指甲和甲周组织变形。黏液囊肿压迫甲基质

区可引起甲板营养不良性改变，通常不与远端指间关节相连。

黏液囊肿在超声上表现为圆形或椭圆形，有时也可为分叶状的无回声结构，当内部出现回声时提示内有碎屑。如果囊肿压迫甲基质区，可见甲板增厚、不规则。此外，由于囊肿的肿块效应，甲板可向上移位。通常可见囊性病灶的典型伪影——后方回声增强。在彩色多普勒超声上，黏液囊肿无血流信号（图 18-44）。

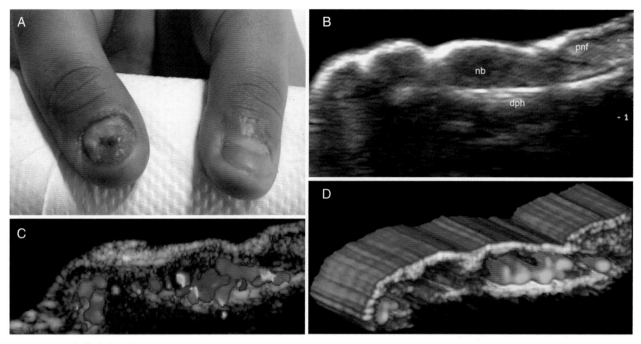

图 18-41　肉芽肿（二）

A. 临床图片显示右手拇指指甲肿胀、营养不良改变；B. 灰阶超声图像（纵切面）显示甲床增厚，呈低回声，甲基质区受累，注意波浪状的甲板失去双层结构；C. 彩色多普勒超声（纵切面）显示甲床内血流信号增多；D. 能量多普勒三维重建（纵切面）更清晰显示病灶区域异常丰富血流信号。缩写：nb. 甲床；pnf. 近端甲襞；dph. 远端指骨

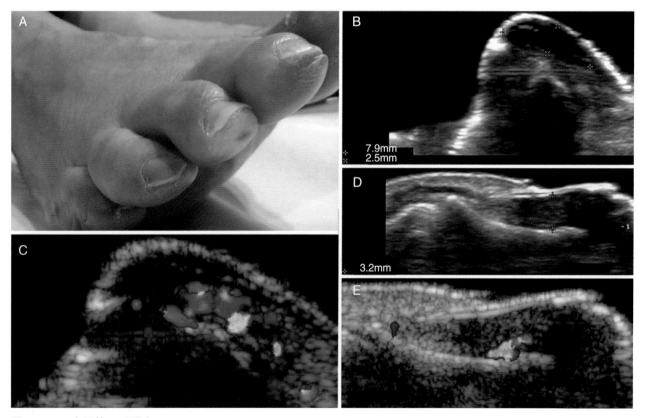

图 18-42　右足第 2 趾甲疣

A. 临床图片显示右足第 2 趾甲下皮和足底侧显著角化过度；B. 灰阶超声图像（横切面，右足第 2 趾足底侧）可见一长 7.9mm、深 2.5mm 的梭形低回声病灶（标记间），位于表皮和真皮之间；C. 超声多普勒超声（横切面，足底侧）显示病灶下方区域血流信号增多；D. 灰阶超声图像（纵切面，右足第 2 趾甲）甲床轻度增厚，腹侧甲板呈波状；E. 彩色多普勒超声图像（纵切面，右足第 2 趾甲）显示甲床内血流信号无明显增多

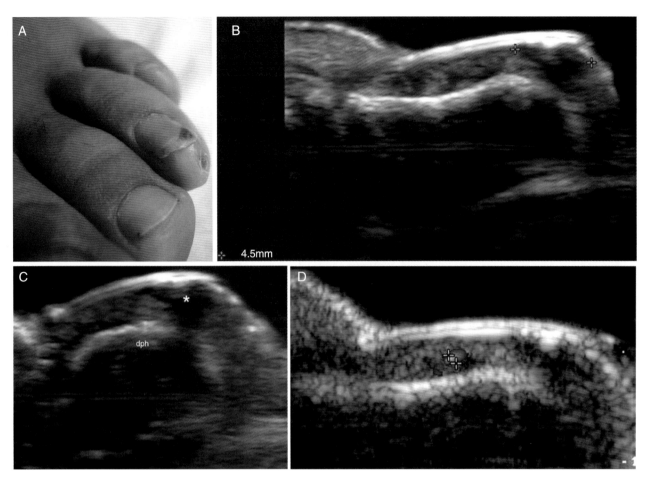

图 18-43　左足第 4 趾甲疣

A. 临床图片显示左足第 4 趾甲板色素沉着和营养不良性改变，甲下皮可见过度角化和小的侵蚀；B、C. 左足第 4 趾灰阶超声图像（B. 纵切面；C. 横切面）显示远端甲床侧面长约 4.5mm 的边界清楚的梭形结构（标记间），注意与病灶相连的腹侧甲板增厚；D. 彩色多普勒超声图像（纵切面）显示病灶区血流信号无明显增多（*），仅见细小的血管（彩色，标记间）。缩写：dph. 远端指骨

（3）甲周来源肿瘤

1）实性

①甲下外生骨疣（subungual exostosis）：是指甲单元下或旁边的正常骨质或钙化软骨组织呈良性缓慢外向性生长。趾甲下外生骨疣最常见的位置是蹞趾远端趾骨背侧表面。临床上，甲下外生骨疣可使甲板抬起和变形，可伴发炎性改变，易误诊为肿瘤或甲真菌病。

在超声上，甲下外生骨疣表现为线状或带状强回声结构，后方伴声影，这种伪影常见于钙化结构。这些强回声结构通常与远端指（趾）骨的强回声骨性边缘连续。当甲下外生骨疣伴有软骨组织生长时（骨软骨瘤），可表现为钙化成分周边环绕低回声帽。外生骨疣周围边界不清的低回声组织与继发炎症和瘢痕相关（图 18-45 至图 18-48）。

②甲周化脓性肉芽肿（periungual pyogenic granuloma）：是一种增生性反应，也称为甲周毛细血管扩张性肉芽肿，组织学表现与甲下变异相似。由于甲周化脓性肉芽肿直接暴露于创伤中，使其可出现甲周并发症，常被描述为出血性结节。据文献报道，甲周化脓性肉芽肿与某些药物相关。

在超声上，甲周化脓性肉芽肿表现为圆形或椭圆形低回声灶，位于近端或侧甲襞真皮层内。血供情况多样，可从富血供到乏血供不等。乏血供与病灶内大量低速毛细血管有关，目前的设备较难显示这些低速血流（图 18-49）。

③甲周纤维角化瘤（periungual fibrokeratomas）：甲周纤维角化瘤是甲板上细长的息肉样纤维瘤，通常与近端甲襞、侧甲襞或甲床相连。甲周纤维角化瘤可在同一轴向上累及甲基质。

组织学上，甲周纤维角化瘤远端通常可见毛细血管，周边环绕细胶原束，反之，近端部分存在紧密连接的致密胶原纤维。覆盖肿瘤的表皮与甲襞相连，病灶内的致密胶原也逐渐隐入近端甲襞皮肤和真皮的正常结构内。

在超声上，甲周纤维角化瘤表现为偏心性息肉样低回声结构，覆盖甲板一侧，通常为低血供。极少数肿瘤

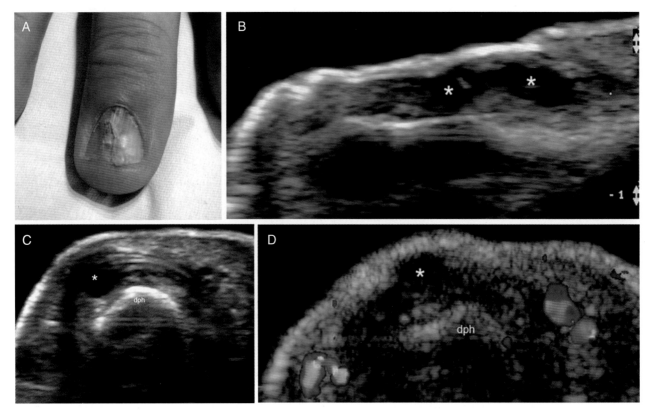

图 18-44 黏液囊肿

A. 临床图片显示右手中指指甲结节和营养不良改变；B. 灰阶超声图像（纵切面）显示甲床内二分叶状无回声结构（*），另见甲板向上移位，背侧甲板增厚，腹侧甲板边界不清；C. 灰阶超声图像（横切面）显示囊肿（*）累及甲基质尺侧翼；D. 超声多普勒（横切面）显示囊肿内无血流信号。缩写：dph. 远端指骨

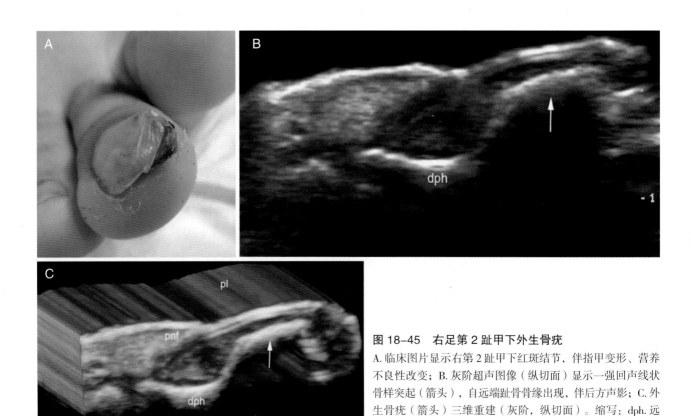

图 18-45 右足第 2 趾甲下外生骨疣

A. 临床图片显示右第 2 趾甲下红斑结节，伴指甲变形、营养不良性改变；B. 灰阶超声图像（纵切面）显示一强回声线状骨样突起（箭头），自远端趾骨骨缘出现，伴后方声影；C. 外生骨疣（箭头）三维重建（灰阶，纵切面）。缩写：dph. 远端指骨；pnf. 近端甲襞；pl. 甲板

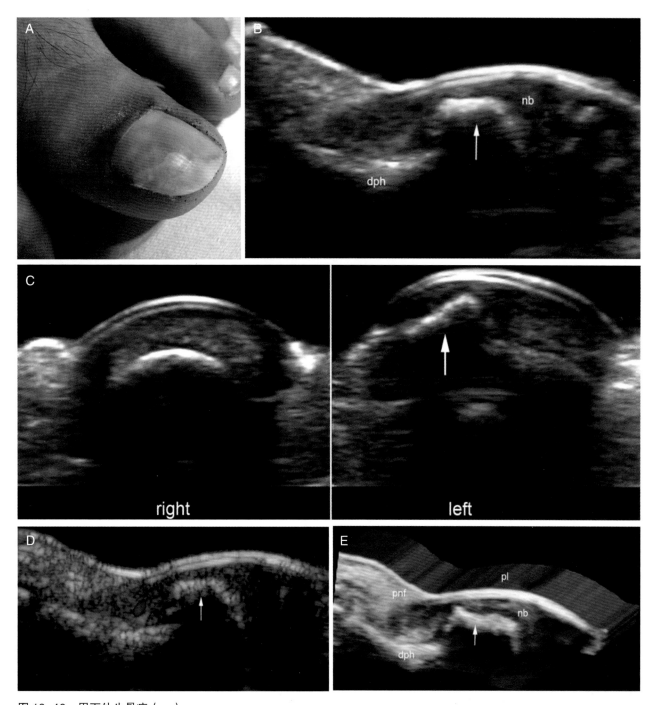

图 18-46　甲下外生骨疣（一）

A. 临床图片显示左姆趾营养不良性改变，既往 6 个月甲癣检测阴性；B. 灰阶超声图像（纵切面）显示强回声带（箭头）伸入甲床并与远端趾骨骨缘相连；C. 灰阶超声图像（横切面，双侧对比），左姆趾甲床内侧可见清晰的强回声骨样突起（箭头，外生骨疣）。相反，右侧姆趾甲床未见外生骨疣征象；D. 彩色多普勒超声图像（纵切面）病灶内（箭头）未见明显血流信号；E. 外生骨疣（箭头）三维重建（纵切面）。缩写：nb. 甲床；dph. 远端端指骨；pnf. 近甲襞；pl. 甲板

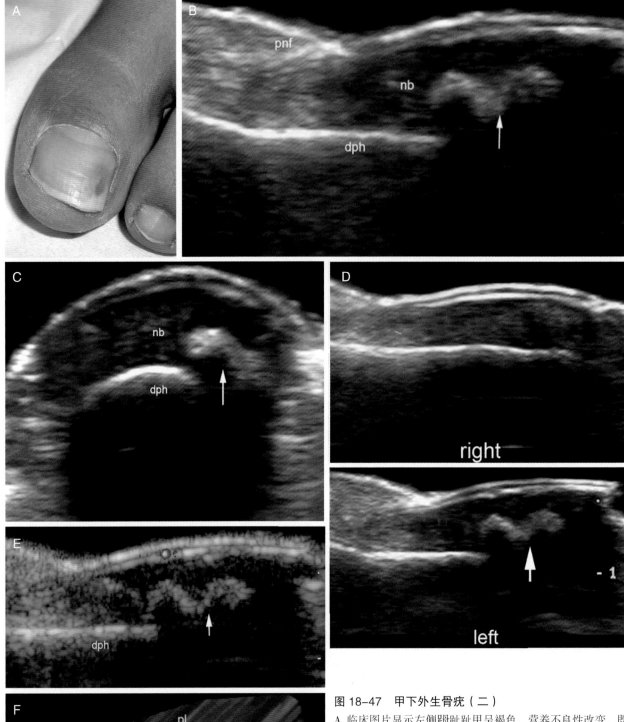

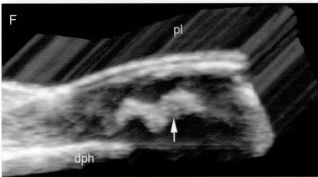

图 18-47　甲下外生骨疣（二）

A. 临床图片显示左侧踇趾趾甲呈褐色，营养不良性改变，既往 4 个月甲癣检测阴性；B、C. 灰阶超声图像（B. 纵断面；C. 横断面）显示侧方甲床内波状强回声带（箭头），伴后方声影；D. 灰阶超声图像（纵切面，双侧对比）显示强回声带，与左侧踇趾甲床外生骨疣（箭头）对应，右侧踇趾甲床内未探及外生骨疣；E. 彩色多普勒超声图像（纵切面）显示甲床内未见明显血流信号；F. 三维重建（纵切面）更清楚地显示病灶（箭头）。缩写：nb. 甲床；dph. 远端指骨；pnf. 近端甲襞；pl. 甲板

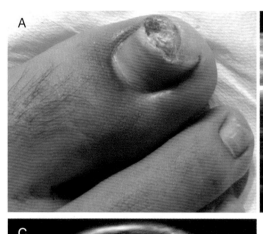

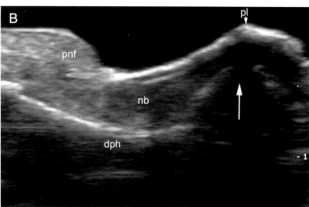

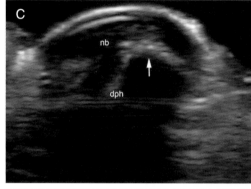

图 18-48 甲下外生骨疣（三）

A. 临床图片显示右踇趾甲下褐色结节；B、C. 灰阶超声图像（B. 纵断面；C. 横断面）显示右踇趾内侧面强回声凸形带（箭头），伴后方声影。缩写：nb. 甲床；dph. 远端指骨；pnf. 近端甲襞；pl. 甲板

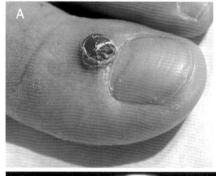

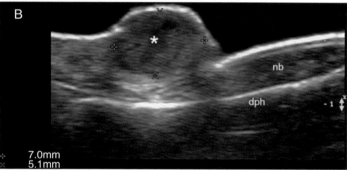

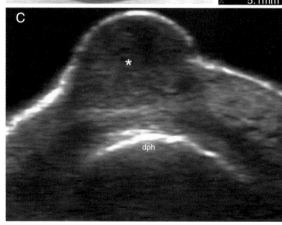

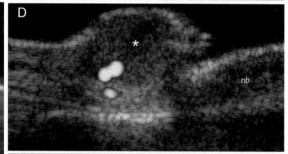

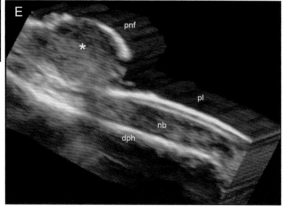

图 18-49 甲周化脓性肉芽肿

A. 临床图片显示左踇趾近甲襞处红色结节；B、C. 灰阶超声图像（B. 纵切面；C. 横切面）显示近甲襞皮肤内一个长 7.0mm、深 5.1mm 的边界清楚的圆形低回声实性结节（*，标记间）；D. 能量多普勒超声图像（纵切面）显示结节内血流信号轻度增多；E. 病灶（*）三维重建图像。缩写：nb. 甲床；dph. 远端指骨；pnf. 近端甲襞；pl. 甲板

可导致远端指骨骨缘凹陷。超声检查近侧或外侧甲襞、甲基或甲板的受累情况，可提供有用的术前信息，避免术后复发（图18-50）。

2）滑膜囊肿（synovial cysts）：滑膜囊肿又称黏液囊肿，通常由相邻关节液泄漏和（或）滑膜增生延伸到甲周引起。因此，滑膜囊肿常与远端指（趾）间关节通过薄而迂曲的管道相通。一些研究显示，在89%的病例中，囊肿和关节之间的相通可通过注射亚甲蓝证实。此外，滑膜囊肿常常累及近端甲襞，亦延伸到甲床，继而压迫甲母质（图18-51至图18-53）。

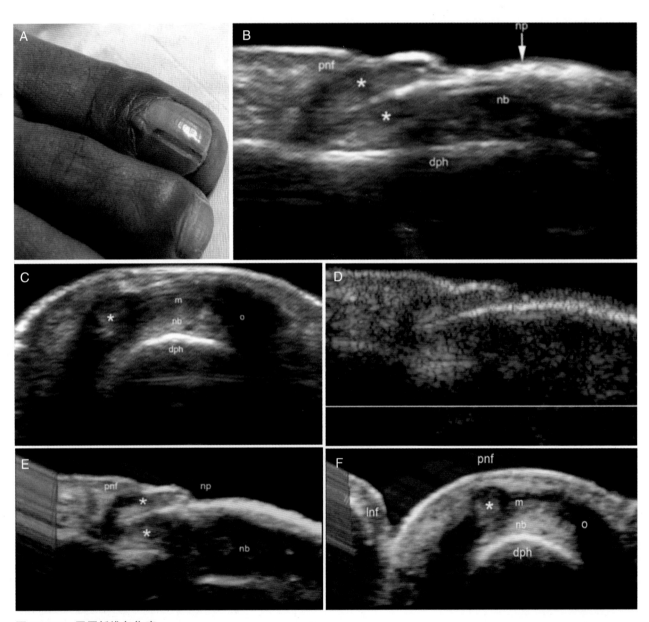

图18-50 甲周纤维角化瘤

A.临床图片显示红色、细长的息肉样病灶，附着于近端甲襞，甲板内可见一纵向凹槽，与病灶同一轴向；B、C.灰阶超声图像（B.纵切面，C.横切面）显示一个息肉样、低回声实性结构（*），位于甲板近端上方（箭头），病灶亦伸入甲床，累及甲基侧翼（图C），注意甲基内翼不明显（o）；D.超声多普勒超声图像（纵切面）显示甲床内未见明显血流信号；E、F.病灶三维重建图像（E.纵切面；F.横切面）。缩写：nb.甲床；pnf.近端甲襞；np.甲板

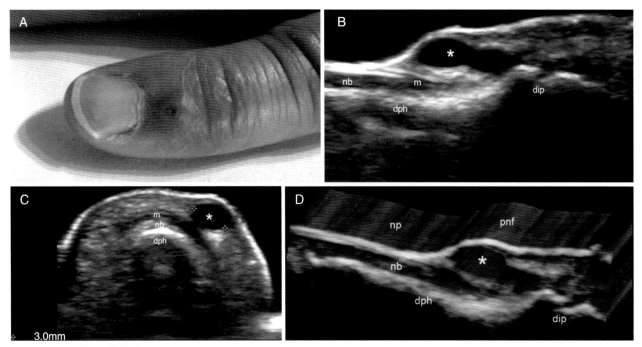

图 18-51　小指滑膜囊肿

A. 临床图片显示小指近端甲襞尺侧红肿；B、C. 灰阶超声图像（B. 纵切面；C. 横切面）显示一边界清楚的分叶状无回声结构（＊），与远端指间关节尺侧相连；D. 三维重建（纵断面）显示囊肿（＊）更明显。缩写：nb. 甲床；m. 甲母质；dph. 远端指骨；pnf. 近端甲襞；np. 甲板；dip. 远端指间关节

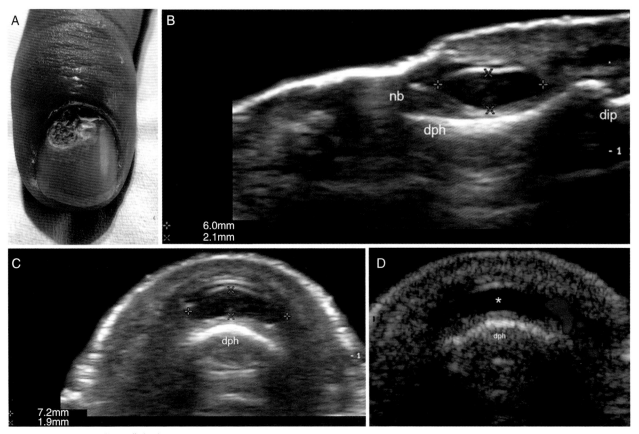

图 18-52　左手示指滑膜囊肿

A. 临床图片显示左手示指甲板近端区域变形和营养不良性改变；B、C. 灰阶超声图像（B. 纵切面；C. 横切面）显示近端甲襞内一长 6.0mm、宽 7.2mm、深 2.1mm 的边界清楚的椭圆形无回声结构，该结构延伸到甲床，轻度压迫甲母质，注意甲板增厚且双层结构消失；D. 彩色多普勒超声图像（横切面）显示囊肿内无血流信号（＊）。缩写：nb. 甲床；dph. 远端指骨；dip. 远端指间关节

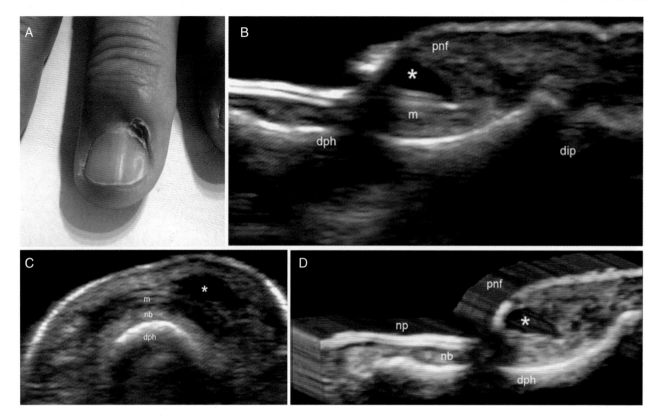

图 18-53　右手中指滑膜囊肿
A. 临床图片显示右手中指近端甲襞肿胀，甲板桡侧凹陷；B、C. 灰阶超声图像（B. 纵切面；C. 横切面）显示近端甲襞处边界清楚的椭圆形无回声结构（＊），轻度压迫甲基桡侧翼；D. 三维重建（纵断面）显示囊肿（＊）更明显。缩写：nb. 甲床；m. 甲母质；dph. 远端指骨；pnf. 近端甲襞；np. 甲板；dip. 远端指间关节

　　2. 恶性肿瘤
　　（1）黑色素瘤（melanoma）：肢端雀斑样黑色素瘤罕见，约占恶性黑色素瘤的 1%。这种类型的黑色素瘤 5 年生存率为 25% ~ 51%，与其他组织学亚型相比差距悬殊，可能是由于诊断延误，使病灶表现为更晚期或更具侵袭性所致。甲黑色素瘤（ungual melanoma，UM）更为罕见，仅占所有肢端雀斑样黑色素瘤的 1% ~ 13%，占所有皮肤黑色素瘤的 0.7% ~ 3.5%。在临床上，UM 表现为棕黑色或黑色线状斑 / 带，随时间增宽、变黑，通常累及甲弧、甲下区和（或）侧甲襞。甲的变色常伴发于以下几种情况：经久不愈的伤口；肉眼可见的肿瘤；甲劈裂；出血。组织学显示沿表皮基底层或更深层次分布的非典型黑素细胞和炎性细胞。UM 是一种肢端雀斑样黑色素瘤，来源于甲母质，最常见于蹈趾或拇指。对 UM 来说，哈钦森征（Hutchinson's nail sign）是一个重要的临床线索，起缘于甲床、甲母质和甲板，向相邻的角质层、近端甲襞或侧甲襞扩展的褐色或黑色色素沉着为特征。UM 目前常被误诊为甲下血肿、慢性外伤或甲癣，显著减少了早期治疗的机会。合适的诊断方法对疾病早期诊断至关重要。UM 的正确管理取决于早期诊断和选择最合适的手术方法。目前，当浸润范围有限时，UM 的治愈性治疗必须依靠手术切除。

　　但是，原位癌是 UM 的最常见形式，这在另一方面也限制了超声在辅助诊断上的应用。由于现有超声设备的限制，包括缺乏色素检测或难以发现和测量小于 0.1mm 的扁平病灶，UM 的早期表现在超声上难以捕捉。但在 UM 的一些早期病例，仍可检测到异常声像如局灶性血供丰富和（或）边界不清的低回声区。在晚期则可见一边界清楚的实性低回声肿块。超声也可用于辅助诊断先天性或后天性黑甲（即甲板的良性色素沉着）。对这些疾病行超声检查可以排除发展成实性肿块的机会，并且可以避免连续活检可能引起的毁容（图 18-54）。

　　（2）鳞状细胞癌（squamous cell carcinoma，SCC）：甲下 SCC 大多发生于指甲，鲜少发生于趾甲。指甲原位 SCC（Bowen 病）受现有超声设备分辨率所限而探测困难。晚期可见边界不清、侵蚀甲板的实性低回声肿块，并可见骨缘破坏和肿瘤内丰富血供（图 18-55）。

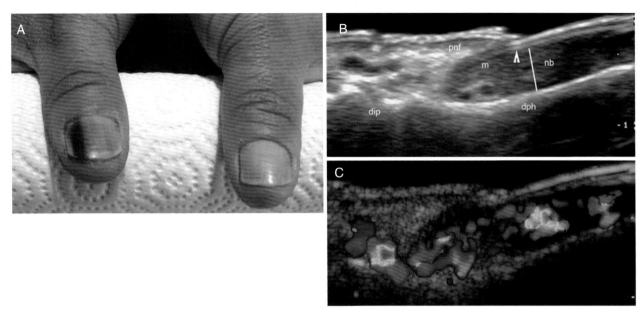

图 18-54 原位黑色素瘤

A.临床图片显示在右手拇指尺侧纵向色素沉着带；B.灰阶超声图像（纵切面）显示甲床增厚，腹侧板边界稍欠清（短箭头），未探及实性肿块；C.彩色多普勒超声（纵切面，甲的尺侧）显示与病变同一轴线的甲床内血供弥漫性增加。缩写：nb.甲床；m.甲母质；dph.远端指骨；pnf.近端甲襞；dip.远端指间关节

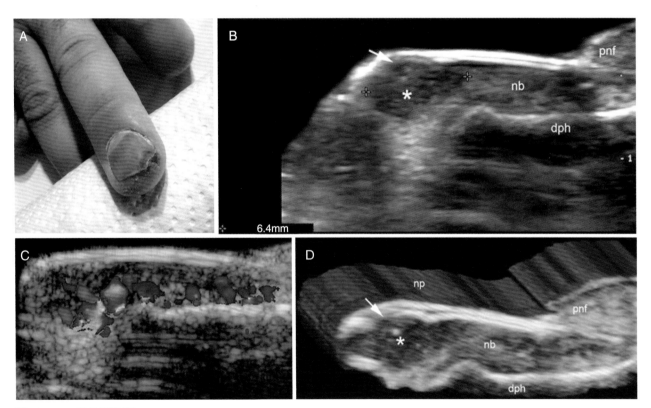

图 18-55 鳞状细胞癌

A.临床图片显示中指指甲远端部分侵蚀、微红、肿胀；B.灰阶超声图像（纵切面）显示一长6.4mm的椭圆形低回声结节（*，标记间），注意腹侧板与结节相连处中断（箭头）；C.彩色多普勒超声图像（纵切面）显示与病灶同一轴向的甲床远端部分血供增加；D.三维重建（纵切面）更突出显示病变（*）和腹侧板（箭头）的破坏。缩写：nb.甲床；dph.远端指骨；pnf.近端甲襞；np.甲板

第 19 章
头皮和毛发超声

一、简介

传统意义上头发被认为是自我形象、身份、种族和健康的象征。不难理解，病变可以累及头皮，继而累及头发，严重影响生活质量。改善头皮外观和头发密度是美容产品和头发再植整形术关注的主要目标。生理学研究表明，成年人体毛是异质性的，具有明显的区域差异。例如，睫毛与头发结构相似，但是其在有丝分裂期活跃的 K19 阳性干细胞库（ORS）的分布显著不同，睫毛的干细胞库沿着毛囊外根鞘分布，而头发的干细胞库分为两部分，分别分布于头发的上、下 1/3。同时，参与黑色素合成的人类基因多巴色素互变异构酶，只在睫毛的黑素细胞中表达，在头发中不存在。还有，睫毛的生长周期比头发短。

本章中我们将讨论超声评估头皮疾病和头发中相应结构改变的潜在功能。

二、技术分析

超声医师应该正对病变部位。将患者头发梳理至病灶边缘，使用大量耦合剂覆盖病灶处的头皮。沿着至少两个互相垂直的主要方向（横切和纵切）扫查，利用灰阶成像、彩色多普勒成像和频谱曲线分析常规获取完整的头皮图像，而毛囊的观察也是依照两个相互垂直的切面，其中一个是顺着毛发生长轴向的切面。发束梳理后拢于小塑料容器中的盐水内，能更好地观察。在基础研究中通常不必使用超声垫或造影剂。

三、头皮的超声解剖

头皮在超声图像上显示的结构与身体其他部位的皮肤一致，前额皮肤比枕部皮肤薄。表皮呈线状强回声，真皮呈带状高回声，皮下组织呈带状低回声。皮下组织下方的纤薄低回声带对应颅顶肌或帽状腱膜层（即颅顶肌及其腱膜），更深层次的线状强回声标志着颅骨缘。头皮的血液供应来自向心性血管网络，在周围区有较大

的主干，走行于皮下组织内，通过颈内动脉和颈外动脉的分支到达中线。

毛囊的纵向结构包括真皮最下部毛球和相对较接近皮肤的毛干，它们在头皮的位置取决于生长节律周期（"毛发周期生物钟"）。如：在休止期或静止期，毛球位于真皮的浅部；在生长期或活跃期，毛球位于真皮深部，甚至可深达皮下组织；在退化期或过渡期，即休止期和生长期之间，毛球可位于前述两者之间的深度。每个毛囊都有独立的生长周期，因此人类的头发不会像许多动物一样在某一时间同时脱落。通常，90% 的头发处于生长期，其余 10% 则处于休止期和退化期（图 19-1 至图 19-8）。

四、毛干的超声解剖

组织学上，毛干由外鞘（包括复杂的外层皮质）和中心髓质构成。在最近利用实验室磁共振成像设备完成的影像学研究中，观察到与组织学上相同的形态结构，皮质和髓质间有明显的分离。超声可显示一些额外结构细节：头发毛干主要呈现为三层的高回声结构，它可能

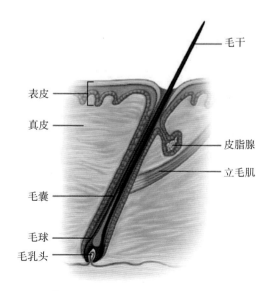

图 19-1　毛囊和毛干的解剖

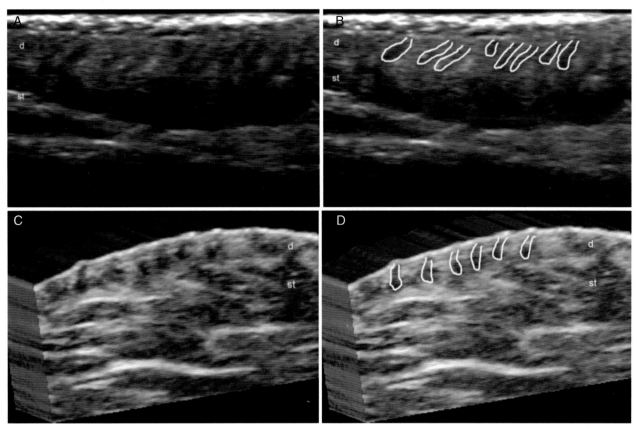

图 19-2　头皮和毛囊的超声解剖（枕区）

A、B. 灰阶超声图像（头皮），B 图勾勒处为毛囊；C、D. 毛囊的三维图像（腋窝），D 图勾勒处为毛囊。缩写：d. 真皮；st. 皮下组织

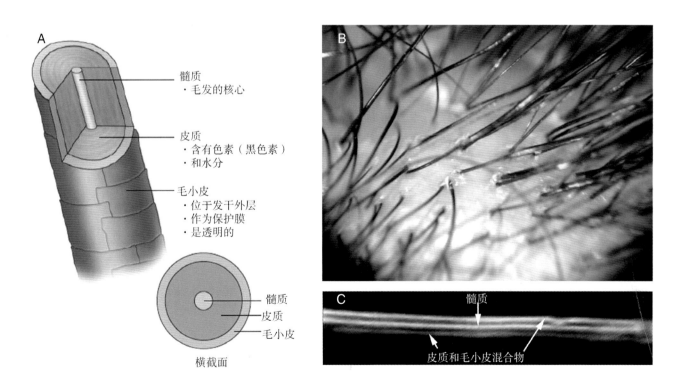

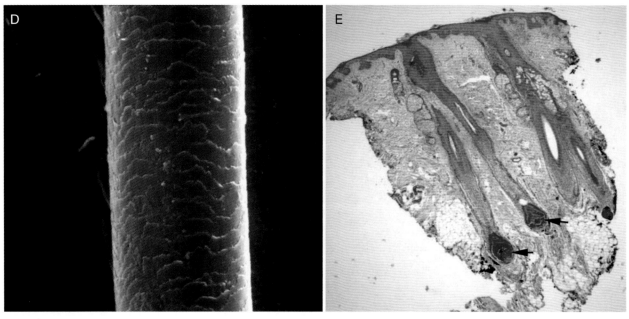

图 19-3 毛干

A.毛干局剖解剖示意图；B.头皮毛干在皮肤镜上的图像；C.毛干的超声解剖（灰阶）；D.毛干的显微电镜扫描图像显示透明膜层；E.组织切片（HE 染色 ×25 倍）显示头皮皮肤内显示成熟的毛囊（箭头），毛囊的毛球固定于皮下组织浅层

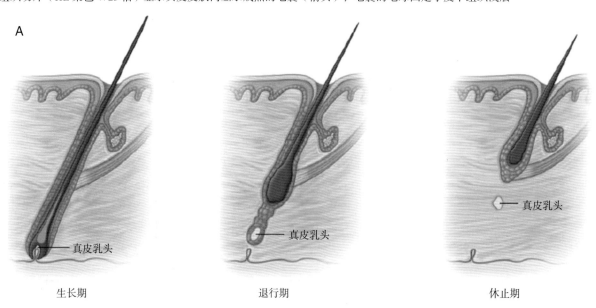

生长期　　　　　　　　　　退行期　　　　　　　　　　休止期

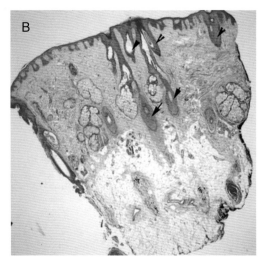

图 19-4 毛囊生长周期

A.示意图；B.组织切片（HE 染色 ×25 倍，Dr. Laura Carreño 惠赠）显示未成熟毛囊（短箭头）和成熟毛囊（箭头）

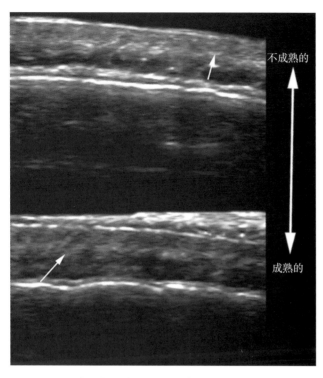

图 19-5　毛囊生长周期在灰阶超声上的表现，白箭头表示毛囊在真皮中的位置

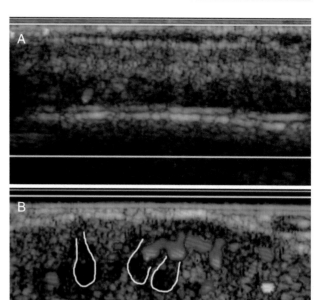

图 19-7　头皮血流的彩色多普勒超声分级
A. 血流正常；B. 血流增加（勾勒处为毛囊）

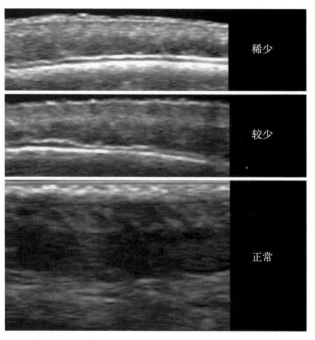

图 19-6　头皮毛囊密度的超声分级，自上而下依次为稀少—较少—正常

反映了角蛋白链的纵向排列。这种结构类似于另一个角化器官——指甲甲板的双层外观。头发毛干的三层构造是独有的，而睫毛是均匀的单层结构。目前还不清楚睫毛的单层结构是由超声仪器的分辨力低造成的，还是其角蛋白成分的真实形态表现（图 19-3，图 19-8）。

五、毛囊的量化

从斑秃和化疗反应所致的完全缺失，到毛囊数量的减少，超声均可对头皮毛囊密度提供定量评估。超声不仅能检测毛囊实际外观的异常，也能检测局部头发的生长周期变更，从而为临床提供综合监测，正确指导脱发的治疗（图 19-6）。

六、毛囊炎症

毛囊炎症，简称毛囊炎，指毛囊本身或毛囊周围组织活跃的炎性反应过程，可导致毛囊直径和（或）回声改变，因此，毛囊炎同时表现为肿胀和明显的低回声。彩色多普勒超声显示血流信号增多，是炎症的另一表现（图 19-7）。

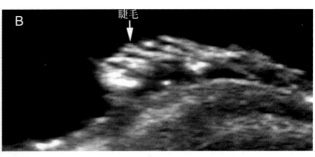

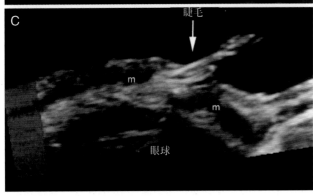

图 19-8 睫毛（箭头）

A、B. 灰阶超声图像（B.纵切面；C.横切面）；C.三维图像（纵向视图，5～8s 扫查）。缩写：m.眼轮匝肌

七、头皮皮肤和头皮毛发疾病

（一）良性疾病

1. 毛根鞘囊肿　毛根鞘囊肿（trichilemmal cyst，TCs）是起源于毛根鞘或外露的毛发外鞘的囊性结构。TCs 来自毛囊峡部（毛球和毛干之间的区域），约 20% 为上皮性囊肿（其余 80% 由表皮衍生，为表皮囊肿），最常见的发生部位是头皮（78%）和躯干（13%）。TCs 在临床上表现为光滑、质硬的结节，常伴脱发。组织学上，典型 TCs 通常具有边界清楚的囊壁，在表皮棘层与毛发角蛋白之间缺乏过渡，没有中间的颗粒层。囊肿常含有角质碎屑和由角蛋白液化形成的胆固醇晶体，偶尔有局灶性钙化和被包绕的发干。在超声上，TCs 通常表现为位于真皮和皮下组织的无回声或低回声圆形或椭圆形结构，通常与表皮层没有连接通道。囊肿内所检测到的回声一般反映角质成分和致密的胆固醇成分。TCs 可以偶尔呈现为靶样结节，其边缘呈环状低回声，中心呈不均质回声，含有与毛发束片断相对应的线状高回声。与毛母质瘤声像中的"靶结节"内所见由钙质沉积形成的高回声不同，毛根鞘囊肿内由毛发束形成的高回声往往不存在后方声影（图 19-9 至图 19-12）。

2. 毛母质瘤　毛母质瘤（pilomatrixoma）又称毛基质瘤或钙化上皮瘤，是来源于毛囊基质的一种良性肿瘤。毛母质瘤最常发生在儿童和年轻人，常见部位是头部和颈部，其中 9% 位于头皮。由于该肿瘤临床无特异性，

常表现为缓慢生长的无痛、不规则、硬性结节，所以常被忽略，直至长大到需要手术的程度。毛母质瘤也可引起头皮局部脱发。典型毛母质瘤在超声上通常显示为靶环样病变，中心呈高回声，边缘呈低回声。结节内常见强回声点，代表钙质沉积。较大钙质沉积可产生后方声影（图 19-13）。

3. 血管瘤　婴儿血管瘤（hemangioma）是婴幼儿最常见的良性肿瘤，5%～10% 的婴儿在出生后不久即出现。临床上，许多血管瘤发生于头部或颈部，呈散在分布、边界清楚的软性红色肿瘤。其余血管瘤常累及更广泛的区域，呈节段性和弥漫性分布。超声上，血管瘤表现为边界不清的结构，根据其所处阶段的不同而呈现不同的回声。它们在增生期表现为低回声，在整体消退期表现为强回声，在部分消退期则表现为不均质回声（即强回声和低回声混杂）。血管瘤在增生期有丰富的动脉和静脉血管或动静脉瘘，在完全消退期，血管减少。偶尔会发现深部的血管瘤累及至颅顶肌或颅骨的骨性边缘（图 19-14 至图 19-16）。

4. 瘢痕性脱发　瘢痕性脱发（scarring alopecias）涉及一系列没有明确病因的复杂疾病，病变以炎症和瘢痕为常见表现。超声可以显示这些病变基于解剖学的特征，以及真皮和皮下组织不同程度的炎症。后者在超声上表现为真皮层低回声和皮下组织高回声。病变区域血流增多。

（1）颈部瘢痕疙瘩性痤疮：颈部瘢痕疙瘩性痤疮

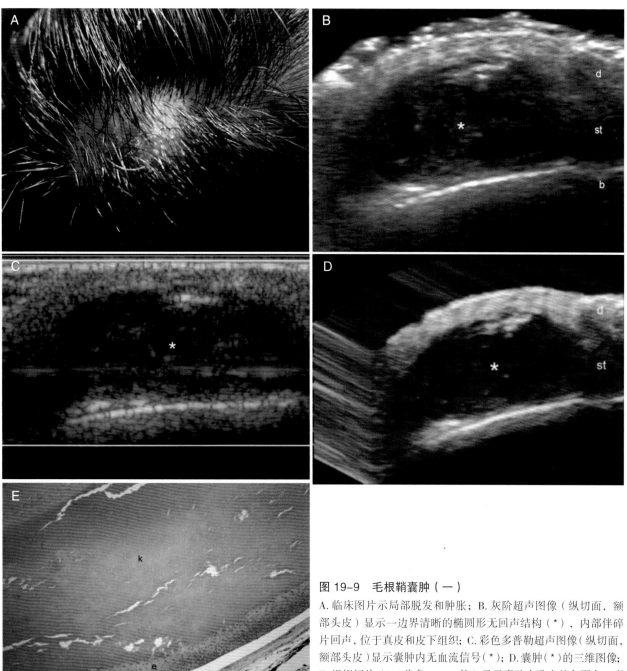

图 19-9　毛根鞘囊肿（一）

A.临床图片示局部脱发和肿胀；B.灰阶超声图像（纵切面，额部头皮）显示一边界清晰的椭圆形无回声结构（＊），内部伴碎片回声，位于真皮和皮下组织；C.彩色多普勒超声图像（纵切面，额部头皮）显示囊肿内无血流信号（＊）；D.囊肿（＊）的三维图像；E.组织切片（HE 染色 ×100 倍）显示囊腔内致密的角蛋白。囊肿由表皮包裹，无颗粒层。缩写：d.真皮；st.皮下组织；b.颅骨骨边缘；k.角蛋白；e.表皮

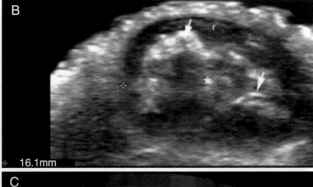

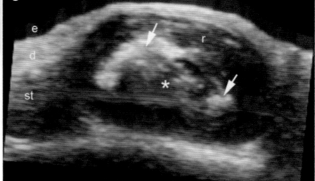

图 19-10 毛根鞘囊肿（二）

A. 临床图片显示局部肿胀和脱发；B、C. 灰阶超声图像（B. 二维图形；C. 三维图像；横切面，左顶部）显示长约 16.1mm 的椭圆形结节，边界清晰，可见不均匀的中心（*）和环状低回声的边缘（r），中心线状高回声对应沉积的发束碎片（箭头）。缩写：e. 表皮；d. 真皮；st. 皮下组织

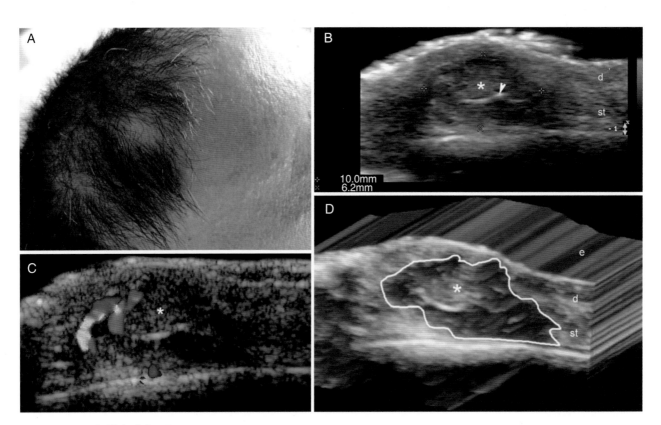

图 19-11 毛根鞘囊肿（三）

A. 临床图片显示局部脱发；B. 灰阶超声图像（纵切面，右额部）显示位于真皮和皮下组织内大小约 10mm（长）×6.2mm（深）的椭圆形低回声结构（*，标记之间），边界清晰，注意囊肿内的发束碎片（短箭头）；C. 彩色多普勒超声图像（纵切面）显示囊肿（*）周边血流轻度增加多；D. 囊肿（*，勾勒区）的三维图像（纵向，5～8s 扫查）。缩写：e. 表皮；d. 真皮；st. 皮下组织

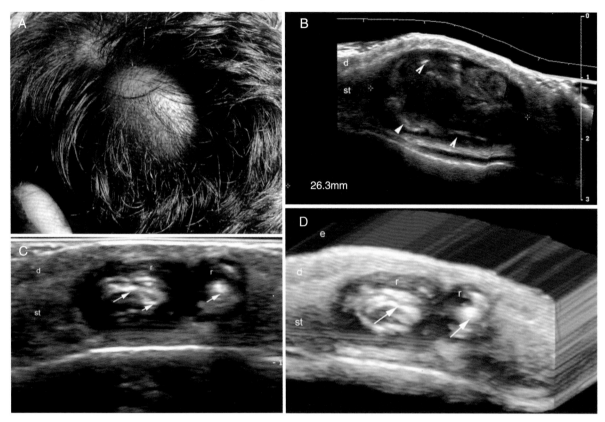

图 19-12　多发性毛根鞘囊肿

A. 临床图片显示伴有局部脱发的包块；B. 灰阶超声图像（纵切面）显示一长约 26.3mm 的椭圆形低回声结构（标记之间），位于皮下组织，边界清晰，内部回声不均，注意线状高回声对应发束碎片（短箭头）；C、D. 灰阶超声图像（C、B. 二维，纵切面；D. 同一患者的三维图像）显示两个并排的椭圆形结构，边界清晰，边缘呈环状低回声（r），中部呈不均匀回声，伴线状高回声，代表被包裹的发束片段（箭头）。缩写：e. 表皮；d. 真皮；st. 皮下组织

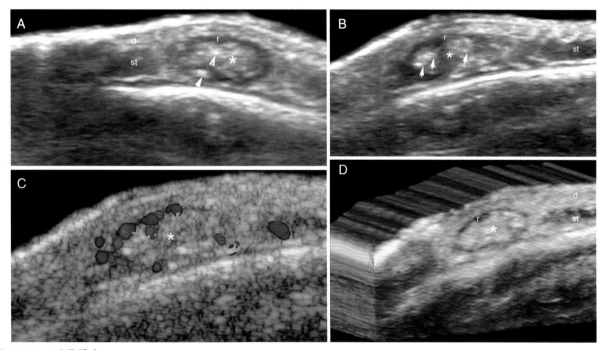

图 19-13　毛母质瘤

A、B. 灰阶超声图像（A. 横切面；B. 纵切面）显示一靶环状结节，周边呈低回声（r），中心呈高回声（*），内部可见点状强回声（箭头，代表钙质沉积）；C. 彩色多普勒超声图像（纵切面）显示结节周边血流信号增多（*）；D. 病灶（*）的三维图像（纵切面）。缩写：d. 真皮；st. 皮下组织；r. 边缘

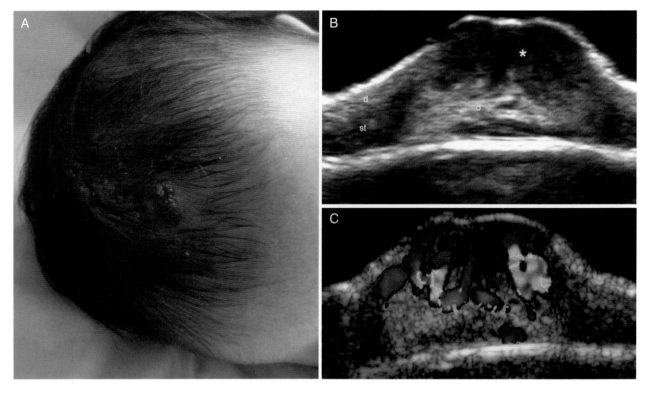

图 19-14　血管瘤（一）
A.临床图片显示头皮淡红色肿块；B.灰阶超声图像（横切面）显示一边界不清、回声不均的结构，上部呈低回声（*，主要为增生区域），下部呈强回声（o，主要为消退区域）；C.彩色多普勒超声图像（横切面）显示血流信号集中在病变上部。缩写：d.真皮；st.皮下组织

（acne keloidalis nuchae, AKN）是一种慢性瘢痕性毛囊炎，通常发生在青年男性，表现为颈背部毛囊性丘疹和脓疱，偶尔融合成坚硬、有光泽、光滑的斑块和结节。作为代谢综合征皮肤表征的黑棘皮症及肥胖、卷发或戴头盔的行为，均与本病有关。此外，AKN 与反向性痤疮（化脓性汗腺炎）在临床上有相似性。虽然本病不常见，但它对生活质量有严重影响，因此需要积极治疗。超声可见炎症侵及皮肤全层，可显示低回声的瘘管和扩大的毛囊（图 19-17）。

（2）头部化脓性穿掘性毛囊周围炎：头部化脓性穿掘性毛囊周围炎（perifolliculitis capitis abscedens et suffodiens, PCAS）是头皮的蜂窝织炎或毛囊炎。PCAS 罕见，表现为有痛性结节和脓性引流的严重进行性炎症，皮肤积液或脓肿之间有穿掘性通道连接，并有瘢痕形成和瘢痕性脱发。PCAS 病因不明，目前的观点认为其发生于毛囊阻塞之后，出现反应性过度角化、继发感染和深部炎症。PCAS 或与聚合性痤疮和化脓性汗腺炎有共同的发病机制，这三个疾病是"三联征"。组织学上，PCAS 呈瘢痕性嗜中性脱发，伴网状真皮层或皮下组织水平深部脓疱性炎症。本病从毛囊周围炎开始，引起深部脓肿，破坏皮脂腺，然后由淋巴浆细胞性和巨细胞性肉芽肿取代。超声显示积液内碎片填充和（或）脓肿间数个低回声窦道，直达真皮层内毛球，可引起毛囊肿胀。

PCAS 可影响大片头皮或整个头皮，引起多区域脱发（图 19-18，图 19-19）。

（3）秃发性毛囊炎：秃发性毛囊炎（folliculitis decalvans, FD）是深部毛囊炎的一种慢性形式，发生于头皮，表现为毛囊脓疱扩大边缘区的瘢痕性脱发。FD 是一种罕见的毛囊复发性化脓性炎症，见于中年人，导致瘢痕性脱发。金黄色葡萄球菌感染与宿主免疫应答缺陷似乎对这一毁容性疾病的发展至关重要。病变通常发生在头顶和枕区，由毛囊脓疱组成，无外部开口（孔）；也可有毛囊簇状聚集，毛囊周围红斑或弥漫性红斑，并常见出血结痂和糜烂。早期组织学检查显示炎性浸润以中性粒细胞为主，随着病情进展，淋巴细胞和浆细胞逐渐增多。超声显示皮肤层炎症，通常无瘘管；受累区毛囊增厚。还可检测到低回声的瘢痕组织和萎缩的皮下组织（图 19-20）。

5. 假性淋巴瘤　假性淋巴瘤（pseudolymphoma），也称皮肤淋巴细胞瘤或皮肤淋巴样增生，为淋巴细胞对外来抗原或未知刺激的增生反应。皮肤假性淋巴瘤是一组异质性淋巴组织增生性疾病，皮肤良性反应性 T 细胞或 B 细胞浸润，具有随时间推移自行消退的倾向。在临床和组织学水平，假性淋巴瘤都类似于皮肤淋巴瘤，其发生与各种各样的抗原刺激反应如节肢动物叮咬、疫苗接种、文身、感染或药物等有关；假性淋巴瘤也可以是

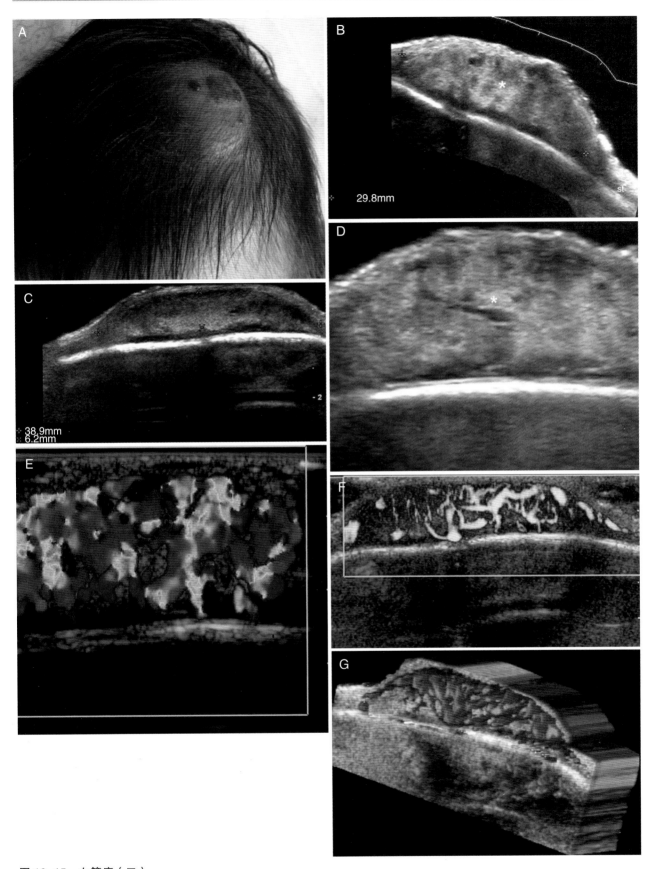

图 19-15　血管瘤（二）

A. 临床图片显示淡红色肿块；B、C、D. 灰阶超声图像（B. 纵切面；C. 横切面；D. 横切面局部放大）显示大小约 29.8mm（长）×38.9mm（宽）×6.2mm（深）的不均质回声（主要为强回声）结构（*），边界不清，位于真皮和皮下组织内；E ~ G. 彩色和能量多普勒超声图像（E. 彩色；F. 能量；G. 三维能量血流图重建）显示病灶内血流信号丰富

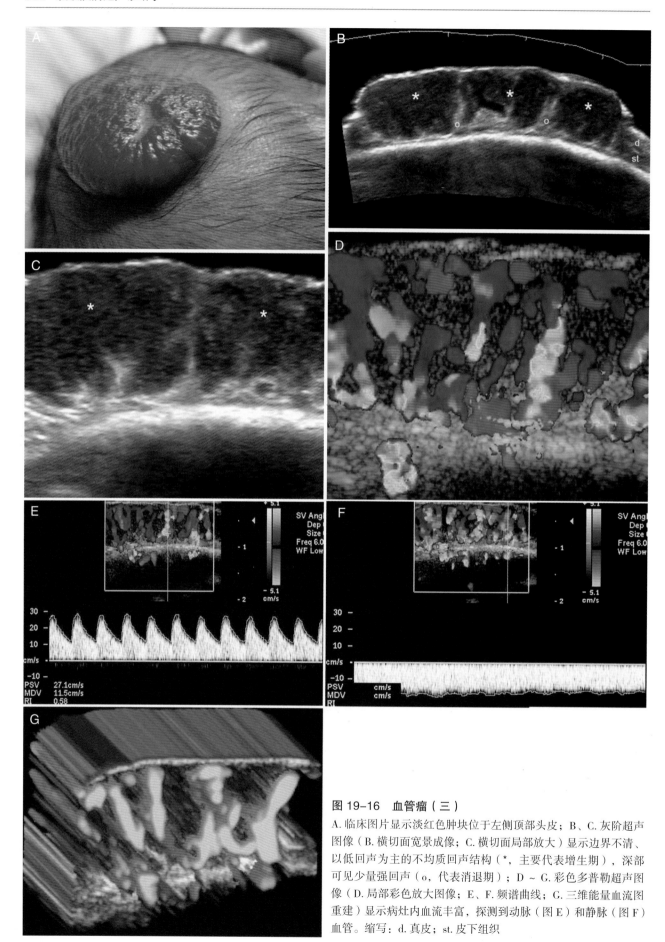

图 19-16　血管瘤（三）

A. 临床图片显示淡红色肿块位于左侧顶部头皮；B、C. 灰阶超声图像（B. 横切面宽景成像；C. 横切面局部放大）显示边界不清、以低回声为主的不均质回声结构（*，主要代表增生期），深部可见少量强回声（o，代表消退期）；D ~ G. 彩色多普勒超声图像（D. 局部彩色放大图像；E、F. 频谱曲线；G. 三维能量血流图重建）显示病灶内血流丰富，探测到动脉（图 E）和静脉（图 F）血管。缩写：d. 真皮；st. 皮下组织

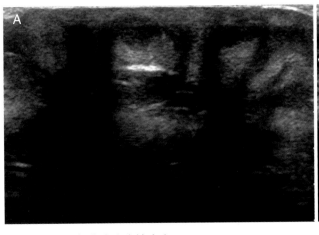
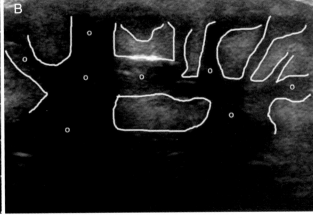

图 19-17　颈部瘢痕疙瘩性痤疮

A、B. 灰阶超声（横切面，勾勒区）显示多发的、相互连通的瘘管（o），位于枕区头皮

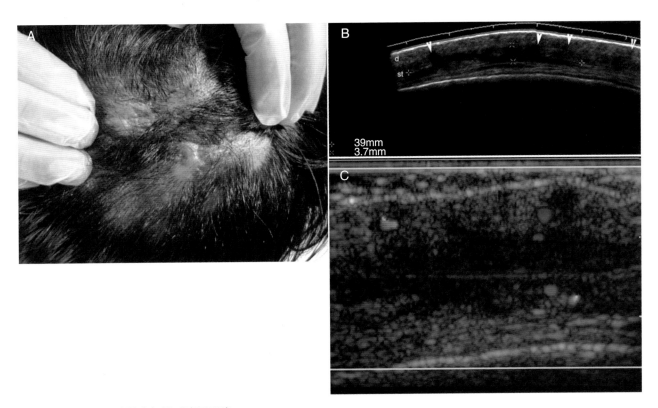

图 19-18　头部化脓性穿掘性毛囊周围炎

A. 临床图片显示片状脱发；B. 灰阶超声图像（横切面）显示皮下组织内一 39mm（横径）×3.7mm（深度）的液性暗区（标记间），与真皮层之间有数条通道（短箭头）；C. 彩色多普勒超声图像（横切面）显示积液周边血流信号轻度增多。缩写：d. 真皮；st. 皮下组织

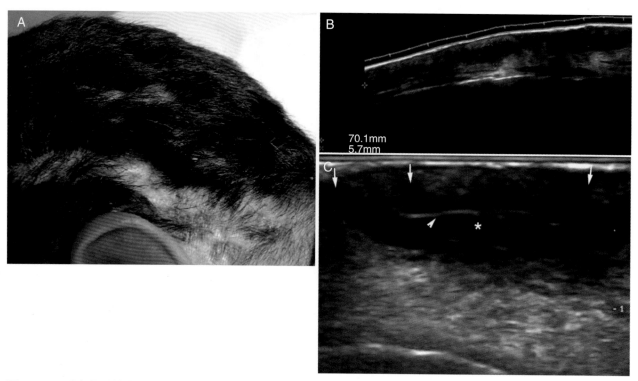

图 19-19 头部化脓性穿掘性毛囊周围炎

A.临床图片显示片状脱发；B.灰阶超声图像（纵切面）显示皮下组织内一 70.1mm（长）× 5.7mm（深）的无回声积液（标记间）；C.灰阶超声图像（横切面，局部放大）显示内部高回声线（短箭头），对应积液（*）内毛发束片段，注意从积液连接至真皮的管道（箭头）

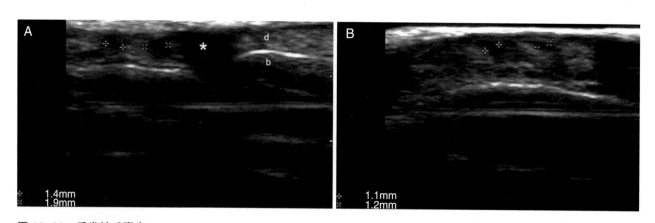

图 19-20 秃发性毛囊炎

A、B.灰阶超声图像（横切面，顶区）显示真皮层内毛囊增厚，皮下组织萎缩（外科术后和放疗后），之前的术区有一低回声瘢痕（*）。缩写：d.真皮；b.颅骨缘

特发性的。超声显示局限性病灶，有时为真皮层梭形或椭圆形增厚。病变区域呈低回声，也可变为不均匀回声。此外，病灶内及其周围的血流信号通常增多（图 19-21）。

（二）恶性疾病

1. 皮肤癌 头皮恶性肿瘤不常见，无症状时或体积较小时可因头发覆盖而被患者忽视，从而存在延误诊治的潜在风险，导致不良后果。头皮癌约占所有皮肤癌的 2%，女性最常见的是基底细胞癌，男性最常见的是鳞状细胞癌。危险因素包括光线性损伤、电离辐射治疗、免疫抑制、慢性瘢痕及遗传性皮肤病。男性秃发导致头皮直接暴露于日光辐射，对皮肤癌有促进作用。与复发相关的因素包括先前的抗癌治疗、免疫抑制、肿瘤体积大等。由于帽状腱膜层对肿瘤扩散的阻挡力较弱，在诊断头皮癌时，事实上在显微镜下病变已经从原发区扩散到远处了。此外，如果肿瘤穿过骨膜，可以向周围扩散更大距离。超声显示低回声实性病变，普遍有血流信号增多。基底细胞癌还可以在肿瘤内检测到斑点状强回声（图 19-22 至图 19-26）。

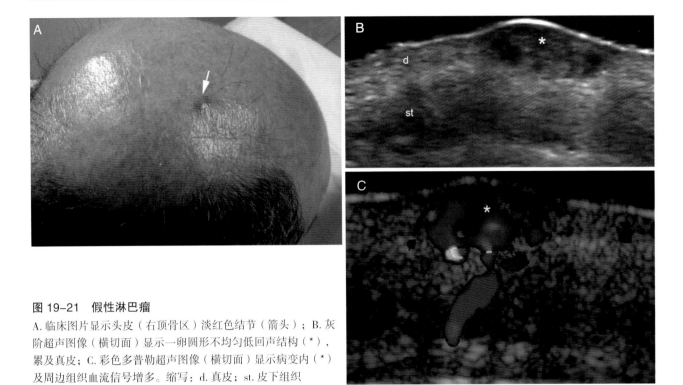

图 19-21　假性淋巴瘤

A. 临床图片显示头皮（右顶骨区）淡红色结节（箭头）；B. 灰阶超声图像（横切面）显示一卵圆形不均匀低回声结构（＊），累及真皮；C. 彩色多普勒超声图像（横切面）显示病变内（＊）及周边组织血流信号增多。缩写：d. 真皮；st. 皮下组织

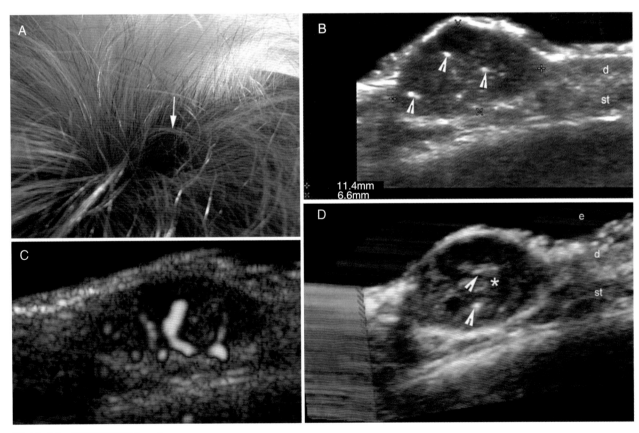

图 19-22　基底细胞癌（一）

A. 临床图片显示头皮淡红色肿块（箭头）；B. 灰阶超声图像（横切面，头皮右前额区）显示 11.4mm（横径）×6.6mm（深径）的不均质/低回声结构（标记间），侵及真皮及皮下组织，边界清晰，注意病变内点状强回声（短箭头）；C. 能量多普勒超声图像（纵切面）显示病变内血流信号增多；D. 肿瘤（＊）三维图像（横向视图），可见点状强回声（短箭头）。缩写：e. 表皮；d. 真皮；st. 皮下组织

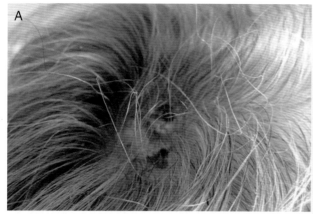

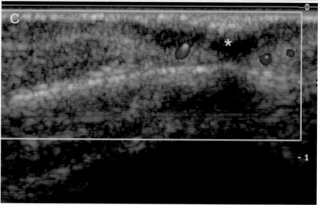

图 19-23 基底细胞癌（二）

A. 临床图片显示头皮右前额区红色、结痂伴色素沉着和鳞屑的病变；B. 灰阶超声图像（横切面）显示大小约 28.8mm（横径）×3.7mm（深径）的低回声结构（*，标记间），侵及表皮、真皮及皮下组织，注意病变区表皮增厚，呈高回声；C. 彩色多普勒超声图像（纵切面）显示病变周边血流信号轻度增多

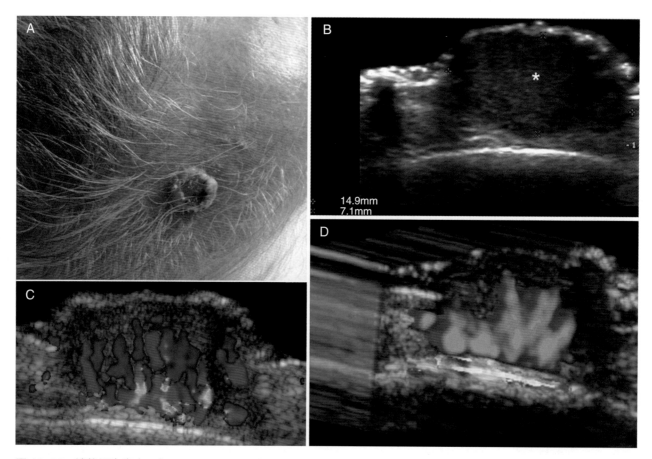

图 19-24 鳞状细胞癌（一）

A. 临床图片显示头皮左顶骨区红斑及溃疡性肿块；B. 灰阶超声图像（横切面）显示大小约 14.9mm（横径）×7.1mm（深径）的低回声实性肿块（*），侵及真皮和皮下组织，边界清晰；C. 彩色多普勒超声图像（纵切面）显示肿块内血流信号丰富；D. 三维能量血流重建突出肿块内的血流

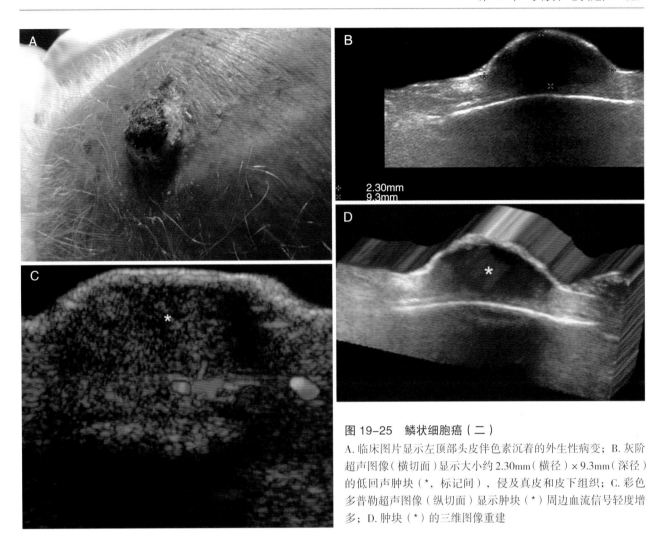

图 19-25　鳞状细胞癌（二）

A. 临床图片显示左顶部头皮伴色素沉着的外生性病变；B. 灰阶超声图像（横切面）显示大小约 2.30mm（横径）×9.3mm（深径）的低回声肿块（*，标记间），侵及真皮和皮下组织；C. 彩色多普勒超声图像（纵切面）显示肿块（*）周边血流信号轻度增多；D. 肿块（*）的三维图像重建

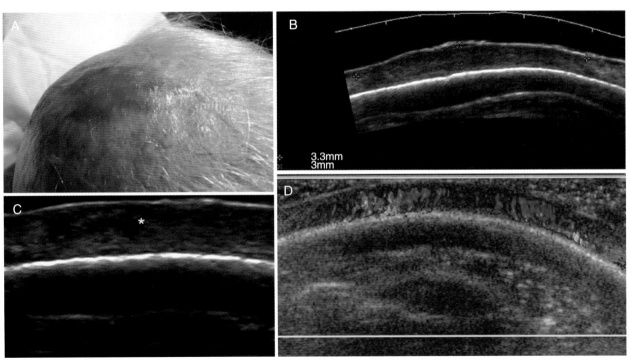

图 19-26　鳞状细胞癌（三）

A. 临床图片示左顶部头皮红色斑块样肿胀；B、C. 灰阶超声图像（B. 横切面宽景成像；C. 纵切面局部放大）显示真皮和皮下组织内范围 3.3mm（横径）×3mm（深径）的不均匀低回声增厚区；D. 彩色多普勒超声图像（纵切面）显示病灶内血流信号丰富

2. 亲毛囊性蕈样肉芽肿（folliculotropic mycosis fungoides, FMF） 是一种低度恶性淋巴组织增生性疾病，是皮肤 T 细胞淋巴瘤的一种罕见变异型，其肿瘤性 T 淋巴细胞对毛囊上皮细胞有趋向性。临床表现为斑片、斑块、痤疮样皮损［粉刺样和（或）表皮囊肿］、可触及的肿块和（或）红皮病。亲毛囊性蕈样肉芽肿最常累及的部位是头部和颈部（80%），头部受累以脱发为常见的症状。在组织学上显示异型淋巴细胞对毛囊上皮的选择性浸润，在 60% 病例中还可见毛囊上皮黏液样变性。超声显示皮肤层普遍增厚，真皮浅层回声减弱，毛囊增厚。在头皮或身体任何受 FMF 影响的区域，在增大、回声减低的毛囊周边均有强回声沉积（图 19-27）。

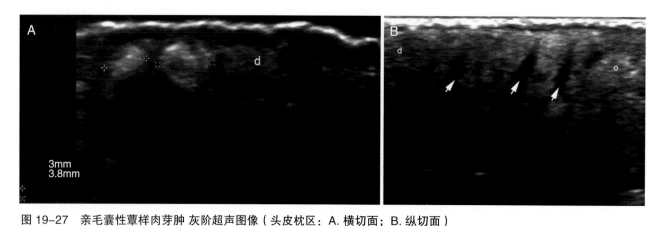

图 19-27　亲毛囊性蕈样肉芽肿 灰阶超声图像（头皮枕区：A. 横切面；B. 纵切面）
A. 超声图像显示真皮毛囊周边有高回声沉积（标记间）；B. 超声图像显示真皮毛囊增厚（箭头）和一些强回声沉积（o）。缩写：d. 真皮

第 20 章
易与皮肤疾病混淆的假性皮肤病

一、简介

在软组织病变中，假性皮肤病极为常见。这些假性皮肤病发生在皮肤周围组织，并能突入皮肤，因此可以产生迷惑性的临床表现。假性皮肤病起源广泛，可起源于淋巴结、脉管系统、腺体、肌肉、肌腱、软骨和骨等各种组织、器官。这种情况也可见于出于外科手术目的（例如义肢）或美容目的（例如假体）而植入人体的植入物或是意外进入人体的异物等外源性材料。

临床上，许多患者表现为隆起或肿块并伴有常见于皮肤疾病的某些相关改变，如肤色变红、水肿等，因此极易与常见的皮肤疾病如表皮样囊肿、毛母质瘤、硬斑病或趾疣等相混淆。

在对皮肤病灶进行超声检查时，这些假性皮肤疾病必须纳入考虑，特别是当在皮肤层内未查见异常声像时。在这种情况下，超声医师应该对更深层的组织进行扫查，这时可能需要一个低频探头和（或）调节其深度和聚焦范围。

在这一章中，我们将回顾一些容易与皮肤疾病混淆的情况，并根据其组织来源进行分类论述。

二、淋巴结

淋巴结是造成肿胀或肿块的常见原因，通常沿淋巴引流的方向分布。正常淋巴结在声像图上表现为椭圆形实性结构，边缘呈低回声，对应皮质结构，中部呈高回声，对应髓质结构，后者通常呈偏心性分布。在淋巴结的一侧（淋巴结门）可见低流量血管蒂，通常包含一根滋养动脉和一根引流静脉。因此，正常的淋巴结血流主要显示在髓质的中心位置。在正常人群中，除了颈内静脉旁和腹股沟区这两处的淋巴结可达 1.5 ~ 2cm 外，淋巴结正常横径应 ≤ 1cm。

（一）良性淋巴结

1. 炎性淋巴结　在炎症中，淋巴结体积增大，但其椭圆形态和回声结构保持不变。淋巴结皮质增厚，内部血流信号增多。髓质可表现为偏心性分布的高回声带。在彩色多普勒超声上，血管的形态不变，位于淋巴结门的中央部位，但血流显示更明显（图 20-1，图 20-2）。

猫抓病

猫抓病，也称猫抓热或亚急性区域性淋巴结炎，是一种累及淋巴结的感染性疾病，由一种叫作巴尔通体杆菌的革兰阴性杆菌感染所致。这种细菌感染常常通过被猫抓咬部位的引流淋巴结传播，最近也有关于在器官移植患者中发现猫抓病的报道。临床上，这种疾病可在被抓咬部位的邻近区域产生红肿，但有时可能被患者忽视。在颈部、腮腺、上肢等处，超声可发现肿大淋巴结，具有炎症的特征，如体积增大、低回声、皮质增厚及血流增多等。有文献报道，受累淋巴结保持其椭圆形态，在超过 61% 的病例中，淋巴结纵径 / 横径比值 ≤ 2。较大淋巴结和已化脓的淋巴结可见明显的后方回声增强效应。还可发现肿大淋巴结周围的皮下组织回声增强（图 20-3）。

2. 淋巴样增生　淋巴样增生是淋巴组织的反应性增生性疾病，常伴随其他疾病发生，如结节病、获得性弓形虫病、传染性单核细胞增多症（EB 病毒感染）、接种反应、Destombes-Rosai-Dorfman 综合征或具有噬红细胞作用的窦性组织细胞增生症导致的巨大淋巴结病、血管滤泡性淋巴样增生 Castleman 假瘤、血管滤泡性和浆细胞性多腺病、胶原性腺病、类风湿关节炎、系统性红斑狼疮及蛋白质沉积症引起的其他疾病等。在临床上，颈部、腋窝和腹股沟区是最常见的受累区域，可触及肿大的淋巴结。在组织学上，大多数反应性淋巴结病灶存在反应性淋巴滤泡增生，滤泡间有多克隆浆细胞增生症。超声检查可见淋巴结体积增大，皮质明显增厚，呈低回声，血流信号增多，与炎性淋巴结的超声表现相似。尽管肿大淋巴结通常保持正常的超声结构（椭圆形、低回声皮质、高回声的中心和明显的中央血流），但其体积增大明显，有时测值可能 > 2cm（图 20-4）。

（二）恶性淋巴结

转移性淋巴结：是对淋巴结结构的恶性浸润，可引起典型形态学改变，如高回声中心和椭圆形状消失，淋

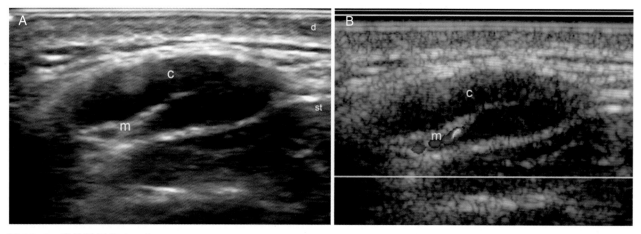

图 20-1　炎性淋巴结（一）

A. 灰阶超声图像（横切面）显示一个边界清楚的、椭圆形的皮下结构，具有厚的低回声边缘（皮质）和带状的高回声中央（髓质）；B. 彩色多普勒超声图像（横切面）显示髓质淋巴结门处的血流。皮质内血流信号轻度增多。缩写：c. 皮质；m. 髓质；d. 皮肤；st. 皮下组织

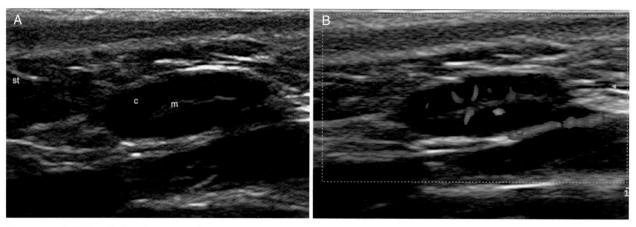

图 20-2　炎性淋巴结（二）

A. 灰阶超声图像（横切面）显示一个边界清楚的椭圆形皮下淋巴结，具有厚的低回声皮质和带状的高回声髓质；B. 彩色多普勒超声图像（横切面）显示淋巴结皮质血流信号增多。缩写：c. 皮质；m. 髓质；st. 皮下组织

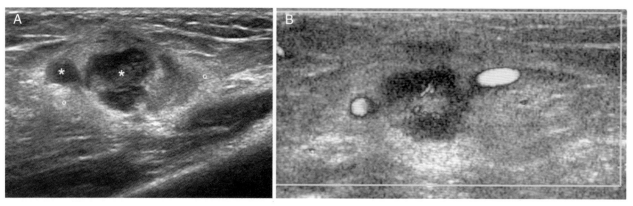

图 20-3　猫抓病淋巴结

A. 灰阶超声图像（横切面，左臂尺侧远端）显示两个边界清楚的椭圆形皮下淋巴结（＊），考虑炎性淋巴结，皮质增厚，髓质呈高回声并呈偏心性分布，注意周围皮下组织（o）回声增高（水肿）；B. 彩色多普勒超声图像（横切面）显示淋巴结髓质和皮质的血流信号

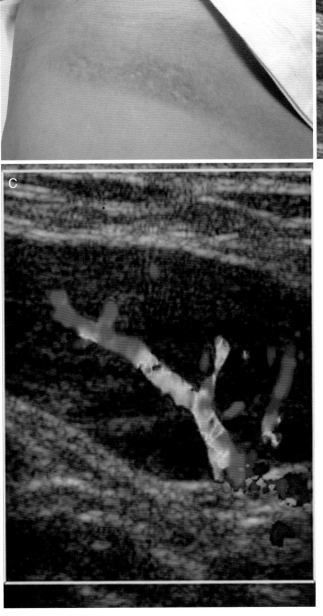

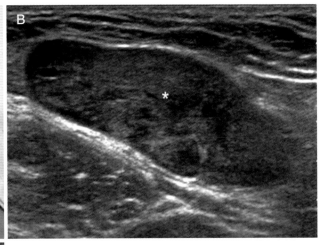

图 20-4　淋巴结淋巴样增生
A. 临床图片显示右侧腹股沟区色素沉着，在该区可触及一个结节；B. 灰阶超声图像（横切面）显示一边界清楚的椭圆形皮下结构（*），呈稍不均质的低回声；C. 彩色多普勒超声图像（横切面）显示位于淋巴结门和髓质的血流

巴结形态变得更圆，髓质（中央）和皮质都呈低回声。据文献报道，在甲状腺癌中，呈长轴/短轴比值＜2 的圆形低回声结节、淋巴结门回声消失、发生钙化和部分囊变，诸如此类的表现在恶性淋巴结中的发生率显著高于良性淋巴结。除了淋巴结体积增大和代表髓质的高回声结构消失外，还可在皮质区发现低回声结节（表 20-1）。恶性淋巴结有时呈无回声，类似脓肿和积液。有文献报道，类似积液的表现在皮肤黑色素瘤的转移性淋巴结中出现，它可能是大量低反射性肿瘤细胞聚集的结果，而非由坏死造成。提高增益来显示淋巴结内回声结构及检测到淋巴结内血流，均可支持该诊断，因为积液容易被压缩且伴有周围血管形成和漂浮的碎片回声。在彩色多普勒超声中，恶性血管趋于在淋巴结的周边分布，包括在皮质区有丰富血流、分布不规律、走行僵直。血流阻力指数（RI）≥0.7 被认为是恶性浸润的一项标准。尽管有文献报道弹性成像在淋巴结良恶性鉴别诊断方面的积极作用，但目前尚存争议，其实际价值仍需进一步研究（图 20-5）。

表 20-1　良、恶性淋巴结的声像学特征

	良性	恶性
形状	椭圆形	圆形
中心	高回声	低回声 / 无回声
皮质增厚	弥漫性	结节状
长轴 / 短轴	>2	<2
血管分布	规则	不规则
皮质血管	少或不显示	可显示，或较明显

三、瘘管 / 窦道

瘘管（fistulae）是一条存在于两个解剖空间或解剖层面之间的异常病理性通路，或是一条连接机体内部空间 / 器官至表面的通路。窦道（sinus tracts）是一个头端或尾端处于开放状态的异常通道。瘘管和窦道可起源于深部感染组织，延续至体表。临床表现为红斑，有时伴溃烂点，或表现为排脓性、血性和（或）油性物质的结节。超声可见连接皮肤与深层结构的低回声管道状结构，伴有明显碎片回声。周围常探及增多的血流信号（图 20-6，图 20-7 ）。

牙源性皮肤瘘管是面部皮肤层和口腔间的异常交通，作为细菌通过破坏牙釉质和牙本质侵入牙髓的延续，起源于龋齿、外伤或其他原因，如果在这个阶段没有开始治疗，牙髓会坏死且炎症扩大，超出牙齿边界到根周区域，扩大的炎症导致根尖周炎，随后它沿着阻力最小的路径穿透至皮肤并在表面破溃。临床上，牙源性瘘管

表现为红斑和光滑的结节，伴或不伴引流物。慢性病变常导致继发于瘢痕的皮肤收缩。触诊可感觉到一条索状管道附着于皮肤下方的骨性结构上，患者可出现症状的间歇性缓解。口腔内检查可能显示龋齿和牙周病，但检查者应记住，受累的牙齿可能外观正常。超声探查时，瘘管显示为伴有丰富碎片回声的低回声通道，该通道连接皮肤层与上颌骨或下颌骨的骨性边缘。在连接部位通常有骨皮质破坏。瘘管周围可探查到增多的血流信号（图20-8，图 20-9 ）。

四、先天性囊肿

（一）甲状舌管囊肿

甲状舌管囊肿（thyroglossal cyst）是儿童颈部最常见的先天性肿块之一，约占颈部先天性肿块的70%。甲状舌管囊肿由残余的甲状舌管构成，它在妊娠第 8 周时从舌底部的盲孔延伸至甲状腺锥状叶。残余的部分导管可以形成囊肿或异位甲状腺组织。甲状舌管囊肿主要发生于儿童和年轻人。临床上，病灶表现为颈前可触及的无痛性肿块，可位于从舌底部到甲状腺峡部的任何水平。大多数囊肿位于舌骨水平或舌骨下水平中线位置。囊肿感染后继发性变大，并表现为颈部有压痛的红斑结节或肿块，临床上可能与皮肤病相混淆。在超声上，完整的甲状舌管囊肿表现为边界清楚、薄壁、无回声伴后方回声增强的肿块。当出现混合回声（无回声 – 低回声或厚壁）、伴有分隔或多房表现时提示甲状舌管囊肿炎症和（或）感染。在后一种情况下，彩色多普勒超声可见囊

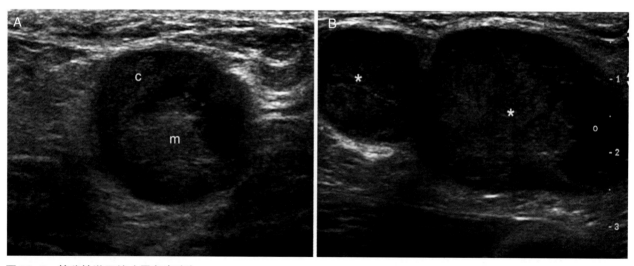

图 20-5　转移性淋巴结（黑色素瘤）

A. 灰阶超声图像（横切面，右侧腋窝）显示一个边界清楚的圆形皮下淋巴结，皮质（c）增厚，呈低回声，髓质（m）呈稍高回声；
B. 灰阶超声图像（横切面，右侧腋窝）显示 2 个边界清楚的低回声的皮下淋巴结（＊），分别呈圆形和椭圆形，注意淋巴结内高回声的髓质消失，可见无回声区（o）

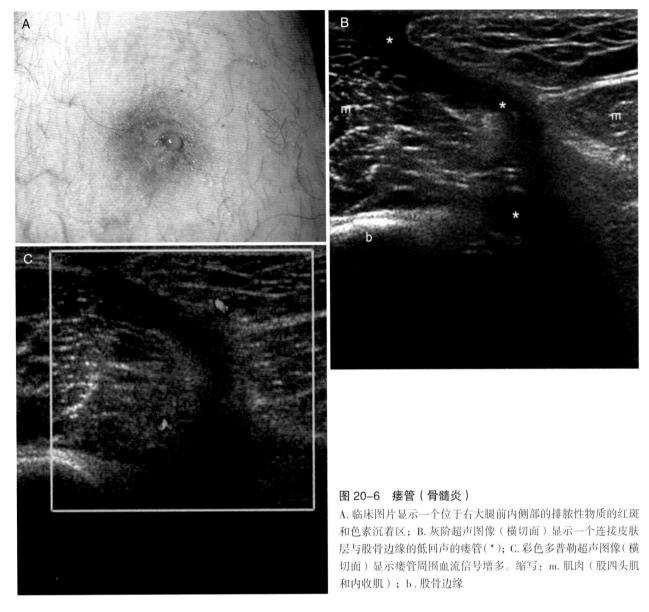

图 20-6　瘘管（骨髓炎）

A. 临床图片显示一个位于右大腿前内侧部的排脓性物质的红斑和色素沉着区；B. 灰阶超声图像（横切面）显示一个连接皮肤层与股骨边缘的低回声的瘘管（＊）；C. 彩色多普勒超声图像（横切面）显示瘘管周围血流信号增多。缩写：m. 肌肉（股四头肌和内收肌）；b. 股骨边缘

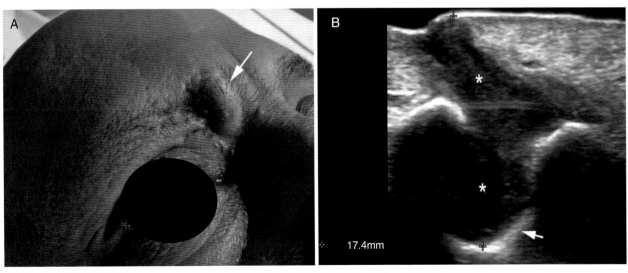

图 20-7　额部皮下瘘管

A. 临床图片显示位于右侧额 - 鼻区域的一个白色肿块（箭头）；B. 灰阶超声图像（横切面）显示一个连接皮下区域与颅骨边缘长约 17.4mm 的低回声瘘管（＊），注意骨边缘的扇形改变（箭头）

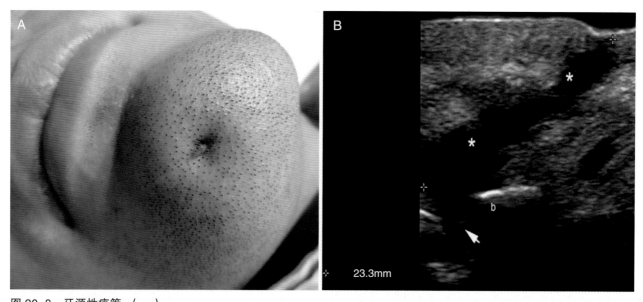

图 20-8　牙源性瘘管 （一）
A. 临床图片显示一个位于右颊部的凹陷性红色瘢痕样肿块；B. 灰阶超声图像（纵切面）显示一个连接皮下区域与下颌骨边缘长约 23.3mm 的低回声瘘管（＊），注意骨边缘的破坏（箭头）

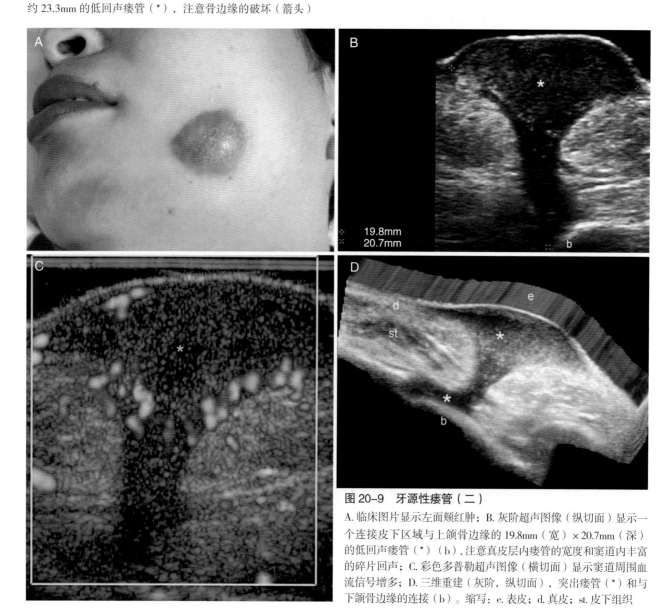

图 20-9　牙源性瘘管（二）
A. 临床图片显示左面颊红肿；B. 灰阶超声图像（纵切面）显示一个连接皮下区域与上颌骨边缘的 19.8mm（宽）× 20.7mm（深）的低回声瘘管（＊）（b），注意真皮层内瘘管的宽度和窦道内丰富的碎片回声；C. 彩色多普勒超声图像（横切面）显示窦道周围血流信号增多；D. 三维重建（灰阶，纵切面），突出瘘管（＊）和与下颌骨边缘的连接（b）。缩写：e. 表皮；d. 真皮；st. 皮下组织

肿周围血流信号增多（图 20-10）。

（二）鳃裂囊肿

鳃裂囊肿（branchial cyst）是一种先天性异常，是在儿童头颈部肿块鉴别诊断中需要重点考虑的一种病变。它是由胚胎期咽裂和囊袋闭合不全所形成的一类先天畸形。虽是先天性疾病，许多畸形直到后来在幼年期或儿童期才明显表现出来。鳃裂畸形感染极为常见，可引起明显症状，会明显增加发病率。鳃器由被 5 个鳃裂分隔成的 6 个鳃弓构成，在妊娠 15d 时出现。鳃器，主要是鳃裂的闭合不全，被公认为是导致鳃裂畸形例如囊

肿、窦道、瘘管形成的原因。大多数囊肿（75%）发生于第二鳃裂形成期间，但是它们能累及任何鳃裂。临床上，病灶最常表现为发生在儿童或青年的侧颈部，为可触及的肿块。位于胸锁乳突肌前面，邻近下颌角。在超声上，完整的鳃裂囊肿表现为边界清楚的薄壁无回声结构，内充满液体。在炎症或感染情况下，鳃裂囊肿可以表现为囊内有碎片、回声不均匀、厚壁、有分隔和周围血流增加的低回声灶。后方回声增强可在大多数（70%）鳃裂囊肿中发现（图 20-11）。

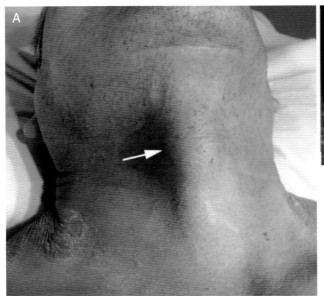
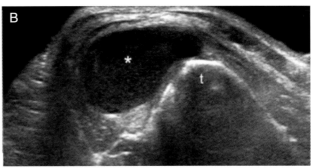

图 20-10　甲状舌管囊肿
A. 临床图片显示银屑病患者右颈部一个可触及的肿块；B. 灰阶超声图像（横切面）显示一个附着于舌骨（t）右侧部的、边界清楚的椭圆形无回声结构（*）

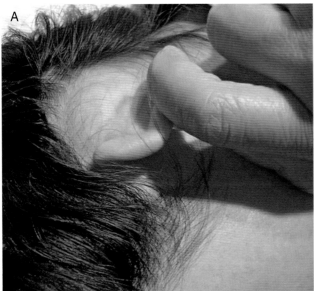
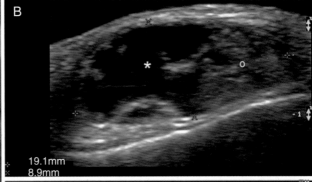
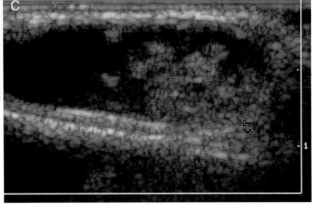

图 20-11　鳃裂囊肿
A. 临床图片显示位于右耳后区域的隆起；B. 灰阶超声图像（横切面）显示皮肤及皮下一个边界清楚的椭圆形无回声结构，壁厚，伴明显的内部高回声结构（*）（o，碎片），大小约 19.1mm（横径）×8.9mm（深径）；C. 彩色多普勒超声图像（横切面）显示囊肿内部无明显血流信号，囊肿附近可见小血管结构（标记之间）

五、血管

（一）动脉

1. 动脉变异　恒径唇动脉（caliber persistent artery of the lip）是一种血管异常，初始动脉穿入黏膜下组织后不出现分支或管径缩小。临床上，这种解剖学变异可以引起无痛性红斑、蓝色或肤色丘疹，有时会溃烂，偶尔能表现出恶性病理征象，并容易出血。恒径动脉的相关报道多见于下唇，且大小和搏动性各异。鉴别诊断包括其他的血管病变，如血管畸形、血管瘤，以及黏液囊肿、纤维瘤、硬化性唾液腺炎、皮肤基底细胞癌和皮肤鳞状细胞癌等。超声可在黏膜下层探及厚管状或波浪状的无回声动脉结构，穿过口轮匝肌。血管内一般为低速血流（图 20-12）。

2. 炎症　巨细胞颞动脉炎（giant cell temporal arteritis）是一种良性炎性血管病变，累及头部大、中动脉，包括颞动脉及其分支（顶部和额部血管）。巨细胞动脉炎是一种发生于中老年人的疾病，据报道，在年龄超过 70 岁的个体中，每 10 万人中约有 30 人患病。该疾病的诊断常源于疑似临床症状，例如老年人局部头痛和颞动脉压痛。本病偶可出现颞部隆起。病理活检可以确诊，并显示动脉壁节段性受累及其周围单核细胞（组织细胞和淋巴细胞）、肉芽肿性炎和巨细胞浸润。在后期，可以观察到内弹性膜的坏死、破坏和纤维化。然而，活检既有风险，操作起来也困难，而据报道，超声检查在诊断巨细胞动脉炎方面有较高的准确性。超声上有特殊的征象，即动脉周围节段性的，偶尔可为双侧性的低回声晕环结构。这种低回声晕环被认为与动脉壁及其周围组织的水肿和炎性浸润有关。局限性狭窄和（或）闭塞常被认为源于老年人动脉粥样硬化，而非诊断巨细胞动脉炎的特有征象（图 20-13）。

3. 异常扩张　假性动脉瘤（pseudoaneurysm，PSA）

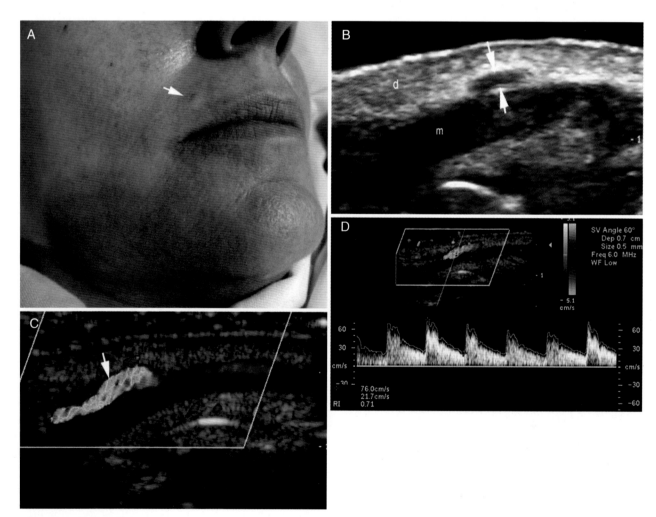

图 20-12　恒径唇动脉

A. 临床图片显示位于上唇右侧边缘的一个小的红斑肿块（箭头）；B. 灰阶超声图像（横切面）显示上唇真皮层的一个明显的低回声管道（箭头）；C. 彩色多普勒超声图像（横切面）显示管道内血流充盈（箭头）；D. 彩色多普勒频谱曲线分析显示动脉收缩期峰值流速（76 cm/s）。缩写：d. 真皮层；m. 上唇口轮匝肌

也称假动脉瘤（false aneurysm），是动脉管壁破裂后，血液通过破裂口流入动脉周围组织所形成的包裹性血肿结构。动脉破裂常继发于创伤或侵入性操作，例如外科手术、穿刺术或置管术。临床上，病灶表现为质硬包块，偶伴搏动感。在假性动脉瘤表面可触及搏动并非一个永久的临床征象，因为假性动脉瘤腔可被血栓部分充填。超声上常显示一个与供血动脉相连的无回声或低回声椭圆形囊状结构。彩色多普勒可探测到假性动脉瘤颈部（与动脉血管腔的交通部）"往复"型的湍流和假性动脉瘤腔内的血流，并与部分或完全栓塞的无血管区域混叠在一起。早期假性动脉瘤在超声引导下进行加压治疗是一种较为有效的治疗方案（图 20-14）。

（二）静脉

1. 血栓性浅静脉炎　血栓性浅静脉炎（superficial thrombophebitis）最常累及曲张静脉，而很少累及无曲张的静脉。本病以血栓填充皮下静脉管腔为主要特征，与血管壁和（或）周围组织的炎症过程有关。浅静脉血栓

可发生在下肢静脉，包括足底区。临床上，病灶表现为疼痛性红斑、蓝色或肤色样肿胀或条索样结构，可类似于血管损害或纤维瘤病变。据文献报道，该病与多种情况相关，如局部损伤、过度锻炼及副肿瘤疾病。超声可见一条或多条扩张的皮下静脉，其内充满低回声血栓，加压时管腔不能闭合。彩色多普勒超声上病变血管不显示血流信号（图 12-15）。

Mondor 病亦称急性或硬化性血栓性浅静脉炎，文献报道曾发生于乳房、前胸 / 腹壁和阴茎。临床上病灶表现为可触及的疼痛性条索状结构，常伴局部皮肤红斑或变色，可类似于局限性硬皮病表现。这种情况常常在女性中发生，并且表现为自限性过程，常在几天或几周后自行缓解，或在应用局部抗炎药后缓解。超声表现为皮下组织内不可压缩的低回声管状静脉结构，管腔被低回声的血栓性物质充填，在彩色多普勒图像上不显示血流信号（图 20-16，图 20-17）。

2. 穿通支静脉功能不全　穿通支静脉功能不全

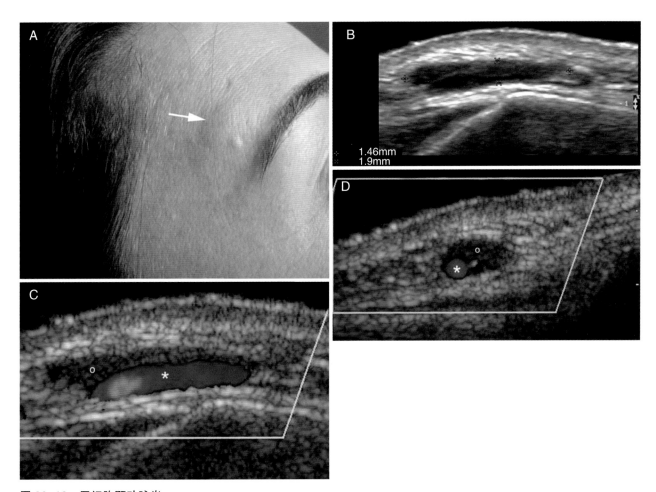

图 20-13　巨细胞颞动脉炎
A. 临床图片显示右侧颞部隆起（箭头）；B. 灰阶超声图像（纵切面）显示一大小约 14.6mm（长）×1.9mm（深）的低回声扩张管状结构（标记之间），位于皮下组织，边界清楚；C. 彩色多普勒超声图像（纵切面）显示结构内与颞浅动脉分支一致的血流（*），注意与血管相邻的低回声组织（o）；D. 彩色多普勒超声图像（横切面）显示动脉周围的低回声晕（o）

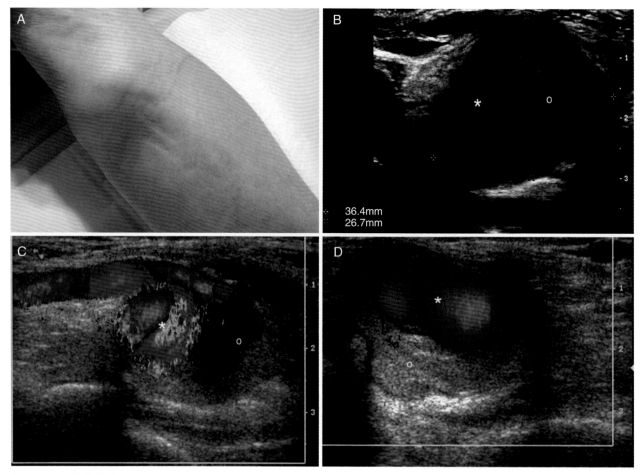

图 20-14 假性动脉瘤

A. 临床图片显示左肘前部隆起；B. 灰阶超声图像（纵切面）显示皮下组织内一个大小约 36.4mm（长）×26.7mm（深）、边界清楚的结构，注意无回声（*）和低回声（o）区域；C. 彩色多普勒超声图像（纵切面）显示与一根动脉血管相连的结构内有明显湍流（*），低回声区（o）与假性动脉瘤的血栓性物质一致；D. 彩色多普勒超声图像（横切面）突出显示管腔中央的血流（*）和周围的血栓性物质

（insufficiency of perforant viens）（穿过筋膜连接深静脉系统和皮肤层的静脉）可引起皮肤肿胀、溃疡和色素沉着等皮肤改变。超声上穿支静脉功能不全表现为静脉血管扩张、扭曲，在 Valsalva 动作（堵鼻鼓气）时发生反流。这种功能不全可与坏疽性脓皮病相混淆，后者是一种罕见的炎症性皮肤病，其临床上表现为与炎性肠病、关节炎、单克隆丙种球蛋白增多症或癌症有关的慢性和疼痛性溃疡。在后一种情况中，浅表静脉通常是正常的，或在静脉炎时表现为静脉壁增厚。而且，皮下组织（高回声）也可发现炎性改变（图 20-18）。

六、神经

（一）腕管综合征

腕管综合征（carpal tunnel syndrome，CTS）是周围神经卡压症最常见的类型，最常见于反复活动腕关节的个体、孕妇和患有糖尿病、关节炎的患者。临床上，

CTS 表现为疼痛、麻木及除小指外的手指刺痛感，手掌和手指失去感觉。

以下是超声诊断 CTS 的一些标准：

1. 正中神经异常　近端腕管肿胀；远端腕管内神经受压变扁；神经增粗（横切面面积大于 $10mm^2$）。神经的正常面积通常小于 $10mm^2$（间接椭圆形法）或大于 $9mm^2$（直接连续边界跟踪法）；神经回声减低，束状回声结构消失；神经束内出现血流信号。

2. 屈肌支持带异常　手掌屈肌支持带肿胀（从支持带到钩骨的钩与多角骨的结节相连处的连接线，距离大于 4mm 考虑异常）；与健侧相比，屈肌支持带增粗。

3. 腕管内容物异常　屈肌腱肿大，最常与腱鞘炎有关；管腔内占位性病变，如掌跖神经节或滑膜囊肿。

据文献报道，电生理变化与超声回声改变之间有高度相关性，与此同时，超声多普勒上血流情况与该病的严重程度分级也有高度相关性（图 20-19）。

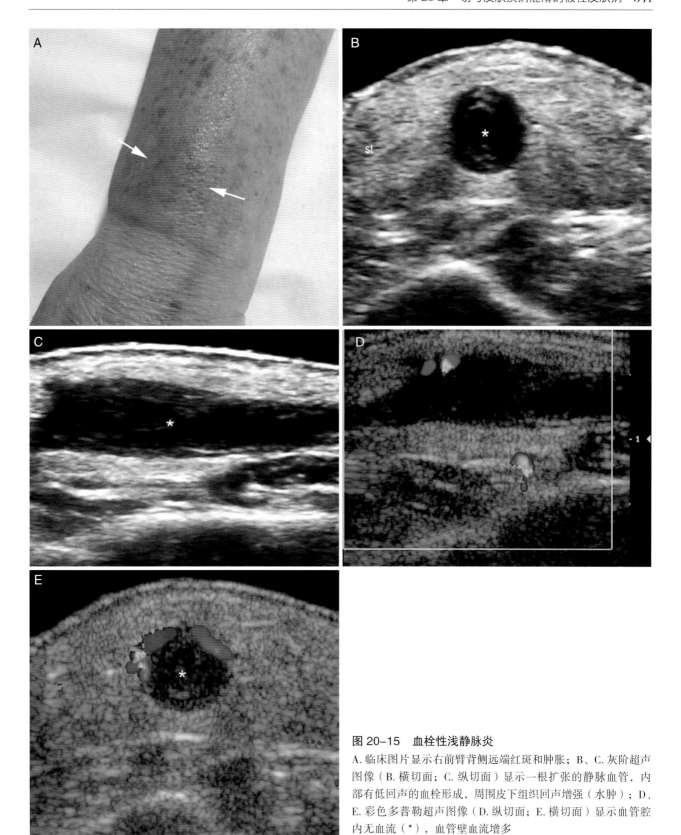

图 20-15　血栓性浅静脉炎
A. 临床图片显示右前臂背侧远端红斑和肿胀；B、C. 灰阶超声图像（B. 横切面；C. 纵切面）显示一根扩张的静脉血管，内部有低回声的血栓形成，周围皮下组织回声增强（水肿）；D、E. 彩色多普勒超声图像（D. 纵切面；E. 横切面）显示血管腔内无血流（*），血管壁血流增多

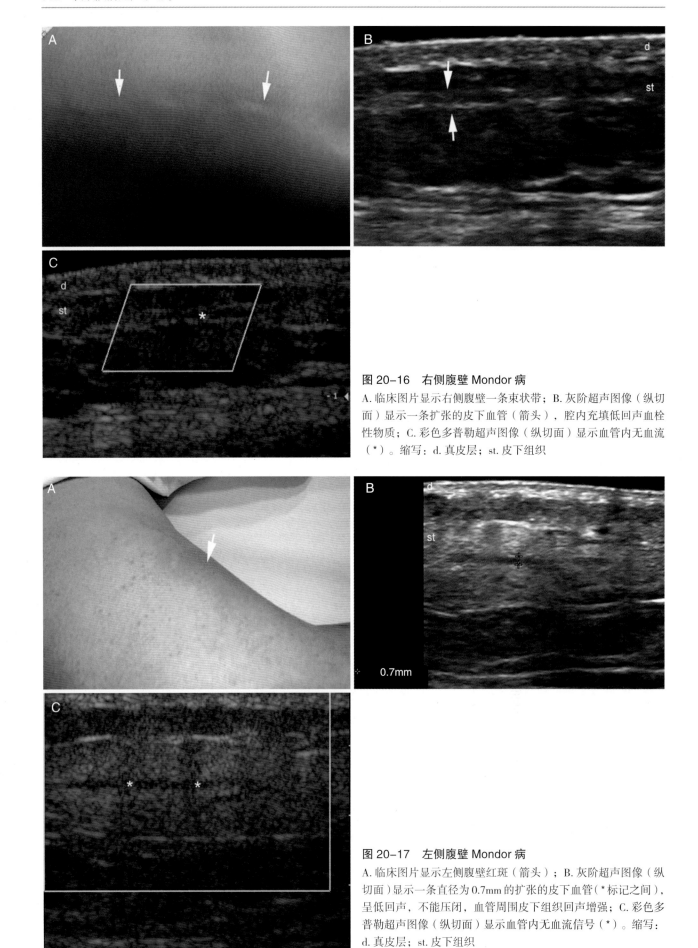

图 20-16　右侧腹壁 Mondor 病

A. 临床图片显示右侧腹壁一条束状带；B. 灰阶超声图像（纵切面）显示一条扩张的皮下血管（箭头），腔内充填低回声血栓性物质；C. 彩色多普勒超声图像（纵切面）显示血管内无血流（*）。缩写：d. 真皮层；st. 皮下组织

图 20-17　左侧腹壁 Mondor 病

A. 临床图片显示左侧腹壁红斑（箭头）；B. 灰阶超声图像（纵切面）显示一条直径为 0.7mm 的扩张的皮下血管（*标记之间），呈低回声，不能压闭，血管周围皮下组织回声增强；C. 彩色多普勒超声图像（纵切面）显示血管内无血流信号（*）。缩写：d. 真皮层；st. 皮下组织

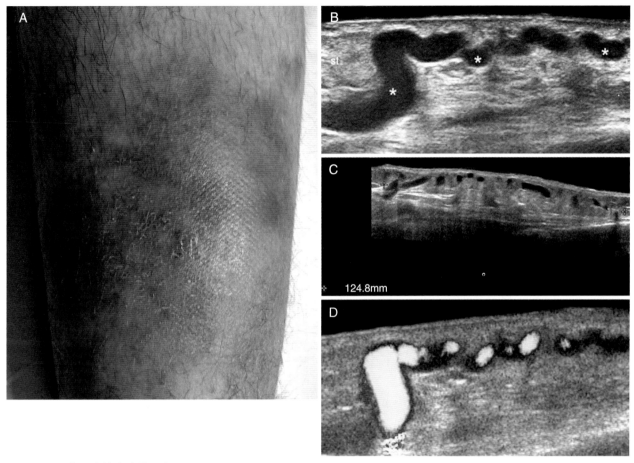

图 20-18 穿通支静脉功能不全

A. 临床图片显示左腿前部色素沉着和肿胀；B、C. 灰阶超声图像（B. 放大纵切面图；C. 扩展纵切面图）显示皮下组织内扩张、迂曲的低回声静脉血管（*）；D. 能量多普勒超声图像显示在 Valsalva 动作下出现静脉反流。缩写：st. 皮下组织

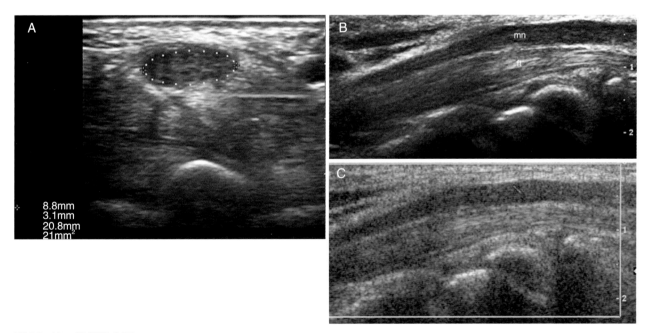

图 20-19 腕管综合征

A、B. 灰阶超声图像（A. 横切面；B. 纵切面）显示正中神经增粗，面积增大（21mm²）；C. 彩色多普勒超声图像（纵切面）显示神经内血流增多

（二）良性外周神经源性肿瘤

1. 神经纤维瘤和神经鞘瘤 神经源性肿瘤可以分为两种主要类型：神经纤维瘤和神经鞘瘤（neurofibromas and schwannomas，神经鞘瘤即施万细胞瘤）。临床上病灶常表现为上肢或下肢无痛的或有压痛的肿胀或肿块。两种类型的超声鉴别诊断较为困难，两者均可表现为椭圆形（有时呈分叶状）低回声结构，伴后方回声增强。神经鞘瘤中更常见由钙质沉着引起的点状强回声，以及继发于黏液样退变的无回声区。尽管仅能在少数病例上识别出进入并存在于肿块内的神经（束状模式的低回声带），这是外周神经鞘肿瘤的诊断性特征。神经呈偏心性生长

提示神经鞘瘤的可能，然而，呈向心性生长则对鉴别两种肿瘤没有意义。彩色多普勒超声图像上可见从乏血流到富血流的各种血流状态，据文献报道，神经鞘瘤和神经纤维瘤都可表现为血流增多（图 20-20，图 20-21）。

2. Morton 神经瘤 莫顿（Morton）神经瘤是由机械力诱发的足底趾神经反应性退行性神经病变。Morton 神经瘤并非真正的肿瘤，而是一种伴有血管增生和轴索变性的周围神经纤维化反应。Morton 神经瘤最常见于中年女性，虽可累及任何趾间区域，但最常累及第 3 趾间神经。临床上，Morton 神经瘤常表现为足痛（比如跖骨痛），影响生活质量。在超声上，病灶表现为与跖骨长轴平行

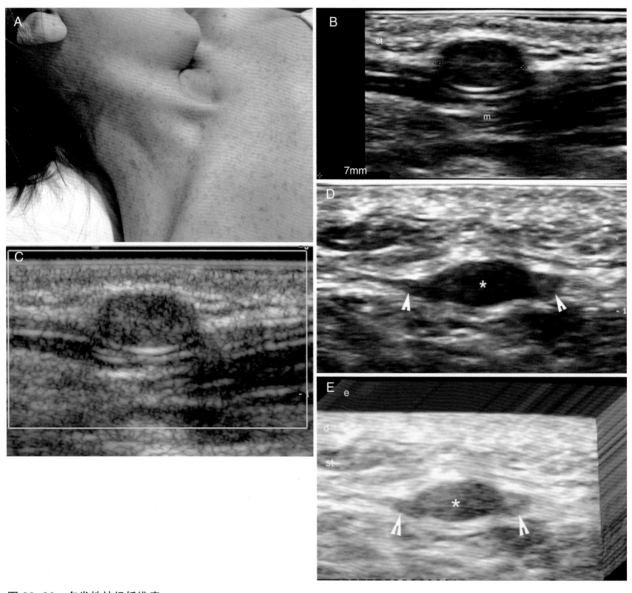

图 20-20 多发性神经纤维瘤

A. Ⅰ型多发性神经纤维瘤患者的临床图片，在颈部和右侧臀部可见"浅褐色"斑点和可触及的肿块；B. 灰阶超声图像（纵切面，右颈部）显示一个长 7.0mm 的、边界清楚的椭圆形低回声实性皮下结节（标记间），该结节对胸锁乳突肌（m）有轻微压迫；C. 彩色多普勒超声图像（纵切面，图 B 的同一位置）显示结节乏血流；D. 灰阶超声图像（纵切面，右臀中间部）显示一个边界清楚的椭圆形低回声实性皮下结节（*），注意结节的两端"鼠尾"征（短箭头）；E. 三维超声突出显示结节（*）和两端神经束（短箭头）。缩写：d. 真皮层；st. 皮下组织

的低回声椭圆形结节，边界清或不清，彩色多普勒上常为乏血供。文献报道了伴发的跖骨间滑囊炎，表现为附着在神经瘤上的可压缩的囊性无回声。在超声检查中应用检查者的手指和探头进行动态操作，对于发现固定于趾间的 Morton 神经瘤是必要的，包括对足背或足底的压迫。足背探查法优先，因为与足底区域相比足背区域的皮肤较薄，足底区由于角质层的缘故，表皮明显较厚。超声也可用于引导 Morton 神经瘤的经皮治疗（图 20-22）。

七、唾液腺

（一）炎性病变

　　临床上，唾液腺（salivary glands）的炎症（即唾液腺炎）可以引起单侧或双侧面颊或下颌下腺区疼痛或无痛性肿胀。急性唾液腺炎病因可以是病毒性（如流行性腮腺炎）或细菌性的，它与腮腺或下颌下腺的结石或引起免疫抑制的全身性疾病有关。急性炎症时，超声检查

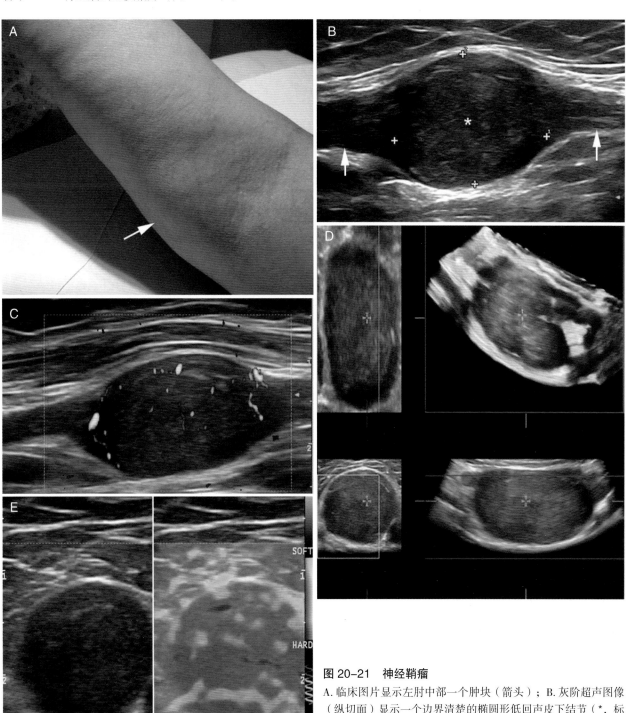

图 20-21　神经鞘瘤
A. 临床图片显示左肘中部一个肿块（箭头）；B. 灰阶超声图像（纵切面）显示一个边界清楚的椭圆形低回声皮下结节（*，标记间）及传入和传出神经束（箭头）；C. 能量多普勒超声显示结节内血流信号增多；D. 结节的矢状、冠状、横切面和三维重建；E. 结节的超声弹性成像提示病灶较软

显示唾液腺增大，呈低回声或不均质回声，有时边界不清（图20-23）。彩色多普勒超声可见腺体血流信号增多。超声探及导管内结石，有时伴导管扩张，可以解释急性炎症和（或）反复发作。结石因为钙沉着而表现为腺体内或导管内强回声点。唾液腺结石最常形成于下颌下腺而非腮腺。下颌下腺导管，也称Wharton导管或颌下腺管，比腮腺导管更细，从下颌下腺一直延伸到下颌舌骨肌的后缘，并盘曲在肌肉周围，然后进入下颌舌骨肌表面的

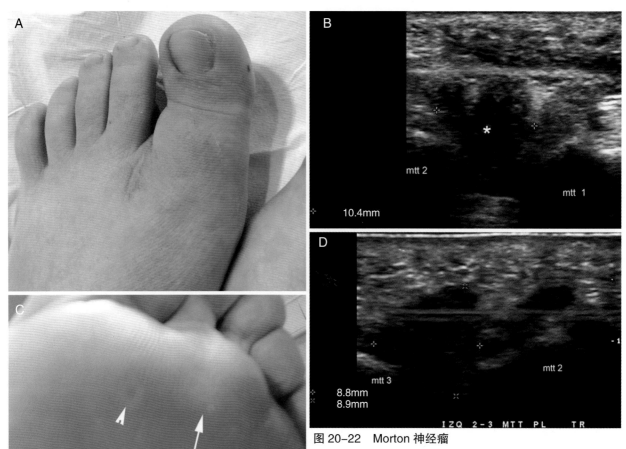

图 20-22 Morton 神经瘤

A. 临床图片显示患者左足第1跖骨间有矫形手术史，现有剧痛；B. 灰阶超声图像（横切面，与图A为同一患者）显示位于第1和第2跖骨间的宽10.4mm、边界不清的分叶状低回声实性结构（*）；C. 患者的临床图片显示左足第2跖骨区的跖疣（箭头），伴有剧痛；D. 灰阶超声图像（横切面，与图C为同一患者）显示第2和第3跖骨间一大小约8.9mm（长）×8.8mm（宽）的边界不清的分叶状低回声实性结构。缩写：mtt. 跖骨

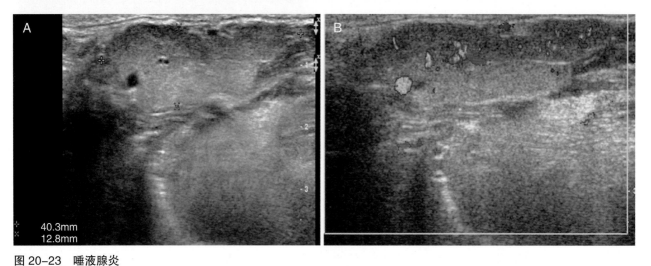

图 20-23 唾液腺炎

A. 灰阶超声图像（横切面）显示右侧下颌下腺增大；B. 彩色多普勒超声（横切面）显示下颌下腺内血流信号增多

舌下腺区，最后引流至舌下乳头。腮腺导管也称 Stensen 导管，穿过颊部脂肪、颊咽筋膜和颊肌，最后开口于紧邻上颌第 2 磨牙的口腔前庭。

反复感染可导致腺体萎缩，纤维组织替代正常腺体。腮腺也可受慢性感染和非感染性的肉芽肿性疾病累及，如结节病和干燥综合征。肉芽肿性腮腺炎的感染原因包括分枝杆菌感染、放射菌病和组织胞浆菌病。尽管结核性腮腺炎可发生整个腺体弥漫性增大，其典型表现为受累的腮腺内淋巴结无痛性增大。干燥综合征是一种自身免疫性疾病，典型者表现为角膜结膜炎、口腔干燥和自身免疫紊乱三联征。在疾病早期，腺体在超声上无异常表现，随后可出现腺体增大、回声异常，出现多个 2 ~ 3mm 的低回声区。这类低回声区也在唾液腺的其他慢性感染性病变中发现，代表非梗阻性的唾液管扩张和增大，并可在晚期萎缩阶段之前形成分隔型囊肿。对急性感染性疾病，超声可以帮助鉴别梗阻性和非梗阻性唾液腺炎。超声可以检测脓肿形成，控制脓肿成熟液化，并能引导穿刺引流（图 20-24）。

（二）肿瘤

1. 多形性腺瘤　大多数腮腺肿瘤是良性的，并且其中 85% ~ 90% 为多形性腺瘤（pleomorphic adenomas），该肿瘤常被认为源于肌上皮细胞。临床上，多形性腺瘤好发于中年患者，表现为生长缓慢的无痛性肿块，并且大多数发生在腺体的浅叶。在超声上，典型的多形性腺瘤表现为边界清楚的圆形或分叶状低回声结构，伴后方回声增强。在彩色多普勒超声上，多形性腺瘤内部和周围的血流呈"提篮状"模式。病灶增大时，可出现一些不典型征象，如内部回声不均匀、囊性改变、边界不清及由钙化导致的内部点状强回声等（图 20-25，图 20-26）。

2. 沃辛瘤 / 囊腺淋巴瘤　沃辛瘤 / 囊腺淋巴瘤（Warthin's tumor/cystadenolymphoma）是腮腺次常见的良性肿瘤，来源于含有腮腺淋巴结的异位腮腺组织。该肿瘤最常见于老年男性，常发生在靠近下颌角的浅叶处。在 10% ~ 15% 的病例中表现为双侧或多发肿瘤。在超声上，沃辛瘤表现为圆形或分叶状、边界清楚的肿块，其内部常见囊性无回声暗区，伴分隔（图 20-27）。

3. 腮腺内脂肪瘤　腮腺内脂肪瘤（intraparotid lipomas）是良性纤维 - 脂肪瘤，它在超声上表现为边界清楚的椭圆形低回声结节，乏血流信号，与发生于身体其他部位的脂肪瘤声像相似（图 20-28）。

术前超声可提供与这些肿瘤相关的解剖结构信息，从而帮助避免一些如面神经及其分支损伤的并发症。

近期有文献报道，行剪切波弹性成像时，多形性腺瘤的弹性指数比沃辛瘤更高（即更硬）。但还需要更深入地研究超声弹性成像在唾液腺肿瘤诊断中的作用。

（三）变异

副腮腺：副腮腺（accessory parotid gland）是临床上常见的一个解剖学变异小体，常常通过小导管引流入 Stenson 导管，从而进入口腔。副腮腺可以是单侧的或双侧的，常位于咬肌的前内侧或旁侧，并独立于主腮腺。副腮腺可发生炎症，导致面部不对称，引起诊断上的困惑。这种炎性改变也可以继发于涎石病。患者最常以面部疼痛性结节就诊。这种解剖学变异也可能使面部整容手术复杂化，比如缝线可能意外地穿过副腮腺或突出的主腮腺前叶。据文献报道，副唾液腺的肿瘤占唾液腺肿瘤的 71.4%。与一般的唾液腺相似，副腮腺最常见的良性肿瘤是多形性腺瘤，最常见的恶性肿瘤是囊腺癌（图 20-29）。

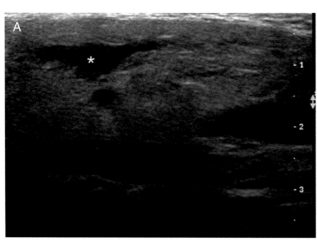
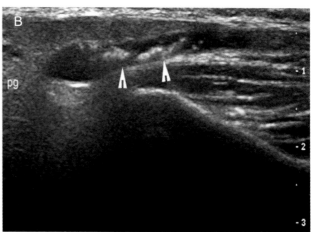

图 20-24　唾液腺炎，腮腺导管扩张和结石

A. 灰阶超声图像（纵切面）显示右侧腮腺增大和导管扩张（*）；B. 灰阶超声图像（横切面）显示主腮腺导管扩张，内见多发结石呈强回声（短箭头）。缩写：pg. 腮腺

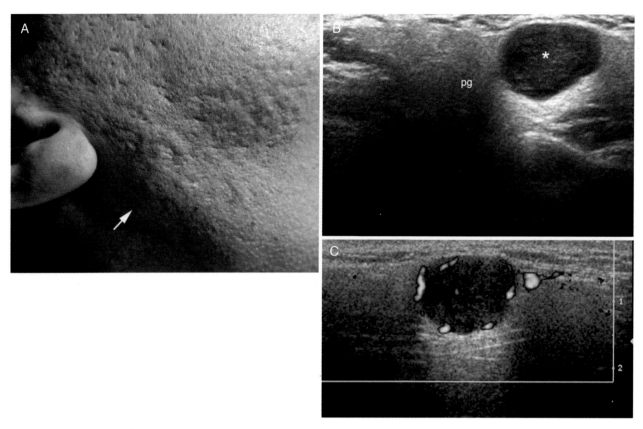

图 20-25 右侧腮腺下部多形性腺瘤
A.临床图片显示患者右侧腮腺下部区域一个可触及的肿块（箭头），该患者面部尚可见凹陷性痤疮瘢痕；B.灰阶超声图像（横切面）显示右侧腮腺内边界清楚的椭圆形低回声结节，突向皮下组织（*）；C.能量多普勒超声显示结节内血流信号丰富。缩写：pg.腮腺

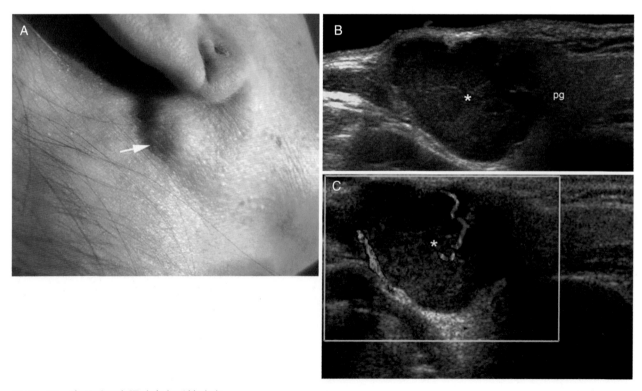

图 20-26 右耳垂下方腮腺内多形性腺瘤
A.临床图片显示右耳垂后下方肿块；B.灰阶超声图像（横切面）显示右侧腮腺后部一个边界清楚的分叶状低回声实性结构（*），突向皮下组织，C.彩色多普勒超声图像（横切面）显示肿瘤内血流信号丰富（*）。缩写：pg腮腺

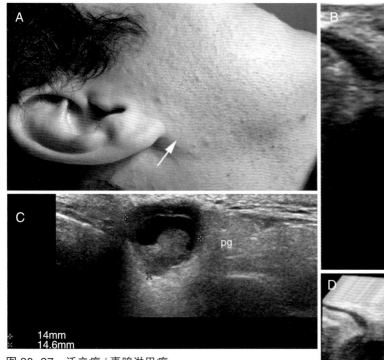

图 20-27　沃辛瘤 / 囊腺淋巴瘤

A. 临床图片显示右侧耳下区域一个肿块（箭头）；B、C. 灰阶超声图像（B. 放大的横切面；C. 扩展的横切面）显示右侧腮腺后部一个大小约 14.0mm（宽）×14.6mm（深）的混合回声肿块，边缘厚，呈低回声，中央呈无回声（*）；D. 三维超声重建突出显示肿块的实性部分（o）和囊性部分（*）。缩写：pg. 腮腺

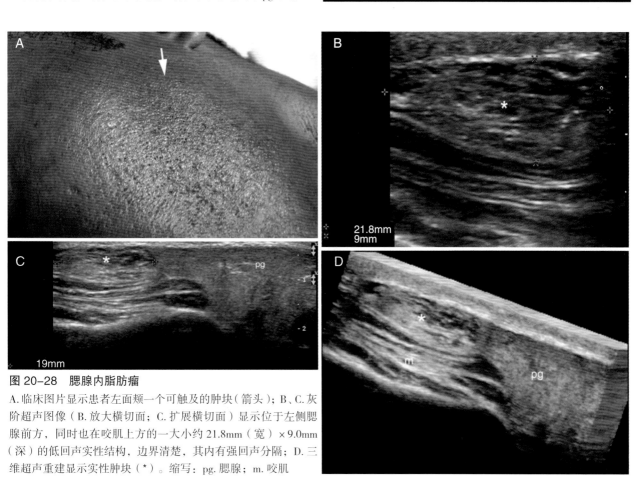

图 20-28　腮腺内脂肪瘤

A. 临床图片显示患者左面颊一个可触及的肿块（箭头）；B、C. 灰阶超声图像（B. 放大横切面；C. 扩展横切面）显示位于左侧腮腺前方，同时也在咬肌上方的一大小约 21.8mm（宽）×9.0mm（深）的低回声实性结构，边界清楚，其内有强回声分隔；D. 三维超声重建显示实性肿块（*）。缩写：pg. 腮腺；m. 咬肌

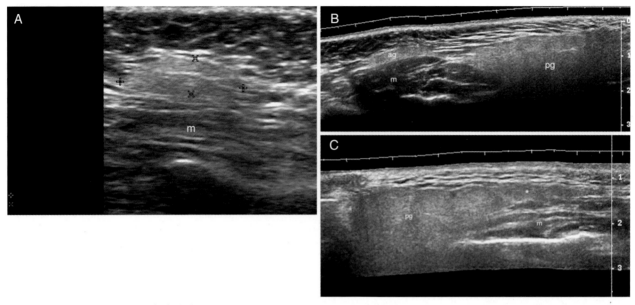

图 20-29　副腮腺和腮腺突出的前叶

A. 灰阶超声图像（横切面）显示大小约 13.9mm（宽）× 3.9mm（深）的椭圆形高回声结构（标记间），边界清楚，与副腮腺相符，该变异位于咬肌的顶端；B. 灰阶超声图像（宽景成像）显示从主腮腺分离的一个边界清楚的高回声结构（副腮腺），位于左侧面颊部咬肌顶端；C. 灰阶超声图像（宽景成像）显示同一病例的左侧面颊突出的腮腺前叶（＊）。缩写：m. 咬肌；ag. 副腮腺；pg. 腮腺

八、肌肉

（一）炎症

肌肉的炎症可以继发于局部创伤或全身性疾病，如皮肌炎或多发性肌炎。临床上，患者表现为病变部位疼痛、压痛和（或）肿胀。在免疫抑制患者中，如患有 HIV 或糖尿病的患者，可以发生化脓性肌炎，亦即肌肉的化脓性细菌感染。患者常有邻近区域感染源，皮肤感染是最常见的原因（40%）。最常见的病原体是金黄色葡萄球菌，其次是凝固酶阴性葡萄球菌。超声可见受累肌肉不同程度的肿大和回声增强，反映了水肿和炎症，有时还可见筋膜内或肌内积液，呈低回声。伴有分隔及后方回声增强的无回声或混杂回声积液可见于脓肿病例。钙质沉着形成的强回声可见于慢性感染的肌肉、筋膜或其周围皮下组织内。在急性期或活动期，部分病例在彩色多普勒超声上可表现为肌肉内血流信号增多。据文献报道，近年来超声弹性成像在肌炎患者的随访中具有重要价值（图 20-30）。

（二）疝

肌疝（hernia）被定义为部分肌组织穿过薄弱或有缺陷的肌筋膜而形成的一种疝。虽然肌疝可能仅仅涉及美观问题，但这种疾病也可引起自发性疼痛、肌痉挛或局部压痛。大多数肌疝发生在下肢并累及胫骨前肌，其他部位也可发生。职业性或运动性活动、创伤、慢性筋膜室综合征及由于穿通血管导致的肌层上方筋膜薄弱，均可能是本病的原因。肌疝最常见于青少年或青壮年。当病变肌收缩或患者站直时，患处表现为明显的肿胀和增大，当肌松弛或患者呈仰卧姿势时，肿胀消退。这种疝可反复发生。

肌肉组织穿过筋膜的薄弱处进入皮下脂肪层，在临床上表现为一个软组织肿块。在超声上可见突出的低回声肌肉组织穿过筋膜薄弱处进入皮下组织。"蘑菇样"外观形成于突出的肌内组织与筋膜薄弱处重叠并表现为隆突状浅表轮廓。为找出筋膜缺损部位，常常要求在收缩—放松或直立—休息位之间进行动态超声检查。在彩色多普勒超声上，邻近突出部位的动脉血管可以在某些情况下被识别，这一发现支持肌疝经常发生于血管穿过筋膜的薄弱部位这个理论（图 20-31 至图 20-33）。

（三）肌腱撕裂（musclotendinous tear）

肌腱附着点的急性或慢性全层撕裂会导致肌腹回缩，从而产生一个"肿块"。在急性期，新近创伤史和擦伤可支持临床诊断。然而随着时间推移，患者可能无法提供明确的受伤史，而皮肤表面的擦伤痕迹也可能已消退，此时的"软组织肿块"就对诊断提出了挑战。这种情况可见于肱二头肌长头腱和胸大肌肌腱的全层撕裂。伴有明显肌腹水肿的部分撕裂偶尔也可导致肿胀。在超声上可以发现肌腹、肌腱–肌腹移行处或肌腱附着点低回声的中断线（有时伴无回声的积液和肌腹远端回缩）。在有明显水肿的情况下，可以发现周围软组织回

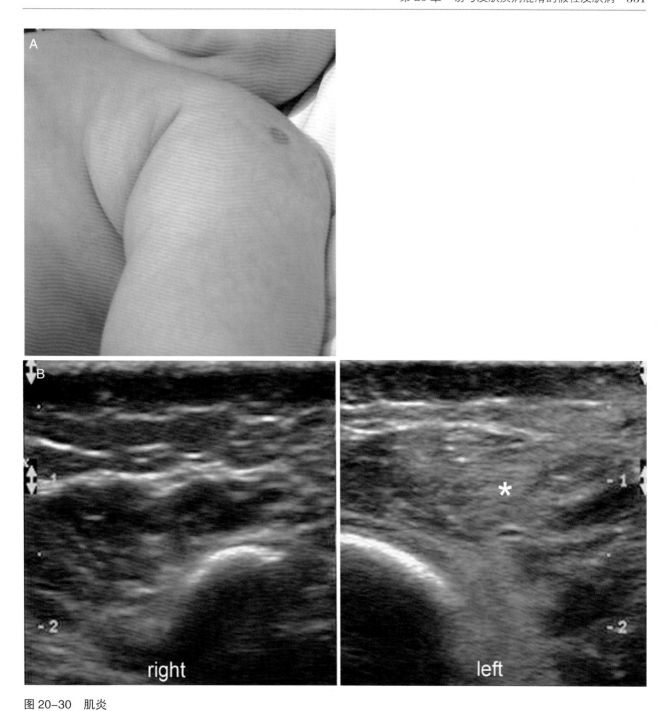

图 20-30　肌炎

A. 临床图片显示患儿左上臂，在接种疫苗后出现接种区压痛；B. 灰阶超声图像（双侧对比，横切面）显示左侧三角肌增厚、回声增强（*）。右侧三角肌改变不明显

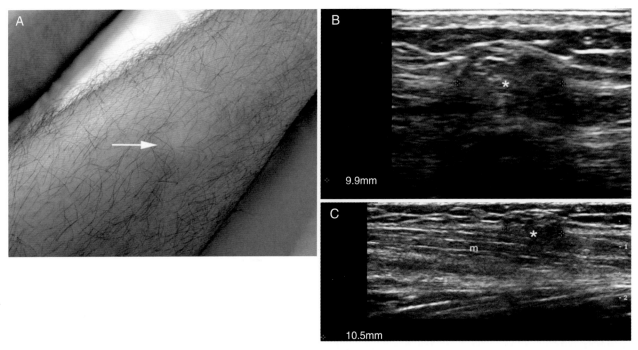

图 20-31　肌疝

A. 临床图片显示右腿前部的隆起（箭头）；B、C. 灰阶超声图像（B. 放大纵切面；C. 长轴宽景成像）显示右侧胫前肌表面一个长约 10.5mm 的隆起（*，标记间），肌肉收缩时更明显。缩写：m. 胫前肌

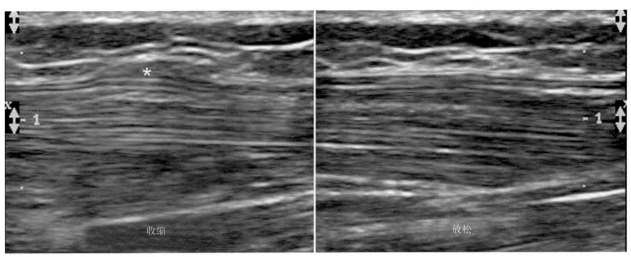

图 20-32　肌腱 – 肌腹移行处疝

动态灰阶超声图像（在收缩和放松下动态检查）显示收缩时胫骨前肌 – 肌腱移行处表面的一个长条状隆起（*）

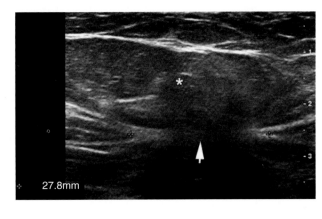

图 20-33　腹壁切口疝

灰阶超声图像（横切面）显示一穿过腱膜损伤部的脂肪组织疝（*）。腹直肌有一 27.8mm（宽）的分离（箭头）

声增强（图 20-34 至图 20-37）。

（四）变异（variants）

副肌、肌肥大或反转肌（即肌腹位于远端）最为常见，并能引起肿胀和不对称。这种情况最常见的例子是手腕部的副指短伸肌、副小指外展肌、副中指伸肌、副桡侧腕伸肌、副掌长肌等；上肢的副肱肌、副滑车上肘后肌、副拇长屈肌等；下肢的副内侧和外侧腓肠肌、副阔筋膜张肌、副腘肌、副腓骨肌、副比目鱼肌等。

在超声上，副肌表现为与其他正常肌组织相同的低回声结构，收缩时前后径扩大。副肌位于特定的解剖位置，超声检查者应当能够辨识（图 20-38 至图 20-41）。

九、滑车系统和筋膜（pully system and fascia）

（一）扳机指

滑车系统由屈肌腱鞘的局部增厚区域构成，在屈曲时具有最重要的生物力学作用，不仅能让肌腱校准，也能使肌腱和骨在跨关节时保持位置不变，同时为关节的屈曲和伸展提供一个支点。当出现与腱鞘炎有关的滑车增厚时，患者在临床上表现为手指僵硬，尤其在早晨为著；活动手指时出现弹响；患指基底部压痛或出现隆起物（结节）；手指锁止在弯曲位置，这种现象更常发生于具有功能优势的手指，如拇指、中指或环指。最常受累的滑车是 A_1 滑车，一个位于掌指关节（MCP）接合处、包绕屈肌腱鞘的环状薄弱结构。尽管多个关于扳机指的先天性病因受到关注，但在大多数情况下，扳机指的病因都是特发性的。

扳机指的发生率在患有类风湿关节炎、糖尿病、拇指腱鞘炎、骨关节炎、腕管综合征、黏多糖病和甲状腺功能减退症等疾病的患者中有所增加。本病通常依据临

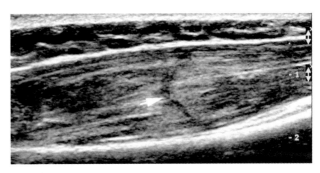

图 20-34　部分撕裂（一）

灰阶超声图像（纵切面，左手臂后方）显示三角肌内低回声带（箭头），对应部分撕裂。注意继发于水肿的周围肌组织增厚及回声增强

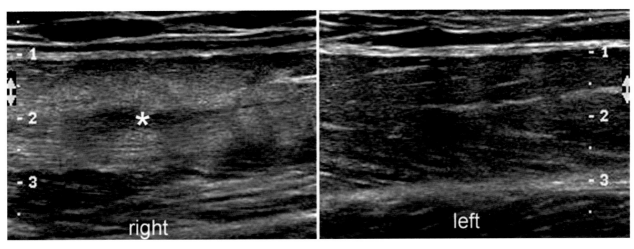

图 20-35　部分撕裂（二）

灰阶超声图像（纵切面，并列对比视图，大腿前面观）显示右侧股直肌内一低回声带，对应部分撕裂。肌腹增厚伴回声增强。左侧股直肌无明显改变

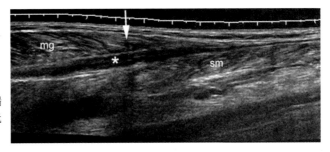

图 20-36　部分撕裂（三）

灰阶超声图像（纵切面，右侧腓肠肌）显示腓肠肌内侧头远端部分中断（*），腓肠肌内侧头与比目鱼肌之间的积液形成无回声带。缩写：mg. 腓肠肌内侧头；sm. 比目鱼肌

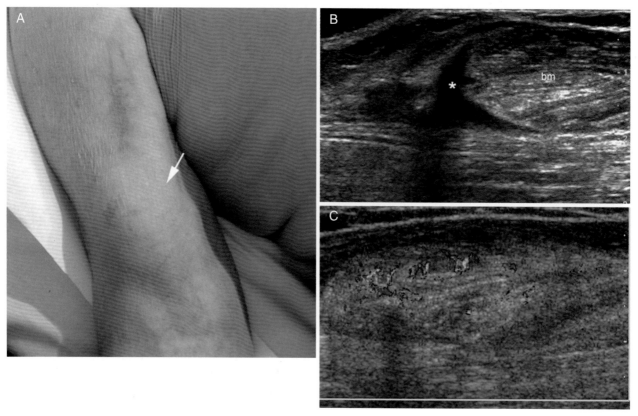

图 20-37 全层撕裂

A.临床图片显示右上臂前方的肿块（箭头）；B.灰阶超声图像（纵切面）显示肱二头肌长头腱–肌腹移行处（bm）全层撕裂，伴积液，呈弧形无回声（*）。彩色多普勒超声图像（纵切面）显示肌腹内血流信号增多

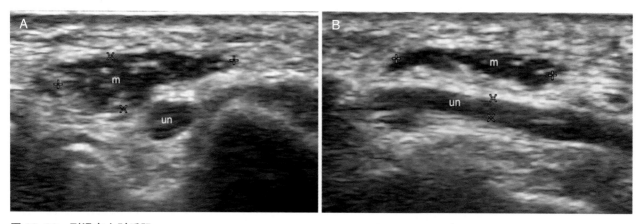

图 20-38 副滑车上肘后肌

A、B.灰阶超声图像（A.横切面；B.纵切面）显示位于右肘前方、尺神经（un，标记间）上方的低回声实性肌样结构（m，标记间）

床表现进行诊断，但超声引导下穿刺技术的发展有助于清楚地显示扳机指的征象。在超声上，A_1 滑车表现为屈肌腱鞘表面的低回声带。轴向扫查时，横向膨胀不明显，并由于各向异性而表现为低回声。据文献报道，扳机指 A_1 滑膜增厚的范围在 1.1 ~ 2.9mm，平均厚度约 1.8mm；在能量或彩色多普勒图像上，高达 91% 的 A_1 滑车呈富血供表现，而 63% 的扳机指患者会伴发屈肌腱炎或腱鞘滑膜炎。对拇指而言，据报道肌腱变性好发于 A_1 滑车近端，因为拇指正常的休息位处于半屈状态。滑车增厚有时与滑膜囊性病变（腱鞘囊肿）有关，该病变可能会增加临床检查中触及结节的概率。据文献报道，超声引导下腱鞘内第一环（A_1）滑车松解治疗是安全有效的（图 20-42）。

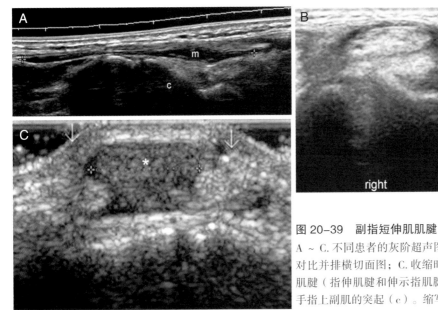

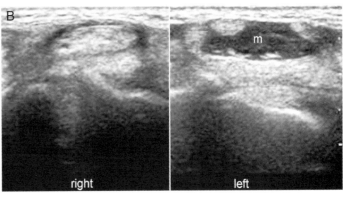

图 20-39　副指短伸肌肌腱

A ~ C. 不同患者的灰阶超声图像（A. 右腕部和手背部纵切面；B. 背侧对比并排横切面图；C. 收缩时左腕背侧横切面图）显示附着于第 4 伸肌腱（指伸肌腱和伸示指肌腱）的低回声结构（m，＊）。注意收缩时手指上副肌的突起（c）。缩写：m. 副肌；c. 头状骨

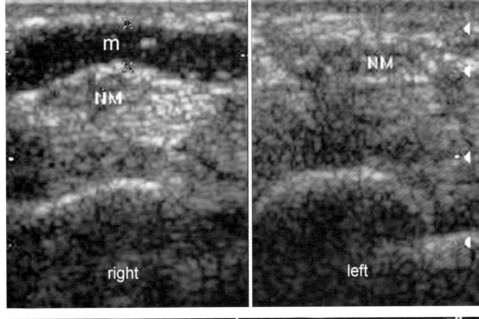

图 20-40　反转的掌长肌

双侧横切面图像对比显示右腕掌侧正中神经和屈肌腱上方的低回声实性结构（m）。左侧不明显。缩写：m. 副肌；NM. 正中神经

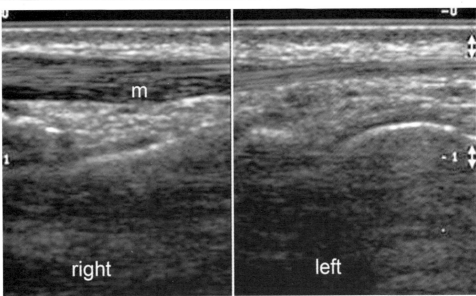

图 20-41　副示指伸指肌腱

灰阶超声图像（手背侧对比并排纵切面图）显示附着于示指伸肌腱右侧的低回声结构（m）。左侧不明显

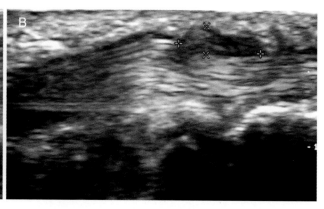

图 20-42 扳机指

A、B. 灰阶超声图像（纵切面，左手拇指；A. 休息位；B. 屈曲状态下）。掌指关节水平，屈拇长肌腱（fpl）上方 A_1 滑膜增厚（标记间）。屈曲期间，A_1 滑膜下方的肌腱运动受限（图 B）

（二）肿瘤和假瘤（tumors and pseudotumors）

1. 掌、跖纤维瘤病　纤维瘤病主要分为两大类：浅表（筋膜）纤维瘤病和深层（肌筋膜）纤维瘤病。浅表纤维瘤病常常是生长缓慢的小病灶，起源于筋膜和腱膜。最常见的浅表病变是掌跖纤维瘤病（plantar and palmar fibromatoses）。

（1）掌纤维瘤病：也被称为 Dupuytren 病，是最常见的浅表纤维瘤病，总体发病率为 1% ~ 2%，最常见于 65 岁以上的男性。有文献报道 40% ~ 60% 的病例双侧受累。创伤、微血管损伤、免疫过程和遗传因素等被认为是可能的病因。其他相关因素包括糖尿病（20% 的患者）、癫痫（50% 的男性患者和 25% 的女性患者）、酒精中毒（尤其是与酒精中毒相关的肝病）和瘢痕疙瘩等。临床上，病灶表现为生长缓慢、触诊可及的无痛结节或条带状结构，附着于底层的屈肌腱并导致指屈肌挛缩（Dupuytren 挛缩）。尺侧，尤其是第 4 指和第 5 指，最常受累。掌纤维瘤病可伴发其他类型的纤维瘤病，如跖纤维瘤病（5% ~ 20% 的病例伴发）、纤维性海绵体炎和指节垫（即近端指间关节或掌指间关节背侧局灶性纤维化增厚）等，它们可能先于掌纤维瘤病发生。大体标本肉眼观，病灶表现为灰白色或灰黄色，具体颜色取决于其胶原蛋白含量。

在组织学上，掌纤维瘤病表现为梭形细胞的成纤维细胞 - 成肌纤维细胞样增殖，伴有不同程度的血管生成。早期（增生期）病变常有较多细胞成分，晚期病变则含有较多的胶原成分。肿瘤细胞中可存在中等程度的有丝分裂活动，但并不表明其为恶性肿瘤。

在超声上，可在屈肌腱浅面的掌筋膜内，探及边界不清的局限性增厚或边界清楚的椭圆形、条索状结构，呈低回声或不均质回声。这些结构凸向手掌皮下组织。在彩色多普勒超声上，病灶可有不同程度的血流信号。相关文献报道，在超声引导下行利多卡因注射治疗、腱膜切开术与手法整骨联合治疗对 Dupuytren 挛缩的治疗有效（图 20-43）。

（2）跖纤维瘤病：也称为 Ledderhose 病，与掌纤维瘤病相比发病率较低。尽管在儿童中发病明显偏向女性，但跖纤维瘤病最常见于 30 ~ 50 岁的男性。文献报道 20% ~ 50% 的病例双侧受累；10% ~ 65% 的患者伴有掌部疾病；42% 的患者有指节垫。病因包括遗传性和创伤性因素，也与糖尿病、癫痫、瘢痕瘤和酒精性肝病有关。

临床上常可在足底内侧触及一个或多个生长缓慢的、无痛或压痛的实性结节。尽管在极少数病例中会累及邻近结构如肌或神经血管束，但结节很少引起挛缩。组织学上，在跖纤维瘤病中可以发现明显与掌纤维瘤病相似的梭形细胞。

在超声上，在足底筋膜上可发现单个或多个低回声或不均匀回声的椭圆形、细长形结节。60% 的病灶位于筋膜内侧部位，其余 40% 位于筋膜中央。有文献报道证实结节内可有无回声囊性区域和皮下组织损害。在彩色多普勒超声上，尽管可能在一些较大病灶中显示血流信号，大多数病灶趋于乏血流（图 20-44）。

2. 腱鞘纤维瘤　腱鞘纤维瘤（fibroma of the tendon sheath，FTS）是一种不常见的良性软组织肿瘤，主要见于年轻成年男性的手指、手掌和腕部，临床表现为生长缓慢的无痛实性结节，常为单发，也可多发。在组织学上，肿瘤由密集胶原纤维基质、散在分布的梭形成纤维细胞和狭窄裂隙状血管构成。据文献报道，高达 24% 的病例在切除后出现复发。在超声上，FTS 表现为靠近肌腱的椭圆形低回声结节，边界较清楚。血流程度各不相同，但常表现为有丰富的细小血管（图 20-45）。

3. 结节性筋膜炎　结节性筋膜炎（nodular fasciitis）是一种反应性纤维性疾病，好发于年轻人，易累及上肢、躯干及乳房。发生于儿童时，头颈部区域也是常见的受累部位，有文献报道，眼睑和前眶可被累及。临床上，

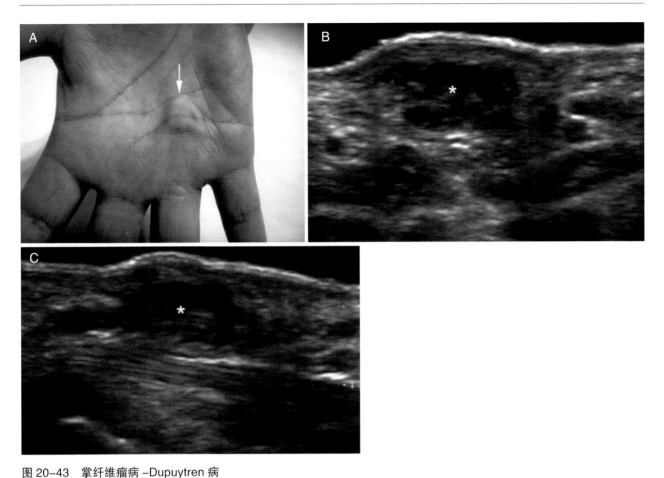

图 20-43　掌纤维瘤病 –Dupuytren 病
A.临床图片显示手掌侧的一个肿块（箭头）；B、C.灰阶超声图像（B.横切面；C.纵切面）显示沿手掌筋膜生长的一个不均匀低回声实性结构（*）

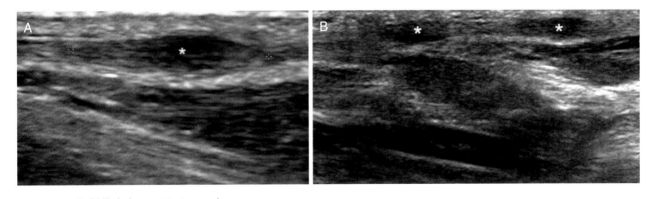

图 20-44　跖纤维瘤病 –Ledderhose 病
A、B.灰阶超声图像（A.放大纵切面；B.宽景纵切面）显示右足底筋膜内侧的梭形低回声结节（*，标记间）

它最常见的表现形式是前臂掌侧生长迅速的肿块。病程超过几周，并且 10% ~ 15% 的患者有创伤史，但这些反应性病变的原因尚不清楚。病变生长迅速的特点类似恶性肿瘤，如肉瘤。在组织学上，结节性筋膜炎是由梭形细胞、丰富的胶原蛋白和（或）黏液样基质构成。在超声上，结节性筋膜炎表现为肌筋膜或皮下边界清楚的圆形或椭圆形结构，呈低回声或稍不均匀回声，伴后方回声增强（可能是混合性黏液样物质和细胞排列紧密的结果）和周围皮下组织回声增强。有时病灶也呈分叶状，或具有稍不规则的边缘。肿块内可有多发点状强回声。在彩色多普勒上，血流信号程度不一，但常可表现为肿块内及其周围小的低速血流增多（图 20-46）。

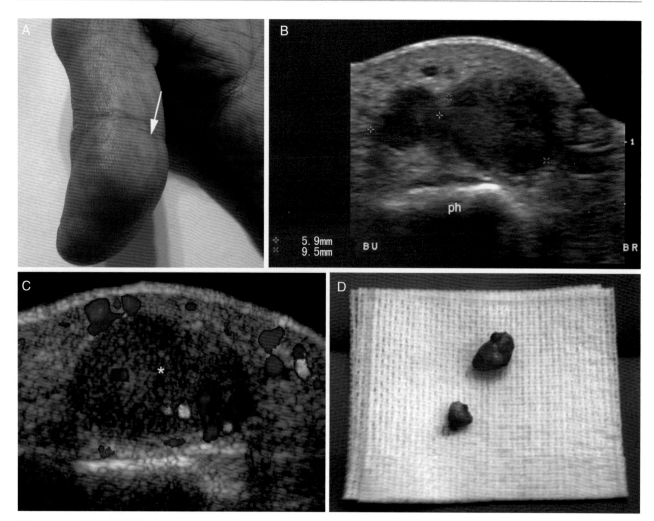

图 20-45　肌腱腱鞘纤维瘤
A.临床图片显示右拇指掌侧面的一个结节；B.灰阶超声图像（横切面）显示两个边界清楚的椭圆形低回声皮下结节（标记间），直径分别为约5.9mm（长）和9.5mm（宽）；C.彩色多普勒超声图像（横切面）显示较大结节内血流丰富（*）；D.外科手术切除肿瘤。缩写：ph.指骨；BR.桡侧

十、滑囊

滑囊炎

　　滑囊炎（bursitis）是位于肌腱-皮下组织之间或肌腱-骨之间的囊样结构的炎症。炎症过程中形成有滑液积聚的囊状结构，有时在囊壁上有明显的滑膜增生。临床表现为疼痛性的或无痛性的红肿或包块。本病可能与过度使用、反复或急性创伤、炎性关节病、肥胖、慢性退行性关节炎、类风湿关节炎和痛风等因素有关。滑囊炎常见于某些浅表解剖位置，易出现红肿，亦易被扪及，这些解剖位置包括肘后方（尺骨鹰嘴囊）、腘窝（贝克囊肿、腓肠肌内侧囊）、肩部（肩峰下-三角肌外侧隐窝黏液囊）和膝关节前侧（髌下囊和髌前囊）等。在组织学上，滑膜结构表现为非特异性炎性肉芽组织样改变，有时与滑膜血管翳相似。在超声上，这些皮下囊状结构出现在特定的解剖部位，其内充满液体，呈无回声，有时也有漂浮的碎片回声，也可能出现分隔、分叶、厚壁（滑膜增生）、

邻近关节渗出和后方回声增强。滑囊有时会破入皮下组织，使皮下组织内出现无回声带状积液，并引起邻近皮下组织回声增强。滑囊炎的并发症，如破裂或继发感染，其表现可类似于其他临床疾病，如静脉炎、深静脉血栓形成或软组织肿瘤（图20-47，图20-48）。

十一、肌腱和（或）腱鞘周围病变

（一）炎症——肌腱炎-腱鞘炎（tensinitis-tenosynovitis）

　　肌腱和腱鞘周围结构的炎症反应常导致疼痛性肿胀。例如腕部第1伸肌腱间隙的炎症（也被称作Quervain腱鞘炎）。De Quervain病是一种累及拇长展肌和拇短伸肌（腕部第1伸肌间隙）肌腱的滑膜炎，常引起疼痛和功能障碍，甚至产生局部纤维化，造成拇指神经血运阻滞或"扳机指"。在超声上可发现肌腱和腱鞘增厚，还可能探及明显的腱鞘积液、血流增加及韧带增

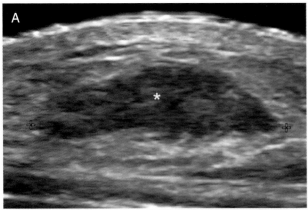

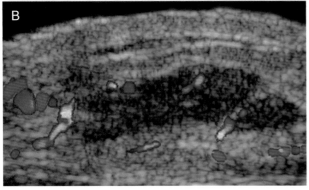

图 20-46　结节性筋膜炎

A. 灰阶超声（右前臂背侧横切面）显示一个边界清楚、略呈分叶状的低回声皮下结构（*，标记间）；B. 彩色多普勒超声（横切面）显示肌层及周围组织血流信号增多

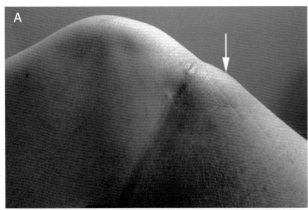

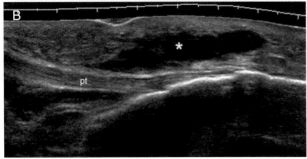

图 20-47　髌下滑囊炎

A. 临床图片显示右侧髌下区域的一个肿块（箭头）；B. 灰阶超声图像（纵切面）显示髌下囊肿大和积液（*）。缩写：pt. 髌韧带

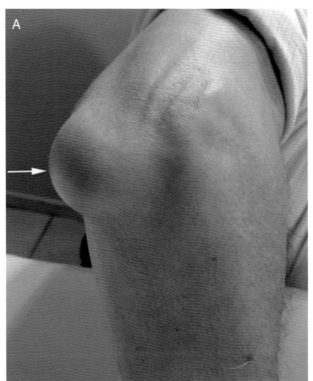

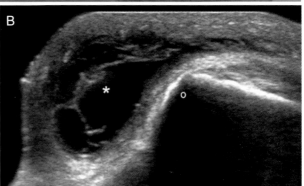

图 20-48　鹰嘴滑囊炎

A. 临床图片显示右肘后方的一个肿块（箭头）；B. 灰阶超声图像（横切面）显示鹰嘴滑囊肿胀和积液，注意滑囊内的分隔和回声（碎片）（*）。缩写：o. 鹰嘴

厚（图 20-49，图 20-50）。

（二）变异（variants）

副肌腱可以形成"肿块"或不对称，既可产生无痛性肿胀，亦可发生炎症和断裂。最常见的副肌腱是腕部第 1 伸肌间隙中的副拇长展肌腱、手腕部腹侧的副拇长屈肌腱、踝部的副长伸肌腱和副腓骨肌腱。这些变异不应与肌腱结构的撕裂或分离相混淆。在超声上，它们表现为与正常肌腱相似的纤维性高回声，并由腱鞘包裹，这些变异肌腱常沿正常肌腱相同的轴向走行，而非沿着相应副肌结构走行。

（三）假性肿瘤和肿瘤（pseudotumors and tumors）

1. 滑膜囊肿和腱鞘囊肿　滑膜囊肿和腱鞘囊肿（synovial cysts and ganglion cysts）通常附着于肌腱结构

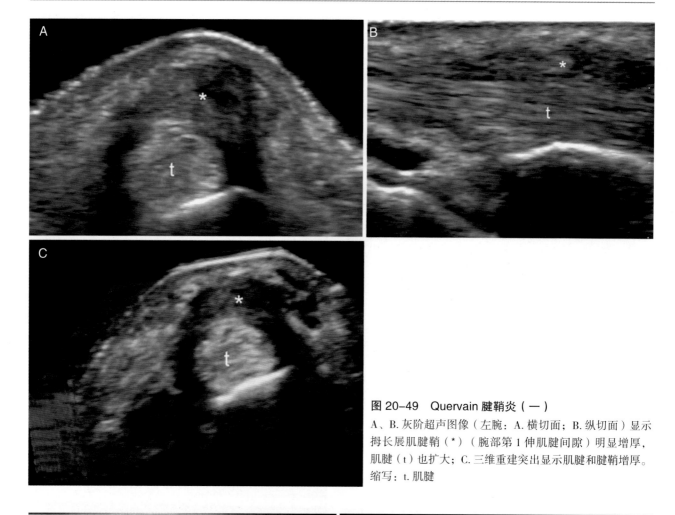

图 20-49　Quervain 腱鞘炎（一）
A、B. 灰阶超声图像（左腕：A. 横切面；B. 纵切面）显示拇长展肌腱鞘（*）（腕部第 1 伸肌腱间隙）明显增厚，肌腱（t）也扩大；C. 三维重建突出显示肌腱和腱鞘增厚。
缩写：t. 肌腱

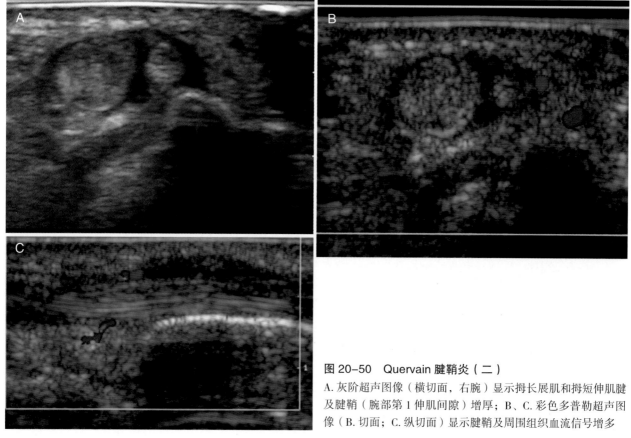

图 20-50　Quervain 腱鞘炎（二）
A. 灰阶超声图像（横切面，右腕）显示拇长展肌和拇短伸肌腱及腱鞘（腕部第 1 伸肌间隙）增厚；B、C. 彩色多普勒超声图像（B. 切面；C. 纵切面）显示腱鞘及周围组织血流信号增多

上。滑膜囊肿（有滑膜内衬）和腱鞘囊肿（无滑膜内衬）是通过组织学进行鉴别的。这些囊肿最常由液体从关节渗漏到周围组织而形成，常与骨关节病有关。腱鞘囊肿主要包含黏液或黏液状物质。滑膜囊肿和腱鞘囊肿是手部肿块的最常见病因，且常通过一细管道与关节相通，当关节发生感染时，囊肿变大。这些囊肿被黏液状物质充填且囊内容物有时可引流入皮肤层，特别是囊肿发生于皮肤较薄的手指甲床沟时。在超声上，滑膜囊肿和腱鞘囊肿表现为无回声圆形或椭圆形结构，通过一条常走行于指关节外侧面的无回声管道与关节连接。当囊肿发生于腕部或手掌时，病灶可将伸肌腱和屈肌腱分隔开，并凸出到表面。在与之相连的关节发生炎症时，这些囊肿常表现出一种阀门样机制，出现囊腔瞬间膨胀。滑膜囊肿和腱鞘囊肿常见于掌部和甲周区，当其压迫到相邻肌腱或甲母质时，可能分别导致继发性腱鞘炎和甲营养不良（图 20-51，图 20-52）。

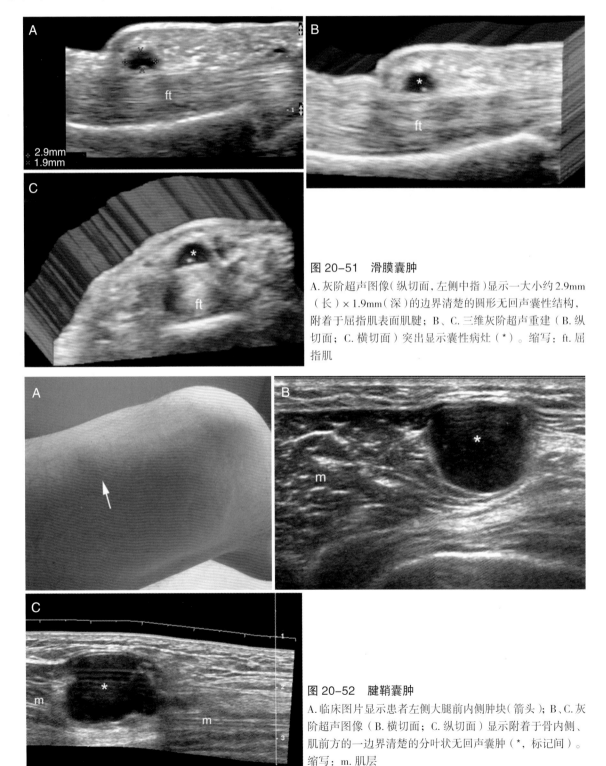

图 20-51　滑膜囊肿
A. 灰阶超声图像（纵切面，左侧中指）显示一大小约 2.9mm（长）× 1.9mm（深）的边界清楚的圆形无回声囊性结构，附着于屈指肌表面肌腱；B、C. 三维灰阶超声重建（B. 纵切面；C. 横切面）突出显示囊性病灶（*）。缩写：ft. 屈指肌

图 20-52　腱鞘囊肿
A. 临床图片显示患者左侧大腿前内侧肿块（箭头）；B、C. 灰阶超声图像（B. 横切面；C. 纵切面）显示附着于骨内侧、肌前方的一边界清楚的分叶状无回声囊肿（*，标记间）。缩写：m. 肌层

2. 巨细胞肿瘤　巨细胞瘤（giant cell tumors）是一种常见于手部的软组织肿瘤，亦被称作局限性结节性腱鞘炎。可发生在任何年龄，好发于 30 ~ 50 岁。创伤被认为是病因之一，一些文献指出 15% 的病例有创伤史。临床表现为不改变肤色、无痛或触痛性、柔软、触诊可及的结节，最常发生在手指掌侧，可导致远端麻木。在手部，发生率仅次于滑膜囊肿和腱鞘囊肿。次常发生的部位是足 – 踝区域，少数情况下还可累及大关节。而在儿童中，本病在上、下肢的发生率无明显差异。在组织学上，巨细胞瘤包含组织细胞样泡沫、多核细胞及成纤维细胞样细胞，并可能有含铁血黄素沉积。病理上，巨细胞瘤与绒毛结节性滑膜炎相同，后者为相同疾病的关节内表现。在超声上，病灶表现为包绕邻近屈肌腱鞘或伸肌腱鞘肌腱生长的肿块，呈低回声或不均匀回声，边界清楚，伴少许分叶。病灶可以包绕肌腱，并从手指背侧延伸到腹侧。另外，巨细胞瘤可以表现为边界清楚的低回声皮下实性结节。有文献也描述了该肿瘤与指间关节的密切关系。肿瘤压迫邻近骨质导致骨质破坏的发生率为 9% ~ 25%。在彩色多普勒上，病灶血流程度不一，可为乏血供，也可有丰富的纤细低速血流（图 20-53，图 20-54）。

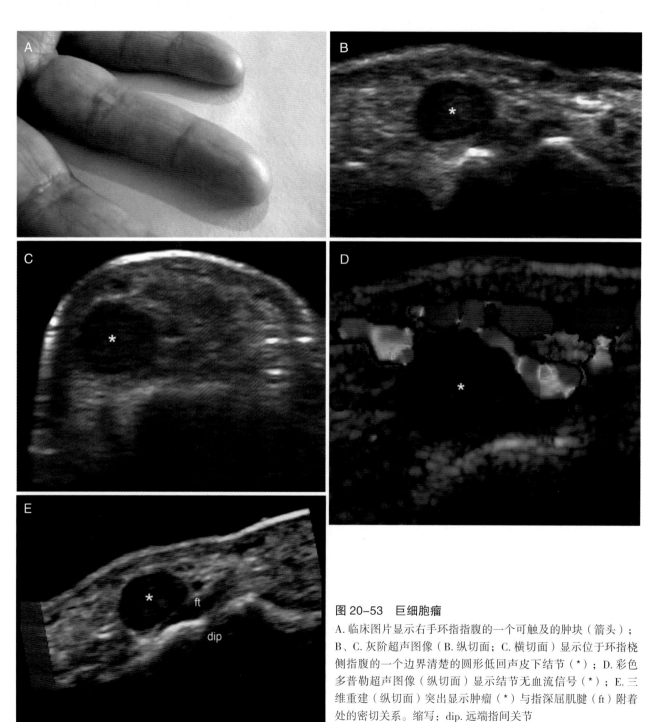

图 20-53　巨细胞瘤
A. 临床图片显示右手环指指腹的一个可触及的肿块（箭头）；B、C. 灰阶超声图像（B. 纵切面；C. 横切面）显示位于环指桡侧指腹的一个边界清楚的圆形低回声皮下结节（*）；D. 彩色多普勒超声图像（纵切面）显示结节无血流信号（*）；E. 三维重建（纵切面）突出显示肿瘤（*）与指深屈肌腱（ft）附着处的密切关系。缩写：dip. 远端指间关节

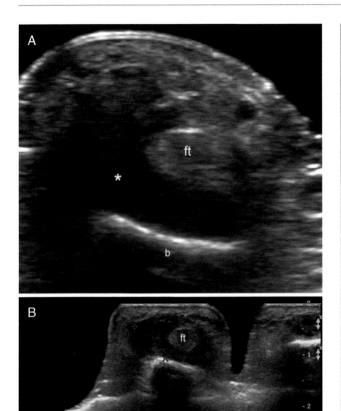

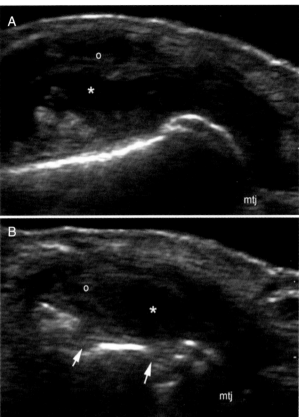

图 20-54　右侧示指腱鞘巨细胞瘤

A、B. 灰阶超声图像（横切面；B. 放大图像；C. 扩展图像）显示一包绕右手示指屈肌腱的 15.6mm（宽）×8.9mm（深）的低回声实性结构（*，标记间）。缩写：b. 近节指骨的骨边缘；ft. 屈指肌

图 20-55　滑膜炎（类风湿关节炎）

A、B. 灰阶超声图像（纵切面，掌指关节：A. 环指；B. 小指）显示关节腔内无回声积液（*）和滑膜增生（o），注意近节指骨骨性边缘的破坏（图 B）。缩写：mtj. 掌指关节

十二、关节和（或）关节周围组织炎症——滑膜炎

关节腔内有积液即被认为存在关节滑膜炎（synovitis）。关节滑膜炎有多种病因，其中包括创伤、骨关节病、炎症性疾病，如类风湿关节炎等。临床上，滑膜炎表现为关节或关节周围肤色不变或红色、无痛或触痛的肿胀。手指常被累及。组织学上表现为滑膜衬里细胞层的增生和肿大，伴炎症细胞浸润。在炎症较为严重的阶段，会出现伴有明显新生血管的反应性增生的滑膜，血管翳即为这一情况的实例，常发生于类风湿关节炎患者。在超声上，滑膜炎早期表现为关节腔内无回声积液，偶可流动。在滑膜明显增生的情况下，关节腔积液很难被压缩，还可见滑膜增生产生的低回声组织结构。在后期和（或）严重阶段，CDFI 上可见滑膜血流信号不同程度增多（图 20-55）。

假性肿瘤（pseudotumors）

1. 类风湿结节　类风湿结节（rheumatoid nodule）是局灶型硬结节，常靠近压力点或骨突起部位，通常见于类风湿关节炎患者。类风湿结节最常见于尺骨鹰嘴或指间关节。组织学上，可见与成纤维细胞和单核细胞增生相关的中央纤维素样坏死。广泛的蛋白质沉积可使结节产生黏液性分泌物。在超声上，病灶表现为低回声或不均匀回声的皮下结节，伴与坏死有关的无回声区。

2. 痛风石　痛风是一种以导致尿酸钠结晶沉积的高尿酸血症为特征的代谢障碍，如果结晶沉积于关节，可引发痛风性关节炎，如果结晶沉积于软组织，则形成痛风石（gouty tophi）。痛风石可以是痛风的首发症状，也可在后续病程中逐步发生。在组织学上，这些沉积的尿酸盐晶体被组织细胞包绕。临床上，患者表现为无痛或压痛性肿胀或肿块，肿块可能排出白色或黄白色、干酪样或白垩状物质。在超声上，痛风石表现为皮下和（或）关节周围 - 关节腔内的强回声，可伴有 CDFI 上周围组织血流信号轻度增多。这种痛风性物质在超声上形似"湿糖块"。软骨表面也可出现上述强回声，相邻骨质边缘可能有破坏（图 20-56，图 20-57）。

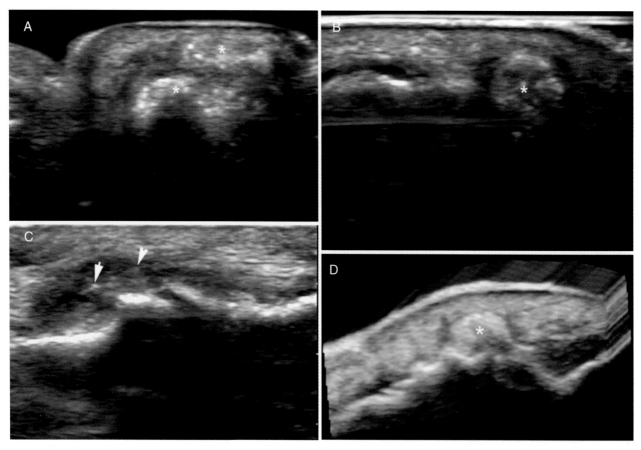

图 20-56 痛风石

A、B.灰阶超声图像（左侧踇趾外侧部：A.横切面；B.纵切面）显示皮下关节周围的强回声沉积物（*，痛风石）；C.灰阶超声图像（纵切面，趾间关节，左侧踇趾）显示同一病例中与结晶沉积相关的点状强回声，伴滑膜炎；D.三维超声重建，突出显示关节周围的痛风结节（*）

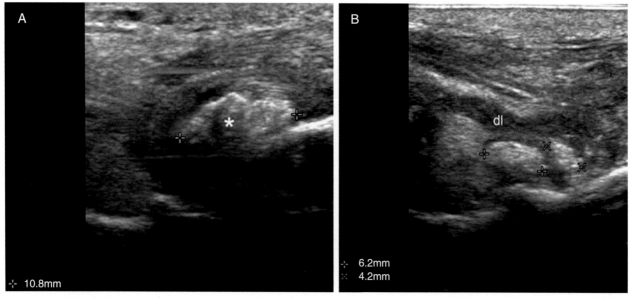

图 20-57 痛风石

A、B.灰阶超声图像（纵切面，左足：A.距舟关节区域；B.三角肌韧带区域）显示形似"湿糖块"的强回声沉积物。A.在距舟关节的背侧发现长 10.8mm 的结晶沉积（*，标记间）；B.在紧邻三角肌韧带的距小腿关节内侧发现两个沉积物（标记间），测得大小其长分别为 6.2mm、4.2mm。缩写：dl.三角肌韧带

十三、软骨病变

炎症—软骨炎

软骨炎（chondritis）是软骨的炎性病变，常累及耳郭或鼻尖等表浅部位，可能与创伤或穿刺史有关，但当躯体多个部位受累时，则软骨炎有可能是一种被称作复发性多软骨炎的罕见自身免疫系统疾病的一部分。对于后者，软骨炎可分为鼻软骨炎、耳郭软骨炎及喉－气管软骨炎。临床上，患者最常见的表现是耳郭或鼻尖红肿，偶尔伴有疼痛。累及耳郭时，由于耳垂其解剖构成中不含软骨，因而不会受累。在耳软骨炎进展期，耳部红肿形似感染性蜂窝织炎。在超声引导下，可见软骨增厚和回声增强。在慢性阶段或晚期，软骨也可表现为串珠样外观，而软骨周围组织可表现出继发于炎症的低回声。软骨及周围组织可探及不同程度的血流信号（图 20-58 至图 20-60）。

十四、骨

（一）异位骨化

异位骨化是指骨骼外的骨形成过程，通常与创伤有关，如损伤或外科手术。异位骨化也可累及软组织，特别是在没有创伤史的一些神经疾病或遗传疾病中。在组织学上，它由分化良好的致密骨构成。异位骨化不同于皮肤钙化，因为后者仅有钙质沉着而没有板状成熟骨。当异位骨位于肌组织时，称作骨化性肌炎，位于皮下组织时，称作骨化性脂膜炎。有一种名为进行性骨化性纤维发育不良（fibrodysplasia ossificans progressiva，FOP）的罕见常染色体显性遗传性疾病（或称为 Munchmeyer），可逐步引起筋膜、肌肉、肌腱和韧带的骨化。几乎全部 FOP 病例都是由 ACVR1 基因同一突变导致的，该突变造成骨形态发生蛋白 1 型受体 ACVR1（原名 ALK2）上的单一氨基酸替换（R206H）。

在超声上，不均匀的异位骨质沉积表现为点状、带状或结节状强回声，常伴后方声影。有些沉积灶可出现中心低回声，这与其强回声边缘有关。组织学上能够鉴别异位骨化（成熟的板层骨）与钙化（钙质沉着）。在超声上，小的或点状强回声沉积提示钙质沉着，大片状强回声伴明显的后方声影提示可能与异位骨化有关。通常，尽管在沉积物周围可能发现一些低速细小血流，仍无明显证据表明 CDFI 上异位骨化会表现为丰富血流（图 20-61）。

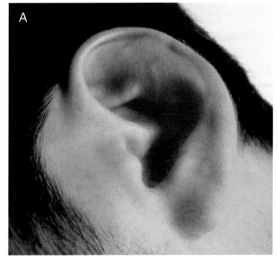
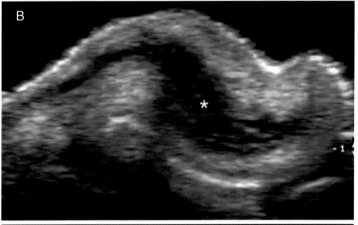
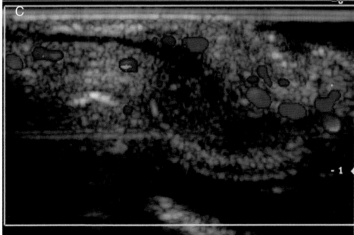

图 20-58　软骨炎和软骨膜炎
A. 临床图片显示左侧耳郭红肿；B. 灰阶超声图像（横切面）显示耳郭软骨局部低回声的增厚部分（*）；C. 彩色多普勒超声图像（横切面）显示软骨周围组织血流信号增多

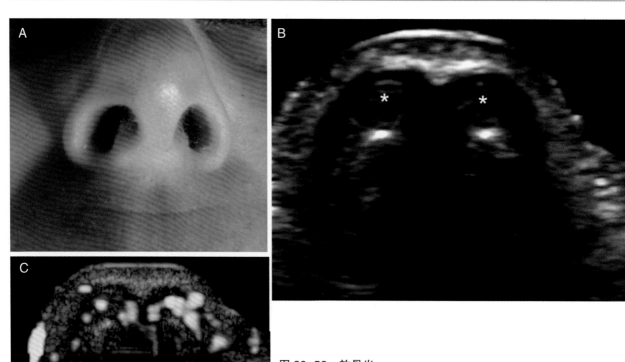

图 20-59　软骨炎

A.临床图片显示鼻尖稍红肿；B.灰阶超声图像（横切面）显示鼻软骨弥漫性稍增厚（＊）；C.能量多普勒超声图像（横切面）显示鼻软骨血流信号增多

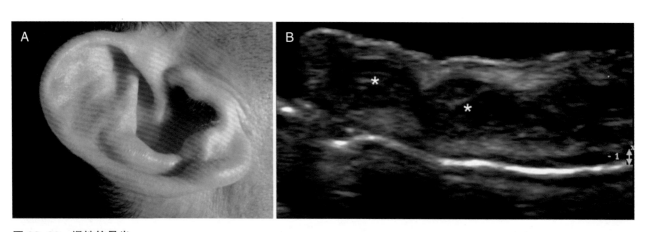

图 20-60　慢性软骨炎

A.临床图片显示右侧耳郭红肿；B.灰阶超声图像（横切面）显示耳郭软骨增厚，呈串珠样外观（＊）

（二）肿瘤和假瘤

1.皮肤骨瘤　皮肤骨瘤（osteoma cutis）是位于真皮层、皮下组织层和（或）颅顶肌的分化良好的局部骨质沉着，常见于额部、头皮和面部。临床上，皮肤骨瘤形成无痛性丘疹或肿块。组织学上，它由板层骨构成，中间为骨细胞，周边为破骨细胞。皮肤骨瘤既可原发于健康皮肤，也可继发于原先存在的肿瘤或炎性皮肤病变（如痤疮或创伤）。在超声上，皮肤骨瘤表现为强回声椭圆形/梭形结节，伴后方声影（图 20-62）。

2.外生骨疣　外生骨疣（exostoses）是骨和（或）钙化软骨（骨软骨瘤）的良性突起。它们可能凸入皮肤层或甲板，从而在这些部位形成肿块或隆起物，或在皮肤纤薄部位产生其他有诊断难度的临床表现。在组织学上，它们由成熟的板层骨组成，可与一个生长活跃的软骨帽相连。在超声上，外生骨疣表现为与骨边缘相连的强回声带。外生骨疣常见于甲床，在该处，病灶周围可见低回声，可能与慢性炎症有关。在彩色多普勒上，外生骨疣周围组织因为长期的炎症和肉芽肿反应而表现为乏血供（图 20-63）。

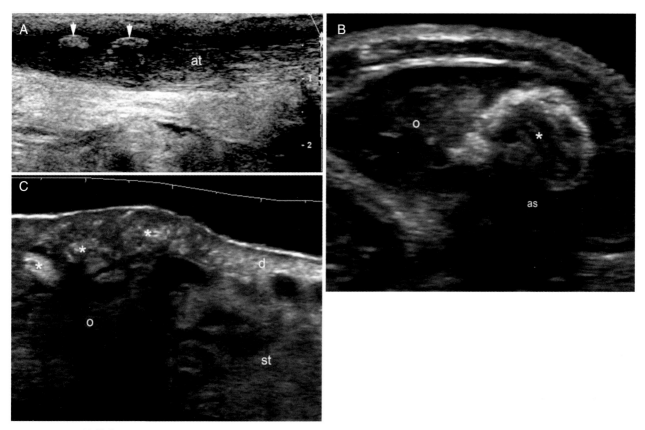

图 20-61 异位骨化

A.灰阶超声图像（纵切面，左踝后部）显示跟腱（at）高回声钙质沉积物，肌腱增厚，呈低回声（即肌腱变性或肌腱端病变）；B.灰阶超声图像（横切面，左膝侧面）显示积液内有一大的强回声钙质沉积物，强回声钙化结构产生后方声影（as），积液内可见点状强回声（o，碎片）；C.灰阶超声图像（纵切面，左腿前部）显示真皮和皮下高/强回声钙质沉积物（*）。患者表现为皮下组织（st）穿通静脉扩张和功能不全。皮下组织出现继发于慢性炎症的低回声

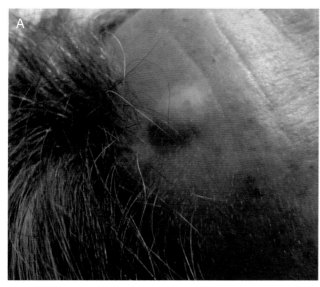

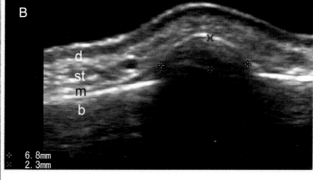

图 20-62 皮肤骨瘤

A.临床图片显示额部肿块；B.灰阶超声图像（横切面）显示位于颅顶肌与颅骨边缘的一大小约 6.8mm（宽）×2.3mm（深）的梭形强回声结构，伴后方声影。缩写：d.真皮；st.皮下组织；m.颅顶肌；b.颅骨边缘

十五、积液（fluid collection）

血肿 – 血清肿（hematomas-serohematomas）

创伤是导致皮下组织和邻近结构血肿或血清肿性积液的一个常见原因。在超声上，血肿表现为板层状或巨大囊状结构，其内充满积液，呈无回声，伴漂浮的回声（碎片）和较厚的壁。整形外科的一些手术（如腹壁成形术）常产生腹壁血肿或血清肿，表现为易被压缩的淋巴样积液。周围的皮下组织常因水肿而表现为高回声（图 20-64）。

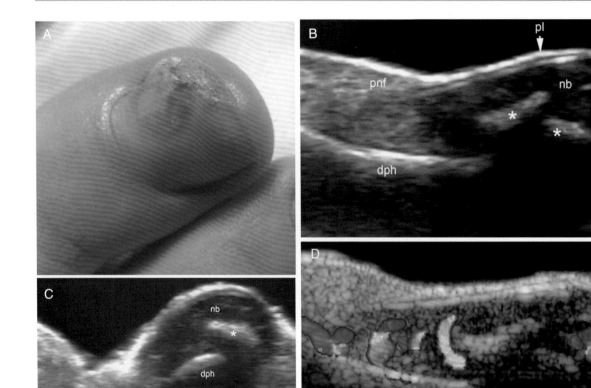

图 20-63 甲下外生骨疣

A. 临床图片显示右手拇指指甲内侧部红肿、甲板营养不良；B、C. 灰阶超声图像（B. 纵切面；C. 横切面）显示由两个碎片构成的强回声结构破入甲床（箭头）；D. 彩色多普勒超声图像（纵切面）显示甲床血流信号稍增多；E. 三维重建（纵切面）突出显示外生骨疣（*），缩写：nb. 甲床；pl. 甲板；dph. 远节趾骨；pnf. 甲床沟

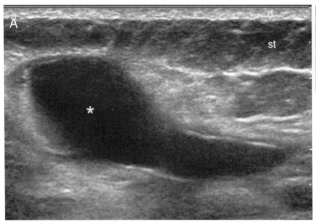

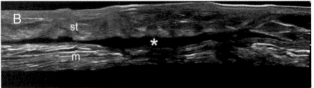

图 20-64 血清肿

A. 灰阶超声图像（横切面，左侧大腿后部）显示皮下组织内边界清楚的无回声积液（*，创伤后），周围软组织回声增强；B. 灰阶超声图像（横切面：腹壁，下腹区域）显示皮下组织深层（腹壁成形术后）液性无回声带（*），积液周围皮下组织回声增强。缩写：d. 真皮层；st. 皮下组织；m. 腹直肌

十六、外源成分（exogenous components）

（一）异物

根据其性质，异物（foreign bodies）被分成两类：有机异物（如木头碎片、荆棘、鱼钩）或无机物（如玻璃或金属）。临床上，在受累区域表现为硬结、红斑和水肿。在超声上，它们表现为单层或双层带状物，与其周围低回声的肉芽肿组织相连。玻璃碎片和金属异物常有后方混响伪影。在彩色多普勒上，异物周围组织的血流程度不一。超声可通过以下几个方面进行早期确诊，包括确认异物的存在、异物可能的性质、异物的确切位置，并可对其移除进行引导（图 20-65 至图 20-70）。

（二）外源性假体及合成材料的置入

多种假体被用于矫形手术。这些物质常由纯硅酮、高密度多孔聚乙烯结构或那些可能会破裂、断裂和（或）移动到皮肤或甲下区域的金属材料组成。在超声上，纯硅酮表现为边界清楚的圆形或椭圆形无回声结构，当它破入到皮下组织时，变成伴后方混响伪影的高回声物质。回声改变可能是由于脂肪与硅油混合，产生了稠厚的油质成分。在超声上，硅油表现为伴后方混响伪影的高回声，也被称作"暴风雪"回声模式。高密度多孔聚乙烯结构表现为不同大小的高回声带，与其周围低回声的炎性组织相连。金属假体常是点状或带状强回声，常伴后方混响伪影（图 20-71 至图 20-74）。

> **要点**
>
> 对范围如此广的假性皮肤疾病进行诊断，解剖位置对于鉴别诊断极为重要。
>
> 低频探头可提供更好的深层次图像，利用低频探头可获得关于病变位置及邻近组织结构的更全面的图像。

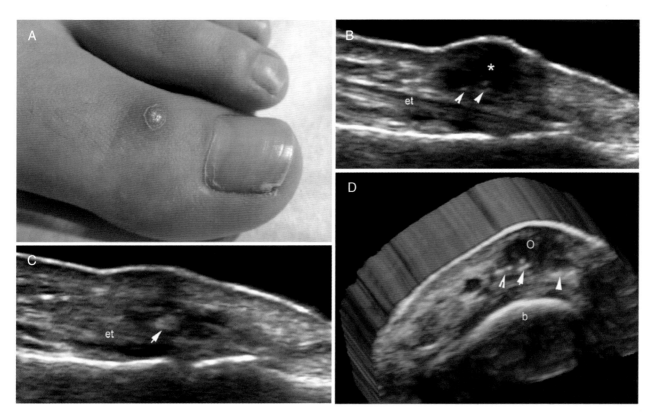

图 20-65　左侧踇趾异物 - 珊瑚碎片
A.临床图片显示左侧踇趾背部红斑状隆起物；B、C.灰阶超声图像［纵切面：B.指间关节外侧；C.指间关节水平］显示靠近伸肌腱末端（et）的皮下点、线状（箭头）和碎片状（箭头）高回声，异物周围可见低回声的真皮层和皮下肉芽肿组织；D.三维超声突出显示异物碎片（短箭头）和肉芽肿组织（o）。缩写：b.近节指骨边缘

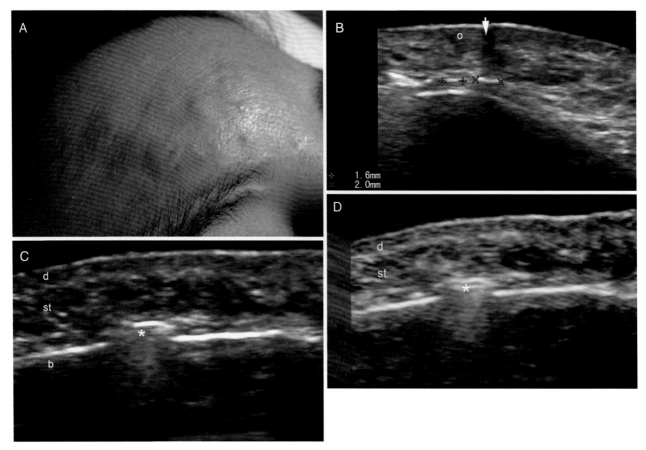

图 20-66　额部异物 – 玻璃碎片
A.临床图片显示额部数个红色丘疹；B、C.灰阶超声图像（同一区域不同水平的横切面图像）显示数个强回声的深部碎片（*，标记间，1.6 ~ 2.6mm 宽），并可见后方混响伪影，可探及低回声的真皮层肉芽肿（o）和瘢痕区域（b），D.三维超声图像。缩写：d.真皮；st.皮下组织

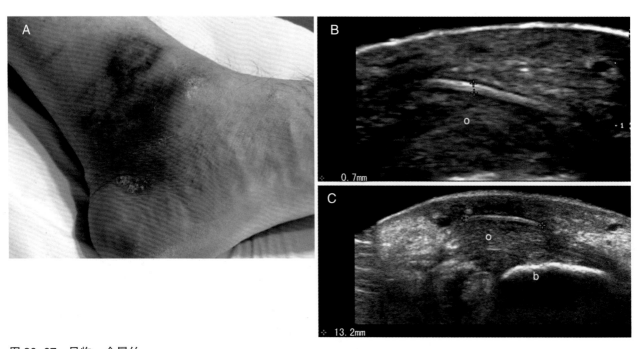

图 20-67　异物 – 金属丝
A.临床图片显示矫形手术后左踝和足内侧部色素沉着、变红、肿胀；B、C.灰阶超声图像（横切面：B.放大图像；C.扩展图像）显示皮下组织内一 13.2mm（长）×0.7mm（厚）的线样强回声结构（标记间为金属丝碎片）。低回声肉芽肿（o）和瘢痕组织包绕金属丝。缩写：b.胫骨内踝端边缘

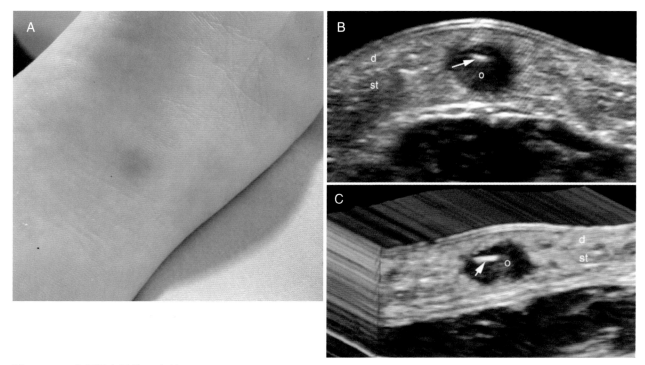

图 20-68　左侧足底异物 – 木刺

A. 临床图片显示左侧足底红肿；B. 灰阶超声图像（横切面）显示一被低回声肉芽肿组织（o）包绕的强回声线样结构（箭头），周围皮下组织回声增强；C. 三维超声（横切面）突出显示异物（箭头）和周围肉芽肿性反应（o）。缩写：d. 真皮层；st. 皮下组织

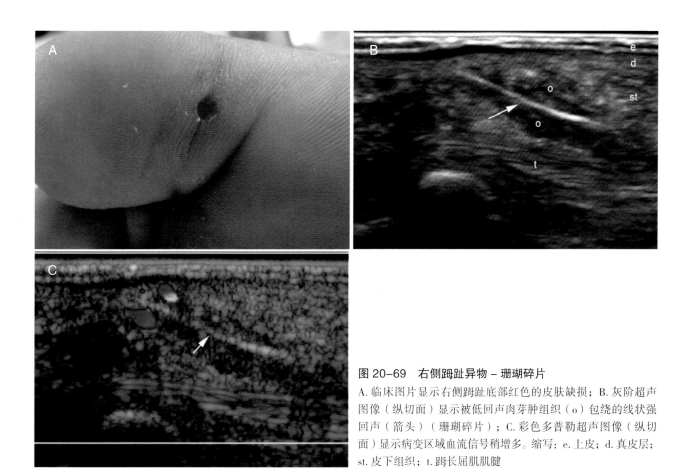

图 20-69　右侧踇趾异物 – 珊瑚碎片

A. 临床图片显示右侧踇趾底部红色的皮肤缺损；B. 灰阶超声图像（纵切面）显示被低回声肉芽肿组织（o）包绕的线状强回声（箭头）（珊瑚碎片）；C. 彩色多普勒超声图像（纵切面）显示病变区域血流信号稍增多。缩写：e. 上皮；d. 真皮层；st. 皮下组织；t. 踇长屈肌肌腱

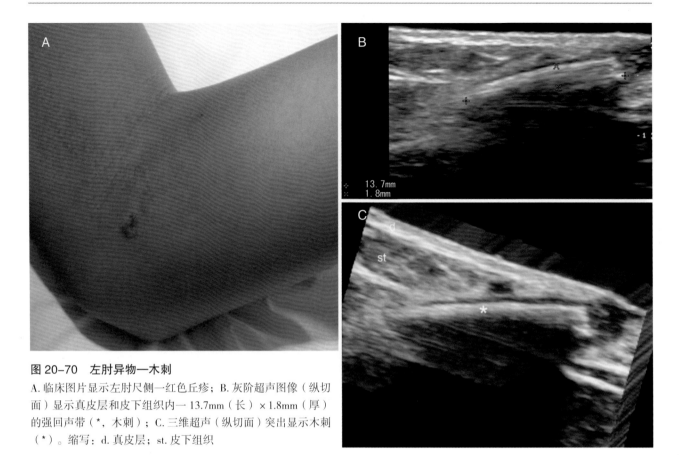

图 20-70 左肘异物—木刺

A.临床图片显示左肘尺侧一红色丘疹；B.灰阶超声图像（纵切面）显示真皮层和皮下组织内一 13.7mm（长）×1.8mm（厚）的强回声带（*，木刺）；C.三维超声（纵切面）突出显示木刺（*）。缩写：d.真皮层；st.皮下组织

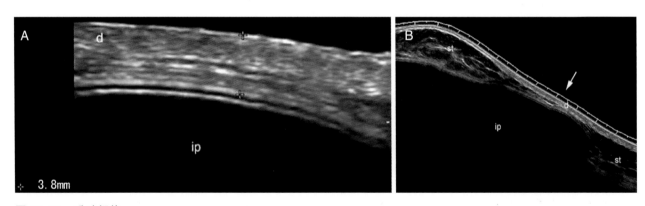

图 20-71 乳腺假体

灰阶超声图像（纵切面：A.放大图像；B.宽景成像）显示一皮下组织萎缩区域（箭）和几乎与真皮层直接接触的、边界清楚的无回声硅酮假体（ip）。表皮层和假体之间距离为 3.8mm。患者表现为同一区域肤色变红。缩写：d.真皮层；st.皮下组织

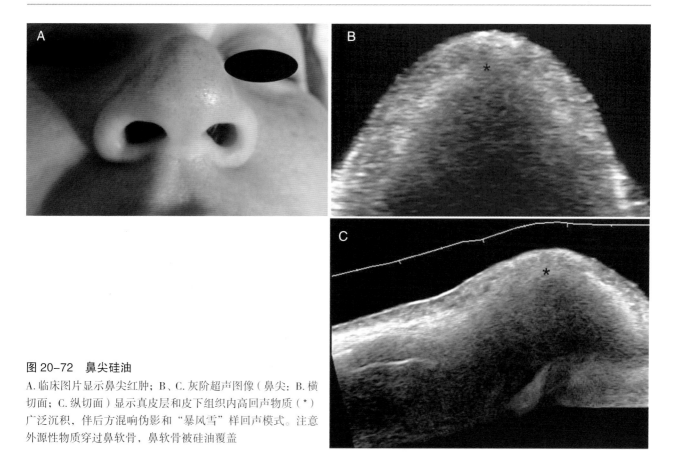

图 20-72　鼻尖硅油

A.临床图片显示鼻尖红肿；B、C.灰阶超声图像（鼻尖：B.横切面；C.纵切面）显示真皮层和皮下组织内高回声物质（*）广泛沉积，伴后方混响伪影和"暴风雪"样回声模式。注意外源性物质穿过鼻软骨，鼻软骨被硅油覆盖

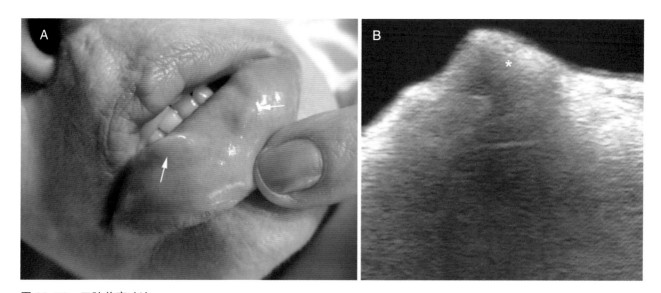

图 20-73　口腔前庭硅油

A.临床图片显示口腔前庭肿块（箭头）；B.灰阶超声图像（横切面）显示累及下唇（黏膜下和口轮匝肌）的"暴风雪"样回声模式的强回声物质（*），伴后方混响伪影

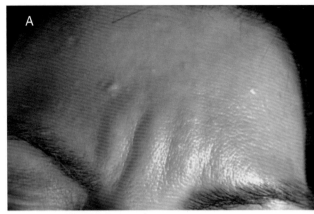

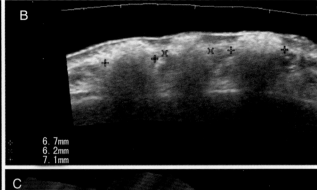

图 20-74　眉间硅油

A. 临床图片显示眉间区域 3 个突起物；B. 灰阶超声图像（横切面）显示真皮及皮下组织内 3 个强回声沉积物，测得大小其宽分别是 6.7mm、6.2mm 和 7.1mm，伴后方混响伪影并表现为"暴风雪"样回声模式；C. 三维超声（横切面）突出显示外源性沉积物（*）

下篇
术语、分类和方案

第 21 章
皮肤病学专业词汇及术语

一、简介

　　临床工作中，超声操作者需掌握常用的皮肤病学基本概念。本章将皮肤病学基本术语进行汇总，并以插图的形式展现常见原发皮损和继发皮损（图 21-1，图 21-2）。

二、专业词汇

　　以英文首字母为序。
　　A
　　脓肿（abscess）　组织内由脓细胞和坏死组织组成的脓液局限性积聚形成脓腔，周围有完整的脓壁。

　　黑棘皮病（acanthosis nigricans）　对称性皮肤色素沉着，乳头样增生呈天鹅绒样外观，好发于腋窝、腹股沟、颈部等皱褶部位，也可泛发于全身，通常无自觉症状。病因不明，可能与肥胖、胰岛素抵抗或体内恶性肿瘤相关。

　　项部瘢痕疙瘩性痤疮（acne keloidalis nuchae）　慢性炎症性疾病，常累及枕部及项部皮肤（头皮），初发损害为毛囊性脓疱、脓肿，逐渐形成瘢痕，最终导致瘢痕性秃发。值得注意的是，该疾病并非寻常痤疮的并发症，且无瘢痕的病理表现。

原发性皮损

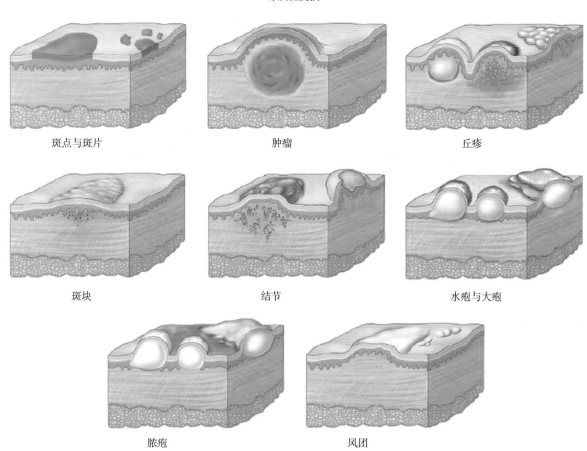

斑点与斑片　　　　　　肿瘤　　　　　　丘疹

斑块　　　　　　结节　　　　　　水疱与大疱

脓疱　　　　　　风团

图 21-1　原发性皮损

继发性皮损

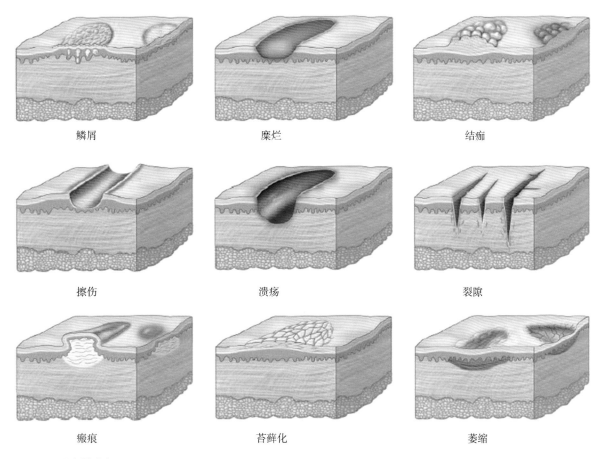

鳞屑　　　　　　　　　糜烂　　　　　　　　　结痂

擦伤　　　　　　　　　溃疡　　　　　　　　　裂隙

瘢痕　　　　　　　　　苔藓化　　　　　　　　萎缩

图 21-2　继发性皮损

寻常痤疮（acne vulgaris）　以粉刺、丘疹、脓疱为主要临床表现，严重者可形成皮脂腺囊肿。粉刺是寻常痤疮最初的临床表现，为非炎症性皮损，有闭合性（白头粉刺）和开放性（黑头粉刺）两种。白头粉刺可引发感染性皮损，包括丘疹和脓疱。寻常痤疮是一种多因素疾病，其中，皮脂腺毛囊管壁过度角化并阻塞毛孔的遗传倾向起关键作用。其他危险因素包括皮脂过多、痤疮丙酸菌感染。

获得性指（趾）状纤维角化瘤（acquired digital fibrokeratoma）　病因不明，临床表现为单发皮色丘疹或指状隆起，表面角化。大多数获得性指（趾）状纤维角化瘤直径不超过 1.5cm。

软垂疣（acrochordon）　即软纤维瘤，是一种带蒂的良性肿瘤。多发于颈部或腋窝，体积小、质软、皮色或色素增多，可呈结节状或乳头瘤状。

疣状肢端角化症（acrokeratosis verruciformis）　常染色体显性遗传病，多在幼年起病。多发生于手背、足背，临床表现为多发性角化过度性扁平疣状丘疹。

光线性角化病（actinic keratoses）　紫外线诱发的癌前病变，可进展为鳞状细胞癌。临床表现为曝光部位淡红色斑片或斑块，有少许鳞屑覆着。

光线性痒疹（actinic prurigo）　慢性、瘙痒性光敏性疾病。临床表现为日晒后数小时至数日，曝光部位出现瘙痒性斑块、唇炎和结膜炎。该疾病的好发人群为 Fitzpatrick-Pathak 分型为 IV 型或 V 型的拉美裔和美洲印第安人。

光线性紫癜（actinic purpura）　又名老年性紫癜，是一种多发于老年人的良性病变。由于日晒造成了真皮胶原组织损伤，轻微外伤后局部皮肤可形成紫癜。临床表现为前臂伸侧及手背部瘀斑，通常持续 1～3 周。

放线菌病（actinomycosis）　是一种由放线菌，如以色列放线菌（actinomycesisraelii）感染引发的慢性化脓性肉芽肿性疾病。好发于面颈部、胸部及腹部，临床表现为暗红色质硬结节，在皮肤表面形成瘘管并排出带有硫黄色颗粒的脓液。

痛性肥胖病（adiposis dolorosa）　又名德卡姆病（Dercum disease），多发于肥胖患者，部分伴发系统性疾病，如精神障碍。临床表现为慢性进展性疼痛性皮下脂肪斑块，可伴有皮肤瘀斑。诊断要点包括以下 4 个方面：多发性痛性脂肪结节，肥胖，虚弱、疲乏，精神症状。

脱发（alopecia） ①雄激素性脱发（androgenetic alopecia）：进行性脱发，可致头发明显稀疏，与高雄激素水平相关。②斑秃（alopecia areata）：反复出现的非瘢痕性脱发，通常表现为头皮上境界清楚的圆形脱发区，亦可出现全秃或普秃。③休止期脱发（telogen effluvium）：由于产后、感染、手术后或精神紧张等因素引起的毛囊提前进入休止期，导致头发脱落的数量增加的疾病。预后良好，去除诱因后可恢复正常。④瘢痕性脱发（scarring alopecias）：多种原因导致头皮瘢痕形成，毛囊破坏引发的永久性脱发，可见于扁平苔藓或盘状红斑狼疮。

斑状萎缩（anetoderma） 真皮弹性纤维破坏导致的局部皮肤松弛或疝样斑形成的良性病变。临床上可分为：①原发性斑状萎缩，即发病前局部皮肤无明显异常；②继发性斑状萎缩，继发于感染性皮肤病。两者皆可伴发于系统性疾病。

血管性水肿（angioedema） 由于血管渗透性增高引起的真皮深部、皮下或黏膜下组织水肿。可分为遗传性和获得性血管性水肿；按病因学可分为变应性、血管神经性、非变应性及特发性血管性水肿。常见发病部位有面部（眼睑、口唇）、舌、手和足。起病可急可缓，常持续数小时至数日。患者自觉烧灼或疼痛，不伴瘙痒；局部皮肤无红斑。

血管角化瘤（angiokeratoma） 一组由于真皮乳头毛细血管扩张，以表皮乳头瘤样增生、棘层肥厚和角化过度为病理特征的疾病的总称。皮损好发于四肢远端，也可发生于四肢近端或躯干；临床表现为孤立存在的无症状丘疹或斑块。临床上有时需与黑色素瘤进行鉴别。

弥漫性躯体性血管角化瘤（angiokeratoma corporis diffusum，Fabry病） 该病是一种 α-半乳糖苷酶等参与糖代谢的酶先天性缺乏或活性降低引发的，以血管内皮细胞溶酶体糖脂沉积为特征的X连锁隐性遗传性疾病。临床表现为股部、阴囊、臀部等部位小血管瘤，角膜营养不良及血管舒缩功能障碍。常伴发心、肾疾病，患者平均死亡年龄为40岁。

嗜酸性粒细胞增多性血管淋巴瘤样增生（angiolymphoid hyperplasia with eosinophilia，ALHE） 又名"木村病"，发病率低，病因不明，好发于青年人，临床表现为头颈部单发或多发的丘疹、斑块或结节。好发部位有耳周、额部、头皮；也可发生于双手、肩部、乳房、阴茎、口腔黏膜或眶周。组织病理可见血管增生、内皮细胞肿胀，管腔周围可见嗜酸性粒细胞等炎症细胞浸润。

血管瘤（angiomas） 皮肤血管组织良性肿瘤。临床表现为红色或紫红色境界清楚的隆起性皮损，无自觉症状，可泛发于全身。平均起病年龄为40岁，皮损数目随年龄增长而增加。

先天性皮肤再生不良（aplasia cutis congenital） 出生时局部或泛发性皮肤成分缺如。最常见于头皮，临床表现为边界清楚的非感染性损害，长径0.5～10cm不等。皮损形态差异大，可呈圆形、椭圆形、线状或星形；出生时表面可有结痂，也可呈糜烂或溃疡样改变。皮肤缺损可累及硬脑膜。先天性皮肤再生不良通常为独立发生的良性发育缺陷，也可伴发其他发育异常。

大汗腺囊瘤（apocrine hidrocystoma） 大汗腺增生形成的良性肿瘤，常位于内眦附近，临床表现为单发、质软、穹窿样外观、半透明的丘疹或结节。肿瘤生长缓慢，通常无法自行消退。

灰皮病（ashy dermatosis） 又名持久性色素异常性红斑。病因不明，临床表现为全身多发灰色斑片。疾病早期皮损边缘可见轻微隆起的红晕，活动期时皮损扩大并相互融合，红晕逐渐消失。患者常无自觉症状。

特应性皮炎（atopic dermatitis） 婴儿期起病，临床特征为皮肤瘙痒、湿疹样皮损、皮肤干燥和皮肤苔藓样变。可伴发哮喘、过敏性鼻炎和荨麻疹等变态反应性疾病。

皮肤痘疮样斑状萎缩（atrophiamaculosavarioliformis cutis） 一种罕见的皮肤病，病因不明，儿童期起病，临床表现为面颊部痘疮样皮损。组织学检查发现部分病例有弹性纤维损害。

Pasini-Pierini萎缩性皮肤病（atrophoderma of pasini and pierini） 青年起病，好发于躯干，尤其是背部和腰骶部，也可发生于胸部、上肢及腹部。临床表现初起为轻微红斑，逐渐发展成为边界清楚、色素沉着的非硬化性斑片。组织病理可见真皮萎缩。

非典型纤维黄瘤（atypical fibroxanthoma） 多发生于老年人面部曝光部位的良性肿瘤。临床表现为红色穹窿样结节，直径约2cm。由于肿瘤生长迅速，因此常被误认为是恶性肿瘤。组织病理可见肿瘤细胞异型性，细胞形态多样。手术切除即可治愈。

B

杆菌性血管瘤病（bacillary angiomatosis） 由汉赛巴尔通体（Bartonellahenselae）和五日热巴尔通体（Bartonellaquintana）感染引发的系统性疾病，主要发生于艾滋病患者。临床表现为卡波西肉瘤样损害或血管增生形成的多发性皮下结节。

阴茎头包皮炎（balanoposthitis） 系包皮和阴茎头炎症，由于包皮过长导致其表面有多种细菌或真菌定植，也可由接触性皮炎引发。

基底细胞癌（basal cell carcinoma） 源于上皮胚芽基底样细胞的皮肤肿瘤。好发于曝光部位，临床表现为境界清楚、表面有明显毛细血管扩张的半透明丘疹或结节，直径数毫米至数厘米不等。肿瘤中央可出现溃疡，即"侵蚀性溃疡"。肿瘤呈局部侵袭性生长，极少发生转移。

基底细胞样毛囊错构瘤（basaloid follicular hamar-toma）　是一种少见的附属器来源的良性肿瘤，多发于面部或头皮，大小不等，可表现为 1～2mm 的丘疹至 3cm 的斑块。肿瘤可为肤色或发生色素沉着。若肿瘤位于头皮，局部可出现毛发减少或脱发。

Becker 痣（becker's nevus）　好发于青春期男孩的皮肤错构瘤。多发生于肩部、胸部及背部，临床表现为边界清楚的色素沉着斑，表面呈痤疮样皮损，其上附有黑色粗毛。

白塞病（Behçet syndrome）　为 HLA-B5 基因相关性疾病。临床表现为口腔阿弗他溃疡、外生殖器溃疡和虹膜炎"三联征"。可出现脓疱疮、关节痛、发热及乏力等症状，亦可伴发神经系统病变。

良性淋巴管内皮瘤（benign lymphangioendothe-lioma）　一种罕见疾病，是由淋巴内皮细胞增殖所致的脉管性肿瘤。幼年起病，临床表现为单发的缓慢增大的斑块或结节，通常无自觉症状。组织学需与卡波西肉瘤和血管肉瘤相鉴别。

黑踵（black heel）　外伤后足跟部皮下出血，临床表现为足跟侧面或后面颜色加深，好发于运动员。

蓝痣（blue nevi）　灰蓝色皮肤肿块，通常认为是由于胚胎发育期间黑素细胞由神经嵴向表皮移动过程中发生异位，停留在表皮内所引发的。其特征性灰蓝色调是由于丁达尔现象（Tyndall effect）——即可见光长波穿透进入真皮，而短波被散射至皮肤表面所致。

蓝色橡皮疱样痣综合征（blue rubber bleb nevus syn-drome）　侵犯皮肤和胃肠道，以多发性皮肤静脉畸形为主要临床表现的综合征。

鲍恩病（Bowen disease）　表皮内鳞状细胞癌，系恶性肿瘤，最终可演变为侵袭性鳞状细胞癌。皮损可发生于皮肤表面任何部位，临床表现为边界清楚的红色斑片或斑块，缓慢增大，直径可达数厘米。

鲍恩样丘疹病（Bowenoid papulosis）　是 HPV 病毒感染引发的表皮内非典型增生性疾病，好发于青年性活跃人群，男性多发于阴茎，女性多发于外阴。临床表现为单发或多发色素性丘疹，表面扁平或疣状增生，皮损可相互融合成斑块。

鳃裂囊肿（branchial cleft cysts）　系胚胎发育期第 2 鳃裂组织残余出现的先天性畸形，发病早，临床表现为颈部单发无痛性肿块。

大疱性类天疱疮（bullous pemphigoid）　自身免疫性表皮下水疱性皮肤病，其特征性抗原为 BP230 和 BP180。临床表现为半球形张力性水疱，可发生在全身皮肤，尤其是皱褶区域，黏膜通常不受累。

C

咖啡斑（café-au-lait macule）　幼年发病，临床表现为边界清楚的褐色斑片。若直径大于 1.5cm 的斑片超过 6 个，需高度怀疑神经纤维瘤。本病还可伴发于 Albright 综合征、结节性硬化及其他遗传性疾病。

皮肤钙质沉着症（calcinosis cutis）　是一组皮肤钙盐沉积疾病的总称，可由局部因素或系统病变引发。沉积的钙盐主要成分有羟磷灰石结晶和无定形磷酸钙。根据病因学可分为四型：即营养不良性、转移性、医源性和特发性。

蜂窝织炎（cellulitis）　细菌感染引发的弥漫性皮肤及皮下结缔组织感染。

软下疳（chancroid）　杜克雷嗜血杆菌（Hemophilus-ducreyi）感染导致的性传播疾病，临床表现为生殖器部位溃疡，剧烈疼痛伴腹股沟淋巴结肿大。

肉芽肿性唇炎（cheilitis granulomatous）　慢性肉芽肿性炎症所致的唇部肿胀、肥厚。早期表现为一过性唇部弥漫或结节样水肿，反复发作后，唇部不可逆性肿胀，可伴有裂口、脱屑、颜色加深呈棕红色、疼痛等不适，触之有捏象皮感。

结节性耳轮软骨皮炎（chondrodermatitis nodularis helices）　病因不明，可能与长期压迫或紫外线暴露等因素相关。临床表现为耳轮、对耳屏疼痛性结节的良性病变。

鸡眼（clavus）　皮肤长期受压或摩擦导致的皮肤增厚，临床和病理均呈角质增生样损害。角质增生物可向内挤压引起疼痛，前脚掌部位的病损疼痛尤为明显。

透明细胞棘皮瘤（clear cell acanthoma）　表皮内良性肿瘤，临床表现为边界清楚的淡红色结节或斑块，表面有鳞屑覆着。边界清楚，边缘可见特征性领圈状脱屑。

先天性痣（congenital nevi）　出生时即有，是黑色素细胞在表皮或真皮内增生所致的良性病变。根据大小，可将先天性痣分为 3 类：长径小于 1.5cm 者为小痣，长径为 1.5～19.9cm 者为中痣；长径大于 20cm 者为巨痣。

结缔组织痣（connective tissue nevi）　真皮细胞外基质成分，如胶原纤维、弹性纤维和黏多糖等形成的皮肤错构瘤。可单独存在，也可合并其他综合征。

皮肤松弛症（cutis laxa）　遗传性或获得性的罕见疾病，由于结缔组织功能异常所致的皮肤松弛、悬吊、失去弹性。初发症状为皮肤松弛、出现皱纹，逐渐进展至疏松下垂。

先天性毛细血管扩张性大理石样皮肤（cutis marm-oratatelangiectaticacongenital）　是一种少见的先天性皮肤血管畸形皮肤病，多为散发病例。出生时皮肤即有网状红斑，寒冷时加重，且复温后皮损不消失。

回状颅皮（cutis verticis gyrate）　描述性诊断，指颅皮条索状增厚、交错排列及皱褶，呈脑回样改变。好发于青春期后男性的顶部和枕部。

圆柱瘤（cylindroma）　皮肤附属器良性肿瘤，中年后起病，临床表现为头颈部橡胶样结节，缓慢增长，通常无自觉症状。

D

疱疹样皮炎（dermatitis herpetiformis）　一种自身免疫性水疱性皮肤病，常伴有谷胶过敏性肠病。临床表现为皮肤伸侧，如肘、膝、臀部及肩部对称性簇集的小水疱，基底为红肿性斑块。常伴有剧烈瘙痒。

皮肤纤维瘤（dermatofibroma）　常见的皮肤结节，由成纤维细胞增生所致，伴肥大细胞浸润和血管增生。临床表现为质硬结节，直径 0.5 ～ 2cm，局部皮肤色素沉着，中央可见凹陷，即"酒窝"征。

隆凸性皮肤纤维肉瘤（dermatofibrosarcoma protuberans）　起源于皮肤并向皮下浸润的恶性肿瘤。生长缓慢，多发于躯干和四肢近端，临床表现为巨大的硬化性斑块。

网状色素性皮病（dermatopathiapigmentosa reticularis）　是一种以泛发性皮肤网状色素沉着、非瘢痕性脱发和甲病为特征的罕见皮肤病。

黑色丘疹性皮病（dermatosis papulosa nigra）　本病为发生于成年黑色人种的良性发育缺陷。其特征性临床表现为面部多发的色素沉着性小丘疹，患者无自觉症状。

韧带样瘤（desmoid tumors）　肌腱膜来源的良性纤维组织增生性疾病，临床表现为光滑、质硬、移动性良好的结节，肿瘤表面皮肤通常不受累，可侵袭周围组织。

黏液样囊肿（digital mucous cysts）　好发于远端指（趾）关节或指（趾）末端的良性腱鞘囊肿。多发于手部，半球形或疝样突起的结节，质韧，有波动感，直径 1 ～ 10mm，表面皮肤可变薄或增厚；囊液为半透明的黏稠液体。

盘状红斑狼疮（discoid lupus erythematosus）　慢性、瘢痕性、萎缩性、光敏性皮肤病。初起为红色丘疹或斑块，表面有少许鳞屑覆着，随着疾病进展，皮损逐渐增厚、浸润伴色素改变——中央或非活跃区域色素减退，皮损边缘色素加深。

出汗不良性湿疹（dyshidrotic eczema）　即汗疱症，病因不明，目前认为该疾病由内源性和外源性因素共同引发，临床上表现为慢性复发性掌跖部水疱性皮肤病。

先天性角化不良（dyskeratosis congenita）　罕见的进展性骨髓功能障碍综合征，以皮肤网状色素沉着、甲营养不良和口腔黏膜白斑三联征为主要临床表现。皮肤黏膜病变通常发生在 5 ～ 15 岁。

E

臁疮（ecthyma）　由 B 型溶血链球菌感染引发的溃疡性脓皮病，也有学者认为该病是一种深在性脓疱疮。好发于儿童、糖尿病患者或卫生状况较差的老年人，临床表现为下肢水疱或脓疱，基底炎症浸润，深在性溃疡，表面覆有黑色浆痂。

埃勒斯－当洛斯综合征（ehlers–Danlos syndrome）　一组胶原代谢异常的遗传性疾病。主要特点为皮肤脆性增加，弹性过度及关节伸展过度。

弹性纤维瘤（elastofibroma）　罕见的缓慢增长的结缔组织良性肿瘤。好发于老年女性肩胛下区域，系弹性纤维反应性异常蓄积产生的假性纤维瘤样增生。

匐行性穿通性弹力纤维病（elastosis perforans serpiginosum）　一种真皮弹力纤维、结缔组织成分及细胞碎片经表皮穿通排出的罕见疾病。初发皮疹为火山口样小丘疹，皮色或红色，呈线状、弓状、环状或匐行性排列。

表皮痣（epidermal nevi）　起源于外胚层的先天性错构瘤，其主要成分有皮脂腺、大汗腺、小汗腺、毛囊和角质。皮损为斑片、斑块或结节，可对称分布，全身大部分皮肤均可受累。除炎症性线形疣状表皮痣外，患者常无自觉症状。

表皮样囊肿（epidermoid cysts）　最常见的皮肤囊肿之一，为闭合性囊腔，囊壁由表皮细胞构成。初起为表皮下细胞巢，并向囊腔内分泌角蛋白，囊腔逐渐扩大，形成肉眼可见的白色或黄色囊肿。继发感染时其外观呈疖肿样改变。

大疱性表皮松解症（epidermolysis bullosa）　一组皮肤黏膜外伤后可引起水疱的遗传性皮肤病的总称。

发疹性毳毛囊肿（eruptive vellus hair cysts）　毳毛毛囊发育异常引发的毛囊性丘疹。由于毛囊漏斗部异常闭合导致毛囊近端囊样扩大，临床表现为胸部或四肢痤疮样皮疹。

丹毒（erysipelas）　溶血性链球菌引发的皮肤及淋巴系统感染性疾病。初起为一红色斑片，迅速进展为鲜红色张力性水肿性红斑，表面光泽；系统症状有发热、乏力。

火激红斑（erythema abigne）　皮肤长期暴露于不足以引发烧伤的高温环境，导致局部出现网状红斑及色素沉着的疾病。初起为轻度红斑，反复受热后逐渐形成蓝紫色或棕色网状色素沉着斑。

离心性环状红斑（erythema annulare centrifugum）　病因不明，可能由恶性肿瘤或感染、药物、化学制剂引发。临床表现为环形或弓形边缘轻度隆起的红斑，表面有时可见鳞屑覆着，患者通常无自觉症状。红斑逐渐向外扩展，中央消退。病理表现为真皮血管周围袖口样炎症细胞浸润，表皮通常不受累。

持久性隆起红斑（erythema elevatum diutinum）　病

因不明，系白细胞碎裂性血管炎的罕见亚型。临床表现为红色、紫色、棕色或黄色的丘疹、斑块或结节，常对称分布于伸侧皮肤。

硬红斑（erythema induratum）　可能与结核感染相关的小叶性脂膜炎。临床表现为持续或反复发作的深在性结节，好发于女性患者小腿曲侧。有时结节可破溃，形成边缘不整的溃疡。

结节性红斑（erythema nodosum）　下肢伸侧急性发作的红斑、结节。病因不明，可能伴发于系统性疾病，或由药物治疗所引发。病理表现为小叶间隔性脂膜炎。

红癣（erythrasma）　棒状杆菌（Corynebacteria）感染引发的间擦部位浅表性皮肤病，临床表现为边界清楚的红褐色斑片。病原菌侵犯角质层上 1/3 区域。在湿热的环境下，棒状杆菌迅速增殖并产生卟啉类物质，Wood 灯下显现出珊瑚色荧光。

F

法韦尔 – 拉库科特综合征（favre-racouchot syndrome）　又名日光性粉刺，系日晒后曝光部位多发的闭合性或开放性粉刺。该疾病与长期暴露于紫外线引发的弹性纤维变性相关。

鼻部纤维性丘疹（fibrous papule of the nose）　好发于鼻部，临床表现为单发、质硬、皮色或淡红色丘疹。镜下可见真皮纤维化和血管增生，伴散在的多核巨细胞。

毛囊漏斗部肿瘤（follicular infundibulum tumor）　罕见疾病，系起源于毛囊漏斗部的良性附属器肿瘤。好发于头颈部，临床表现为直径 < 1.5cm 的丘疹，有鳞屑覆着。组织学呈特征性改变。上皮样细胞团块在真皮上部呈板样增生。

毛囊炎（folliculitis）　感染或毛囊外伤或阻塞引发的原发性炎症。临床表现为毛囊口脓疱。病理可见毛囊周围中性粒细胞浸润。

G

环状肉芽肿（granuloma annulare）　良性感染性皮肤病，病因不明。临床表现为特征性丘疹和环状斑块。病理表现为局灶性胶原纤维变性，周围炎细胞呈栅栏状排列。

血管球瘤（glomus tumor）　良性疾病，源自于起温度调节作用的血管球。好发于青年人，有单发性和多发性，临床表现为肢端蓝紫色丘疹或结节，可发生于甲下。温度或压力变化时可出现阵发性疼痛。

H

黑利 – 黑利病（hailey-hailey disease）　又名家族性良性慢性天疱疮，是一种常染色体显性遗传病。好发于会阴部、胸部、颈部及腋下，临床表现为红斑、水疱、结痂。指甲可见无症状白色条纹。

晕痣（halo nevi）　常见的良性疾病，临床表现为色素痣周围出现炎症反应性色素减退白晕。

血管瘤（hemangiomas）　幼年发病，可自行消退的良性血管病变。肿瘤常在出生后数周至数月出现，内皮细胞大量增殖使得瘤体迅速生长。之后逐渐开始消退，绝大多数患者临床症状可在 9 岁前缓解。

血肿（hematoma）　局限性血液聚集，形成瘤样结构。

带状疱疹（herpes zoster）　水痘 – 带状疱疹病毒感染引发的皮肤和外周神经疾病。临床表现为沿神经分布区域发生的群集性小水疱，基底可见红斑。患者自觉疼痛。

I

脓疱疮（impetigo）　急性、传染性、浅表化脓性皮肤病，好发于儿童。常见病原菌有溶血性链球菌（Streptococcus pyogenes）和金黄色葡萄球菌（Staphylococcus aureus）。早期表现为红斑上水疱或脓疱，破裂后脓液流出形成蜂蜜样浆痂。

色素失禁症（incontinentia pigmenti）　累及皮肤、神经系统、眼部和牙齿的 X 连锁显性遗传性综合征。随疾病发展，皮肤可出现水疱、疣状丘疹、色素沉着、萎缩和色素减退等改变。

J

幼年性黄色肉芽肿（juvenile xanthogranuloma）　组织细胞来源的特发性良性肿瘤。好发于婴幼儿，临床表现为无症状的红色、黄色或棕色结节，通常无自觉症状，可自愈。皮疹可侵及皮肤、眼部及内脏。

K

卡波西肉瘤（kaposi's sarcoma）　是一种血管增生性肿瘤，通常表现为皮肤和其他器官的多发性血管性结节。

瘢痕疙瘩（keloid）　是纤维组织过度增生的结果，通常发生在皮肤损伤修复之后。增生组织通常超过原发损伤的边界，一般不会自发消退，切除后常复发。

角化棘皮瘤（keratoacanthoma）　是一种来源于毛囊皮脂腺的低度恶性肿瘤，组织病理表现类似于鳞状细胞癌。临床以"火山口"样迅速增长的结节为特征，表现为外周皮肤生长迅速、边缘光滑的肿瘤。中心为"火山口"样的圆锥体，是一种粗糙、角化性的组织。角化棘皮瘤通常在起病后 8 周内自发消退。

毛囊角化病（Darier 病）[Keratosis follicularis（Darier disease）]　是一种常染色体显性遗传皮肤病，临床以油腻性角化过度性丘疹、甲异常及黏膜改变为特征。

毛周角化病（keratosis pilaris）　是由基因突变引起的皮肤毛囊角化异常的皮肤病。本病是良性过程，极其常见，临床以毛囊中央粗糙的角化性小丘疹为特征，常被形容为"鸡皮肤"，可发生于全身，以双上臂伸侧及大腿多见。本病可合并皮肤干燥症。

同形反应（koebner's phenomenon） 由皮肤损伤所引起，发生在损伤部位，模仿疾病其他部位的典型皮损。通常在银屑病或扁平苔藓的患者中可见到。

L

平滑肌瘤（leiomyoma） 是一种来源于平滑肌的良性肿瘤，通常发生于立毛肌。血管平滑肌瘤为来源于血管壁肌肉组织的一种变异性。典型的平滑肌瘤通常表现为直径＜1cm的圆形结节，皮损可伴疼痛且继发于肌肉收缩，因此一些皮损的疼痛加剧通常为发生肌肉收缩的临床证据。

雀斑（lentigo） 为一些小的、边界清楚的色素性斑疹，皮疹周围为正常皮肤。组织学表现为表皮增生，基底层色素增加。通常可见到一些数量不等的黑色素细胞，这些黑色素细胞数量可增多，但不形成巢。

白细胞破碎性血管炎(leukocytoclastic vasculitis) 是一种组织学术语，通常用来描述小血管炎。最常表现为可触及的紫癜。

扁平苔藓（lichen planus） 以紫红色、多角形瘙痒性丘疹为特征，偶伴少许鳞屑。好发于上肢屈侧、生殖器和黏膜。是一种细胞介导的对某些物质的免疫反应。

硬化萎缩性苔藓（lichen sclerosus et atrophicus） 是一种慢性炎症性皮肤病，以表皮萎缩性白斑为表现。通常发生于生殖器部位，为一些瓷白色的斑疹、丘疹，皮损表面常可见轻微的皱缩，即"烟卷纸"样外观。在疾病的后期皮损常发生萎缩。生殖器部位萎缩性的皮损可进展为疼痛性的糜烂，如果不给予治疗，可能继发恶性病变。

慢性单纯性苔藓（lichen simplex chronicus） 表现为皮肤增厚伴有厚薄不一的鳞屑，通常继发于反复的搔抓或摩擦皮肤。

线状苔藓（lichen striatus） 是一种起源不明的自限性线状皮肤病，好发于儿童。表现为持续性或间断发生，呈线状排列的一些小的粉红色、棕色或肤色的瘙痒性丘疹。以沿着 Blaschko 线进展为特征。

脂肪营养不良综合征(lipodystrophy syndromes) 一组以脂肪组织进行性丢失为特征的异质性疾病。通常发生于皮下脂肪，也可发生于内脏脂肪。

脂肪瘤（lipomas） 起源于脂肪细胞的良性肿瘤。临床通常表现为皮下柔软的团块，有时质地稍韧。

脂肪肉瘤（liposarcoma） 来源于脂肪细胞的恶性肿瘤。是成人最常见的软组织肉瘤。好发于中年人，表现为缓慢生长、无痛、无溃疡的黏膜下团块，但有些生长迅速的皮损可形成溃疡。由良性脂肪瘤进展而来的脂肪肉瘤较少见，大多数病例起病即为脂肪肉瘤。

小叶性毛细血管血管瘤（化脓性肉芽肿）（lobular capillary hemangioma，pyogenic granuloma） 是一种外生性血管增生，通常是对明显外伤的反应。通常表现为深红色或红黑色的结节或息肉，直径 3 ~ 5mm，也可出现更大的皮损。化脓性肉芽肿是一个错误的命名，因为该疾病并非感染也不是肉芽肿。

淋巴管瘤（lymphangioma） 是由皮肤或皮下脂肪的淋巴系统形成的先天性错构瘤。主要根据异常淋巴管的深度和大小分为两类。表浅的水疱被称为局限性淋巴管瘤，更深的就包括了海绵状淋巴管瘤和水囊瘤。

局限性淋巴血管瘤（lymphangioma circumscriptum） 表现为成簇透明到红色的水疱或丘疹，类似"蛙卵"。单个皮损有可能是淋巴管瘤（透明）或血管瘤（紫红色）。皮损通常发生于儿童早期。

皮肤淋巴细胞瘤（lymphocytoma cutis） 是对一些已知或未知刺激的反应，导致淋巴细胞和一些其他炎症细胞的局限性堆积。并不是一类特殊的疾病，是一个反应性的过程，通常表现为良性的临床经过。通常表现为红色或紫色的结节或一群相互分离的结节，系统症状轻微。

淋巴瘤样丘疹病（lymphomatoid papulosis） 是一种慢性坏死性丘疹性皮肤病，组织学表现类似于恶性淋巴瘤。好发于躯干、四肢，以复发性瘙痒性的不同阶段的丘疹为特征。丘疹在 1 ~ 2 个月自发消退，常遗留轻微萎缩性卵圆形瘢痕。

M

马约基肉芽肿（Majocchi granuloma） 由于皮肤真菌感染导致的深部毛囊炎。临床表现为单发或多发的持久性丘脓疱或斑块，不伴瘙痒。最常发生于年轻女性进行小腿刮毛后继发感染。

恶性黑色素瘤（malignant melanoma） 来源于黑色素细胞的恶性肿瘤，发生率仅占皮肤恶性肿瘤的4%，但在皮肤相关性疾病中死亡率最高。发病机制是多因素的，可能与多种高风险因素有关，如肤色过白、儿童期过度曝晒形成日晒性水疱、发育不良痣的数目增多、黑色素瘤的家族史、皮肤色素痣出现变化或卫星灶及年龄大等。其中，最有提示作用的是出现新长的痣或原有痣出现变化。80%的黑色素瘤患者诊断是依靠色素痣出现颜色改变和（或）面积变大或边界不对称的表现。

肥大细胞瘤（mastocytomas） 由肥大细胞增生所致的肿瘤。临床表现为黄褐色至红褐色的斑疹。摩擦皮疹可发生荨麻疹样反应，即 Darrier 征。肥大细胞累及全身出现泛发性皮损时称为色素性荨麻疹。

色素痣（melanocytic nevi） 由黑色素细胞组成的皮肤良性肿瘤或错构瘤，主要是表皮内的黑色素细胞增生形成。交界痣表现为斑疹或较薄的丘疹，褐色至棕黑色，复合痣和皮内痣相对高出皮面，复合痣颜色比交界痣浅，为茶色至浅褐色，很多皮内痣又称无色素痣。

甲黑线（melanonychia） 甲面出现褐色或黑色的色素沉着。临床最常表现为甲板出现纵行的色素沉着带，因此得名"甲黑线"。最常见的是甲下黑色素瘤，其他病因包括生理性的甲黑线、系统性疾病、创伤、炎症、真菌感染、药物反应、良性色素细胞增生等。

微囊肿附属器癌（microcystic adnexal carcinoma） 是一种低分化的汗腺恶性肿瘤，好发于头颈部，尤其是面部中央，具有局部侵略性，皮损为肤色、黄色或红色斑块或结节。

粟丘疹（Milia） 良性角蛋白性囊肿。原发性粟丘疹最常见于婴儿，也可累及儿童或成年人；继发性粟丘疹主要见于疱病或瘢痕磨削术后。

传染性软疣（molluscum contagiosum） 是一种感染性皮肤病，主要表现为单个或多个 1~3mm 肤色丘疹，中央有脐凹。本病是由水痘病毒家族成员引起。

Mondor 病（Mondor disease） 是以胸壁皮下静脉发生硬化性血栓性静脉炎为特征的疾病。初为突然出现的皮下红色质软的条索样损害，继而在局部用力或皮肤回缩的情况下出现特征性的无痛性纤维条索带。

硬斑病（局限性硬皮病）（morphea, localized scleroderma） 是以胶原蛋白过度沉积而导致真皮和（或）皮下脂肪变薄为特征的皮肤病。根据临床表现和累及深度不同而分为斑块型、泛发型、线型和深部硬斑病。

N

类脂质渐进性坏死（necrobiosis lipoidica） 是一组胶原蛋白变性伴肉芽肿反应、血管壁增厚及脂质沉积的疾病。本病确切病因不明，发病机制可能与糖尿病微血管病变有关。皮损初为小的边界清楚的丘疹或结节，边缘逐渐扩大而中央形成圆形柔软伴有萎缩的斑块。这些斑块最初为红褐色，逐渐变为黄色且伴有萎缩。

神经纤维瘤（neurofibroma） 是一种神经源性肿瘤，可表现为丘疹—结节，皮损可单发或多发，后者提示可能存在神经纤维瘤病。直接按压皮损，可出现"扣眼"现象。本病很少恶变。

皮脂腺痣（nevus sebaceus） 是一种以皮脂腺为主的界线清楚的错构瘤。通常单发，出生或儿童期时常发生于头皮且痣表面无毛发生长。青春期时，皮损变为疣状或结节状，圆形或椭圆形，或呈线性排列，长度可达 1~10cm。部分皮损后期可能发展为其他附属器肿瘤，如基底细胞癌（basal cell carcinoma，BCC）。

O

甲剥离（onycholysis） 初为远端甲板剥离，可逐渐累及近端甲板。

甲母质瘤（onychomatricoma） 发生于指（趾）的甲下肿瘤。临床表现包括甲变色、甲纵沟变形、裂开出血和甲板过度增厚。

甲真菌病（onychomycosis） 累及指（趾）甲的真菌感染性疾病。通常表现为黄白色、甲下角化过度及甲剥离。

P

天疱疮（pemphigus） 是一组发生于皮肤及黏膜的自身免疫性大疱性疾病，以表皮内疱为特征，其免疫学机制为天疱疮患者的血清中存在直接作用于角质形成细胞表面的 IgG 的循坏抗体。可发生于外观正常的皮肤或红斑的基础上，初为松弛的水疱，累及部位伴有疼痛。

毛母质瘤（pilomatrixoma） 指主要向毛母细胞分化的良性皮肤附属器肿瘤。通常发生于头皮，表现为单发的无症状的坚实结节。特征性的囊肿外观下可触及坚实的结节。本病好发于儿童，成年人发病也有报道，且可合并炎症。本病可癌变，但发生率低。

毛发红糠疹（pityriasisrubra pilaris） 是一种慢性丘疹鳞屑性疾病，病因不明，临床表现为橘红色斑块、掌跖角化过度及角化毛囊性丘疹。

汗孔瘤（poroma） 指向终末导管分化的一组良性皮肤附属器肿瘤，临床典型表现为直径小于 2cm 的肤色丘疹或结节。皮损无症状且发展缓慢。本病可恶变为汗孔癌。

外耳道假囊肿（pseudocyst of the auricle） 发生于耳郭周边的非炎症性无症状的囊肿，好发于舟状骨和三角窝。临床表现为直径 1~5cm 的囊肿，内含清亮或淡黄色的黏液，外观类似橄榄油。病程可数月，通常伴有局部外伤史。

弹力纤维假黄瘤（pseudoxanthoma elasticum） 是一组以皮肤结缔组织变性坏死为主的遗传性疾病，以皮肤、血管及眼部的弹力纤维变性为特征。常显性及常隐性遗传病例均有皮肤松弛，可发生在颈部、上身躯干及其他部位，表现为直径 1~3mm 的淡黄色斑块，发生在视网膜可出现血管样条纹。皮损活检提示典型的弹力纤维变性伴有钙沉积。

银屑病（psoriasis） 有强大遗传背景的皮肤慢性炎症性疾病，好发于全身伸侧及头皮，皮损为圆形或椭圆形的红色斑块，其上覆有鳞屑，是由表皮增生及真皮炎症所导致。

坏疽性脓皮病（pyoderma gangrenosum） 是一种少见的皮肤溃疡为主的疾病，病因不明。皮损初为小的红色丘疹或脓疱，迅速进展为疼痛性溃疡。

R

玫瑰痤疮（rosacea） 是在面部潮红的基础上出现红斑、毛细血管扩张、皮肤粗糙及类似痤疮的暴发性炎性丘疱疹等一系列临床表现的皮肤病。

S

神经鞘瘤（Schwannoma） 是由 Schwann 细胞组成的神经鞘肿瘤。典型皮损为中年人头颈部坚实结节，直径 1 ~ 2cm，皮损通常散在或单发。当皮损多发时可提示合并存在神经纤维瘤病。

皮脂腺腺瘤（sebaceous adenomas） 是向皮脂腺分化的良性皮肤肿瘤，皮损通常为黄色，直径 2 ~ 4mm，最大可达 1cm。

皮脂腺癌（sebaceous carcinoma） 通常好发于面部，皮损表现为坚实、黄色、半透明的结节。组织学上瘤细胞向皮脂腺分化。本病可发生转移。

脂溢性角化病（seborrheic keratoses） 是由上皮细胞增生发展而来的很常见的皮肤良性肿瘤。初为正常皮肤上一处或多处局限性的红褐色扁平皮损，后期发展为天鹅绒样或疣状外观。

鳞状细胞癌（squamous carcinoma） 是上皮角质形成细胞来源的恶性肿瘤。通常好发于中老年人，曝光部位多见。常表现为红色至肤色的鳞屑性斑块或结节。本病可由长期慢性刺激发展而来，如任何部位的慢性溃疡。

汗管瘤（syringoma） 是由分化良好的汗腺导管组成的良性皮肤附属器肿瘤。表现为真皮内肤色或黄色的小丘疹，数量多发，簇集状且对称分布。最常发生于面颊上部和下眼睑。

T

体癣（tinea corporis） 是一种浅部真菌感染性皮肤病，皮损为光滑皮肤上出现环形的斑块，伴瘙痒。

毛根鞘囊肿（trichilemmal cyst） 是发生于头皮的囊肿，内含角蛋白，组织学上可见细胞性囊壁，类似外毛根鞘。通常位于皮内，也可呈息肉状外观。一般无症状，但皮损遭受创伤或局部注射后会出现疼痛。多发皮损常提示伴有常染色体显性遗传倾向。

毛发上皮瘤（trichoepitheliomas） 向毛囊及皮脂腺分化的一种错构瘤。临床表现为肤色小丘疹，类似粟丘疹、汗管瘤及其他良性皮肤肿瘤，此外还有结节型基底细胞癌。

毛囊瘤（trichofolliculoma） 来源于毛囊的一种错构瘤。好发于成人头面部，表现为孤立的肤色小结节，中央的毛囊孔可见一簇羊毛状毛发。

结节性黄瘤（tuberous xanthomas） 发生于肘膝部的橘黄色结节，直径可达 2cm，通常伴有高胆固醇血症及其他脂质异常。

U

眉部瘢痕性红斑（ulerythema ophryogenes） 表现为皮肤面部粗糙性炎性角化性丘疹，通常引起瘢痕和脱发。临床表现为暴发性毛囊角化，可合并各种综合征。

V

白癜风（vitiligo） 是一种累及皮肤及黏膜的获得性色素性疾病。临床表现为界线清楚的脱色斑点或斑片。进展期皮损是由受累皮肤的部分或所有黑色素细胞被选择性破坏而导致。

X

睑黄瘤（xanthelasma） 最常发生于上眼睑内侧，表现为橘黄色柔软的浅表丘疹。通常多发且对称分布。本病虽然可提示患者伴有高脂血症，并伴有发生闭塞性血管病变的危险，但也可发生于血脂正常的患者。

皮肤黄色瘤（xanthomas） 是由载脂蛋白聚集所导致的肉眼可见的黄色至肉粉色的皮损。本病可由系统性脂质代谢异常或局部细胞功能紊乱而导致。

第 22 章
实用皮肤病学分类

一、简介

临床皮肤病学有大量不同的诊断，许多疾病有不止一个名称，这对接触本学科的非皮肤学专业人士来说困难重重。而且，常见皮肤疾病有许多不同的分级并频繁应用在日常临床实践中。

本章的写作目的是提供一个可能影响到疾病管理的关于皮肤学分类或索引的简短综述，以便为涉猎这一临床和影像领域的医师构造一个词汇和背景平台。本章亦对多种疾病与其好发部位进行了总结，以此作为额外支持，帮助读者进行某些鉴别诊断。

面对特定病变时，必须认识到，皮肤病变在临床上和组织病理学上都有逐渐演变的过程。一种特殊的疾病可能有多种不同的形态学表现，这对临床医师来讲是一个巨大的挑战。

二、依据病变形态的主要鉴别诊断

1 水疱

1.1 厚壁水疱

1.1.1 大疱性类天疱疮

1.1.2 线性 IgA 病

1.1.3 摩擦性水疱

1.1.4 瘢痕性类天疱疮

1.1.5 妊娠疱疹

1.1.6 获得性大疱性表皮松解症

1.1.7 儿童慢性大疱性皮肤病

1.1.8 类天疱疮样大疱性扁平苔藓

1.2 薄壁水疱

1.2.1 寻常型天疱疮

1.2.1.1 增殖型天疱疮

1.2.2 红斑型天疱疮

1.2.3 卟啉症或假卟啉症

1.2.4 落叶型天疱疮

1.2.5 冻伤

1.2.6 糖尿病相关溃疡性大疱

1.3 薄壁小水疱

1.3.1 疱疹样皮炎

1.3.2 毛囊角化病（Darier 病）

1.3.3 新生儿吮吸水疱

1.3.4 暂时性棘层松解性皮肤病（Grover's 病）

1.3.5 良性家族性天疱疮（Hailey-Hailey 病）

1.3.6 角层下脓疱病

1.3.7 新生儿吮吸性水疱

1.4 壁厚薄不一的水疱

1.4.1 烧伤

1.4.2 大疱性表皮松解症

1.4.3 移植物抗宿主病

2 小疱

2.1 皮炎

2.2 湿疹样皮炎——急性和亚急性

2.3 汗疱疹

2.4 植物日光性皮炎

2.5 脓疱病

2.6 疱疹病毒感染：单纯疱疹和带状疱疹

2.7 虫咬皮炎

2.8 白痱

2.9 红痱

2.10 冻疮

2.11 皮肤念珠菌病

2.12 火激红斑

2.13 新生儿毒性红斑

2.14 小核糖核酸病毒感染——手足口病

2.15 急性痘疮样苔藓样糠疹（PLEVA）

2.16 汗腺囊瘤

2.17 新生儿暂时性脓疱性黑变病

2.18 婴儿肢端脓疱病

2.19 色素失禁症，I 期

2.20 肥大细胞增生病

3 脓疱

3.1 毛囊炎

7.2.1　表浅的

7.2.1.1　非黑素瘤

7.2.1.1.1　表皮痣

7.2.1.2　黑素细胞相关

7.2.1.2.1　黑素细胞痣

7.2.1.2.1.1　先天性或获得性的

7.2.1.2.1.2　蓝痣

7.2.1.2.2　太田痣

7.2.1.2.3　斑痣

7.2.1.2.4　晕痣

7.2.1.2.5　Mayerson's 痣

7.2.1.2.6　Spitz 痣

7.2.1.2.7　黑色素瘤（变异）

7.2.1.2.7.1　恶性雀斑样黑色素瘤

7.2.1.2.7.2　表皮内恶性黑色素瘤

7.2.1.2.7.3　浅表扩散型黑色素瘤

7.2.1.2.7.4　丘疹和结节性恶性黑色素瘤

7.2.1.2.7.5　肢端雀斑型恶性黑色素瘤

7.2.1.2.7.6　黏膜黑色素瘤

7.2.1.2.7.7　甲下黑色素瘤

7.2.1.2.7.8　无色素性黑色素瘤

7.2.1.2.7.9　结缔组织增生性黑色素瘤

7.2.1.3　淋巴细胞相关

7.2.1.3.1　假性淋巴瘤

7.2.1.3.2　蕈样肉芽肿

7.2.1.3.3　B 细胞淋巴瘤

7.2.1.3.4　Jessner 淋巴细胞浸润

7.2.1.3.5　皮肤淋巴细胞瘤

7.2.2　真皮

7.2.2.1　转移瘤

7.2.2.2　梅克尔细胞癌

7.2.2.3　脉管炎

7.2.2.3.1　大脉管炎

7.2.2.3.1.1　巨细胞性动脉炎

7.2.2.3.1.2　Takayasu 动脉炎

7.2.2.3.2　中脉管炎

7.2.2.3.2.1　结节性多动脉炎

7.2.2.3.2.2　川崎病

7.2.2.3.3　小脉管炎

7.2.2.3.3.1　皮肤白细胞碎裂性血管炎

7.2.3　皮下组织增生和肿瘤

7.2.3.1　良性

7.2.3.1.1　脂肪瘤

7.2.3.1.2　血管脂肪瘤

7.2.3.1.3　血管平滑肌瘤

7.2.3.1.4　结缔组织痣

7.2.3.2　恶性

7.2.3.2.1　脂肪肉瘤

7.2.3.2.2　隆突性皮肤纤维肉瘤

7.2.3.2.3　转移瘤肿瘤

7.2.4　其他

7.2.4.1　皮肤钙质沉着症

7.2.4.2　皮肤骨瘤

7.2.4.3　痛风结节

7.2.4.4　毛母质瘤

7.3　囊肿

7.3.1　复层鳞状上皮囊肿

7.3.1.1　表皮样囊肿

7.3.1.2　毛根鞘囊肿

7.3.1.3　藏毛囊肿

7.3.1.4　皮样囊肿

7.3.1.5　皮脂腺囊肿

7.3.1.6　耳窝囊肿

7.3.1.7　色素性毛囊囊肿

7.3.1.8　绒毛性毛发囊肿

7.3.1.9　囊性淋巴管瘤

7.3.2　非复层鳞状上皮样囊肿

7.3.2.1　汗腺囊瘤——外分泌腺和顶分泌腺

7.3.2.2　外阴纤毛囊肿

7.3.2.3　支气管源性囊肿

7.3.2.4　甲状舌管囊肿

7.3.2.5　鳃裂囊肿

7.3.2.6　中线囊肿

7.3.2.7　卵黄管囊肿

7.3.3　缺乏上皮的囊肿

7.3.3.1　黏液囊肿

7.3.3.2　指黏液囊肿

7.3.3.3　腱鞘囊肿

7.3.3.4　外耳假性囊肿

7.3.3.5　皮肤性化生性滑膜囊肿

7.4　血管肿瘤

7.4.1　化脓性肉芽肿

7.4.2　婴儿血管瘤

7.4.3　先天性血管瘤

7.4.3.1.1　快速消退型先天性血管炎（RICH）

7.4.3.1.2　先天性非进展性血管瘤（NICH）

7.4.4　Kaposi 血管内皮瘤

7.4.5　丛状血管瘤

7.4.6　先天性血管外皮细胞瘤

7.4.7　梭形细胞血管瘤

7.5　血管畸形

7.5.1　单纯性

三、病灶位置与诊断

1. 头发和头皮

（1）炎症性：脂溢性皮炎／接触性皮炎／良性赘生物形成／银屑病／颈部瘢痕疙瘩样痤疮／糠疹／毛发囊肿／毛囊炎／幼年型黄色肉芽肿。

（2）恶性肿瘤：光线性角化病／基底细胞癌／鳞状细胞癌／黏蛋白沉积症／血管肉瘤。

（3）感染：毛囊炎／头癣／脓癣。

（4）侵染：虱咬症。

（5）免疫：接触性皮炎／簇状脱发／红斑狼疮／良性黏膜类天疱疮。

2. 面部

（1）炎症：痤疮／酒渣鼻／湿疹（接触性皮炎）／单纯苔藓。

（2）良性肿瘤：皮内痣／汗腺瘤／钙化上皮瘤／蓝痣／贫血性痣。

（3）恶性疾病：光线性角化病／基底细胞癌／角化棘皮瘤／鳞状细胞癌／鲍恩病／雀斑样痣。

（4）感染：脓疱疮／丹毒／癣／传染性软疣／疣／单纯疱疹／带状疱疹／Kaposi 肉瘤。

（5）免疫：红斑狼疮／皮肌炎／硬皮病。

（6）色素性：黑斑病／日光性着色斑／白癜风。

（7）系统性：黄瘤病／Sweet 综合征（急性发热性嗜中性粒细胞性皮肤病）／黏液水肿／卟啉症／肉瘤。

3. 口腔

（1）炎症：接触性皮炎／扁平苔藓。

（2）感染：脓疱疮／单纯疱疹／带状疱疹／念珠菌病／柯萨奇病毒病／麻疹／口腔毛状白斑／Kaposi 肉瘤／牙瘘管。

（3）良性肿瘤：静脉湖／黏液囊肿／雀斑样痣／化脓性肉芽肿。

（4）黏膜恶性疾病：光线性唇炎／鳞状细胞癌。

（5）药物：固定性药疹／多形红斑。

（6）发育异常：地图舌／血管瘤／皮脂腺异位症／黑毛舌。

（7）免疫相关：红斑狼疮／寻常型天疱疮／瘢痕性类天疱疮。

（8）系统性疾病：创伤／肉芽肿性唇炎／克罗恩病／

白塞病/Addison病(慢性肾上腺皮质功能不全)/脂蛋白病。

4. 躯干

（1）炎症性：粉刺/接触性皮炎/湿疹/毛囊炎/银屑病/苔藓样糠疹/毛发红糠疹/红皮病。

（2）皮肤肿瘤：发育不良痣/脂肪瘤/表皮囊肿。

（3）皮肤恶性肿瘤：基底细胞癌/恶性黑色素瘤。

（4）感染：病毒疹/花斑糠疹/带状疱疹/体癣/二期梅毒。

（5）药物：荨麻疹/光毒性/药疹/毒性红斑。

（6）免疫：红斑狼疮/天疱疮/类天疱疮/硬化萎缩性苔藓。

（7）发育异常：毛囊角化病/神经纤维瘤病/鱼鳞病。

（8）系统性疾病：蕈样肉芽肿/结节病/色素性荨麻疹/发疹性黄瘤。

5. 外阴和腹股沟

（1）炎症性：接触性皮炎或脂溢性皮炎/单纯苔藓/尿布皮炎/反向性银屑病/扁平苔藓/化脓性汗腺炎。

（2）痣或肿瘤：血管角皮瘤/淋巴管瘤/钙质沉着（外阴/阴茎/腹股沟）。

（3）感染：疣/单纯疱疹/传染性软疣/念珠菌病/梅毒/性病性淋巴肉芽肿。

（4）侵染：虱咬症/疥疮。

（5）药物（反应性）：固定性药疹/激素诱导性/多形红斑。

（6）发育异常：慢性/良性家族性天疱疮/假性黑棘皮病。

（7）免疫有关：白癜风/硬化萎缩性苔藓/良性黏膜类天疱疮/天疱疮。

（8）系统性：白塞综合征/坏疽性脓皮病/Reitor综合征。

（9）良性肿瘤：阴茎珍珠样丘疹。

（10）皮肤肿瘤：鲍恩样丘疹病/鳞状细胞癌/鲍恩病。

（11）色素性：色素斑。

（12）心理因素：人工皮炎。

6. 手

（1）炎症性：接触性皮炎/汗疱疹/银屑病/扁平苔藓/毛发红糠疹。

（2）常见良性新生物：化脓性肉芽肿/蓝痣。

（3）恶性皮肤病：光线性角化病/鲍恩病/鳞状细胞癌/蕈样肉芽肿。

（4）感染：疣/脓疱疹/单纯疱疹/癣/念珠菌性甲沟炎/二期梅毒/淋菌血症。

（5）侵染：疥疮/幼虫移行症。

（6）药物（反应性）：多形红斑/光敏症/固定性药疹。

（7）发育异常：多指（趾）症/获得性指（趾）纤维角化瘤。

（8）免疫：皮肌炎/冻疮样红斑狼疮/移植物抗宿主病。

（9）色素：白癜风/雀斑样痣。

（10）系统性疾病：环形肉芽肿/肉瘤样病/卟啉病。

7. 足

（1）炎症性：接触性湿疹/汗疱疹/银屑病/扁平苔藓/婴儿肢端脓疱病。

（2）良性新生物：小汗腺汗孔瘤。

（3）感染：疣/癣/二期梅毒。

（4）侵染：虫咬皮炎/疥疮。

（5）药物（反应性）：多形红斑。

（6）发育异常：点状皮肤角化病/先天性皮肤角化病/大疱性表皮松解症。

（7）血管性：动脉硬化/坏疽。

（8）系统性疾病：多汗症/创伤/鸡眼/环形肉芽肿/糖尿病性脂性渐进性环死/Reiter综合征/卡波西肉瘤。

8. 中线皮肤病灶

（1）头皮中线（可向颅内扩展）：血管性病变/葡萄酒样色斑/皮样囊肿/脑膨出/大脑或硬脑膜异位/先天性皮肤发育不良。

（2）鼻中线：皮样囊肿/鼻胶质瘤/脑膨出。

（3）颈中线：颈中线裂/甲状舌管囊肿/胸骨裂/支气管源性囊肿。

（4）脊柱中线：血管畸形和血管瘤/多毛症/弓状臀裂/真皮窦道/软垂疣/先天性皮肤发育不全/色素过度沉着或色素脱失症/先天性黑素样痣/皮下肿瘤。

9. 甲

（1）感染性：甲癣（甲真菌病）。

（2）外伤性：剔甲癖/内侧微管营养不良/甲下血肿。

（3）甲板/甲基质肿瘤和类肿瘤。

（4）良性：疣/化脓性肉芽肿/甲母质痣/纤维瘤/黏液囊肿/甲下外生骨疣/血管球瘤/甲母质瘤。

（5）恶性：鲍恩病/角化棘皮瘤/鳞癌/疣状癌/黑色素瘤。

四、索引/评分/分类

（一）银屑病

1. 银屑病的面积和严重程度（PASI） PASI是一种用于评价疾病严重程度的临床评分系统（分数越高，疾病越重）（表22-1），主要用于临床试验，也用于记录使用昂贵药物（如肿瘤坏死因子拮抗剂）的患者的病情改善情况。

步骤：在完整的检查后，医师必须总结出每一节段的红斑/硬结/鳞屑面积，包括甲、头部、躯干、上肢、下肢，根据严重程度记为0～4分，将3个值相加（参数1=总分）。随后医师必须计算出每个节段的皮损占全身的百分比（参数2=受累程度），数值在0～6波动

表 22-1　银屑病面积和严重程度（PASI）

	头部	躯干	上肢	下肢
严重程度 0. 无；1. 轻度；2. 中度；3. 严重；4. 极严重				
红斑	0 ~ 4	0 ~ 4	0 ~ 4	0 ~ 4
浸润	0 ~ 4	0 ~ 4	0 ~ 4	0 ~ 4
鳞屑	0 ~ 4	0 ~ 4	0 ~ 4	0 ~ 4
总分数 =1	以上总和	以上总和	以上总和	以上总和
皮损面积 0. 无皮疹；1. <10%；2. 10% ~ <30%；3. 30% ~ <50%；4. 50% ~ <70%；5. 70% ~ <90%；6. 90% ~ 100%				
介入程度 =2	0 ~ 6	0 ~ 6	0 ~ 6	0 ~ 6
乘法 1×2	1×2	1×2	1×2	1×2
校正系数 =3	0, 1	0, 3	0, 2	0, 4
1×2×3	A	B	C	D
A+B+C+D=PASI 总分数				

医师计算出参数 1× 参数 2，再乘以校正因子。校正因子是根据皮损部位在全身皮肤的重要性得出的 A、B、C、D 的分值。最后，所有分数加至 PASI 中即完成评分。

2. 甲银屑病　甲银屑病严重程度指数（NAPASI）是一种用于评价疾病严重程度的临床评分系统（分数越高，疾病越重），主要用于临床试验，也用于记录使用昂贵药物（如肿瘤坏死因子拮抗剂）的患者的病情和药效。

步骤：甲分为水平象限和垂直象限。每个甲分为甲床（0 ~ 4 分）和甲基质（0 ~ 4 分）。

A. 评估 1　甲基质：在每个象限，根据甲基质任一病变特征（凹陷、甲弧内白甲红点、破碎）评估甲母质银屑病。

0 分，无皮损；1 分，皮损在 1 个象限；2 分，皮损在两个象限；3 分，皮损在 3 个象限；4 分，皮损在四个象限。

B. 评估 2　甲床：根据甲床任一病变特征（甲分离、裂隙状出血、甲下角化过度、油滴状改变、粉黄色斑样变色）来评估甲床银屑病。

0 分，无皮损；1 分，皮损在 1 个象限；2 分，皮损在两个象限；3 分，皮损在 3 个象限；4 分，皮损在四个象限。

C. 每个甲均行甲母质评分和甲床评分，两者相加为总分（0 ~ 8 分）。

D. 每个甲均须评估，所有甲评分之和即为 NAPASI 得分。

3. 临床医师整体评估　PGA 是一种用于评价疾病严重程度的临床评分系统（分数越高，疾病越重），主要用于临床试验，也用于记录使用昂贵药物（如肿瘤坏死因子拮抗剂）的患者的临床改善状况（表 22-2）。

步骤：PGA 得分是银屑病患者所有病灶的面积之和。经过全面体检，医师必须根据红斑、硬结和鳞屑计算出得分，用其平均值表示银屑病的活动性。

（二）黑色素细胞瘤

1.Breslow 厚度　Breslow 厚度用来定义黑色素瘤的垂直高度（浸润深度），从病灶最顶端（称为"颗粒层"）到最深处。得分越高，预后越差（表 22-3）。

2. 浸润深度　此分数表示肿瘤浸润至皮肤层的深度（表 22-4）。

表 22-2　医师的整体评价得分（PGA）

红斑（E）	浸润（I）	鳞屑（S）
严重程度 0 ~ 4	严重程度 0 ~ 4	严重程度 0 ~ 4
（E+I+S）/3		
0= 极轻度，1= 轻度，2= 中度，3= 明显，4= 严重		

表 22-3　Breslow 分级（厚度）

Breslow 厚度（mm）	预后（5 年存活率）（%）
<1	95 ~ 100
1 ~ 2	80 ~ 96
2.1 ~ 4	60 ~ 75
>4	37 ~ 50

表 22-4　浸润深度

I	局限于表皮：称"原位"黑色素瘤
II	侵入真皮乳头（浅层）
III	充满真皮浅层，但未到真皮网状纤维层
IV	侵入真皮网状纤维层
V	侵入深层，皮下组织

结语

了解皮肤疾病的鉴别诊断、病名索引、评分和分类有助于理解和阐述皮肤超声检查中的发现。

第23章
如何开展皮肤、甲和毛发超声
——指南和方案

一、简介

任何医疗技术的顺利实施都可能存在一定困难。许多问题可以来自超声医师、咨询医师，当然更可能来自患者。本章提出的建议和指南能促进检查过程顺利进行。该建议是笔者长期工作经验积累的结果，在此基础上，读者可以根据自己的实际工作情况进行修改和改进。超声技术的应用主要依赖于以下三点：超声解剖、技术要求、能够使结果优化的必要的团队合作。

假设读者已经熟知了相关超声解剖，并复习了常见的技术要求和常见皮肤病。此外，在理想情况下，一个团队中以下几个部门的工作已经开展：影像（放射）、临床（如皮肤科、风湿科、整形外科等）、病理。因此，我们将重点放在具体实践，如皮肤病报告模板、常见情况的处理建议等。笔者希望本指南有助于促进这一技术在读者工作中的应用。

二、皮肤病变的研究方案

建议超声医师在开始检查前，对病变进行视诊，并与患者交流，询问病情。这种检查前的互动是非常重要的，不仅能提供临床数据，帮助超声医师解读检查结果，还可以帮助超声医师选择适当的探头位置。因此，超声医师可能获知临床医师存在的疑问及需要作的鉴别诊断。我们提出一套研究皮肤疾病的流程，并将超声作为评估皮肤疾病的一线影像学检查（图23-1）。

（一）视诊

建议在光线充足的房间进行视诊（图23-2，图23-3）。调光器可用于在超声检查的不同阶段来调节房间内的光线强度。视诊检查应确定病灶以下临床特征：位

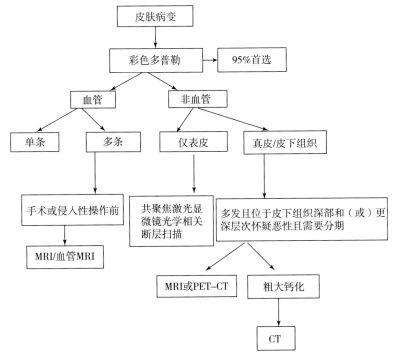

图23-1　皮肤疾病影像学检查流程
缩写：MRI.磁共振成像；CT.计算机断层扫描；PET.正电子发射型断层扫描

置［体区（S）］；皮肤颜色（红色、蓝色或紫色等颜色）；溃疡（是或否）；触诊（柔软、质中、硬）；疼痛（痛或无痛）；病史（新的，陈旧的；生长缓慢，生长快，没有变化；手术、活检史等）。

（二）皮肤超声检查的注意事项

1. 使用大量耦合剂（图 23-4）。

2. 镇静药用于儿童（小于 4 岁时使用，例如水合氯醛，用法：50mg/kg，口服，检查前 30min 由家长或监护人签署知情同意书）。改良的 Aldrete 评分系统可用于在镇静过程中监控患儿。

3. 当病变在耳郭，可用一小片棉花覆盖耳道（图 23-5）。

4. 灰阶超声：建议至少在两个垂直轴向进行扫描。

5. 彩色多普勒超声：检测病灶及其周围的血流情况。

6. 频谱曲线分析：建议至少用 3 条曲线定位非血管病变和 6 条曲线定位血管病变（每个轴向 3 条曲线）。

三、甲病变的扫查指南

1. 视诊。

2. 超声检查。甲超声检查技巧：①与对侧比较（图 23-6）；②用毛巾或垫子垫在指下方（图 23-7）。

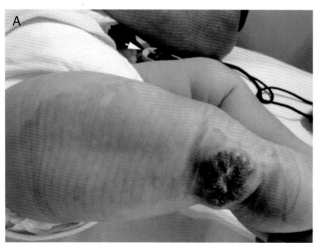
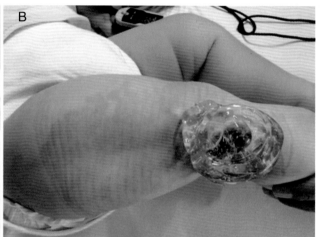

图 23-2　在光线充足的房间中检查皮疹。注意脉搏氧饱和度仪（箭头），用于监控睡眠状态下的儿童（图 A）；用大量的耦合剂覆盖在皮肤病灶上（图 B）

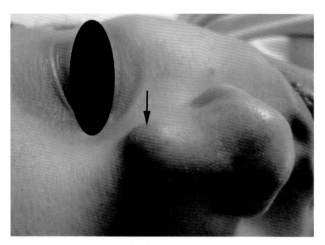

图 23-3　建议触诊皮疹（箭头）

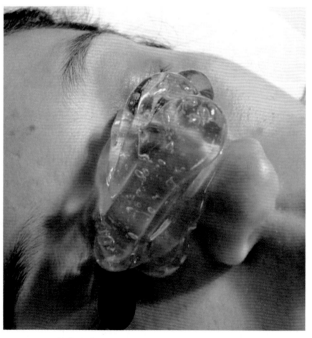

图 23-4　在非皮损区或对侧区域也用大量的耦合剂以便对比

按以下操作顺序进行。

（1）灰阶超声：建议至少从两个不同轴向进行扫描（如从内到外，由近至远），包括甲周组织和远端指间关节；注意调节深度和聚焦，以完整观察甲床和远端指骨的骨缘。

（2）彩色多普勒超声：扫查记录指端和甲周血流信号。

（3）频谱曲线分析：建议至少用 3 条曲线定位非血管病变和 6 条曲线定位血管病变。

四、头皮扫查指南

1. 视诊。
2. 超声检查。
3. 剃掉大片头发后在头皮表面覆盖大量耦合剂（图 23-8）。
4. 尽量避免使用软件使图像变得柔和（即某些机器自带的中值滤波），因为这样可能会降低真皮毛囊的清晰度。
5. 其余与研究局部皮肤病变相同。

五、对于超声仪器设置的建议

1. 能量多普勒检测低速血流。
2. 采用最低脉冲重复频率和壁滤波。
3. 色彩增益低于噪声阈值，避免伪影。
4. 宽景成像。
5. 复合软件。
6. 三维重建（可选）。
7. 尝试使用小巧的线性探头（曲棍球棒形探头），以更好地适应不同的凹凸皮肤表面和小的结构如指或甲。

六、检查多发皮肤病灶的技巧

1. 视诊：必要时，可以考虑对患者进行多次重复视诊（图 23-9）。
2. 调整检查室光线：必要时开、关灯，以便探头准确定位。
3. 如果处理炎性疾病，如硬皮病或银屑病，尽量将探头放置在皮损和非皮损组织之间的过渡区和（或）进行与对侧区的对照（图 23-10），这样可以得到更清晰

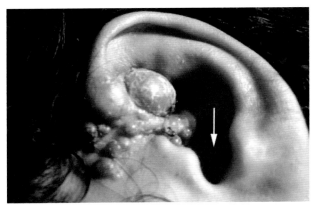

图 23-5　为探查耳郭区域，用一小片棉花塞入外耳道（箭头）

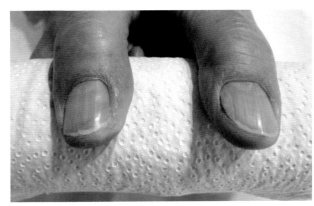

图 23-7　指下垫物能更好地支撑手指

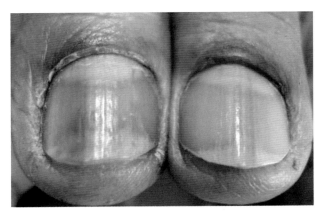

图 23-6　建议与对侧指甲对照

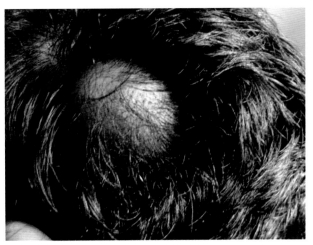

图 23-8　当检查头皮病变时宜剃掉大片头发

的检查结果。

4.超声检查：同局部病灶的研究。

须知，高频探头并不一定意味着高清晰度。除了高频率，还需要：①一个具有强大处理器的多通道超声仪器；②由浅到深的聚焦，从表皮到骨缘都能聚焦最为理想。如有必要可更换探头（较低频率）用于观察更深层次的结构。

七、检查技巧

1.使用较多耦合剂覆盖病灶和周围组织。

2.如有必要，在对侧使用耦合剂。

3.尽量避免使用超声垫；首次观察时尽量不对病变施压。

4.检查过程中可以尝试外力压迫来进行动态观察。

5.尽量选择距检查者手和探头最近的病灶进行检查。

八、使用超声对黑色素瘤进行分期的技巧

1.从原发病灶或瘢痕开始扫查。

2.沿原发病灶附近10~20cm区域范围扫查，并检查整个肢体。

3.沿着浅静脉和可能的淋巴回流路径扫查。

4.转到同侧和对侧淋巴结（腋窝、腹股沟）。

5.如果原发肿瘤位于头、颈部，还应检查锁骨上和锁骨下淋巴结。

九、皮肤病灶的超声检查报告

（一）关键问题

在任何影像学检查中，报告都是极为重要的，应包

括肉眼检查不能观察到的相关数据。因此，理想情况下超声检查报告应该为临床医师提供以下问题的答案。

1.病灶是否起源于皮肤？

2.确切的解剖位置在哪里？

3.任何有关的周围解剖结构是否可能影响手术或药物治疗计划？

4.病灶是囊性或实性？

5.病变在各轴向上的直径？

6.是否为血管病变？是高流量还是低流量？是动脉还是静脉？血管直径是多少？是否有动静脉分流？它是血管病变（如血管瘤）的增殖还是消退阶段？

7.能否提示病变的良、恶性？

8.如为炎性病变，是处于活跃期、静止期还是萎缩期？

9.相关鉴别诊断？

只有对上述问题及答案有了明确认识后，报告才能发出。

（二）常见皮肤病变超声检查报告示例

下面提供一些常见皮肤病变的超声报告。这些虚构的例子都是基于皮肤疾病最常见并且应牢记的类型，相关介绍可在本书其他章节进行复习回顾。

1.表皮囊肿超声报告

（1）临床病史：28岁男性患者，左侧面颊无痛性

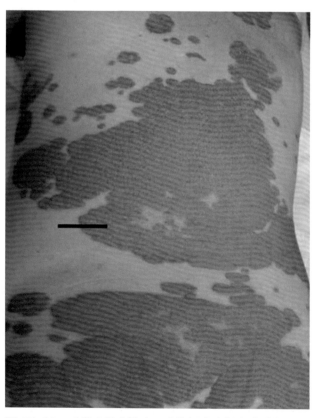

图23-10 对炎症性皮肤病，建议探查皮损和非皮损组织间的过渡区（横线）

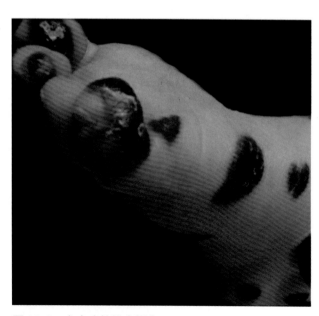

图23-9 多个病灶均应探查

偶发性红斑丘疹 6 个月。

（2）技术：灰阶超声和彩色多普勒超声，于左面颊行多平面扫描。

（3）超声报告：左面颊真皮和皮下组织内探及边界清楚的圆形囊性无回声团块，伴内部回声及后方回声增强。囊肿的测量值分别为 2.5mm（纵轴）×2.3mm（横轴）和 0.8mm（深度轴）。

另见一 0.4mm（横轴）×1.1mm（深度轴）的管状无回声区与表皮下区域的囊肿表面相连。

病灶及周围组织内未见明显血流信号。

左腮腺和咬肌显示正常。其余部分无明显改变。

（4）超声印象：检查所见提示完整的表皮囊肿。

2. 毛母质瘤超声报告

（1）临床病史：8 岁女性患儿，右臂无痛性红斑状肿块 8 个月，中等强度，生长缓慢。

（2）技术：灰阶超声和彩色多普勒超声，于右臂行多平面扫描。

（3）超声报告：于右臂真皮和皮下组织探及一边界清楚的类圆形实性回声结节，结节边缘回声较低，中央回声较高。结节测量值为 3.4mm（纵轴）×3.7mm（横轴）×3.2mm（深度轴）。结节内可查见 0.5 ~ 0.8mm 大小的强回声点，提示病变中心钙盐沉积。

皮下组织回声增强，与病灶周围水肿一致。

彩色多普勒超声在肿瘤中心和周边测得纤细动、静脉血管，管径为 0.4 ~ 0.8mm。频谱曲线分析表明血管内为低速血流。动脉血管的最大收缩期峰值速度为 6.2cm/s。

更深层次结构无明显改变。

（4）超声印象：所见符合毛母质瘤声像表现。

3. 血管瘤报告

（1）临床病史：4 个月大男婴，发现右面颊部一快速增长的质软红斑，病史 3 个月。

（2）技术：灰阶超声和彩色多普勒超声，于右面部行多平面扫描。

（3）超声检查报告：左面颊真皮和皮下组织内探及一边界不清、回声不均匀的团块，在真皮内呈显著低回声。

该团块同时累及同侧腮腺和咬肌。

病灶测量数据是 6.2cm（纵轴）×5.1cm（横轴）×3.2cm（深度轴）。

彩色多普勒超声检查，肿块内探及明显的血流信号，以真皮区域最为明显。病灶内可检测出高速的动脉血流和低速静脉血流及少许动静脉分流，血流管径为 0.6 ~ 1.6mm。

动脉血管最大收缩期峰值速度为 42.3cm/s。

上颌骨的骨缘改变不明显。

（4）超声印象：上述表现提示婴幼儿血管瘤（增生期），伴同侧腮腺受累。

4. 血管畸形报告

（1）病史：5 岁女性患儿，下唇可见一生长缓慢的蓝色无痛性肿块。

（2）技术：灰阶超声和彩色多普勒超声，于下唇行多平面扫描。

（3）超声报告：在下唇延伸到轮匝肌的黏膜下层探及多支细薄的波浪状管样无回声，易压闭，其管径为 0.6 ~ 1.8mm。病灶累及范围约 1.7cm（纵轴）×3.8cm（横轴）×0.7cm（深度轴）。

彩色多普勒超声于血管内检测到低速静脉血流。

超声检查未发现静脉内血栓形成。

在病灶周围组织内探及低流量动脉血管，符合下唇正常皮肤的血管。

口腔深部未见明显改变。

（4）超声印象：上述征象符合下唇低速静脉血管畸形伴下唇口轮匝肌受累表现。

5. 基底细胞癌报告

（1）病史：75 岁男性患者，发现右鼻翼可疑基底细胞癌（BBC）的溃疡性红斑病变 1 年。

（2）技术：灰阶超声和彩色多普勒超声，于鼻尖行多平面扫描。

（3）超声报告：右鼻翼探及一边界清楚的椭圆形低回声实性结节，部分真皮及右侧鼻软骨受累。病灶范围约 3.8mm（纵轴）×3.5mm（横轴）×2.5mm（深度轴），内部见多个斑点状强回声。病变侵及右鼻软骨前方的范围约 2.1mm（横轴）×1.8mm（纵轴）×0.5mm（深度轴）。

彩色多普勒超声探及病灶基底部低速动脉血流信号增多，管径 0.4 ~ 1.6mm。动脉血管最大收缩期峰值流速为 9.8 cm/s。

原发病灶周边未检测到卫星灶。

（4）超声印象：上述征象与肿瘤（可能为基底细胞癌）侵犯皮肤及右鼻软骨的表现相符。

6. 黑色素瘤报告

（1）病史：54 岁女性患者，发现左小腿远端 1/3 的前部快速增长的无痛性色素沉着病变，怀疑黑色素瘤可能。

（2）技术：灰阶超声和彩色多普勒超声，于左下肢及腹股沟区行多平面扫描。

（3）超声报告：在皮肤色素沉着病变部位探及一边界清楚的椭圆形低回声实性结节，累及真皮，范围为 2.8mm（纵轴）×1.4mm（横轴）×1.6mm（深度轴）。

深部的皮下组织和肌肉改变不明显。

彩色多普勒超声检查，病灶内探及明显的低速动脉血流，管径范围 0.5 ~ 1.1mm。动脉血管的最大收缩期峰值速度为 9.8cm/s。

在同侧腘窝，皮下组织内探及边界清楚的低回声结节，稍呈分叶状，边缘欠规则，大小约 1.7mm（纵轴）×2.5mm（横轴）×0.8mm（深轴）。彩色多普勒超声检测到结节内部低速动、静脉血流信号。动脉血管的最大收缩期峰值速度为 8.6cm/s。

在双侧腹股沟皮下组织内均查见增大的圆形淋巴结，皮质增厚呈低回声，缺乏边界清楚的高回声中心。在皮质区检测到低流速血管。此外，一些淋巴结在皮质区出现结节样改变。位于左腹股沟区的淋巴结，其大小为 1.5 ~ 2.8cm（横径）；位于右腹股沟区的淋巴结，其大小为 1.7 ~ 2.3cm（横径）。

（4）超声诊断：上述征象与黑色素瘤（Breslow Ⅱ级）伴同侧腘窝卫星病灶以及双侧腹股沟淋巴结转移相符。

7. 跖疣报告

（1）临床病史：38 岁男性患者，右足底角化病变伴疼痛 9 个月，临床诊断异物或跖疣。

（2）技术：灰阶超声和彩色多普勒超声，于右足底行多平面扫描。

（3）超声报告：在可视病灶表皮及真皮内探及一边界清楚的梭形低回声实性结节。

结节大小约 2.9mm（纵轴）×2.8mm（横轴）×1.8mm（深轴）。

彩色多普勒超声见病灶下方真皮内血流信号增加，为低速动脉血流，其管径为 0.4 ~ 0.9mm，最大收缩期峰值速度为 8cm/s。

病变下方探及足底滑囊扩张，位于皮下组织和第 3 跖趾关节水平屈肌腱表面。

足底筋膜、足屈肌腱和屈趾短肌未见明显改变。

超声显示无异物。

该跖趾关节无明显肿胀。

骨性边缘清晰光滑，无侵蚀迹象。

（4）超声诊断：上述征象与跖疣表现相符；病灶下方轻微的足底滑囊炎表现可能继发于跖疣。

8. 硬斑病报告

（1）临床病史：18 岁女性患者，分别于腹壁和右臂各发现一质硬无痛性色素沉着斑 6 个月。

（2）技术：灰阶超声和彩色多普勒超声，对腹壁和右臂的皮肤病变行多平面扫描。对应的无病变区域行对照扫描。

（3）超声报告：病变区域探及局限性增厚的低回声和真皮回声减低。腹壁病变处皮下组织回声增强，大小约 5.6cm（纵轴）×3.8cm（横轴）×3.5cm（深度轴）。彩色多普勒超声显示病变真皮和皮下组织内血流信号增加，低速动脉管径为 0.6 ~ 0.9mm，最大收缩期峰值流速为 6cm/s。

右臂病灶大小约 3.5cm（纵轴）×2.8cm（横轴）×1.6m（深度轴），皮下组织和皮肤层血管无法探及。

两个病灶附近的肌层未见明显异常。

（4）超声印象：上述征象与腹壁活动性和右臂不活动性硬斑病声像相符。

9. 甲血管球瘤报告

（1）临床病史：53 岁女性，右手中指指甲疼痛 1 年，伴甲营养不良。

（2）技术：灰阶超声和彩色多普勒超声对指端和甲周区域行多平面扫描。

（3）超声报告：超声显示在近端甲床交界区域探及一个边界清楚的椭圆形低回声实性结节，甲母质受累。该结节位于甲中心，大小约 1.2mm（纵轴）×1.6mm（横轴）×0.8mm（深轴）。

彩色多普勒超声显示结节内血流信号增多，测得低流量动脉血流，管径为 0.4 ~ 0.6mm，最大收缩期峰值速度为 8 cm/s。

甲板上移与结节相关，同一轴向的远端指甲增厚，形态欠规则。

结节下方末节指骨的扇形骨缘能被检测到。远端指间关节和伸肌腱外侧带附着点受累不明显。

（4）超声诊断：位于近端甲床的富血供实性结节为良性病灶表现，考虑为血管球瘤。

甲板二级营养不良表现。

十、建议

超声医师可以通过将病变的临床、超声及病理特点相结合进行学习，从而提高学习效率。建议将超声作为常见皮肤疾病的首选影像学检查方法，其能对皮肤科医师在对病变查体时产生的近 95% 的疑惑给予合理的解答。根据原发疾病的不同类型，可能还需要其他影像检查（图 23-1）。其他一些常用的成像方法包括磁共振成像（MRI）、计算机断层扫描（CT）、共聚焦显微镜（CFM）或光学相干断层扫描（OCT）等。使用其他成像技术可以为超声检查提供补充信息。对于多发病灶或者深部病灶，可以采用 MRI 及 CT，而对于表皮或表皮下病变，应考虑使用 CFM 和 OCT。在任何医学领域，这些成像方式的选择和使用都取决于是否可以提供相关设备和经验丰富的医师。

超声检查的最大优点是能够无创性地提供病灶解剖和功能信息，我们称之为"双位一体"的概念。深入的超声分析可支持对皮肤疾病病理生理学的认识，提高患者最终的美容预后。

最后，笔者鼓励读者学习、享受和继续发展这项技术，充分利用本书提及的相关技术以及在线皮肤超声学习平台 – 皮肤超声教育网站（www.sonoskin.com）提供的学习资料。

第 24 章
皮肤病灶边界的术前超声评估

一、简介

对皮肤病灶边界的正确评估能有效地避免恶性疾病复发，避免再次给患者带来痛苦。

二、侧缘评估

推荐两种确定侧缘的方法。

（1）临床医师根据查体的结果确定病灶边界并用钢笔标记，再用探头频率在 13 ～ 18MHz 的超声来追踪病灶边缘。病变累及浅表时可用此方法。如果病变与真皮层的回声对比不明显，提高增益可能会对诊断有所帮助。

（2）平行扫查病灶，确定肿瘤的游离边界并画线（图24-1）。要特别注意，弹力纤维区通常显示为表皮下低回声带。重要的是，至少需要 3 条线来勾画病灶范围。画线越多，就有越多的组织可避免受到损伤。

三、深度（深部边缘）评估

根据肿瘤回声和大小，推荐两种方法来评估其深度。

1. 扫描整个病灶后确定其最深点。测定深度并在后续诊疗过程中都使用该测量值作为深部无瘤边界（图24-2）。在手术过程中，依然将该值视为切除时的无瘤边界。

2. 用相应解剖部位（浅筋膜、深筋膜、肌、真皮）来定位病灶最深点，而非依靠测量值。还有一些学者使用其他方法，从病灶中间开始，放射状测量病灶边界。另有部分学者使用金属指针、订书机和鱼叉来进行病灶定位。

重要的是，如果是在手术室外对病变进行标记，务必确保患者的标记体位与手术体位一致（卧位、侧位、弯曲位、伸展位等）（图24-3 至图24-5）。

侧缘标记

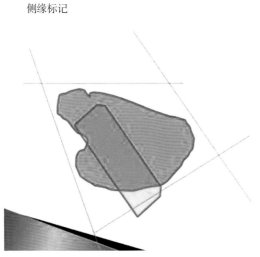

图 24-1　利用超声标记皮肤病灶侧缘（画线）

深度标记

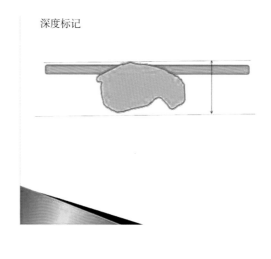

图 24-2　利用超声标记皮肤病灶深度（画线）

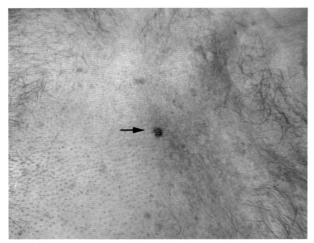

图 24-3 评估边缘前的胸部基底细胞癌（BCC，箭头）

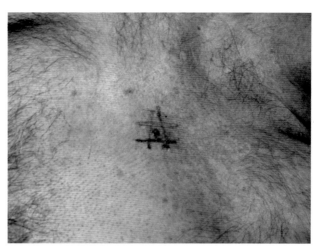

图 24-5 皮肤标记完成时的情况

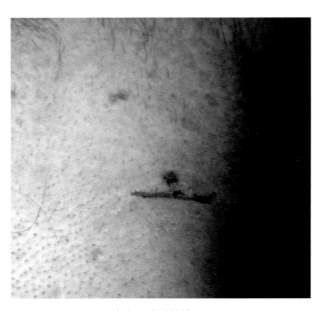

图 24-4 开始标记肿瘤皮肤时的情况

四、讨论

目前尚缺乏对不同类型肿瘤进行边缘评估的研究。Bobadilla 等发表了一篇关于基底细胞癌深缘评估的文章，其中包括一些有用的技巧。宾州的 Jambusaria-Pahlajani 等将其与 Mohs 手术比较，认为 Mohs 手术更好（文中，技术人员和非外科医师标记了病灶边界），而西奈山的研究人员对上皮肿瘤评估的最新研究表明，在 Mohs 术前采用高频超声对患者进行评估是有用的。

用超声进行边缘评估可能无法取代组织学评估，但可能减少 Mohs 手术的步骤，因此节省手术时间。在不能进行 Mohs 手术时，它还可作为一种有用的技术来使用。